流行病学研究实例

（第五卷）

主　编　詹思延

人民卫生出版社
·北京·

图书在版编目（CIP）数据

流行病学研究实例. 第五卷/詹思延主编. —北京：人民卫生出版社，2021.6

ISBN 978-7-117-31688-0

Ⅰ.①流…　Ⅱ.①詹…　Ⅲ.①流行病学-研究　Ⅳ.①R181

中国版本图书馆 CIP 数据核字（2021）第 104831 号

人卫智网	www.ipmph.com	医学教育、学术、考试、健康， 购书智慧智能综合服务平台
人卫官网	www.pmph.com	人卫官方资讯发布平台

流行病学研究实例（第五卷）
Liuxingbingxue Yanjiu Shili（Diwujuan）

主　　编：詹思延
出版发行：人民卫生出版社（中继线 010-59780011）
地　　址：北京市朝阳区潘家园南里 19 号
邮　　编：100021
E - mail：pmph @ pmph.com
购书热线：010-59787592　010-59787584　010-65264830
印　　刷：北京汇林印务有限公司
经　　销：新华书店
开　　本：787×1092　1/16　印张：19　插页：2
字　　数：462 千字
版　　次：2021 年 6 月第 1 版
印　　次：2021 年 8 月第 1 次印刷
标准书号：ISBN 978-7-117-31688-0
定　　价：79.00 元

打击盗版举报电话：010-59787491　E - mail：WQ @ pmph.com
质量问题联系电话：010-59787234　E - mail：zhiliang @ pmph.com

《流行病学研究实例(第五卷)》编写委员会

主编　詹思延

编者（按姓氏笔画排序）

丁　洁（北京大学第一医院）

王其龙（南京医科大学附属淮安第一医院）

王翠平（复旦大学公共卫生学院）

方心宇（安徽医科大学公共卫生学院）

方益荣（绍兴市疾病预防控制中心）

叶冬青（安徽医科大学公共卫生学院）

吕　筠（北京大学公共卫生学院）

朱凤才（江苏省疾病预防控制中心）

刘殿武（河北医科大学公共卫生学院）

孙点剑一（北京大学公共卫生学院）

严　敏（四川省骨科医院）

苏　虹（安徽医科大学公共卫生学院）

李文庆（北京大学肿瘤医院）

李立明（北京大学公共卫生学院）

李靖欣（江苏省疾病预防控制中心）

李嘉琛（北京大学公共卫生学院）

吴　俊（安徽医科大学公共卫生学院）

何忠虎（北京大学肿瘤医院）

沈洪兵（南京医科大学公共卫生学院）

张　莉（南京医科大学附属淮安第一医院）

张　颖（天津市疾病预防控制中心）

张亚玮（国家癌症中心）

张庆丽（复旦大学公共卫生学院）

张佳月（中南大学湘雅公共卫生学院）

张晓琳（河北医科大学公共卫生学院）

陈　茹（中国医学科学院肿瘤医院）

陈维清（中山大学公共卫生学院）

杭　栋（南京医科大学公共卫生学院）

罗　超（南京医科大学附属淮安第一医院）

周　斌（宁波海关）

孟繁岳（江苏省疾病预防控制中心）

赵　楠（北京协和医院）

赵厚宇（北京大学公共卫生学院）

柯　杨（北京大学肿瘤医院）

姚　仑（淮安市第四人民医院）

贾　娜（军事科学院军事医学研究院微生物流行病研究所）

徐志伟（澳大利亚昆士兰大学公共卫生学院）

栾荣生（四川大学华西公共卫生学院）

高文静（北京大学公共卫生学院）

黄　捷（北京大学公共卫生学院）

曹务春（军事科学院军事医学研究院微生物流行病研究所）

童世庐（上海交通大学医学院附属上海儿童医学中心）

游伟程（北京大学肿瘤医院）

詹思延（北京大学公共卫生学院）

阚海东（复旦大学公共卫生学院）

谭红专（中南大学湘雅公共卫生学院）

潘凯枫（北京大学肿瘤医院）

前　言

在老一辈流行病学家钱宇平教授等人的主持下，《流行病学研究实例》自1984年问世，至2006年已经出版了4卷。在此基础之上，为了向国外介绍我国流行病学研究，2008年还首次出版了《中国流行病学研究实例（英文版）》。一系列实例不仅为流行病学教学提供了丰富的素材，也为流行病学研究提供了宝贵的思路，深受全国公共卫生工作者、教师和学生的欢迎，成为流行病学教学和科研的重要参考系列书之一。

过去的十余年，流行病学领域取得了大量的研究成果，但我们也不断面临卫生问题的新挑战。在李立明教授的支持和鞭策下，本书于2018年3月启动，组织全国的流行病学专家，最终确定了《流行病学研究实例（第五卷）》的选题，对2005年以来国内外的典型案例进行解读和分析，旨在介绍流行病学研究思路和方法，尤其在病因研究、疾病预防与控制中流行病学发挥的作用，以帮助读者培养和提高科研思维能力。2020年新型冠状病毒肺炎（COVID-19）大流行，多起流行病学调查被公众誉为福尔摩斯探案，流行病学继2003年SARS之后，再次被推到世人面前，引起社会和公众的空前关注。因此，我们在原选题基础上，及时增加了我国学者针对COVID-19的流行病学调查实例。我们一如既往地坚持国内实例尽量请原作者执笔，国外实例尽量查阅原文，以保证信息来源的准确和可靠。经过全体作者的共同努力，历时两年半完成本书，全书共22章，涉及传染病（包括新发/突发传染病）的流行病学研究和防控7章，慢性病病因和预防研究15章。衷心感谢各位作者为之付出的努力，高文静副教授同时承担了编写秘书的工作，一并致谢。

由于主编水平所限，本书难免有不尽如人意的地方和错误之处，恳请读者给予批评指正。

《流行病学研究实例（第五卷）》

主编　詹思延

2020年12月

目　　录

目　　录

目　录

目 录

第一章

体质指数与死亡风险的队列研究

提 要

超重与肥胖是目前备受关注的健康问题,探究体质指数(body mass index,BMI)与死亡风险的关联,可以为人群体重控制与管理提供科学证据。以往的流行病学研究结果并不一致,主要争议问题在于超重者的死亡风险是否增加。本文利用中国慢性病前瞻性研究(China Kadoorie Biobank,CKB)项目探究中国成年人群 BMI 与全因和主要慢性病死因别死亡风险的关联。纳入分析 428 593 名 30~79 岁研究对象,于 2004—2008 年完成了基线调查,之后随访了平均 7 年,发现相比于正常体重者(BMI 为 20.5~22.4kg/m²),低体重(BMI<18.5kg/m²)和重度肥胖者(BMI≥35.0kg/m²)的全因死亡风险增加,风险比(hazard ratio,HR)和 95% 可信区间(confidence interval,CI)[HR(95% CI)]分别为 1.40(1.31,1.50)和 2.05(1.60,2.61);超重者(BMI 为 24.0~27.9kg/m²)风险降低;轻度肥胖者(BMI 为 28.0~34.9kg/m²)的风险与正常体重者相比未见统计学差异。本文基于 CKB 和其他研究结果,对 BMI 与死亡的关联研究中常见的重要偏倚进行了讨论,介绍了关于超重与死亡风险的不一致的研究结果,从混杂和因果倒置角度分析了"肥胖悖论"。

一、研究背景

随着现代居民生活方式的变化,超重与肥胖已经在全球广泛流行,成为重要的人群健康问题。据全球疾病负担(GBD)肥胖工作组估计,近三十年间全球肥胖率呈上升趋势,2015 年共有 6.04 亿成年人肥胖,肥胖率达到 12.0%[1]。由此造成的疾病负担十分严重。

体质指数(BMI)是反映肥胖程度的常用指标,定义为体重(kg)与身高平方(m²)的比值。研究证据表明,BMI 与糖尿病、心血管疾病等多种慢性病有关,而且往往呈现"J"形或"U"形曲线关系,即体重过低或过高的人疾病风险均会增加,保持适当的体重被认为是健康生活方式的一个重要内容[2]。根据世界卫生组织(WHO)的标准,BMI 18.5~24.9kg/m² 为正常,25.0~29.9kg/m² 为超重,30.0kg/m² 及以上为肥胖。我国人群超重肥胖的界值略低,18.5~23.9kg/m² 为正常,24.0~27.9kg/m² 为超重,28.0kg/m² 及以上为肥胖。通常认为超重和肥胖是慢性病发病和死亡的危险因素,但许多流行病学研究并没有发现超重与死亡风险之间存在有统计学意义的关联。甚至有研究发现,相比于 BMI 处于正常范围者,超重者的死亡风险更低,也就是所谓"肥胖悖论(obesity paradox)",这些研究往往是在患有慢性病(如慢阻肺、心衰)的人群中进行的,因此可能混入高 BMI 对患者生存的保护作用。总体来看,BMI 与死亡风险的关联还有争议,特别是 BMI 处于超重范围是否会增加死亡风险还不完全明确。

为了探究 BMI 与死亡风险的关联,理想的观察性研究设计应是以没有患主要慢性病的人群为研究对象,以排除疾病导致体重降低带来的因果倒置(reverse causality);采用前瞻性研究设计,在基线时对研究对象进行 BMI 测量并长期随访观察结局,这样暴露与结局之间有时间上的先后顺序,符合因果推断的逻辑;此外,考虑到观察性研究难以避免的混杂问题,尽可能全面地收集混杂因素信息是必要的。实施高质量的前瞻性队列研究有助于进一步阐明超重、肥胖与死亡风险的关系,探究合适的 BMI 水平,为人群体重管理提供科学依据。本文介绍 CKB 项目中 BMI 与死亡风险的研究实例[3]。

二、研究方法

(一) 研究人群

CKB 项目是我国的一项大型前瞻性队列研究,旨在建立中国健康人群队列和生物样本库,从遗传、环境和生活方式等多个层次探究中国人群健康的影响因素,为疾病预防和控制提供科学依据[4]。CKB 项目综合考虑地方疾病谱、主要危险因素的分布、经济发展水平、死亡与疾病登记报告质量等因素,选取了 10 个项目地区,包括 5 个城市(山东省青岛市李沧区、黑龙江省哈尔滨市南岗区、海南省海口市美兰区、江苏省苏州市吴中区、广西壮族自治区柳州市柳北区)和 5 个农村(四川省成都市彭州市、甘肃省天水市麦积区、河南省新乡市辉县市、浙江省嘉兴市桐乡市、湖南省长沙市浏阳市)。基线调查开展于 2004—2008 年,以项目地区街道或乡镇行政区为调查单位,根据当地社区户籍底册或登记确定调查点内所有符合入选要求的居民:①年龄 30~79 岁;②选定点内的常住居民;③无严重肢体残疾、并能进行正常交流者;④自愿参加并正式签署知情同意书者;⑤个体疾病及死亡登记报告归属当地卫生部门管理。同时项目按以下标准排除不合格的研究对象:①流动人口或暂住居民;②驻扎在调查地的部队及所属机关的工作人员(包括离退休者);③不愿意配合者(包括明确表示不愿意采血,只愿意参加体检和问卷调查者);④未签署知情同意书者。最终纳入 512 891 名具有完整基线调查数据并签署知情同意的研究对象,其中男性占 41%,农村地区人群占 56%,平均年龄为 52 岁。

在 BMI 与死亡风险的关联研究中,进一步设定如下排除标准:排除基线时自报患有冠心病、脑卒中发作、恶性肿瘤、慢阻肺、糖尿病的研究对象以及基线 BMI 信息缺失者共 84 298 人,最终纳入分析 428 593 人。排除基线时患有主要慢性病的研究对象可以在一定程度上控制因果倒置对结果的影响,比如恶性肿瘤患者往往会出现明显的消瘦,这种体重变化是由于疾病消耗所导致,并不代表低体重本身会增加死亡风险。

(二) 暴露因素和协变量

本研究的暴露因素是 BMI,基线调查时对研究对象进行体格检查,身高和体重由受过专业培训的技术人员按照统一的调查手册操作,身高的测量采用统一提供的特制身高仪,测量读数以 cm 为单位,并精确到 0.1cm。体重测量统一采用 TANITA TBF-300GS 体质构成分析仪,在被调查对象脱去外衣、鞋子和袜子情况下进行测量。BMI 根据测量所得体重(kg)和身高平方(m^2)的比值计算得到。本研究首先参考 2006 年《中国成人超重和肥胖症预防控制指南》将 BMI 分为 4 组：低体重（<18.5kg/m²）、正常体重（18.5～23.9kg/m²）、超重（24.0～27.9kg/m²）和肥胖（≥28.0kg/m²）。考虑到研究样本量较大，故在上述分组的基础上进一步细分为 9 组：①低体重范围：1 组（BMI<18.5kg/m²）；②正常体重范围：3 组（BMI 分别为 18.5～20.4kg/m²、20.5～22.4kg/m²、22.5～23.9kg/m²）；③超重范围：2 组（BMI 分别为 24.0～25.9kg/m²、26.0～27.9kg/m²）；④肥胖范围：3 组（BMI 分别为 28.0～29.9kg/m²、30.0～34.9kg/m²、≥35.0kg/m²）。以正常体重范围组中的 20.5～22.4kg/m² 为参照组。

基线调查中由经过统一培训的调查员通过面访对研究对象进行问卷调查，收集协变量信息，包括社会人口学特征（性别、年龄、地区、教育、婚姻）、生活方式（吸烟、饮酒、体力活动、膳食）、健康状况、疾病家族史等。这些可能是混杂因素，影响关联估计的真实性，因此需要在数据分析中进行调整。

准确、可靠地测量暴露因素和更多的协变量是获得科学结果的基础。在质量控制方面，CKB 项目采用统一的研究方案和调查手册，统一采购测量器械并集中调试；问卷调查使用电脑直接输入数据库，数据库内置逻辑查错及缺失提醒。基线调查后平均 17 天内随机抽取约 3.1% 的研究对象进行质量控制调查，一些重要协变量的可重复性较好（Kappa 系数：0.76～0.94）。完成基线调查后，2008 年 8～10 月随机抽取了约 5% 仍存活的研究对象进行重复调查，体格测量指标与基线调查的一致性良好，BMI 的组内相关系数（ICC）为 0.87。

（三）研究结局

CKB 通过多种途径对全部队列成员的死亡和发病事件进行长期随访监测。首先，十个项目地区均属于国家疾病监测点系统（disease surveillance points, DSP），可以通过网点的死因报告系统获取死因和死亡时间等信息；此外，为了减少常规监测的漏报，还辅以主动定向监测，通过各地区组织的年度调查，以现场调查的形式收集结局事件。如果研究对象死于家中或其他非医疗卫生机构场所，或其他经非常规渠道确定的死亡事件，由项目人员利用口头死因量表进行死因推断（verbal autopsy）。地区项目办定期与当地公安户籍系统进行核对，获取研究对象的户籍状态，核实生存状态和迁移失访情况，搬迁后仍在相同行政区的研究对象不作为失访，更新联系方式后仍继续随访。死因采用国际疾病分类第十版（international classification of diseases-10 version, ICD-10）进行编码。本研究的终点事件为死亡，包括全因死亡和 5 类死因别死亡，即缺血性心脏病（I20～I25）、脑血管疾病（I60～I69）、恶性肿瘤（C00～C97）、呼吸系统疾病（J00～J99）及其他。

（四）统计分析

本研究的随访从基线调查开始，到研究对象死亡、失访或 2013 年 12 月 31 日为止。随访资料的数据类型为生存时间（time-to-event）数据，其中不仅包括结局类型（发生终点事件、截尾），还包括结局发生的时间。生存分析是处理这类资料的统计方法，与只利用二分类结局变量的 Logistic 回归等模型相比，生存分析考虑了生存时间的长短，而且可以利用截尾数据，更适合队列研究的数据分析。本研究使用半参数的 Cox 比例风险模型估计基线 BMI 与死亡风险之间的关联，计算 HR 及其 95% CI，HR 是相对危险度指标，反映暴露与结局的关联强度。满足比例风险假设是应用 Cox 模型的前提条件，考虑到不同年龄和地区的人群死亡风险随时间的变化是不同的，难以满足假设，以基线年龄（5 岁 1 组，共 10 组）和项目地区（10 个地区）联合分组，拟合分层 Cox 模型。模型以年龄作为时间尺度，即从出生开始计算生存时间。以协变量形式对已知或可能影响死亡风险的因素进行调整。为了检验结果对吸烟混杂和因果倒置的稳健性,进行了如下敏感性分析:限制在从未吸烟者中进行分析;剔除随访2年以内死亡的研究对象。

除了以BMI分组的形式进行分析以外,研究同时采用限制性立方样条函数(restricted cubic splines)分析BMI作为连续变量与全因死亡及各死因别死亡风险的关联,描绘两者间的曲线关系,并检验可能的非线性关系。一般认为样条函数选取3~5个节点比较合适,通常设在自变量的百分位点处,需要有接近两端极值的节点,并且大致分布均匀。参考既往研究建议,采用似然比检验从多种节点选择方案中挑取最优方案,最终选取BMI的5、35、65、95四个百分位点为曲线必经节点。比较包括与不包括样条转换项的模型,采用似然比卡方检验对非线性趋势进行统计学检验。

三、研究结果

纳入分析的428 593名研究对象平均BMI为$(23.6\pm0.6)\,kg/m^2$。与低BMI者相比,高BMI者中的农村人口比例较低,当前吸烟者比例较低,体力活动水平较低,每周进食红肉和水果的频率较高,高血压现患率较高。截至2013年12月31日,平均随访时长为(7.2 ± 1.3)年,总人年数为3 085 054人年。在随访期间,发生死亡15 177例,其中缺血性心脏病死亡1 763例,脑血管病死亡3 104例,恶性肿瘤死亡5 926例,呼吸系统疾病死亡868例,其他死因3 516例。

在调整人口社会学因素及生活方式等混杂因素后,BMI与全因死亡风险的关联存在统计学意义(表1-1)。与BMI为$20.5\sim22.4\,kg/m^2$的人群相比,$BMI<18.5\,kg/m^2$($HR=1.40;95\%\,CI:1.31\sim1.50$)、BMI为$18.5\sim20.4\,kg/m^2$($HR=1.11;95\%\,CI:1.05\sim1.17$)和$BMI\geqslant35.0\,kg/m^2$($HR=2.05;95\%\,CI:1.60\sim2.61$)的人群全因死亡风险升高,BMI为$22.5\sim27.9\,kg/m^2$的人群全因死亡风险降低($HR=0.90;95\%\,CI:0.86\sim0.95$),BMI为$28.0\sim29.9\,kg/m^2$($HR=0.95;95\%\,CI:0.88\sim1.03$)、$30.0\sim34.9\,kg/m^2$($HR=0.94;95\%\,CI:0.85\sim1.04$)的人群全因死亡风险与BMI为$20.5\sim22.4\,kg/m^2$的人群相比未见统计学差异。

在敏感性分析中,研究对象限制在基线从未吸烟人群中后,BMI与全因死亡风险的关联没有明显改变;剔除随访2年以内死亡的研究对象后,关联强度变化不大,$BMI<18.5\,kg/m^2$人群的死亡风险略有降低,$BMI\geqslant35.0\,kg/m^2$人群的死亡风险略有升高(表1-1)。

死因别死亡方面,BMI与呼吸系统疾病和其他死因死亡风险的关联与全因死亡的结果相似;$BMI<18.5\,kg/m^2$和$BMI\geqslant24.0\,kg/m^2$的人群缺血性心脏病死亡风险升高;BMI为$28.0\sim29.9\,kg/m^2$及$\geqslant35.0\,kg/m^2$时,脑血管病死亡风险升高,BMI为$24.0\sim25.9\,kg/m^2$的人群脑血管病死亡风险降低;BMI与恶性肿瘤死亡风险则呈负向关联,BMI为$<18.5\,kg/m^2$、$18.5\sim20.4\,kg/m^2$的人群死亡风险升高,BMI为$22.5\sim34.9\,kg/m^2$的人群死亡风险降低(表1-2)。男性和女性之间的关联结果相似。

限制性立方样条函数分析表明,BMI与死亡风险存在非线性关系($P<0.001$)。BMI与全因死亡风险呈现U形曲线关联,死亡风险最低对应的BMI在$24.0\sim26.0\,kg/m^2$之间(图1-1)。脑血管病、呼吸系统疾病和其他死因别死亡与全因死亡的曲线关系类似。对于缺血性心脏病,BMI为$20.0\sim22.0\,kg/m^2$时死亡风险最低。与前面BMI分组分析相同,BMI与恶性肿瘤死亡风险呈负向关联。

表 1-1　428 593 名 CKB 研究对象 BMI(kg/m²) 与全因死亡风险关联分析

BMI 分组/(kg·m⁻²)		原始分析			敏感性分析	
		人年	死亡人数/人	HR(95% CI)	限制在从不吸烟者中* HR(95% CI)	剔除随访 2 年内死亡者** HR(95% CI)
低体重	<18.5	122 402	1 302	1.40(1.31,1.50)	1.45(1.31,1.60)	1.31(1.22,1.42)
正常体重	18.5~20.4	401 502	2 641	1.11(1.05,1.17)	1.07(0.99,1.16)	1.10(1.03,1.16)
	20.5~22.4	683 917	3 419	1.00	1.00	1.00
	22.5~23.9	552 791	2 347	0.90(0.86,0.95)	0.92(0.85,0.99)	0.91(0.86,0.97)
超重	24.0~25.9	624 274	2 550	0.91(0.86,0.96)	0.92(0.85,0.99)	0.91(0.86,0.97)
	26.0~27.9	392 578	1 600	0.92(0.86,0.97)	0.95(0.87,1.03)	0.95(0.89,1.01)
肥胖	28.0~29.9	192 937	807	0.95(0.88,1.03)	0.96(0.86,1.07)	0.99(0.91,1.08)
	30.0~34.9	107 161	445	0.94(0.85,1.04)	1.00(0.88,1.13)	0.92(0.83,1.03)
	≥35.0	7 492	66	2.05(1.60,2.61)	2.10(1.56,2.82)	2.39(1.85,3.08)

注：模型调整年龄(岁)、性别(男、女)、受教育程度(未正规上过学、小学、初中、高中、大专、大学或以上)、婚姻状态(已婚、丧偶、离婚或分居、未婚)、吸烟(从未吸烟者、偶尔吸烟者、戒烟时间：≤2 年、3~4 年、5~9 年、10~19 年、≥20 年，正在吸烟者：每日吸烟 1~4 支、5~9 支、10~14 支、15~19 支、20~24 支、≥25 支，共 13 组)、饮酒(从不饮酒者、偶尔饮酒者、戒酒时间：≤2 年、3~4 年、≥5 年，现在每日饮酒：低风险、中等风险、高风险，共 8 组)、肉类及其制品、新鲜蔬菜和水果的摄入频率(每天都吃、每周 4~6 天吃、每周 1~3 天吃、每月吃数次、不吃/极少吃)、体力活动(代谢当量·小时/天)。

* 基线从未吸烟者有 269 219 人。

** 随访 2 年以内死亡的研究对象有 2 891 名。

表1-2 428 593名研究对象BMI与主要慢性病死因别死亡风险关联分析

BMI分组/(kg·m⁻²)	缺血性心脏病		脑血管病		恶性肿瘤		呼吸系统疾病		其他死因	
	死亡人数/人	HR(95% CI)	死亡人数/人	HR(95% CI)	死亡人数/人	HR(95% CI)	死亡人数/人	HR(95% CI)	死亡人数/人	HR(95% CI)
<18.5	139	1.24(1.02,1.52)	227	0.93(0.80,1.09)	418	1.37(1.23,1.54)	184	2.86(2.31,3.54)	334	1.62(1.42,1.85)
18.5~20.4	257	1.01(0.86,1.19)	549	0.98(0.88,1.09)	997	1.13(1.04,1.23)	198	1.48(1.20,1.82)	640	1.16(1.05,1.29)
20.5~22.4	341	1.00	733	1.00	1 362	1.00	168	1.00	815	1.00
22.5~23.9	265	1.03(0.87,1.21)	473	0.90(0.80,1.01)	967	0.90(0.83,0.97)	104	0.86(0.67,1.10)	538	0.88(0.79,0.98)
24.0~25.9	342	1.21(1.04,1.41)	474	0.88(0.79,0.99)	1 069	0.88(0.81,0.95)	92	0.74(0.57,0.96)	573	0.87(0.78,0.97)
26.0~27.9	215	1.21(1.02,1.45)	345	1.08(0.95,1.24)	635	0.81(0.74,0.89)	66	0.90(0.67,1.20)	339	0.85(0.75,0.97)
28.0~29.9	114	1.27(1.02,1.58)	187	1.24(1.06,1.47)	304	0.78(0.68,0.88)	36	1.06(0.74,1.53)	166	0.89(0.75,1.06)
30.0~34.9	79	1.49(1.16,1.91)	99	1.23(0.99,1.52)	159	0.72(0.61,0.86)	12	0.65(0.36,1.17)	96	0.96(0.78,1.20)
≥35.0	11	2.83(1.55,5.20)	17	3.17(1.95,5.15)	15	0.97(0.58,1.62)	8	6.55(3.16,13.56)	15	2.32(1.39,3.89)
合计	1 763	—	3 104	—	5 926	—	868	—	3 516	—

注：模型调整年龄(岁)、性别(男、女)、受教育程度(未正规上过学、小学、初中、高中、大专、大学或以上)、婚姻状态(已婚、丧偶、离婚或分居、未婚)、吸烟(从未吸烟者、偶尔吸烟者、戒烟者、正在吸烟者)、每日吸烟量(1~4支、5~9支、10~14支、15~19支、20~24支、≥25支,共13组)、饮酒(从不饮酒者、偶尔饮酒者、戒酒时间:≤2年、3~4年、≥5年、现在每日饮酒:低风险、中等风险、高风险,共8组)、肉类及其制品、新鲜蔬菜和水果的摄入频率(每天都吃、每周有4~6天吃、每周有1~3天吃、每月吃数次饮、不吃、很少吃)、体力活动(代谢当量-小时/天)。在缺血性心脏病、脑血管疾病和恶性肿瘤的死亡分析中还调整了对应疾病的家族史(有、无)。

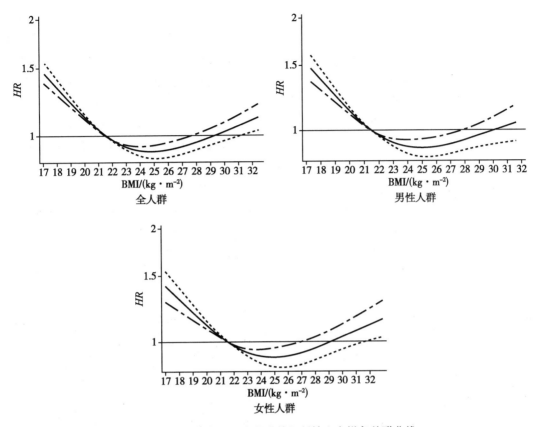

图 1-1　BMI 与全因死亡风险的限制性立方样条关联曲线

注:实线代表 HR 值,虚线代表 95% CI,BMI 的参考点选定为 21.5kg/m²。模型调整年龄、性别(男女性人群中不调整此项)、受教育程度、婚姻状态、生活方式因素(吸烟,饮酒,肉类及其制品、新鲜蔬菜和水果的摄入频率,体力活动)、绝经状态(仅在女性人群中调整)。图中非线性趋势均具有统计学意义(P<0.001)。

四、讨论与总结

(一) 研究证据

本研究利用前瞻性队列分析中国成年人群 BMI 水平与死亡风险之间的关联,结果显示 BMI 与全因死亡呈 U 形关联,相较于正常体重人群(BMI 为 20.5 ~ 22.4kg/m²),低体重和正常偏低体重人群(BMI<20.5kg/m²)及严重肥胖人群(BMI≥35.0kg/m²)的死亡风险均升高,而超重人群(BMI 为 24.0 ~ 27.9kg/m²)死亡风险降低,轻、中度肥胖人群(BMI 为 28.0 ~ 34.9kg/m²)死亡风险与正常体重人群无差异。美国国立卫生研究院-美国退休人员协会(NIH-AARP)膳食健康研究队列和癌症预防研究Ⅱ(CPS-Ⅱ)队列,以及欧洲癌症和营养前瞻性调查(EPIC)队列也发现 BMI 与全因死亡呈 U 形关联。一项包括欧美 57 个队列共894 576 名研究对象(平均年龄 46 岁,平均随访时间 13 年)的 meta 分析[5]和一项包括亚洲19 个队列共 110 万名研究对象(平均年龄 53 岁,平均随访时间 9.2 年)的 meta 分析[6]都得到了类似结果。

本研究的优势在于前瞻性研究设计,因果推断能力强;样本量大,有较高的统计学效力,可以对 BMI 指标进行更细致的分组,有利于观察暴露-反应关系;身高、体重是由经过培训的专业人员按统一的操作流程测量得到,相比研究对象自报更为准确;收集并调整了已知和可能的死亡风险的影响因素,有效控制了混杂,特别是对吸烟进行了充分的调整,不仅同时考虑了吸烟的强度和戒烟的时间,还在非吸烟人群中单独进行了敏感性分析,这些都有助于获得接近真实的关联估计值。此外,研究剔除了基线时患有重大疾病的研究对象,一定程度上减少了因基线疾病状态所导致的因果倒置的影响。

本研究的局限性主要有:首先,7 年的随访时间相对较短,不能完全排除因果倒置的影响。第二,作为观察性研究,尽管通过模型进行了多因素调整,但不排除可能还有其他未知、未测量的混杂因素(比如血脂等生化指标)或协变量测量不准确导致的残余混杂。第三,本研究利用个体基线时的 BMI 水平进行暴露分组,探讨一个时点的 BMI 水平与之后若干年内发生死亡风险间的关联,而个体的 BMI 水平在随访过程中可能会发生变化,本研究没有分析这种变化与死亡风险间的关联,不过在 7 年中体重发生较大变化的可能性较小。

本研究和以往许多研究证据均提示,低体重和严重肥胖是全因死亡的危险因素。低体重人群的抵抗力相对较差,发生意外伤害的风险更高,还有研究发现低体重与抑郁相关,自杀率较高。而严重肥胖者体内脂肪含量过多,游离脂肪酸水平随之升高,同时会生成一系列促炎性脂肪因子、细胞因子,脂联素水平降低,引发一系列代谢症状,出现高脂血症、胰岛素抵抗,进而导致各种疾病乃至死亡。

(二) 肥胖悖论

低体重和严重肥胖者的死亡风险增加,此结果与既往研究证据比较一致。而超重以及轻度肥胖人群的死亡风险尚有争议,在大量流行病学研究中,这类人群的死亡风险相比正常体重人群没有增加,甚至还有降低,也就是说风险最低的 BMI 水平并不在现有推荐的正常体重范围内,而是在所谓的超重范围内,有研究者将这一现象称为"肥胖悖论"。在本研究的全因死亡结局中也观察到了这一现象。

因果倒置可能是造成肥胖悖论的重要原因之一。研究当时的体重水平,如低体重或正常体重,可能是疾病消耗所导致的结果,也有可能是诊断疾病后采取减重干预的结果,而这部分患有疾病的人群死亡风险本身就较高。如果低体重或正常体重人群中混有部分这样的患病人群,包括患病但不自知的人群,可能会导致因果倒置,观察到低体重和正常体重者的死亡风险升高。针对这一问题,队列研究常先剔除基线时患有重大疾病(主要是可导致体重减轻的疾病)的个体。本研究的主要分析部分剔除了基线时患有冠心病、脑卒中、恶性肿瘤、糖尿病与慢阻肺的研究对象,纳入糖尿病和慢阻肺患者之后发现 BMI 与死亡风险关联倾向于负关联,即随着 BMI 的增加,死亡风险降低,说明本研究采取的剔除策略在一定程度上控制了因果倒置的影响。但剔除基线时已知被诊断患有疾病的研究对象仍然不够,因为人群中可能还有未被诊断的患者。进一步剔除随访早期死亡的病例是一种常用的方法。本研究在敏感性分析中剔除随访前 2 年内死亡的研究对象,结果较主要分析并无明显改变,说明因果倒置并没有严重影响本研究结果。但也有研究者指出,随访时间少于 10 年的队列均容易出现因果倒置,并且仅通过剔除早期死亡患者并不能完全避免这一问题。因此除采取适当的分析方法外,对队列成员进行更长期的随访是必要的。

　　吸烟行为也可能导致肥胖悖论。吸烟通常与体重减轻有关,同时也是多种疾病的重要危险因素,会增加死亡风险。因此吸烟是 BMI 与死亡风险关联研究中重要的混杂因素,会导致低或正常 BMI 人群的死亡风险被高估。因此研究中需要对吸烟情况进行调整,甚至在不吸烟人群中进行分析。在本研究的主要分析部分,结合每日吸烟量、吸烟频率与戒烟年限对吸烟情况进行了细致的调整,此外还在非吸烟人群中进行了敏感性分析,BMI 与死亡风险的关联结果并没有明显变化,因此可以认为本研究较好控制了吸烟的影响。除吸烟外,还需要考虑社会经济因素的潜在混杂作用。如超重和肥胖人群中城市人口比例更高,而城市人群在经济条件、健康素养、医疗资源可及性等方面相对较好,死亡风险较低,因此本研究在模型中控制了地区、受教育程度以及膳食和体力活动等健康相关生活方式的影响。

　　尽管考虑了因果倒置和混杂的影响,本研究还是发现超重者的死亡风险更低,轻度肥胖者的风险也不高。除偏倚问题外,超重和轻度肥胖对健康可能确实存在有益作用。在未患慢性病的人群中,少量多余的脂肪可以为机体提供能量存储,在机体受外伤时起到保护作用。而在患病的时候,有些肥胖者的心肺功能比非肥胖者要好。对此,"剩余卡路里理论(surplus calorie theory)"在一定程度上可解释这一现象,即肥胖者体内多余的卡路里导致体脂水平升高,体内蛋白/肌肉降解减少,尿酸也随之减少。此外,2016 年一项细胞学研究结果发现酵母细胞内三酰甘油(intracellular triacylglycerol,TAG)具有延长细胞寿命的效果。虽然这一结果暂时未推广至其他生物,但在一定程度上也提示了肥胖改善健康状况的生理机制。

　　全球 BMI 死亡协作组(GBMC)在 2016 年发表了一篇整合了全球 239 项前瞻性研究的meta 分析[7],旨在通过大样本、多地区的数据来阐明 BMI 与全因死亡风险之间的关联。研究者分步展示了不同程度偏倚控制措施的结果,当排除基线慢性病患者并调整吸烟状况时,与正常体重组(BMI 为 $18.5 \sim 24.9 kg/m^2$)相比,超重组(BMI 为 $25.0 \sim 29.9 kg/m^2$)全因死亡风险没有统计学差异;进一步剔除前 5 年的随访数据后,超重组全因死亡风险小幅增加;当进一步限制在从不吸烟者中进行分析时,超重组死亡风险也进一步增加(表 1-3)。研究者据此认为肥胖悖论是由因果倒置引起,排除这一影响后,超重和肥胖均是死亡的危险因素。GBMC 研究样本量大,汇集全球各国人群的信息,研究由经验丰富的流行病学专家设计实施,在分析中对偏倚进行了较为严格的控制。但是该研究也存在一定的局限性。首先,纳入的原始研究大多开始较早,而且各研究之间研究对象的基线年龄、随访时间等特征上差异很大。在这种情况下进行研究对象的限制,比如剔除前 5 年随访、剔除吸烟者等,可能改变了原始纳入研究的构成,如一些随访时间短的研究会被整体剔除,吸烟率高的人群或某性别人群会被更多地剔除,造成剔除前后研究人群的不可比性。而单一人群的原始研究就不会遇到这种问题,比如韩国一项纳入 1 200 万人的队列研究中,剔除前 5 年随访数据后关联效应并没有产生明显变化[8],超重仍然表现为保护因素,这与本研究类似。第二,有人质疑GBMC 研究并不是系统综述,没有严格按标准纳入排除原始研究,在研究者已经知道各个原始研究结果的前提下,纳入研究可能具有选择性,影响了结果的可信度。第三,GBMC 中部分原始研究是自报 BMI,可能造成信息偏倚。

表 1-3 GBMC 研究 BMI 与全因死亡[7]

BMI 分组/(kg·m⁻²)	粗分析*			调整一**			调整二***			调整三****		
	总人数/人	死亡数/人	HR(95% CI)	总人数/人	死亡数/人	HR(95% CI)	总人数/人	死亡数/人	HR(95% CI)	总人数/人	死亡数/人	HR(95% CI)
15.0~18.4	292 003	68 455	1.82(1.74, 1.91)	245 080	51 170	1.70(1.61, 1.80)	208 044	33 817	1.60(1.51, 1.70)	114 091	12 726	1.47(1.39, 1.55)
18.5~24.9	5 586 892	810 838	1.00(0.98, 1.02)	4 751 019	681 881	1.00(0.98, 1.02)	4 234 052	496 310	1.00(0.98, 1.02)	2 145 550	192 523	1.00(0.98, 1.02)
25.0~29.9	3 467 617	526 098	0.95(0.94, 0.97)	2 826 687	381 617	0.99(0.98, 1.00)	2 513 128	312 450	1.03(1.01, 1.04)	1 250 103	130 293	1.11(1.10, 1.11)
30.0~34.9	946 257	144 871	1.17(1.16, 1.18)	733 108	100 113	1.25(1.23, 1.27)	641 237	80 037	1.31(1.29, 1.33)	330 840	37 318	1.44(1.41, 1.47)
35.0~39.9	237 223	36 113	1.49(1.47, 1.51)	178 130	23 945	1.63(1.59, 1.66)	152 741	18 737	1.70(1.67, 1.74)	80 827/	9 179	1.92(1.86, 1.98)
40.0~59.9	92 458	15 399	1.95(1.90, 2.01)	67 593	10 002	2.24(2.15, 2.33)	56 232	7 659	2.36(2.27, 2.45)	30 044	3 840	2.71(2.55, 2.86)

注:GBMC 全球 BMI 死亡协作组。参照组为 18.5~24.9kg/m² 组,采用浮动方差估计。调整年龄和性别。

* 纳入 237 个研究,10 622 450 例研究对象,1 601 774 例死亡。

** 纳入患病者+调整吸烟。纳入 234 个研究,8 801 617 例研究对象,1 185 728 例死亡。

*** 剔除患病者+调整吸烟+剔除随访前 5 年随访。纳入 213 个研究,7 805 434 例研究对象,949 010 例死亡。

**** 剔除患病者+限制在非吸烟者中+剔除随访前 5 年随访,纳入 189 个研究,3 951 455 例研究对象,385 879 例死亡。

总体而言,超重人群的死亡风险仍然存在争议,尽管有一些大样本、高质量的队列研究或 meta 分析,但是出现了不一致的结果。未来还需进一步寻求相关证据,以明确肥胖悖论的问题。

（三）思考与总结

当我们利用 BMI 指标来研究超重、肥胖与死亡风险的关联时,需要考虑 BMI 指标本身的特性,应当认识到 BMI 不能完全反映肥胖程度。第一,BMI 不能反映身体成分。身体成分分为脂体重和瘦体重两部分,两者的增加均可导致体重的增加从而表现为 BMI 增加。第二,BMI 无法反映脂肪组织在体内的分布情况,而这与健康密切相关。当脂肪在腹部内脏蓄积过多时,即出现中心型肥胖,中心型肥胖人群内脏的功能受影响,可导致胰岛素抵抗、高血脂以及炎症反应,已有研究发现中心型肥胖人群死亡风险明显升高。这提示我们,除 BMI 以外还需要结合中心型肥胖指标,才能更加准确地进行个体死亡风险评估。

在 CKB 项目中我们观察到低体重和重度肥胖是死亡的危险因素,这与以往研究证据一致,说明个体应避免极端体重,即过瘦或过胖。尽管本研究发现超重人群的全因死亡风险有所降低,但是这并不意味着要达到超重水平才最健康,需要正确理解该研究结果。首先,这方面的研究结论还不一致,难以对超重人群的相对死亡风险下定论,CKB 队列也需要更长时间的随访以获得更加可靠的结果。第二,如前所述,BMI 指标不能反映脂肪含量和分布,过多脂肪对机体健康的危害不容忽视,代谢正常的超重人群如果长期暴露于不良生活方式也可能转变为代谢不健康者,因此超重人群特别是中心型肥胖人群不能掉以轻心。第三,从本研究死因别死亡结果来看,对于不同疾病的死亡风险,最健康的 BMI 水平可能是不同的,比如超重者死于缺血性心脏病的风险增加,而死于慢阻肺和恶性肿瘤的风险降低。人群中关于理想体重的推荐,可能需要权衡考虑各类疾病在人群中的流行水平和疾病负担的相对大小。

（北京大学公共卫生学院　李嘉琛　吕筠　李立明）

参考文献

[1] GBD 2015 Obesity Collaborators. Health Effects of Overweight and Obesity in 195 Countries over 25 Years[J]. N Engl J Med,2017,377(15):1496.

[2] JENSEN M K,CHIUVE S E,RIMM E B et al. Obesity,behavioral lifestyle factors,and risk of acute coronary events[J]. Circulation,2008,117(24):3062-3069.

[3] 王醴湘,樊萌语,余灿清,等.中国成年人体质指数与主要慢性病死亡风险的前瞻性研究[J].中华流行病学杂志,2017,38(2):205-211.

[4] 李立明,吕筠,郭彧,等.中国慢性病前瞻性研究:研究方法和调查对象的基线特征[J].中华流行病学杂志,2012,33(3):249-255.

[5] WHITLOCK G, LEWINGTON S, SHERLIKER P, et al. Body-mass index and cause-specific mortality in 900 000 adults:collaborative analyses of 57 prospective studies[J]. Lancet,2009,373(9669):1083-1096.

[6] ZHENG W,MCLERRAN D F,ROLLAND B,et al. Association between body-mass index and risk of death in more than 1 million Asians[J]. N Engl J Med,2011,364(8):719-729.

［7］ The Global BMI Mortality Collaboration. Body-mass index and all-cause mortality：individual-participant-data meta-analysis of 239 prospective studies in four continents［J］. Lancet，2016，388（10046）：776-786.

［8］ YI S W，HEECHOUL O，SOONAE S，et al. Sex-age-specific association of body mass index with all-cause mortality among 12.8 million Korean adults：a prospective cohort study［J］. International Journal of Epidemiology，2015，44（5）：1696-1705.

第二章

蜱媒传染病流行病学调查研究案例

提要

　　蜱媒传染病是由媒介蜱传播的一类自然疫源性疾病,由于有动物宿主存在而在自然界流行,当人进入自然疫源地会被感染、发病,对在野外从事生产活动、经济开发、国防建设、旅游的人群威胁极大,暴发流行时有发生。蜱能够传播细菌、病毒、原虫、螺旋体、立克次体等五大类近200种病原体,是目前传播病原体种类最多、范围最广的一类媒介生物[1]。蜱媒传染病动物宿主范围广泛、流行环节复杂,易受自然环境、社会因素、经济活动的影响,且几种蜱媒传染病往往共存于同一疫源地,一种媒介蜱或宿主动物可携带两种或两种以上的病原体,恰似神秘莫测的"潘多拉魔盒",随时有可能将疾病散布到人间。另外,许多蜱传病原体能够经卵和经期传播(经卵传播是指病原体可通过蜱的产卵阶段继续存活;经期传播指病原体可通过蜱的不同发育阶段继续存活),使媒介蜱类在传播病原体时兼有贮存宿主功能。因此,与蚊、螨等其他医学昆虫相比,蜱具有更为独特的医学意义和更为重要的媒介作用。蜱媒传染病广泛分布于全球五大洲上百个国家和地区,已成为世界性的重要公共卫生问题[2]。

　　近年来,一系列新发蜱媒传染病相继出现,流行区域不断扩大,发病人数逐渐增加,对人民健康和国民经济建设造成严重危害,受到世界各国的普遍重视。我国蜱媒传染病的自然疫源地复杂、流行形势严峻,有许多流行病学问题尚需要深入研究。此外,我国正处在经济快速发展、交通不断改善和旅游事业方兴未艾的发展阶段,西部开发、振兴东北、林保工程、退耕还林、还草等国家重大发展战略的实施,都可能导致生态环境变化,对蜱媒传染病的发生和流行产生重要影响,甚至会引起疫情暴发。

　　面对新发蜱媒传染病不断出现的局势,如何采用流行病学调查方法从传播媒介、动物宿主和感染人群三个流行环节发现和确认新发病原体,掌握自然疫源地流行规律,本章节以三个研究实例列举了三种研究方法,从不同的研究角度发现和确认蜱传新发自然疫源性疾病:①基于自然疫源地调查,从蜱和动物宿主中发现新发病原体,再在蜱媒传染病哨点医院开展主动监测,研究新发病原体对人体致病性及其临床特征和治疗手段。研究实例为世界首次发现和命名的一种无形体病。②基于哨点医院监测,系统性确诊一组国外已经报道的新发蜱媒传染病病例,再回到自然疫源地,确认其传播媒介和动物宿主。研究实例是我国首次报道48例猎户巴贝西虫流行病学与临床研究。③利用地理信息系统(geographic information system,GIS),系统描述我国新发蜱媒病原体的时空分布、自然感染宿主动物和蜱种。应用空间流行病学探讨蜱媒传染病的时空分布和景观结构特征,分析感染危险因素,增进对我国新发蜱媒病原谱的了解。

一、世界首次发现和命名一种无形体病的监测研究

(一) 研究背景

无形体病是一种人畜共患病,迄今为止,有两种无形体疾病被证实能够感染人。一种是嗜吞噬细胞无形体(*Anaplasma phagocytophilum*),引起的疾病被称作人粒细胞无形体病,在我国、美国和欧洲均有报道,其常见的临床表现包括发热、头痛、倦怠和肌痛等,临床感染谱从无症状感染到轻度或重度的发热性疾病,同时伴随多器官的衰竭,甚至死亡[3]。另一种是绵羊无形体(*Anaplasma ovis*),2007年赛浦路斯报道一名患者,临床表现为发热、肝脾肿大,以及淋巴系统病变,除此之外,没有其他绵羊无形体病的报道[4]。

2012—2013年黎浩等人开展了我国东北地区无形体感染羊的调查研究,发现了一种未知的病原体,基于16SrRNA基因序列分析,认为是一种新的无形体,该病原体通过HL-60细胞(人早幼粒白细胞)培养成功[5]。由于这种病原体能够在人源细胞生长,所以推测其可能可以感染人,因此在蜱媒传染病哨点医院对其开展了主动监测。

(二) 研究方法

在黑龙江省牡丹江林业中心医院开展主动监测研究,该医院是牡丹江市最大的医院之一。研究人员收集登记了2014年5月1日至6月10日之间因蜱虫叮咬收治入院的病人,每个病人都填写了标准的调查问卷以便收集人口学信息、药物治疗史和环境暴露信息。通过病历获得临床表现、实验室检查、治疗、预后信息。患者被咬后来医院救治时及时采集了全血和血清。通过新发无形体特异性PCR检测和序列分析,病原体分离培养鉴定,及双份血清特异性抗体检测,确诊新发无形体感染患者。同时,在调查研究期间收集同一地区4个不同地点的动物身上的蜱,采用相同的PCR检测方法检测该病原体。

(三) 研究结果

该研究收集了被蜱虫叮咬前来救治的患者血清477份,经过巢式PCR检测发现28例新发病原体感染患者,28例患者中有12份血液样本可以用于病原体分离培养,其中5份接种在HL-60上,成功分离两株,其他7份同时接种在HL-60和THP-1(human myelomonocytic leukaemia)细胞系,在THP-1中获得一株菌株。接种后21天,HL-60细胞中的桑椹体感染率达30%,接种后24天在THP-1细胞中观察到了桑椹体,到第36天时,20%THP-1细胞含有桑椹体,免疫荧光实验证实其为无形体(图2-1,见文末彩插)。

rrs、*gltA*、*groEL*、*msp2*、*msp4*基因序列分析显示,*rrs*的全长与先前存在的序列有46个碱基不同,在高变区有差异。进化树显示*rrs*处于无形体属,但与以往报道的无形体属病原体处于不同的分支,深入分析发现该病原体的*gltA*、*groEL*、*msp2*、*msp4*基因与已经存在的无形体相似性分别为76%~83%、68%~75%、48%~75%和64%~76%。基于核苷酸和氨基酸的四种基因进化树分析,该无形体为一种新的无形体,由于来源于山羊,所以暂时将其命名为

"山羊无形体"（*Anaplasma capra*）。

24 名患者中 22 名"*A. capra*"抗体从急性期到恢复期有 4 倍增长,其他两名患者虽然 IgG 抗体阳性,但未观察到 4 倍增长。其余 4 名患者只有急性期或恢复期其中一份血清样本,3 名是阳性,1 名患者没有血清学证据证明有"*A. capra*"抗体,28 例病例中的 8 名患者的血清检测为 *A. phagocytophilum*,未检测到查菲埃里克体。

为了排除其他蜱传病原体感染,研究者采用实时定量荧光 PCR 和普通 PCR 检测了嗜吞噬细胞无形体、查菲埃里克体、斑点热群立克次体、巴贝虫、伯氏疏螺旋体、土拉热杆菌、新型布尼亚病毒及蜱传脑炎病毒,这 28 名患者均为阴性。

28 名患者的平均年龄为 47 岁,女性 20 名。28 名患者均有蜱虫叮咬史,主要被叮咬部位为头皮、耳朵、后背以及腹部,树林是最易发生蜱虫叮咬的地方。叮咬后就医时间从 1 天至 17 天不等。这 28 名患者在过去 6 个月内未输过血,也未做过脾脏手术,其中 4 名患者患高血压、高血糖、冠心病、肥胖、口腔癌症。

"*A. capra*"感染引起的症状主要有发热、头痛、萎靡、眩晕、寒战,胃肠道症状如恶心、呕吐、腹泻,以及皮疹、焦痂等。通过显微镜和血液涂片检查发现没有典型的桑椹体,最常见的实验室检查异常是肝功能异常,其次是白细胞和血小板减少。

在调查点附近共采集了 628 只蜱,包括 447 只全沟硬蜱和 181 只嗜群血蜱,其中全沟硬蜱"*A. capra*"检出率为 3%(13/447),嗜群血蜱全部阴性,蜱的 *gltA* 序列和患者完全相同。

（四）分析与结论

这种新发病原体在女性中较为常见,与其他蜱传疾病引起的淋巴系统症状类似[6]。目前这种性别差异还无法解释,感染新病原体的临床表现主要有发热、头痛、不适等,很难与其他急性发热性疾病区别开来。研究病例中没有免疫力低下的患者。这种新发病原体以皮疹为常见症状。有 3 名患者出现焦痂,这是立克次体的常见症状,但是通过检测,未发现立克次体。1 名患者出现中枢神经系统症状,脑脊液中检测到病原体,感染嗜吞噬细胞无形体时会出现中枢神经系统症状[7],因此还有待深入研究。四环素是无形体和埃里克体病有效的治疗方法[8-9],"*A. capra*"感染患者在接受多西环素治疗之后也会痊愈,表明多西环素能够有效治疗这种疾病,但还需要体外实验来支持这一结果。

所有无形体属病原体都可以通过蜱传播,在全沟硬蜱中发现这种新病原体而嗜群血蜱中未发现,因此全沟硬蜱可能是主要媒介。全沟硬蜱广泛分布于俄罗斯到东亚一带[10],如果"*A. capra*"流行起来,那么只要有全沟硬蜱生活的地方都有可能感染人或宿主动物,需要进行更广泛的监测。另外,山羊可能是其主要动物宿主,"*A. capra*"是否能感染其他反刍动物还有待进一步研究。

结论:该研究发现了 28 名山羊无形体病患者。"*A. capra*"与其他的无形体属病原体不同,能够在人的细胞内生长(HL-60 和 THP-1 细胞),这也提示我们这种病原体能够感染人类[11],虽然无形体属病原体都能感染外周血细胞,但"*A. capra*"是更接近于能够感染哺乳动物红细胞的病原体[12]。因此,该研究推测"*A. capra*"能够感染哺乳动物红细胞[13],但需要进一步的调查确认人体内的宿主细胞以及感染脊椎动物的宿主细胞。

二、我国48例猎户巴贝西虫感染病例的流行病学描述性研究

（一）研究背景

人巴贝虫病是由红细胞内的巴贝原虫引起的一种蜱传疾病，经血液传播[14-15]。上百种巴贝西虫能够感染多种野生动物和家畜，但是仅少数感染人类[16]。美国大部分病例是微小巴贝西虫感染，也有部分邓肯巴贝西虫和分歧巴贝西虫感染病例[17]。在非洲、南美洲、亚洲地区有类微小巴贝西虫和未定种的巴贝西虫感染散发病例，欧洲的40例确诊病例中，猎户巴贝西虫（"*Babesia venatorum*"）是主要的病原体[18-20]。在中国，有13例巴贝西虫病例报道，其中10例感染微小巴贝西虫[21-22]、2例感染分歧巴贝西虫[23]、1名儿童感染猎户巴贝西虫[24]。

（二）研究方法

从2011年到2014年每年的5月至7月，在牡丹江林业中心医院收集因蜱虫叮咬来院救治的患者。在患者来院救治的同时，我们通过填写调查问卷获取人口学信息、药物使用史、蜱虫暴露史以及输血史，其他信息如临床症状、慢性病史、实验室检查等从病历获得。采用美国CDC提出的病例定义，确诊病例有一个或多个主观及客观的临床症状，主要包括发热、贫血、血小板减少、畏寒、出汗、头痛、肌痛、关节痛；至少有一种实验室诊断指标，PCR巴贝西虫阳性、光学显微镜下血涂片检查阳性或者分离到巴贝西虫。另外，我们使用FISH的方法，用特定的探针来检测猎户巴贝西虫。患者的外周血涂片进行吉姆萨染色后，用光学显微镜进行观察，检查红细胞内是否存在寄生虫。

PCR检测阳性的患者再次采集一份血样，将0.5mL的血液注射到免疫力低下的小鼠体内，每隔三天吉姆萨染色检查一次，随后进行PCR检测。在阳性结果出来之前测试进行了八周。

此外，本项研究检测分析了血清白介素12 p70、17A、2、10、9、22、6、13、4、5和1β，以及γ干扰素和肿瘤坏死因子、细胞黏附因子、血管细胞黏附因子、血小板内皮附着因子。

在本研究中，采用布旗法进行游离蜱的采集，即在蜱虫叮咬患者的地区，用白旗从灌木丛和草丛上掠过。通过PCR检测巴贝西虫并测序确定。本研究检测的18S rRNA与先前释放的基因序列进行比较，运用MEGA软件构建系统发育树。

对所有变量进行统计学分析，连续型变量用中位数和范围来表示，分类变量用频率和比例来概述。为了明确组间差异，运用卡方检验和Fisher确切概率法。P值小于0.05有统计学意义，所有的分析均采用SAS软件。

（三）研究结果

本研究2 912例被蜱虫叮咬过的患者中，48例巴贝西虫检测阳性，对这48例患者的18S rRNA序列进行分析，发现是"*B. venatorum*"。从4例确诊病例的血液中得到巴贝西虫18S rRNA全长，同源性为100%。收集了48例患者中31例患者的外周血，进行涂片，吉姆萨染色后观察细胞内是否存在巴贝西虫。其中21例患者红细胞内存在巴贝西虫，寄生虫的环状结构在红细胞内最常见，其次是成对的梨形结构，四分体虽然很少见，但是偶然也可以观察到。31个外周血涂片中，12个巴贝西虫特异性FISH实验阳性（图2-2，见文末彩插）。

给小鼠体内注射巴贝西虫阳性血样,注射后6~9天,采集小鼠血液进行吉姆萨染色镜检发现为"*B. venatorum*"阳性。通过巢式PCR扩增小鼠血样中的核酸,对PCR产物进行序列分析发现与患者血液中的序列一样,但是在注射后21~27天寄生虫血症发生率依然很低(1%~3%)。

48例患者中,有32例出现了临床症状或实验室检查阳性指标,临床症状主要有发热、贫血、血小板减少、多汗、畏寒、头痛、肌痛、关节痛。其他16例未出现相应临床症状,为疑似病例。这些患者平均年龄为45岁(从7个月到75岁不等),女性患者30例,11例确诊病例和7例疑似病例的年龄超过50岁,确诊和疑似病例年龄分布相似,所有病例均有蜱虫叮咬史,叮咬部位主要集中在头皮、耳朵、颈部,其次是躯干和四肢。森林是最容易发生蜱虫叮咬的地方,其次是田野和公园。患者近两年均没有输血和脾脏切除手术史。

发热是最常见的临床表现(66%),其次是头痛(41%),肌肉痛和关节痛(38%),寒战(9%),淋巴结肿大(6%),其他临床表现主要有疲乏、头晕、嗜睡、恶心、红斑、皮疹等。2名儿童除发热外没有其他症状。4名年龄超过50岁的确诊病例有基础疾病,分别为糖尿病、高血压、阑尾切除术后以及子宫肌瘤切除术后。6例出现皮疹的确诊病例莱姆病血清学检测阳性。1例确诊病例森林脑炎病毒IgG抗体阳性。7名患者因高热而入院,平均留院时间为16天,其余患者均为门诊患者。

通过比较40例患者的感染细胞因子和黏附因子发现,与对照相比较,确诊病例ICAM-3、P-selectin和PECAM-1的浓度增高,肿瘤坏死因子和VCAM-1升高;疑似病例ICAM-3和PECAM-1的浓度有所降低。在确诊病例和疑似病例中没有发现其他细胞因子浓度的改变。

13例患者有治疗史,其中8例采用青霉素治疗,5例采用头孢菌素治疗。只有4例住院的患者使用一种巴贝西虫特异的抗生素进行治疗,无死亡病例。

本研究共采集1 079只成蜱,其中819只全沟硬蜱,260只嗜群血蜱。"*B. venatorum*"阳性率为1%(8只全沟硬蜱阳性,嗜群血蜱全部阴性)。

(四)分析与结论

48例"*B. venatorum*"患者中,16例未出现临床症状,与微小巴贝西虫感染类似[25],约50%的儿童和25%的成年人无症状。本研究的结果也类似于微小巴贝西虫感染,免疫力低下的患者更易感,医务人员需要重视这些病原体所带来的重大健康威胁,因为巴贝西虫感染人体可以存在很长时间的无症状期,这将会增大输血感染的风险[26]。32例确诊病例的临床表现与欧洲报道的4例病例的表现相似,本研究的病例免疫功能完好,欧洲的4例病例患有免疫系统缺陷相关疾病[27]。这种巴贝西虫可以感染健康者,且临床症状从轻到重不等,所以一旦发现感染,应当立即入院治疗。

巴贝西虫的致病机制与宿主细胞的反应有关[28]。研究者将48例患者血清细胞因子和黏附因子与健康血清进行比较发现,确诊病例和疑似病例肿瘤坏死因子和VCAM-1的浓度都有所增高,该结果与微小巴贝西虫感染的结果相似,细胞因子的增高不仅会恶化疾病,还会导致严重的并发症[28]。

无症状的巴贝西虫感染者通常不会接受任何治疗,但是应该及时采取治疗,因为寄生虫能在体内存在 3 个月以上,若不进行治疗,可能会引起输血感染,这将导致严重的公共卫生问题[29]。48 例患者被叮咬后,研究者立即在同一季节采集了疫区的蜱,全沟硬蜱中"*B. venatorum*"阳性检出率为 1%,这个结果提示我们,对于巴贝西虫感染的诊断要从蜱虫活动度高的地方入手,在欧洲地区,羊身上的革蜱是"*B. venatorum*"的主要传播媒介[26]。

　　该研究还存在些许局限[30]。首先,存在入院率偏倚,因为患者来自同一地区的同一医院,所以无法确定当地的巴贝西虫感染率,部分被叮咬的患者未去医院就诊,因此需要更加严谨的流行病学调查来探知当地真正的流行情况。其次,来院就诊的患者大部分在门诊接受治疗,而未进行身体检查和基本的实验室检查,这就影响了临床诊断。再次,本研究没有进行积极主动随访,可能损失部分有意义的结局信息。

　　结论:本研究共分析 48 例"*B. venatorum*"感染者。对巴贝西虫感染有确诊意义的诊断方式是对血液样本进行吉姆萨染色后镜下观察,然而对于免疫力低下的患者却无法进行血涂片检测,而且经常会导致误诊[27]。有特异探针的 FISH 法能准确地诊断出寄生虫病,PCR 检测是最敏感有效的方式,也可以用来确定感染的物种。巴贝西虫病是典型的蜱传疾病,在这些患者中,每个人都有蜱虫叮咬史,且在两年内没有输血史。森林是最易发生蜱虫叮咬的地方,这 48 例患者均居住在我国东北地区的山区,因此预防控制的重点要放在这些山区。本研究中有 2 例婴儿病例,都有蜱虫叮咬史,其母亲均未感染巴贝西虫,因此排除了先天性感染。

三、我国新发蜱媒传染病时空分布研究

(一) 研究背景

　　蜱被视为能够将病原菌传给人类的能力最强的节肢动物。蜱媒传染病是人畜共患病,病原体在自然界中循环维持,涉及蜱和动物宿主。人类是蜱的偶然宿主,通常被看作是终末宿主。不同的蜱种倾向于在不同的生物群落或环境中生活,这影响了它们的地理分布,从而也影响了人感染蜱媒病的风险区域。在过去三十年中,世界范围内出现新发蜱传病原体,并成为对人类健康的巨大威胁。中国是世界上最大的发展中国家,在预防和控制传染病方面取得了巨大进展。人们高度关注 SARS、H5N1 和 H7N9 禽流感的暴发,但却忽略了新发蜱传疾病。虽然中国内地有越来越多蜱传疾病的病例报告,但尚未对这一重大公共卫生问题进行全面调查。

(二) 研究方法

　　我们通过蜱媒病(tick-borne disease)、蜱媒人畜共患病(tick-borne zoonosis)、蜱媒动物源性疾病(tick-borne zoonotic disease)、蜱相关病原体(tick-associated agent)、蜱相关微生物(tick-associated microbe)几个关键词分别与 5 个蜱属的名称组合进行搜索,从 PubMed 和 ISI Web of Sciences 收集了英文文献,从万方数据库、中国国家知识基础设施与中国科技期刊数据库收集了中文文献。此后,基于以上文献,我们又二次搜索了引用这些文章的文献。对所有收集到的文献,通过联系通信作者获得了发现时间、发现地点以及蜱种等一系列细节信息,基于这些信息,我们研究了蜱相关病原体在蜱、人以及动物中的检出率和感染比例。

（三）研究结果

据报道,6 个属下的 33 种蜱虫能够携带新发蜱相关病原体,这些病原体能够感染牲畜并有可能最后造成人类感染。多种生物学因素能够影响蜱媒病原菌对人的感染,例如能够促进蜱媒人畜共患病传播的蜱-宿主群落的动态;土地利用类型的改变,不仅仅在森林重建过程中,在利用森林并引起森林退化的过程中也能够引起蜱媒病发病率的上升。例如在发热伴血小板减少综合征高发地区,灌木、森林以及农田地区的植被覆盖率每上升 10%,发热伴血小板减少综合征发病率分别提高 51%、51% 和 90%。城市化进程中对森林的利用、对现有绿地的保护能够为蜱虫在城市中的生存提供条件,进而提高蜱媒病的发病率。世界气候环境的改变一定程度上也能够影响蜱媒病的发病率。

（四）分析与结论

毫无疑问,分子生物学技术的进步和应用能够帮助识别人类感染的各种病原体,因此,在某种程度上,通过运用高效灵敏的检测方法,我们可以发现新的病原体。然而,多种生物学因素,比如蜱虫和宿主人口动态,导致了蜱传疾病的增多,这可能是导致这些疾病快速传播的主要因素。地域的改变也影响着蜱传疾病的发生发展。美国东北部莱姆病的出现,是由于这个地区在 20 世纪林业重建时增加了白尾鹿的数量从而增加了硬蜱的数量,后者导致美国莱姆病发病率增加[31]。在加拿大和美国的小型森林里,由于捕食者的减少,小型哺乳动物开始增多,于是增加了伯氏疏螺旋体的感染概率。在这些地区生活的居民相比起其他居民的莱姆病发病率更高[32]。

20 世纪 90 年代中期,中国政府已经实行退耕还林的政策,植树造林可以增加蜱和宿主动物的数量,从而增加了蜱传疾病的传播概率[33]。研究表明,新布尼亚病毒的感染与农业地区有很大关系,灌木林、森林以及雨水灌溉的农田面积分别增加 10%,相对应的人类感染新布尼亚病毒的概率分别增加 51%、50% 和 90%[34]。

另外,城市化的发展增加了蜱传疾病的传播概率。许多宠物以及家畜身体上能寄生蜱,作为蜱的宿主,也作为携带病原体的主要传播媒介,增加了人类病原体和动物病原体的感染概率[35]。在过去的 30 年里,中国作为发展最快的城市化国家,随着城市化的发展,伴随着人群从农村向城市的迁移、远程贸易、短途购物等,导致了大量的健康风险,包括空气污染、职业和交通危害,以及改变了饮食和活动[36]。所有这些人类活动的改变,以及更多的人与人之间的接触,包括与宠物以及自然界的接触,很可能导致蜱虫的数量进一步增加。新兴的蜱传疾病和城市化的关系还需要进一步的调查来证实。

全球气候变化影响自然疫源性疾病的强度不及土地利用、动物宿主的变化、社区、人类生活条件方面的因素[37]。尽管气候变化与疫源性疾病的传播呈非线性关系,蜱虫的季节性消长很大程度上取决于温度条件的改变,在长远方面影响着蜱传疾病[38]。众所周知,冬季气温升高,将会增加硬蜱的数量,从而增加患蜱传播疾病的风险。尽管还有待确证,但可以确定的是温度的变化确实是影响蜱传疾病流行的一个因素[39]。为了更好地阐明这个问题,需要进一步的研究。

结论:自 1982 年起,我国发现 33 种新发现的蜱媒病原体,包括 8 种斑点热群立克次体、7 种无形体科病原体、6 种伯氏疏螺旋体、11 种巴贝西虫以及新型布尼亚病毒。19 种病原体最初在蜱中被检测到,6 种在家畜中被检测到(绵羊、山羊、牛、狗),2 种在野生动物中被检测到(中华白腹鼠和中华野兔),还有 6 种在人体内被检测到。在 33 种新发现的蜱相关病原体中,15 种能对人致病,其中 6 种蜱传病原体在发热病人中首次被发现,随后发现与蜱有密切关系。其他 9 种病原体是在蜱和其他动物中被发现后,经证实能感染人体[40]。

（军事科学院军事医学研究院微生物流行病研究所　贾娜　曹务春）

参考文献

[1] DANTAS T F,CHOMEL B B,OTRANTO D. Ticks and tick-borne diseases:a One Health perspective[J]. Trends Parasitol,2012,28(10):437-446.

[2] Kilpatrick A M,Randolph S E. Drivers,dynamics,and control of emerging vector-borne zoonotic diseases. Lancet,2012,380(9857):1946-1955.

[3] GOODMAN J L,NELSON C,VITALE B,et al. Direct cultivation of the causative agent of human granulocytic ehrlichiosis[J]. N Engl J Med,1996,334(4):209-215.

[4] CHOCHLAKIS D,IOANNOU I,TSELENTIS Y,et al. Human anaplasmosis and Anaplasma ovis variant[J]. Emerg Infect Dis,2010,16(6):1031-1032.

[5] LI H,ZHENG Y C,MA L,et al. Human infection with a novel tick-borne Anaplasma species in China:a surveillance study[J]. Lancet Infect Dis,2015,15(6):663-670.

[6] PAROLA P,PADDOCK C D,SOCOLOVSCHI C,et al. Update on tick-borne rickettsioses around the world:a geographic approach[J]. Clin Microbiol Rev,2013,26(4):657-702.

[7] LEE F S,CHU F K,TACKLEY M,et al. Human granulocytic ehrlichiosis presenting as facial diplegia in a 42-year old woman[J]. Clin Infect Dis,2000,31(5):1288-1291.

[8] BULLER R S,ARENS M,HMIEL S P,et al. Ehrlichia ewingii,a newly recognized agent of human ehrlichiosis[J]. N Engl J Med,1999,341(3):148-155.

[9] PRITT B S,SLOAN L M,JOHNSON D K,et al. Emergence of a new pathogenic Ehrlichia species,Wisconsin and Minnesota,2009[J]. N Engl J Med,2011,365(5):422-429.

[10] JIANG J F,JIANG B G,YU J H,et al. Anaplasma phagocytophilum infection in ticks,China-Russia border [J]. Emerg Infect Dis,2011,17(5):932-994.

[11] RIKIHISA Y. Mechanisms of obligatory intracellular infection with Anaplasma phagocytophilum[J]. Clin Microbiol Rev,2011,24(3):469-489.

[12] MUNDERLOH U G,LYNCH M J,HERRON M J,et al. Infection of endothelial cells with Anaplasma marginale and A. phagocytophilum[J]. Vet Microbiol,2004,101(1):53-64.

[13] BLOUIN E F,KOCAN K M,MURPHY G L,et al. Persistence of tick derived Anaplasma marginale in cultured bovine turbinate and endothelial cells[J]. Rev Elev Med Vet Pays Trop,1993,46(1-2):49-56.

[14] VANNIER E,KRAUSE P J. Human babesiosis[J]. N Engl J Med,2012,366(25):2397-2407.

[15] HERWALDT B L,LINDEN J V,BOSSERMAN E,et al. Transfusion-associated babesiosis in the United States:a description of cases[J]. Ann Intern Med,2011,155(8):509-519.

[16] JONES K E,PATEL N G,LEVY M A,et al. Global trends in emerging infectious diseases[J]. Nature,2008,451(7181):990-993.

[17] CDC. Babesiosis surveillance_18 States,2011[J]. Morb Mortal Wkly Rep,2012,61(27):505-509.

［18］HERWALDT B L,CACCIO S,GHERLINZONI F,et al. Molecular characterization of a non-Babesia divergens organism causing zoonotic babesiosis in Europe［J］. Emerg Infect Dis,2003,9(8):942-948.

［19］HASELBARTH K,TENTER A M,BRADE V,et al. First case of human babesiosis in Germany-clinical presentation and molecular characterisation of the pathogen［J］. Int J Med Microbiol,2007,297(3):197-204.

［20］BLUM S,GATTRINGER R,HASCHKE E,et al. The case:hemolysis and acute renal failure［J］. Kidney Int, 2011,80(6):681-683.

［21］YAO L N,RUAN W,ZENG C Y,et al. Pathogen identification and clinical diagnosis for one case infected with Babesia［J］. Chin J Parasitol Parasit Dis,2012,30(2):21.

［22］ZHOU X N,LI S G,CHEN S B,et al. Co-infections with Babesia microti and plasmodium parasites along the China-Myanmar border［J］. Infect Dis Poverty,2013,2(1):24.

［23］QI C,ZHOU D,LIU J,et al. Detection of Babesia divergens using molecular methods in anemic patients in Shandong Province,China［J］. Parasitol Res,2011,109(1):4241-4245.

［24］SUN Y,LI SG,JIANG JF,et al. Babesia venatorum infection in child,China［J］. Emerg Infect Dis,2014,20 (5):896-897.

［25］RUEBUSH T K,JURANEK D D,CHISHOLM E S,et al. Human babesiosis on Nantucket Island. Evidence for self-limited and subclinical infections［J］. N Engl J Med,1977,297(15):825-827.

［26］GRAY J,ZINTL A,HILDEBRANDT A,et al. Zoonotic babesiosis:overview of the disease and novel aspects of pathogen identity［J］. Ticks Tick Borne Dis,2010,1(1):3-10.

［27］PICCALUGA P P,POLETTI G,MARTINELLI G,et al. Babesia infection in Italy［J］. Lancet Infect Dis, 2004,4(4):212.

［28］WORMSER G P,DATTWYLER R J,SHAPIRO E D,et al. The clinical assessment,treatment,and prevention of Lyme disease,human granulocytic anaplasmosis,and babesiosis:clinical practice guidelines by the Infectious Diseases Society of America［J］. Clin Infect Dis,2006,43(9):1089-1134.

［29］KRAUSE P J,LEPOER T,SIKAND V K,et al. Atovaquone and azithromycin for the treatment of babesiosis ［J］. N Engl J Med,2000,343(20):1454-1458.

［30］JIANG J F,ZHENG Y C,JIANG R R,et al. Epidemiological,clinical,and laboratory characteristics of 48 cases of "Babesia venatorum" infection in China:a descriptive study［J］. Lancet Infect Dis,2015,15(2):196-203.

［31］BARBOUR A G,FISH D. The biological and social phenomenon of Lyme disease［J］. Science,1993,260 (5114):1610-1616.

［32］LEVI T,KILPATRICK A M,MANGEL M,et al. Deer,predators,and the emergence of Lyme disease［J］. Proc Natl Acad Sci USA,2012,109(27):10942-10947.

［33］LIU J,LI S,OUYANG Z,et al. Ecological and socioeconomic effects of China's policies for ecosystem services［J］. Proc Natl Acad Sci USA,2008,105(28):9477-9482.

［34］LIU K,CUI N,FANG L Q,et al. Epidemiologic features and environmental risk factors of severe fever with thrombocytopenia syndrome,Xinyang,China［J］. PLoS Negl Trop Dis,2014,8(5):e2820.

［35］USPENSKY I. Tick pests and vectors (Acari:Ixodoidea) in European towns:introduction,persistence and management［J］. Ticks Tick Borne Dis,2014,5(1):41-47.

［36］GONG P,LIANG S,CARLTON E J,et al. Urbanisation and health in China［J］. Lancet,2012,379(9818): 843-852.

［37］KILPATRICK A M,RANDOLPH S E. Drivers,dynamics,and control of emerging vector-borne zoonotic diseases[J]. Lancet,2012,380(9857):1946-1955.

[38] ALTIZER S,OSTFELD R S,JOHNSON P T,et al. Climate change and infectious diseases:from evidence to a predictive framework[J]. Science,2013,341(6145):514-519.

[39] HARRUS S,BANETH G. Drivers for the emergence and re-emergence of vector-borne protozoal and bacterial diseases[J]. Int J Parasitol,2005,35(11-12):1309-1318.

[40] FANG L Q,LIU K,LI X L,et al. Emerging tick-borne infections in mainland China:an increasing public health threat[J]. Lancet Infect Dis,2015,15(12):1467-1479.

第三章

阿司匹林与结直肠癌的精准预防——基于哈佛队列的流行病学证据

提 要

基于众多研究证据,美国预防医学工作组(USPSTF)推荐 50~69 岁伴明确心血管疾病风险患者,可长期服用低剂量阿司匹林以预防结直肠癌,但同时强调,长期服用阿司匹林可能增加胃肠道出血风险。对于上述推荐的形成,哈佛研究团队提供了重要的人群研究证据,并进一步揭示了影响阿司匹林预防效果的遗传分子基础,有助于综合评价干预的风险及获益,明确最有可能受益于预防性阿司匹林方案的人群。本章主要介绍基于护士健康研究(Nurses' Health Study, NHS)和卫生专业人员随访研究(Health Professionals Follow-up Study, HPFS)人群队列开展的宏观流行病学和分子流行病学研究。

一、结直肠癌流行特征

结直肠癌是严重危害人类健康的消化道恶性肿瘤,其发病率和死亡率均位居前列。据国际癌症研究中心(International Agency for Research on Cancer, IARC)统计,2012 年全球结直肠癌新发病例约 136 万,死亡病例约 69 万[1]。在我国,随着社会经济的快速发展、生活方式和饮食结构的转变,以及人口老龄化的加重,结直肠癌发病率以每年 4% 的速度递增,超出

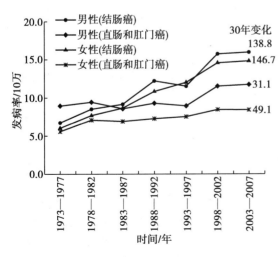

图 3-1　中国结直肠癌发病率趋势(以上海地区为例)

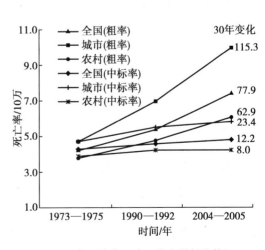

图 3-2　中国结直肠癌死亡率增长趋势

全球平均增长速度约 2%（图 3-1）。全国三次死因回顾调查显示，从 1973—1975 年至 2004—2005 年结直肠癌死亡粗率上升 77.9%（图 3-2）[2]。至 2015 年，我国结直肠癌新发病例达 37.6 万，死亡病例达 19.1 万，均位居所有肿瘤的第五位[3]。

结直肠癌绝大多数为散发，按发病部位可分为右侧结肠（盲肠、升结肠、横结肠）癌、左侧结肠（降结肠、乙状结肠）癌，以及直肠癌三种类型。其主要癌前病变为结直肠腺瘤（约占全部结直肠癌前病变的 85%~90%）。早期症状不明显，随着肿瘤的增大而表现为排便习惯改变、便血、腹泻、腹泻与便秘交替、局部腹痛等症状。大多数结直肠癌在临床确诊时已是中晚期，疗效不佳，故结直肠癌的早期发现及预防至关重要。

二、结直肠癌病因及预防

结直肠癌的发生是一个多因素、多步骤的复杂过程，是环境与遗传因素相互作用的结果。大量宏观流行病学研究，包括哈佛的 NHS 和 HPFS 队列，均证实结直肠癌的危险因素有吸烟、食用红肉和加工肉类、大量饮酒、肥胖及结肠癌家族史等[4]。分子流行病学研究则发现了至少 40 个基因区域与结直肠癌的遗传易感性相关，其中 8q24.2 rs6983267、8q23.3 rs16892766、11q23 rs3802842、14q22.2 rs4444235、18q21 rs4939827 等位点已有功能学研究显示其调控癌基因/抑癌基因的表达水平，从而影响结直肠癌的发生[5]。

结直肠癌的一级预防即防止结直肠癌的发生，包括对其癌前病变的预防及治疗。主要措施包括改善饮食、增强锻炼等行为习惯，预防癌前病变的发生；通过筛查、内镜下切除癌前病变以阻止其发展为恶性肿瘤。值得注意的是，2015 年美国预防医学工作组（USPSTF）基于众多研究证据，推荐 50~69 岁伴明确心血管风险患者，可长期服用低剂量阿司匹林（81mg/d）以预防结直肠癌，即提出了结直肠癌的首个化学预防策略[6]。同时，该工作组强调长期服用阿司匹林会增加胃肠道出血风险，但该风险因人而异，与年龄、性别、胃肠道溃疡、高血压等因素有关，因此在临床推荐时需要综合评价干预的风险及获益，明确最有可能受益于预防性阿司匹林方案的人群。对于上述推荐的形成，哈佛研究团队提供了重要的人群研究证据。从宏观流行病学到微观分子流行病学研究，Edward L. Giovannucci、Andrew T. Chan、Shuji Ogino 等哈佛学者利用 NHS 和 HPFS 人群队列，结合基因组学技术开展了一系列创新性工作，揭示了影响阿司匹林预防效果的分子基础，有力推动了阿司匹林与结直肠癌的精准预防研究。

三、哈佛队列

NHS 队列是由哈佛医学院和哈佛公共卫生学院在美国 11 个州的注册女护士中启动的队列研究（图 3-3）[7]。该研究起始于 1976 年，纳入了 121 700 名 30~55 岁已婚护士，通过邮寄健康调查问卷的方式收集研究对象的生活习惯、疾病史及用药史（包括阿司匹林剂量和服用时间）等信息，此后每两年进行一次随访，通过健康调查问卷对基线信息进行更新；如果研究对象报告发生结直肠癌等疾病，研究人员则通过查阅病历记录进行核实。另外，该队列每四年进行一次半定量的食物频率问卷（food frequency questionnaire，FFQ）调查，询问研究对象最近一年的饮食情况，其中涉及 131 种常见食物标准量的摄入频率（从每月少于 1 次至每天 6 次及以上共 9 个等级）。该方法采用一周食物定量记录法进行了验证。基于类似的研究设计，哈佛研究人员于 1986 年建立了 HPFS 队列（图 3-4）[8]，纳入了 51 529 名不同医学专业的男性医务人员，每两年随访一次。两项队列研究均持续至今，平均随访率均超过 90%。

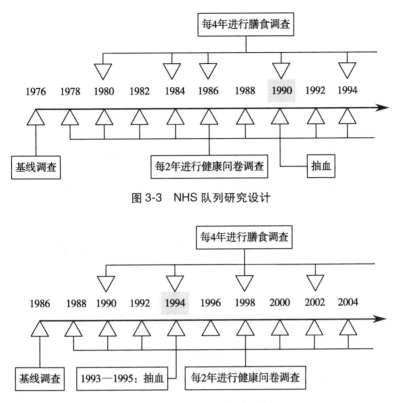

图 3-3　NHS 队列研究设计

图 3-4　HPFS 队列研究设计

1989—1990 年,NHS 队列中 32 826 名女性向研究人员提供了外周血液标本,通过冰袋低温运输至实验室保存。类似的,1993—1995 年,HPFS 队列中 18 225 名男性提供了外周血液标本。研究人员还通过联系患者接受诊疗的医院获取石蜡包埋的结直肠组织标本。

四、阿司匹林预防结直肠癌的宏观流行病学证据

1994 年,哈佛学者 Giovannucci 等人基于 HPFS 队列 6 年(1986—1992 年)的调查数据分析发现,在调整已知危险因素的情况下,定期服用阿司匹林(每周≥2 次)与结直肠癌($RR=0.68,95\%\ CI:0.32\sim0.84$)及结直肠腺瘤($RR=0.72,95\%\ CI:0.54\sim0.97$)发病风险降低之间存在相关性[9]。

为进一步探讨阿司匹林剂量和服用时间对结直肠癌发病风险的影响,Giovannucci 等人于 1995 年基于 NHS 队列开展了相关研究,1984—1992 年,在 551 651 人年随访中共记录 331 例新发结直肠癌病例。结果表明,相比未服用阿司匹林者,持续服用阿司匹林(每周≥2 片)4 年或 5~9 年的女性发生结直肠癌的风险并无显著差异;服用阿司匹林 10~19 年的女性其发病风险略有降低;而持续使用 20 年后,发病风险的降低具有统计学意义($RR=0.56,95\%\ CI:0.36\sim0.90$),每周服用 4~6 片阿司匹林的女性风险降低最显著[10]。

2005 年,哈佛学者 Chan 等人进一步分析了 NHS 队列随访 20 年的调查数据,在 1 592 017 人年随访中记录了 962 例新发结直肠癌病例。结果显示,与未服用阿司匹林者相比,持续服用阿司匹林(每周≥2 片)11~20 年的女性发生结直肠癌的风险降低 33%(图 3-5);每周服用 14 片以上阿司匹林的女性发生结直肠癌的风险降低 32%(图 3-6)。但研究也

发现,胃肠道出血事件的发生率随着阿司匹林服用剂量增加而升高:未服用者的胃肠道出血发生率为0.77/1 000人年,每周服用2~5片的发生率为1.07/1 000人年,6~14片的发生率为1.40/1 000人年,14片以上则升高至1.57/1 000人年。因此提示,长期服用阿司匹林存在潜在不良影响[11]。

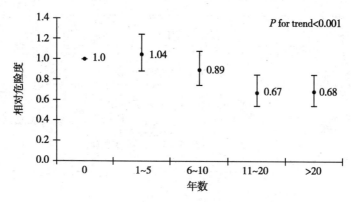

图3-5　阿司匹林服用年数与结直肠癌的相对危险度

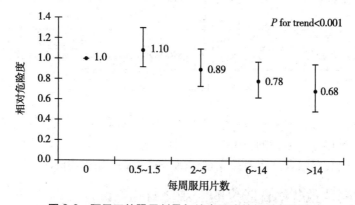

图3-6　阿司匹林服用剂量与结直肠癌的相对危险度

综上所述,哈佛队列的研究结果支持规律服用阿司匹林(每周≥2片)10年以上具有降低结肠癌发病风险的作用。这一结论也被其他队列研究及临床随机对照试验(randomized control trial,RCT)所验证[12,13]。然而,鉴于阿司匹林长期使用的不良反应,特别是消化道出血,在制定阿司匹林化学预防策略时需要平衡干预的风险及获益,强调精准预防的重要性。

五、阿司匹林预防结直肠癌的分子流行病学证据

2007年哈佛学者Chan等人在新英格兰医学杂志(*New England Journal of Medicine*)发表研究结果,长期服用阿司匹林降低*PTGS2*高表达的结直肠癌发病风险($RR = 0.64$,95% *CI*:$0.52 \sim 0.78$),而不影响*PTGS2*低表达或不表达的结直肠癌发病风险($RR = 0.96$,95% *CI*:$0.73 \sim 1.26$),提出利用阿司匹林预防结直肠癌应排除特定的无效人群,提高精准预防水平。该研究综合分析了NHS和HPFS队列的调查资料及结直肠癌分子分型数据,是分子病理流行病学(molecular pathological epidemiology)研究的早期范例[14]。随后,该研究团队进一步基于NHS和HPFS队列研究发现,阿司匹林主要降低*BRAF*野生型结直肠癌发病风险($HR = $

0.73,95% *CI*:0.64~0.83),而不影响 *BRAF* 突变型结直肠癌发病风险(*HR* = 1.03,95% *CI*:0.76~1.38)(图 3-7)。对于 *BRAF* 野生型且 *PTGS2* 高表达的结直肠癌,阿司匹林的预防效果更为显著(*HR* = 0.67,95% *CI*:0.56~0.81)[15]。此外,研究团队通过检测结肠正常黏膜中 *HPGD* 表达水平,发现阿司匹林仅对 *HPGD* 高表达的人群中具有预防作用(*HR* = 0.49,95% *CI*:0.34~0.71)[16]。

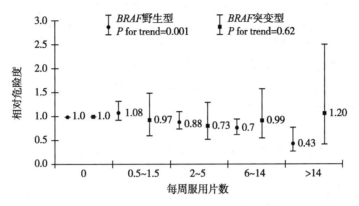

图 3-7　阿司匹林服用剂量与不同基因型结直肠癌的相对危险度

2013 年,哈佛研究团队通过研究结直肠癌易感性位点 8q24 rs6983267 发现,阿司匹林仅对于携带该位点至少一个 T 等位基因的人群具有结直肠癌预防作用(图 3-8)。该位点可影响 TCF7L2 与 CTNNB1 的相互作用,并改变 *MYC* 癌基因的表达水平。因此,研究结果支持阿司匹林通过影响 WNT/CTNNB1 信号转导发挥防癌作用,但 rs6983267 基因型可改变其作用效果。研究人员提出利用遗传变异作为分子标志物对人群进行分层,从而提高阿司匹林的精准预防水平[17]。组织分子标志物检测需依赖于组织活检,为侵入性操作而不适用于一般人群,而遗传标志物检测可基于外周血标本,具有微创特点,结果客观稳定,具有较好的人群应用前景。

为系统鉴定影响阿司匹林作用的遗传变异,Nan 等研究人员于 2015 年利用来自 5 项病

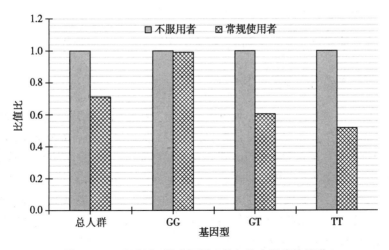

图 3-8　rs6983267 影响阿司匹林与结直肠癌的关联

例对照研究和5项队列研究(包含 NHS 和 HPFS)的全基因组 SNP 数据,采用传统 logistic 回归和 case-only 交互分析发现,12p12.3 rs2965667(P for interaction = 4.6×10^{-9})和 15q25.2 rs16973225(P for interaction = 8.2×10^{-9})与阿司匹林预防结直肠癌的效应均存在交互作用。携带 rs2965667-TT 基因型的个体,定期服用阿司匹林可降低34%的结直肠癌发病风险,但 TA 或 AA 基因型的个体(人群比例4%),反而增加89%的发病风险;携带 rs16973225-AA 基因型的个体,阿司匹林可降低34%的结直肠癌发病风险,但对 AC 或 CC 基因型个体(人群比例9%)的发病风险并无影响(表3-1)[18]。rs2965667 位于癌基因 *LMO3* 下游,而 rs16973225 位于促炎因子 *IL-16* 基因上游,相关分子调控机制有待进一步深入研究。

此外,哈佛队列及其他人群研究探讨了阿司匹林的药物代谢酶——*CYP2C9* 和 *UGT1A6* 基因多态性是否影响阿司匹林预防结直肠癌前病变的效果。NHS 队列结果显示,*CYP2C9* 基因多态性与结肠腺瘤的发生风险增加相关,但不影响阿司匹林的预防效果[19];相反,*UGT1A6* 基因多态性与结肠腺瘤的发生风险无关,但与阿司匹林之间存在交互作用:携带突变基因型的个体每周服用阿司匹林≥2片可降低34%的结肠腺瘤发生风险($OR = 0.66$, 95% CI:$0.45 \sim 0.95$),而携带野生型的个体服用阿司匹林不具有预防效果[20]。*UGT1A6* 的研究结果与明尼苏达州人群研究结论一致[21],提示 *UGT1A6* 基因多态性可能通过延缓阿司匹林的体内代谢过程,从而促进阿司匹林药效的发挥。

上述分子流行病学研究表明,利用特定的分子生物标志物有助于风险分层,确定哪些人群可从阿司匹林化学预防中真正受益,从而在制定策略时规避风险,提高效益。然而,相关结论在正式应用于人群和临床前仍需进行不同人群的验证,并进行成本-效益分析。

表3-1 基于哈佛队列所鉴定的阿司匹林预防结直肠癌相关分子标志物

标志物	检测标本	主要结果 HR/OR(95% CI)	参考文献
PTGS2 表达	结直肠癌组织	*PTGS2* 高表达:0.64(0.52,0.78)	[14]
BRAF 突变	结直肠癌组织	*BRAF* 野生型:0.73(0.64,0.83)	[15]
HPGD 表达	结肠正常黏膜	*HPGD* 高表达:0.49(0.34,0.71)	[16]
rs6983267	外周血白细胞	TT:0.52(0.35,0.78);GT:0.61(0.47,0.79)	[17]
rs2965667	外周血白细胞	TT:0.66(0.61,0.70)	[18]
rs16973225	外周血白细胞	AA:0.66(0.62,0.71)	[18]

六、阿司匹林作用机理研究

阿司匹林,化学名乙酰水杨酸,为水杨酸类药物。作为目前临床上应用最为广泛的药物之一,其具有镇痛、解热、消炎、抗凝等作用,心血管疾病高风险患者长期低剂量服用可预防心脏病、脑卒中及血栓。研究证明,心血管疾病与结直肠癌存在共同的分子通路,其中炎症被普遍认为是二者共同的发病基础。阿司匹林的经典作用机制为直接抑制前列腺素氧化环化酶2(PTGS2)的表达,使其无法激活炎症通路。进一步研究发现,PTGS2 能够促进前列腺素的合成,后者引起细胞的增殖、迁移和血管生成,抑制细胞凋亡,引起免疫抑制等,而阿司匹林可通过抑制 PTGS2 的表达,从而阻断上述过程,抑制肿瘤的发生发展[22]。

除上述 PTGS2 机制外,其他研究表明,阿司匹林可通过直接作用于 NF-κB 通路的核心调控蛋白 IKK-β，抑制 NF-κB 通路的激活，该通路在肿瘤和炎症反应过程中发挥重要作用；阿司匹林能够结合在线粒体膜上，从而促进细胞色素 c 的释放和抑制线粒体对钙离子的摄入，引起下游的细胞凋亡；此外，阿司匹林可抑制 MAPK 通路中 c-Raf 与 Ras 的结合，从而抑制下游 ERK 信号的激活；也有研究报道了阿司匹林对 WNT/β-catenin 通路的抑制作用[23]。

阿司匹林的上述抗肿瘤机制可能并非结直肠细胞所特异，但目前关于阿司匹林与其他部位肿瘤的人群研究数量较少，尚无定论。例如，基于 NHS 和 HPFS 队列研究发现，与未服用者相比，定期服用阿司匹林与所有癌症风险的降低有关（$RR = 0.97, 95\% \ CI: 0.9 \sim 0.99$），而这主要归因于胃肠道肿瘤，尤其是结直肠癌发生率的降低（$RR = 0.81, 95\% \ CI: 0.75 \sim 0.88$），定期服用阿司匹林与乳腺癌、晚期前列腺癌及肺癌的风险无关[24]。其他队列研究也支持长期服用阿司匹林对乳腺癌和前列腺癌的发病风险影响较小，但有 RCT 研究证据提示阿司匹林可降低 29% 的肺癌死亡率[25]。因此，有必要进一步从人群和机制研究角度深入探讨阿司匹林对结直肠癌以外肿瘤的预防作用。

七、总结与展望

1. 哈佛队列具有大样本量、长期随访、详细收集研究对象的生活行为因素、饮食因素及临床信息等优势，但局限于观察性研究的设计本质，尚未明确的潜在混杂因素仍有可能对研究结果产生影响。因此，基于队列研究证据开展 RCT 研究可获得更高级别的证据，明确人群干预效果。此外，哈佛队列的研究对象绝大多数为具有较高知识水平的白人，其经济水平、行为习惯、遗传背景等因素与其他种族可能存在较大差异，因此哈佛队列研究的内部一致性较好，但所得结论的外推性受局限，需要在不同人群中进行验证。

2. 从宏观流行病学到微观分子流行病学，哈佛队列提供了重要的人群研究证据，推动了阿司匹林预防结直肠癌的精准医学研究，但目前该领域仍处于初始阶段，应用特定标志物辅助临床决策还缺乏足够的证据。后续有必要收集研究对象服药前后的血液、尿液、结直肠活检、唾液、粪便等不同类型样本，进一步鉴定新的生物标志物，评价单个或多个标志物组合的灵敏度和特异度，同时开展生物学功能实验阐明其相关分子通路，使阿司匹林的化学预防更安全有效。

3. 虽然服用阿司匹林的依从性高于内镜检查，但尚不能取代结直肠癌筛查和监测。有研究显示，阿司匹林对近端结肠获益更高，提示其可作为内镜检查（对于远端结肠更为有效）的补充。但该结论有待关于阿司匹林和筛查对结肠癌发病率和死亡率影响的综合性研究进行验证，在探讨阿司匹林独立预防效应的基础上，形成结直肠癌的综合预防策略。

总之，在哈佛队列及其他研究的证据支持下，美国预防医学工作组推荐特定的心血管疾病患者长期服用低剂量阿司匹林以预防结直肠癌，开启了阿司匹林化学防癌的新篇章，并将进一步推动肿瘤预防精准医疗的不断进步，从而使更多的人群从中获益。

（南京医科大学公共卫生学院　沈洪兵　杭栋）

参考文献

[1] TORRE L A, BRAY F, SIEGEL R L, et al. Global cancer statistics, 2012[J]. CA A Cancer Journal for Clinicians, 2015, 65(2): 87-108.

[2] ZHANG Y, SHI J, HUANG H, et al. Burden of colorectal cancer in China[J]. Zhonghua liu xing bing xue za

zhi,2015,36(7):709-714.

[3] CHEN W,ZHENG R,BAADE P D,et al. Cancer statistics in China,2015[J]. CA A Cancer Journal for Clinicians,2016,66(2):115-132.

[4] BRENNER H,KLOOR M,POX C P. Colorectal cancer. Lancet,2014,383(9927):1490-1502.

[5] PETERS U,BIEN S,ZUBAIR N. Genetic architecture of colorectal cancer[J]. Gut,2015,64(10):1623-1636.

[6] CHAN A T,LADABAUM U. Where Do We Stand With Aspirin for the Prevention of Colorectal Cancer? The USPSTF Recommendations[J]. Gastroenterology,2016,150(1):14-18.

[7] COLDITZ G A,MANSON J E,HANKINSON S E. The Nurses' Health Study:20-year contribution to the understanding of health among women[J]. Journal of women's health,1997,6(1):49-62.

[8] RIMM E B,GIOVANNUCCI E L,WILLETT W C,et al. Prospective study of alcohol consumption and risk of coronary disease in men[J]. Lancet,1991,338(8765):464-468.

[9] GIOVANNUCCI E L,RIMM E B,STAMPFER M J,et al. Aspirin use and the risk for colorectal cancer and adenoma in male health professionals[J]. Annals of internal medicine,1994,121(4):241-246.

[10] GIOVANNUCCI E L,EGAN K M,HUNTER D J,et al. Aspirin and the risk of colorectal cancer in women[J]. The New England journal of medicine,1995,333(10):609-614.

[11] CHAN A T,GIOVANNUCCI E L,MEYERHARDT J A,et al. Long-term use of aspirin and nonsteroidal anti-inflammatory drugs and risk of colorectal cancer[J]. Jama,2005,294(8):914-923.

[12] THORAT M A,CUZICK J. Prophylactic use of aspirin:systematic review of harms and approaches to mitigation in the general population[J]. European journal of epidemiology,2015,30(1):5-18.

[13] FLOSSMANN E,ROTHWELL P M. British Doctors Aspirin T,the UKTIAAT:Effect of aspirin on long-term risk of colorectal cancer:consistent evidence from randomised and observational studies[J]. Lancet,2007,369(9573):1603-1613.

[14] CHAN A T,OGINO S,FUCHS C S. Aspirin and the risk of colorectal cancer in relation to the expression of COX-2[J]. The New England journal of medicine,2007,356(21):2131-2142.

[15] NISHIHARA R,LOCHHEAD P,KUCHIBA A,et al. Aspirin use and risk of colorectal cancer according to BRAF mutation status[J]. JAMA,2013,309(24):2563-2571.

[16] FINK S P,YAMAUCHI M,NISHIHARA R,et al. Aspirin and the risk of colorectal cancer in relation to the expression of 15-hydroxyprostaglandin dehydrogenase (HPGD)[J]. Science translational medicine,2014,6(233):233.

[17] NAN H,MORIKAWA T,SUURINIEMI M,et al. Aspirin use,8q24 single nucleotide polymorphism rs6983267,and colorectal cancer according to CTNNB1 alterations[J]. Journal of the National Cancer Institute,2013,105(24):1852-1861.

[18] NAN H,HUTTER C M,LIN Y,et al. Association of aspirin and NSAID use with risk of colorectal cancer according to genetic variants[J]. JAMA,2015,313(11):1133-1142.

[19] CHAN A T,TRANAH G J,GIOVANNUCCI E L,et al. A prospective study of genetic polymorphisms in the cytochrome P-450 2C9 enzyme and the risk for distal colorectal adenoma[J]. Clinical gastroenterology and hepatology:the official clinical practice journal of the American Gastroenterological Association,2004,2(8):704-712.

[20] CHAN A T,TRANAH G J,GIOVANNUCCI E L,et al. Genetic variants in the UGT1A6 enzyme,aspirin use,and the risk of colorectal adenoma[J]. Journal of the National Cancer Institute,2005,97(6):457-460.

[21] BIGLER J,WHITTON J,LAMPE J W,et al. CYP2C9 and UGT1A6 genotypes modulate the protective effect of aspirin on colon adenoma risk[J]. Cancer research,2001,61(9):3566-3569.

［22］ HULL M A. Cyclooxygenase-2 : how good is it as a target for cancer chemoprevention?［J］. European journal of cancer 2005,41(13) :1854-1863.

［23］ DREW D A,CAO Y,CHAN A T. Aspirin and colorectal cancer : the promise of precision chemoprevention［J］. Nature reviews Cancer,2016,16(3) :173-186.

［24］ CAO Y,NISHIHARA R,WU K,et al. Population-wide Impact of Long-term Use of Aspirin and the Risk for Cancer［J］. JAMA oncology,2016,2(6) :762-769.

［25］ CUZICK J,THORAT M A,BOSETTI C,et al. Estimates of benefits and harms of prophylactic use of aspirin in the general population［J］. Annals of oncology : official journal of the European Society for Medical Oncology,2015,26(1) :47-57.

第四章

我国大气细颗粒物污染流行病学研究实例

提要

细颗粒物(PM$_{2.5}$)一直是公共卫生领域的热点问题,探索 PM$_{2.5}$ 与健康的关系可以为我国制修订环境质量标准、实现 PM$_{2.5}$ 健康危害的有效预防提供重要的科学依据。然而,PM$_{2.5}$ 的流行病学研究存在着诸多挑战,如 PM$_{2.5}$ 暴露评估、个体健康资料收集、质量控制和因果关系推断等。近十多年来,采用与国际接轨的方法、充分利用现有条件,PM$_{2.5}$ 健康效应研究在我国取得了长足的进步,对促进环境保护和居民健康起了积极作用。本章将以案例讲解的形式,从我国 PM$_{2.5}$ 对居民发病的急性影响、对居民死亡的急性影响和对居民死亡的慢性影响三个角度出发,阐述我国 PM$_{2.5}$ 流行病学研究已有的成果,并对 PM$_{2.5}$ 研究的未来方向进行展望。

近三十多年来,由于我国城市化和工业化的快速发展,机动车保有量的大幅增加,以 PM$_{2.5}$ 为主要特征的环境空气污染问题引发广泛的关注,已成为我国最主要的环境问题之一。据全球疾病负担研究估计,我国居民每年死亡数中有 10% 左右可归因于 PM$_{2.5}$ 污染,PM$_{2.5}$ 已成为我国排名第四的致死风险因子。以 2020 年为例,全国 337 个地级及以上城市中,PM$_{2.5}$ 年平均浓度为 33μg/m^3,远超过世界卫生组织制定的年均指导值(10μg/m^3)。大量的科学研究表明,PM$_{2.5}$ 污染可以引起人群呼吸系统疾病、心血管疾病的发病率和死亡率显著升高,寿命显著减少[1-4]。本章将依据下面的几个案例,从不同的角度对大气污染的健康损害进行阐述。

一、PM$_{2.5}$ 对我国居民疾病发生的急性影响研究

(一) 前言

大气污染对居民的急性健康效应日益引起关注,尤其是 PM$_{2.5}$,已成为引起全球范围内疾病发生和死亡的主要原因之一,但发展中国家开展的相关研究仍较少,PM$_{2.5}$ 数据的可及性是其中一个重要的限制因素。我国自 2013 年起公布了主要城市大气污染物数据,为研究 PM$_{2.5}$ 的急性健康效应提供了契机。由于人群发病率通常难以准确衡量,大气污染流行病学研究常使用医院门急诊、住院人次来反映人群发病情况。此前国内 PM$_{2.5}$ 与疾病发生关系的研究范围较小,多集中于单个城市。由于各个研究人群和地区的差异性、方法学的不统一性、模型参数的不一致性等,导致研究结果之间可比性较差,难以获得 PM$_{2.5}$ 对疾病发生影

响的整体性认识。北京大学胡永华教授团队采用时间分层病例交叉设计进行回顾性生态学研究，纳入全国多个城市数据，分析 $PM_{2.5}$ 短期暴露与各类疾病入院情况的关系[5-8]。这是我国乃至其他发展中国家开展的第一项关于大气污染和相关疾病发生的多中心研究。相对于以往的单中心研究，该研究纳入了更多的病例，增加了统计学效力，避免了单中心结果不稳健的问题。该系列研究弥补了发展中国家 $PM_{2.5}$ 健康损害证据的不足，对于我国相关疾病的预防具有重要的公共卫生意义。

（二）研究方法

1. **研究人群** 该研究的疾病发生数据来自电子病历出院小结。为保证所收集数据的质量，该研究依据我国医疗数据中心开展的国家医院绩效评价项目，在全国 26 个城市中选取了护理、安全和医疗质量排名前列的医院进行入院信息的收集。为满足管理要求，所有纳入医院均集中向同一个卫生信息系统提交每个病人的标准化电子病历报告。报告内容包括出入院日期、性别、年龄、住院和出院诊断及其相对应的国际疾病编码（ICD-10）、治疗措施、出院时的状态和经济花费等信息。电子病历报告的住院诊断最多包括 11 个 ICD-10 编码字段，第一诊断记录为主要诊断，其他诊断为并发症或其他多发病，每条诊断均记录诊断时间。研究者利用疾病编码从电子病例数据库中提取 2014 年 1 月 1 日至 2015 年 12 月 31 日期间主要诊断为所研究疾病的入院患者相关信息。

2. **大气污染和气象数据** 研究期间 $PM_{2.5}$、SO_2、NO_2 和 CO 等空气污染物数据来源于原环保部管理的全国城市空气质量实时发布平台（http://106.37.208.233:20035/）。每个城市有 4~15 个固定环境空气监测站点，每个监测站点均需向全国空气监测系统提供每小时空气污染物浓度。将可获得当日 75% 及以上每小时浓度值的监测站点作为有效监测站点。研究分析所用的空气污染物日平均浓度为一个城市一天当中所有有效监测站点获得的所有监测浓度的平均值。同时该研究从我国气象局获取所研究城市每天的平均温度和相对湿度，以调整气象条件对研究结果的影响。

3. **研究设计** 该研究采用时间分层的病例交叉设计，将同一个体入院当天（病例期）的暴露情况和 3~4 天的对照期内的暴露情况进行对比。以时间分层法，按照与病例期处于同一年、同一个月的同一个星期几的标准选择对照期。这种设计在本质上是一种自身配对的病例对照研究，每个病例都以自身作为对照，使用这种方法，有效地控制了星期几、季节、长期的时间趋势效应等因素的影响，且能控制短期内相对固定的混杂因素，如性别、年龄、遗传、吸烟、饮食等个体因素。

4. **统计分析** 该研究利用条件 logistic 回归检验 $PM_{2.5}$ 与健康结局之间的关系。气象因素是潜在的混杂因素，其对所研究疾病的影响多表现为滞后的非线性效应，该研究以 3 为自由度采用自然三次样条平滑函数来调整气象因素的非线性影响。考虑到公共假期与一般工作日疾病发生的风险可能不同，将公共假期也作为协变量纳入模型。为了探索 $PM_{2.5}$ 对所研究疾病影响的时间滞后模式，分别用一天滞后和多天滞后对模型进行了拟合。为了检验不同人群特征是否存在效应修饰作用，分别按照年龄（≥65 岁和<65 岁）、性别进行分层分析，采用 Z 检验进行层间差异比较。

此外，该研究还采用 Cox 比例风险模型分析了 ST 段抬高心肌梗死患者出院后再次入院的风险。以随访天数作为时间尺度，从出院后 7 天开始计算生存时间，每日 $PM_{2.5}$ 浓度作为时间依存变量。考虑到气象因素的影响，温度和相对湿度也作为时间依存变量纳入模型。

模型中同时还对年龄、性别、既往慢性疾病史（糖尿病、高血压、血脂异常、充血性心力衰竭、冠状动脉疾病、房颤、心律失常和慢性阻塞性肺疾病）等个体因素进行了校正。研究结果以每日 $PM_{2.5}$ 水平每增加一个四分位数间距，相应疾病入院率或再次入院率变化的百分比及其 95% 置信区间（confidence interval，CI）来表示。

（三）研究结果与讨论

该研究共纳入因充血性心力衰竭入院病例 105 501 人，因 ST 段抬高心肌梗死入院病例 106 467 人，非 ST 段抬高心肌梗死入院病例 12 719 人。$PM_{2.5}$ 日平均浓度每升高一个四分位数间距（47.5μg/m³），暴露当天充血性心力衰竭病例的住院率增加 1.2%（95% CI：0.5% ~ 1.8%）。滞后 2、3、4 天及滞后 0~5 天的 $PM_{2.5}$ 浓度每升高一个四分位数间距，ST 段抬高心肌梗死的住院率分别增加 0.6%（95% CI：0.1% ~ 1.1%）、0.8%（95% CI：0.3% ~ 1.3%）、0.6%（95% CI：0.1% ~ 1.1%）和 0.9%（95% CI：0 ~ 1.8%）[5]。未发现非 ST 段抬高心肌梗死入院率与 $PM_{2.5}$ 水平之间的显著关联。此外，该研究还发现在 ST 段抬高心肌梗死幸存者中，$PM_{2.5}$ 暴露对 ST 段抬高心肌梗死再次住院率的负面作用远大于对急性心肌梗死初次住院率的影响。当日和前五日 $PM_{2.5}$ 的滑动平均暴露浓度每升高一个四分位数间距，随后的心脏病和 ST 段抬高心肌梗死再次住院率分别升高 9.1%（95% CI：5.2% ~ 13.2%）和 13.9%（95% CI：4.0% ~ 24.8%）。

该研究发现的 $PM_{2.5}$ 暴露与充血性心力衰竭及心肌梗死住院之间的关系，与发达国家的研究相比，虽然健康效应大小不一，但结论与国外研究基本一致[9-12]。$PM_{2.5}$ 影响心血管疾病发生的潜在机制包括血管内皮功能失调[13,14]、增加凝血/血栓形成[15]和促进炎性反应[16]等。其对不同亚型心肌梗死效应的差异可能与 $PM_{2.5}$ 相关的心血管效应病理生理机制，以及 ST 段抬高心肌梗死与非 ST 段抬高心肌梗死的病理学差异有关。在 ST 段抬高心肌梗死幸存者中，$PM_{2.5}$ 对其再次入院的风险比对急性心肌梗死首次入院的风险估计值更高，这一结论也得到国外相关研究的支持[17]。这表明有 ST 段抬高心肌梗死病史的患者对 $PM_{2.5}$ 污染更为敏感。这一发现具有重要的公共卫生学意义，提示有 ST 段抬高心肌梗死的患者在 $PM_{2.5}$ 高浓度污染时，应尽量减少户外活动或应佩戴口罩。此外，分层分析结果显示，$PM_{2.5}$ 对 ST 段抬高心肌梗死的效应在男性人群中更为明显，$PM_{2.5}$ 对充血性心力衰竭入院的效应在有糖尿病和高血压疾病史的患者中更明显，其具体原因还有待进一步研究与探讨。

（四）小结

胡永华教授团队的多中心研究结果显示，$PM_{2.5}$ 浓度升高显著增加充血性心力衰竭、ST 段抬高心肌梗死患者的住院率。这是国内第一项关于大气污染与居民急性发病的多中心研究，未来的研究需要进一步证实该研究的结论并探索其潜在的生物学机制。需要指出的是，该研究是基于住院日期而不是出现症状的时间来探讨大气污染物与居民发病的关系，从出现症状到入院的时间间隔某种程度上解释了空气污染的潜伏期效应。此外，该研究采用的是群体暴露水平，而非个体实际暴露情况，由此带来的暴露错分可能会导致关联的低估。因此，空气污染与相关疾病发生的滞后效应需谨慎解读。由于缺乏早期空气污染数据，该研究观察和随访周期较短。另外，该研究没有收集个体与环境监测点之间的距离、花粉/灰尘暴露、吸烟状况等信息，而这些因素可能是混杂因素。研究选取的医院均为国内医疗水平较高的医院，住院病历的疾病编码准确率较高，减少了疾病诊断的潜在错分，但另一方面,仅纳入医疗水平较高的医院可能引入选择偏倚。综上所述,该项研究结果的外推需谨慎。

二、PM$_{2.5}$对我国居民死亡的急性影响研究

(一)前言

关于PM$_{2.5}$对居民死亡的急性影响,我国早期的流行病学研究采用横断面分析、生态学比较等方法,在地区或群体层面初步回答了PM$_{2.5}$与人群死亡的相关性。这类研究提供了PM$_{2.5}$对我国人群健康危害的初步证据和进一步研究的线索。近年来,以时间序列研究和病例交叉研究为代表的"新型"生态学研究在我国得到了蓬勃发展。全国空气质量监测系统和全国疾病监测平台的建立,为多城市多中心研究提供了契机。复旦大学阚海东教授团队和中国疾病预防控制中心周脉耕教授团队基于2013—2015年全国272座城市的每日大气污染物浓度、气象条件和死因别死亡率资料进行了一系列时间序列研究[18-22]。这项全国性研究是目前发展中国家最大的关于PM$_{2.5}$对居民死亡急性影响的研究,基本回答了主要大气污染物短期暴露与居民每日死亡率的暴露-反应曲线问题。

(二)研究方法

1. **死亡数据**　2013年1月至2015年12月全国272座主要城市的死因别死亡数据来源于我国疾病监测系统,该系统由中国疾病预防控制中心管理。所有社区均按照各级疾病预防控制中心严格的质量控制程序实施,以确保死亡资料的准确性和完整性[23-24]。已有研究证实,目前我国疾病监测系统在国家级和省级层面均具有良好的代表性,系统数据广泛用于评估我国及全球区域和国家疾病负担[24-26]。根据国际疾病编码(ICD-10),非意外原因编码A00~R99,心血管疾病编码I00~I99,高血压编码I10~I15,冠心病编码I20~I25,脑卒中编码I60~I69,呼吸道疾病编码J00~J98,慢性阻塞性肺疾病编码J41~J44。该研究选取的272座城市分布在全国31个省份,覆盖了我国内地近22%的人口(2.2亿)。进一步将这些城市划分为6个地理区域:东北部、北部、东部、中南部、西南部和西北部(图4-1)。

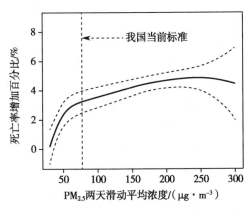

图4-1　我国272城市PM$_{2.5}$两天滑动平均浓度与居民每日死亡风险关系

注:y轴可以解释为PM$_{2.5}$对死亡率平均影响的相对变化。实线表示平均估计值,虚线表示95%置信区间。

2. **大气污染和气象数据**　环境暴露数据来源于国家城市空气质量实时发布平台(http://106.37.208.233:20035/),该平台由我国生态环境部管理,显示所有国家控制监测点的标准空气污染物的实时浓度。平台于2013年1月开始运行,随后各个城市逐步加入,至2015年,县级及以上城市全部覆盖。该研究纳入的272座城市中,69座城市有3年大气污染物数据,74座城市有2年数据,129座城市有1年数据。将可获得当日75%及以上每小时浓度值的监测点作为有效监测点。用一个城市所有有效监测点可获得的监测浓度平均值代表该城市市民的一般暴露水平。为了调整气象条件的影响,从我国气象数据共享服务系统获取了所有城市每天的平

均温度和相对湿度。

3. 统计分析　分析的第一阶段,采用拟泊松回归的广义相加模型估计单个城市 $PM_{2.5}$ 与死亡的关联。模型中纳入的混杂因素包括:①自然三次样条平滑的日历日,以排除两个月以上的未测量长期时间趋势对死亡的影响;②星期几作为指示变量,以调整一周内的可能变化;③温、湿度的自然平滑函数,以排除气象因素的非线性滞后效应。根据以往的研究, $PM_{2.5}$ 的急性影响在当天和前一天的滑动平均值(lag01)会产生最大的效应估计值,因此该研究将 lag01 作为主分析结果。

分析的第二阶段,使用贝叶斯分层模型获得 $PM_{2.5}$ 与死亡关系的地区平均和全国平均估计值。该方法广泛应用于多中心的流行病学综合风险评估,其考虑了中心内部统计学误差和各中心间的真实风险变异(即所谓的异质性)。模型计算了后验概率,平均效应为正且后验概率大于 0.95 认为有统计学意义。该研究给出了 $PM_{2.5}$ 浓度每增加 $10\mu g/m^3$,每日死亡率变化的百分比,包括后验均值和 95% 后验区间。此外,该研究借鉴欧洲空气污染与健康项目和中国空气污染与健康效应研究中采用的方法,在国家和地区水平上拟合了 $PM_{2.5}$-死亡暴露-反应关系曲线。为检验个体水平上的效应修饰因子,对年龄、性别和受教育程度进行了分层分析。城市水平的效应修饰因子则通过建立 meta 回归进行检验。

(三) 研究结果与讨论

平均而言,东部、西南部和北部地区城市每日死亡率更高,东南部、东部和东北部地区 65 岁及以上人群所占的比例更高。272 座城市的年平均 $PM_{2.5}$ 浓度为 $56\mu g/m^3$(最低浓度 $18\mu g/m^3$,最高浓度 $127\mu g/m^3$),远高于世界卫生组织的空气质量指导值标准($10\mu g/m^3$)。回归分析结果显示, $PM_{2.5}$ 两天滑动平均值每增加 $10\mu g/m^3$,非意外死亡率显著增加 0.22%,心血管疾病死亡率增加 0.27%,高血压病死亡率增加 0.39%,冠心病死亡率增加 0.30%,脑卒中死亡率增加 0.23%,呼吸系统疾病死亡率增加 0.29%,慢性阻塞性肺疾病死亡率增加 0.38%。在全国水平上, $PM_{2.5}$(lag01)与总死亡的暴露-反应关系曲线略呈非线性,lag01 小于 $70mg/m^3$ 时呈陡坡,$70\sim200mg/m^3$ 时坡度下降,大于 $200mg/m^3$ 时趋于平稳,置信区间更宽(图 4-1)。

该研究中 $PM_{2.5}$ 的效应系数比之前大多数其他国家研究的估计值要小,这可能与我国大气污染特征有关。首先,一项欧洲的相关研究发现,$PM_{2.5}$ 效应的剂量-反应关系曲线在高浓度处趋于平缓[27],而 $PM_{2.5}$ 高暴露水平在我国是普遍存在的。该研究中,$PM_{2.5}$ 浓度长期处于较高水平的城市,每日 $PM_{2.5}$ 浓度变化对居民死亡的影响较小,支持了上述饱和效应的推测。在更高浓度处观察到平缓的暴露-反应曲线也可能是易感人群在污染物浓度达到高水平前就已死亡所导致的结果[28]。尽管如此,并不能说明高水平暴露的健康效应微不足道,该研究中观察到大气污染物的急性健康效应远低于其累积效应,但这种累积效应需要多年跟踪随访的队列研究加以证实。第二,我国的 $PM_{2.5}$ 很大部分是地壳物质,与化石燃料燃烧产生的 $PM_{2.5}$ 相比,这些地壳物质和灰尘的毒性相对较低。第三,与发达国家相比,我国人口结构相对低年龄化,可能对大气污染物暴露的敏感性较低。

通过分层分析,该研究发现了一些因素的效应修饰作用。$PM_{2.5}$ 对居民死亡效应存在空间异质性,东北和西北地区效应较低。潜在的原因包括 $PM_{2.5}$ 组分毒性、$PM_{2.5}$ 长期暴露水平、气候特征和年龄结构的差异。在年平均浓度较高的地区 $PM_{2.5}$ 效应较低,这可能是由于加强的公共卫生政策、行为和小规模的干预降低了暴露水平,从而导致暴露错分。在温度高的地区效应更高,可能是由于寒冷地区户外活动受限[29],PM$_{2.5}$从室外向室内的渗透减少,导致寒冷地区比温暖地区基于空气监测点测量的暴露水平误差更大。此外,研究还发现PM$_{2.5}$浓度与死亡在高年龄组、女性以及低学历水平人群中联系更紧密。

(四)小结

本项研究是目前发展中国家开展的规模最大的多中心研究。研究发现PM$_{2.5}$浓度与心肺系统疾病死亡率呈正相关,我国人群中女性、老年人、社会经济地位较低的人对PM$_{2.5}$的健康影响更敏感。研究证实了PM$_{2.5}$浓度与居民心血管系统和呼吸系统疾病死亡的关系,为深入理解我国PM$_{2.5}$短期暴露与人群健康损害的关系提供了宏观的直接证据。研究对同一人群反复观察暴露条件改变前后的人群死因别死亡率变化情况,能自动控制在群体水平上不随时间明显变化的混杂因素,如人群的年龄、性别、种族和社会经济特征,以及吸烟、饮酒等;通过在模型中添加协变量,较充分地控制了具有时间变化特征的群体混杂因素,如时间趋势、星期几、节假日、天气、流感暴发等。但该项研究在本质上仍是生态学研究,个体水平的混杂、暴露测量误差难以避免,仅能说明PM$_{2.5}$短期暴露与每日死亡率的统计学关联,尚不能反映它们之间的因果关系。

三、PM$_{2.5}$对我国男性居民死亡的慢性影响研究

(一)前言

队列研究(尤其是前瞻性队列研究)是确证大气污染健康危害因果关联的最佳方法之一,也是制定环境空气质量标准和开展健康风险评估的核心依据之一。2013年以来,我国陆续开展了多项回顾性队列研究,初步证实了长期暴露于大气污染对我国城市居民死亡率的影响。鉴于回顾性队列研究不能很好控制个体混杂因素、早期无大气颗粒物的监测数据以及暴露测量误差等原因,尽管大部分回顾性队列研究发现了暴露与健康结局间的正向关联,却难以证实大气污染长期暴露与居民健康的因果关系。2017年中国疾病预防控制中心周脉耕教授团队在我国大陆首次开展了一项大气污染健康效应前瞻性队列研究,发现PM$_{2.5}$长期暴露与我国男性居民非意外死亡、肺癌死亡以及慢性阻塞性肺疾病死亡风险密切相关[30]。

(二)研究方法

1. 研究人群 该队列于1990—1991年从全国145个疾病监测点随机抽取了45个区/县。一个区/县为一个监测点,在每个区/县中,随机抽取2~3个居民点,邀请抽取的居民点所有40岁以上的男性居民参加该研究,其中约80%被邀请人同意参加。最初的研究共纳入了224 064名研究对象。基线调查包括标准问卷和身体指标的测量,由经过培训的医务工作者负责人口统计资料、生活方式因素(吸烟、饮酒、家庭固体燃料的使用)、个人基础病史、身高、体重等信息的调查。生存状态信息由当地监测点工作人员通过死亡登记系统进行监测,定期交叉核对当地省公安厅和社会保障部的居民记录,并借助当地居民委员会通过每年的主动确认对生存状态信息进行补充。主要死因通过死亡证明进行确认,借助医疗记录信息进行补充,按照国际疾病编码(ICD-9)进行编码。

2. 大气污染数据 根据基线时所在疾病监测点将研究对象分配到45个不同的居住区。每个居住区1990年、1995年、2000年和2005年的年平均PM$_{2.5}$暴露水平基于卫星遥感反演技术和化学转换模型进行模拟估计,并利用地面测量值进行校准[31]。由于无法获得1998

年以前的卫星观测数据，1990 年和 1995 年的 $PM_{2.5}$ 暴露水平估计值根据相应年份至 2005 年期间人为排放污染物 GEOS-Chem 化学转换模型的比率来进行模拟[32]。

3. **统计分析**　将研究人群按照 $PM_{2.5}$ 暴露水平的四分位数分成 4 组，以总人群作为参照人群，分别计算各组人群年龄校正后的非意外死亡率。使用 Cox 比例风险模型进行生存分析，将进入队列的年份到死亡或到 2006 年随访结束之间的间隔作为时间尺度。2000 年、2005 年可获得卫星反演数据，因此将这两年的 $PM_{2.5}$ 暴露水平用作主分析。在模型 1 中，纳入了进入队列的年龄以及个体水平的健康危险因素，如婚姻状况，受教育水平（≤6 年和>6年），吸烟相关的变量及被动吸烟，对扬尘、石棉、煤尘、岩尘等的职业暴露，对煤焦油或柴油机废气的职业暴露，饮酒（经常饮酒和不经常饮酒）、每周饮酒量（两/周）、体质指数（体质指数和体质指数的平方），饮食（新鲜水果和蔬菜的摄入量）等。同时，将室内空气污染（使用固体燃料做饭或取暖）也纳入模型中。由于超过70%的研究对象是烟民，该研究全面调整了吸烟因素，吸烟相关变量包括吸烟状态（从不吸烟、既往吸烟和当前吸烟）、当前吸烟者的吸烟年限、当前吸烟者吸烟年限的平方、当前吸烟者每天的吸烟量、当前吸烟者每天的吸烟量的平方、既往吸烟者的吸烟年限、既往吸烟者吸烟年限的平方、既往吸烟者每天的吸烟量、既往吸烟者每天吸烟量的平方。排除协变量数据缺失的研究对象，模型 1 共纳入 189 793 人。为了评估区域水平混杂因素的影响，在模型 2 中，将城市/农村、地区和区域平均受教育年限作为社会经济因素的指示变量，分别单独或成对纳入模型中。对于每个模型，均估计了2000—2005 年期间每个研究对象在疾病监测点 $PM_{2.5}$ 平均浓度每增加 $10\mu g/m^3$ 的死亡危险比。

为拟合 $PM_{2.5}$ 和死亡率之间的浓度-反应关系，该研究使用了一个集成的建模框架，在该框架中使用一组灵活的浓度-反应函数拟合生存模型（形状约束健康影响函数，SCHIF）。该模型的设定是单调非递减的，综合考虑了采样和模型形状的不确定性，适用于健康影响评价。

为了检验效应修饰作用，该研究按照城市/农村、家庭固体燃料使用和吸烟状况进行分层分析。另外，将三个北部地区和三个南部地区分别合并，并按照这两大地理区域进行了分层分析。

（三）研究结果与讨论

该队列研究对象平均年龄 54.8 岁，20.2%居住在市区，72.3%的受教育年限不足 6 年；大多数研究对象（74.1%）当前或既往吸烟；平均 BMI 为 $21.6kg/m^2$；63.5%的家庭使用固体燃料（27.6%使用煤炭，35.9%使用生物质燃料）。$PM_{2.5}$ 暴露水平最高组的研究对象往往来自城市和受教育程度较高的地区。在随访的 15 年内，共发生 50 022 例非意外死亡，其中18 859 例死于心血管疾病，11 989 例死于慢性阻塞性肺疾病，2 523 例死于肺癌。四个暴露组的年龄调整死亡率分别为每 10 万人年 2 538、2 355、3 077 和 2 695 人。队列人群年平均$PM_{2.5}$ 暴露水平由 1990 年 $36.4\mu g/m^3$ 上升到 2005 年 $46.4\mu g/m^3$，城市水平一直高于农村。2000—2005 年 $PM_{2.5}$ 平均暴露水平每增加 $10\mu g/m^3$，非意外死亡的风险比为 1.09（95% CI：1.08~1.09），心血管疾病死亡风险比为 1.09（95% CI:1.08~1.10），缺血性心脏病死亡风险比为 1.09（95% CI:1.06~1.12），脑卒中死亡风险比为 1.14（95% CI:1.13~1.16），慢性阻塞性肺疾病死亡风险比为 1.12（95% CI:1.10~1.13），肺癌死亡风险比为 1.12（95% CI:1.07~1.14）。如图 4-2 所示，基于 SCHIF 方法拟合的浓度-反应曲线呈单调递增。总体来说,与较低的浓度相比,较高浓度的相对风险变化更大。与其他死亡原因相比,脑卒中的风险估计值增长更快。肺癌死亡风险的置信区间范围更广,意味着更大的不确定性,可能由于该队列中肺癌死亡人数相对较少导致。

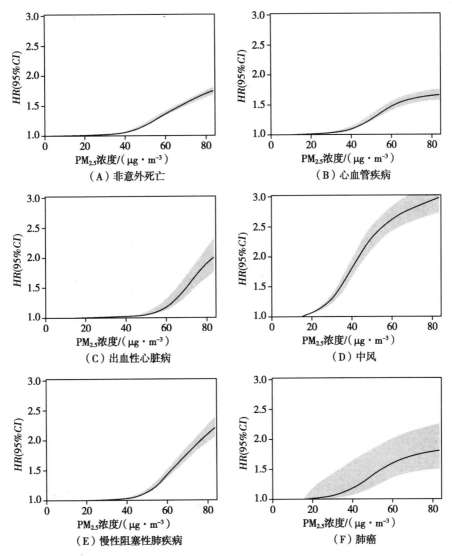

图 4-2　PM$_{2.5}$ 和各死因别死亡率之间关系的暴露-反应曲线

注:PM$_{2.5}$ 浓度根据 2000—2005 年每个队列地点基线的平均暴露量计算。

　　该研究中 PM$_{2.5}$ 对非意外死亡和心血管疾病死亡慢性影响的估计值低于之前开展的大多数相关研究的估计值[33-35]。对缺血性心脏病死亡影响的估计值低于发达国家队列研究结果[33,34,36]。对慢性阻塞性肺疾病死亡影响的估计值与大多数其他队列研究结果一致[37]。PM$_{2.5}$ 效应的差异可能来源于队列人群特征、暴露估计方法、PM$_{2.5}$ 水平、大气污染来源和组成、人群易感性等方面的差异。

　　研究发现,PM$_{2.5}$ 与非意外死亡、心血管疾病死亡、缺血性心脏病死亡以及慢性阻塞性肺疾病死亡风险的关系在北方地区比南方地区效应更强。地域差异可能的原因是不同地区不同来源和组成的$PM_{2.5}$产生的健康效应不同。有些地区的$PM_{2.5}$主要是来源于工业排放和发电燃煤,而其他地区的$PM_{2.5}$是各种来源的混合物。地区间的健康效应差异也可能受非空气污染因素的影响,由于相关数据无法获得,该研究中未能充分调整卫生保健、医疗服务可及性等混杂因素对研究结果的影响。今后需开展相关研究,阐明$PM_{2.5}$效应地区差异的原因。南方$PM_{2.5}$暴露与肺癌死亡风险呈正相关,而北方结果为阴性。可能的原因是某些因素引起的残余混杂,比如该研究可获得的职业暴露因素数据有限,分类比较粗略。另外,该研究中吸烟者的风险比高于从不吸烟人群,但该结论与欧洲空气污染效应队列研究不一致,欧洲队列研究发现,从不吸烟人群暴露于$PM_{2.5}$后患肺癌的风险更高[38],造成这些差异的原因还需进一步研究探索。

（四）小结

该研究是我国内地首个探讨$PM_{2.5}$长期暴露对死亡影响的前瞻性队列研究,覆盖多城市的大样本,增强了研究信度和可推广性。对所研究地区自1990年以来$PM_{2.5}$暴露水平的估计填补了之前无法获得空气污染暴露数据的空缺。该研究也存在一些缺陷。首先,该队列最初用于研究吸烟的健康效应,只纳入了男性人群,因此无法评估$PM_{2.5}$长期暴露对女性居民的影响。其次,空气污染物暴露是在中心水平上进行的估计,并未包含更小范围的空间变异,估计值和真实暴露值之间存在不可避免的测量偏倚。另外,由于相关数据无法获取,该研究未能调整SO_2、NO_2、O_3等其他污染物水平以及卫生保健指标等重要的地区水平社会经济变量对研究结果的影响。未来国内需开展更多的前瞻性队列研究以证实大气污染的长期健康效应。

四、未来研究展望

在$PM_{2.5}$对居民疾病发生和死亡的健康影响方面,我国环境卫生工作者已经做了很多工作。研究者们以与国际接轨的研究方法,在不同的健康效应终点上研究了$PM_{2.5}$与人群健康的关系,确证了$PM_{2.5}$对人体健康的损害,并给出了一定的定量结果。但这种发展与我国不断进步的社会经济情况以及人民群众环境保护意识的提高而提出的要求相比,仍有一定差距。为了更好地进行大气卫生防护工作,还需要从以下几个方面着手发展。

首先,需要启动大气污染前瞻性队列专项研究,支持我国环境管理工作。我国目前有关大气污染的健康效应队列研究相对较少,尤其是前瞻性队列研究,只开展了一项大气污染物对居民死亡影响的男性前瞻性队列研究,仍缺乏基于一般人群,以及针对各类疾病发生(心肺系统疾病、糖尿病、神经行为障碍和生殖系统疾病等)的前瞻性队列研究。前瞻性队列研究在污染物暴露评价、个体健康资料收集和质量控制方面更为严格,对支持防治$PM_{2.5}$健康危害、制修订相关环境标准等方面具有独特优势。未来我国$PM_{2.5}$健康研究需阐明$PM_{2.5}$健康效应的全生命周期过程、评估累积暴露效应、确定最易受影响的生命阶段,这些都依赖于队列研究的开展。我国环保部门已建立了覆盖全国的大气环境监测网络,卫生部门也建立了全国疾病和死亡监测系统,因此完全有条件开展大气污染前瞻性队列研究,这将对我国未来制修订环境质量标准提供最重要的科学依据。

其次,加强$PM_{2.5}$与健康的基础研究。目前$PM_{2.5}$对居民健康危害的作用机制仍未完全阐明,致使制定$PM_{2.5}$相关疾病的防制措施缺乏科学依据。有必要以$PM_{2.5}$与人体交互作用为核心,围绕我国$PM_{2.5}$健康危害特征和作用机制这一关键,在以下方面开展$PM_{2.5}$与健康危害的基础研究:一是 PM$_{2.5}$ 暴露评估方面,需要进一步探讨我国代表性地区 PM$_{2.5}$ 的来源、时空分布、暴露特征、居民个体暴露来源解析,以精准评价 PM$_{2.5}$ 暴露种类与水平;二是 PM$_{2.5}$ 所致机体生物效应、早期健康损害(如肺功能、DNA 加合物和 DNA 损伤、心率变异、炎性与免疫反应等)和激发重大心肺疾病(哮喘、肺癌和心血管疾病)发生和死亡的剂量-效应/反应关系与病理生理机制;三是联合基因组学、转录组学、蛋白质组学、代谢组学、微生物组学等多组学技术分析 PM$_{2.5}$ 复杂的多层级相互作用,深入探索疾病的因果通路。

第三,从保护人群健康出发,与政府重大环境干预措施相匹配,开展大气卫生防护干预研究,评估健康收益,并依据研究结果制定个性化的疾病预防和治疗方案,实现 PM$_{2.5}$ 健康危害的有效预防。

(复旦大学公共卫生学院　张庆丽　王翠平　阚海东)

参考文献

[1] YIN P,HE G,FAN M,et al. Particulate air pollution and mortality in 38 of China's largest cities:time series analysis[J]. BMJ,2017(356):j667.

[2] 钟梦婷,石辉,王会霞,等. 暴露-反应关系的 Meta 分析与健康效应评价[J]. 环境科学与技术,2017(05):171-178.

[3] Shah A S V,Lee K K,McAllister D A,et al. Short term exposure to air pollution and stroke:systematic review and meta-analysis[J]. British Medical Journal,2015(350):1295.

[4] WANG X D,ZHANG X M,ZHUANG S W,et al. Short-term effects of air pollution on acute myocardial infarctions in Shanghai,China,2013-2014[J]. J Geriatr Cardiol,2016,13(2):132-137.

[5] LIU H,TIANY,CAO Y,et al. Fine particulate air pollution and hospital admissions and readmissions for acute myocardial infarction in 26 Chinese cities[J]. Chemosphere,2018(192):282-288.

[6] LIU H,TIAN Y,SONG J,et al. Effect of Ambient Air Pollution on Hospitalization for Heart Failure in 26 of China's Largest Cities[J]. Am J Cardiol,2018,121(5):628-633.

[7] LIU H,TIAN Y,XU Y,et al. Association between ambient air pollution and hospitalization for ischemic and hemorrhagic stroke in China:A multicity case-crossover study[J]. Environ Pollut,2017(230):234-241.

[8] WANG F,LIU H,LI H,et al. Ambient concentrations of particulate matter and hospitalization for depression in 26 Chinese cities:A case-crossover study[J]. Environ Int,2018(114):115-122.

[9] WELLENIUS G A,BATESON T F,MITTLEMAN M A,et al. Particulate air pollution and the rate of hospitalization for congestive heart failure among medicare beneficiaries in Pittsburgh,Pennsylvania[J]. Am J Epidemiol,2005,161(11):1030-1036.

[10] BARNETT A G,WILLIAMS G M,SCHWARTZ J,et al. The effects of air pollution on hospitalizations for cardiovascular disease in elderly people in Australian and New Zealand cities[J]. Environ Health Perspect,2006,114(7):1018-1023.

[11] COLAIS P,FAUSTINI A,STAFOGGIA M,et al. Particulate air pollution and hospital admissions for cardiac diseases in potentially sensitive subgroups[J]. Epidemiology,2012,23(3):473-481.

[12] YANG C,CHEN A,CHEN R,et al. Acute effect of ambient air pollution on heart failure in Guangzhou,China[J]. Int J Cardiol,2014,177(2):436-441.

[13] KAUFMAN J D,ADAR S D,BARR R G,et al. Association between air pollution and coronary artery calcification within six metropolitan areas in the USA(the Multi-Ethnic Study of Atherosclerosis and Air Pollution):a longitudinal cohort study[J]. Lancet,2016,388(10045):696-704.

[14] TORNQVIST H,MILLS N L,GONZALEZ M,et al. Persistent endothelial dysfunction in humans after diesel

exhaust inhalation[J]. Am J Respir Crit Care Med,2007,176(4):395-400.

[15] LUCKING A J,LUNDBACK M,MILLS N L,et al. Diesel exhaust inhalation increases thrombus formation in man[J]. Eur Heart J,2008,29(24):3043-3051.

[16] GURGUEIRA S A,LAWRENCE J,COULL B,et al. Rapid increases in the steady-state concentration of reactive oxygen species in the lungs and heart after particulate air pollution inhalation[J]. Environ Health Perspect,2002,110(8):749-755.

[17] GARDNER B,LING F,HOPKE P K,et al. Ambient fine particulate air pollution triggers ST-elevation myocardial infarction,but not non-ST elevation myocardial infarction:a case-crossover study. Particle & Fibre Toxicology,2014,11(1):1-10.

[18] CHEN R,YIN P,MENG X,et al. Fine Particulate Air Pollution and Daily Mortality. A Nationwide Analysis in 272 Chinese Cities[J]. Am J Respir Crit Care Med,2017,196(1):73-81.

[19] CHEN R,YIN P,MENG X,et al. Associations Between Ambient Nitrogen Dioxide and Daily Cause-specific Mortality:Evidence from 272 Chinese Cities[J]. Epidemiology,2018,29(4):482-489.

[20] LIU C,YIN P,CHEN R,et al. Ambient carbon monoxide and cardiovascular mortality:a nationwide time-series analysis in 272 cities in China[J]. Lancet Planet Health,2018,2(1):e12-e18.

[21] WANG L,LIU C,MENG X,et al. Associations between short-term exposure to ambient sulfur dioxide and increased cause-specific mortality in 272 Chinese cities[J]. Environ Int,2018,117:33-39.

[22] YIN P,CHEN R,WANG L,et al. Ambient Ozone Pollution and Daily Mortality:A Nationwide Study in 272 Chinese Cities[J]. Environ Health Perspect,2017,125(11):117006.

[23] YANG G,HU J,RAO K Q,et al. Mortality registration and surveillance in China:History,current situation and challenges[J]. Popul Health Metr,2005,3(1):3.

[24] LIU S,WU X,LOPEZ A D,et al. An integrated national mortality surveillance system for death registration and mortality surveillance,China[J]. Bull World Health Organ,2016,94(1):46-57.

[25] GBD 2015 Risk Factors Collaborators. Global,regional,and national comparative risk assessment of 79 behavioural,environmental and occupational,and metabolic risks or clusters of risks,1990-2015:a systematic analysis for the Global Burden of Disease Study 2015[J]. Lancet,2016,388(10053):1659-1724.

[26] ZHOU M,WANG H,ZHU J,et al. Cause-specific mortality for 240 causes in China during 1990-2013:a systematic subnational analysis for the Global Burden of Disease Study 2013[J]. Lancet,2016,387(10015):251-272.

[27] KATSOUYANNI K,TOULOUMI G,SPIX C,et al. Short-term effects of ambient sulphur dioxide and particulate matter on mortality in 12 European cities:results from time series data from the APHEA project. Air Pollution and Health:a European Approach[J]. BMJ,1997,314(7095):1658-1663.

[28] COSTA A F,HOEK G,BRUNEKREEF B,et al. Air Pollution and Deaths among Elderly Residents of Sao Paulo,Brazil:An Analysis of Mortality Displacement[J]. Environ Health Perspect,2017,125(3):349-354.

[29] CHEN R,PENG R D,MENG X,et al. Seasonal variation in the acute effect of particulate air pollution on mortality in the China Air Pollution and Health Effects Study(CAPES)[J]. Sci Total Environ,2013,450-451(apr.15):259-265.

[30] YIN P,BRAUER M,COHEN A,et al. Long-term Fine Particulate Matter Exposure and Nonaccidental and Cause-specific Mortality in a Large National Cohort of Chinese Men[J]. Environ Health Perspect,2017,125(11):117002.1-117002.11.

[31] BRAUER M,FREEDMAN G,FROSTAD J,et al. Ambient Air Pollution Exposure Estimation for the Global Burden of Disease 2013[J]. Environ Sci Technol,2016,50(1):79-88.

[32] VAN D A,MARTIN R V,BRAUER M,et al. Use of satellite observations for long-term exposure assessment

of global concentrations of fine particulate matter[J]. Environ Health Perspect,2015,123(2):135-143.

［33］ CROUSE D L,PETERS P A,VAN D A,et al. Risk of nonaccidental and cardiovascular mortality in relation to long-term exposure to low concentrations of fine particulate matter:a Canadian national-level cohort study [J]. Environ Health Perspect,2012,120(5):708-714.

［34］ LEPEULE J,LADEN F,DOCKERY D,et al. Chronic exposure to fine particles and mortality:an extended follow-up of the Harvard Six Cities study from 1974 to 2009[J]. Environ Health Perspect,2012,120(7): 965-970.

［35］ WONG C M,LAI H K,TSANG H,et al. Satellite-Based Estimates of Long-Term Exposure to Fine Particles and Association with Mortality in Elderly Hong Kong Residents[J]. Environ Health Perspect,2015,123 (11):1167-1172.

［36］ VILLENEUVE P J,WEICHENTHAL S A,CROUSE D,et al. Long-term Exposure to Fine Particulate Matter Air Pollution and Mortality Among Canadian Women[J]. Epidemiology,2015,26(4):536-545.

［37］ HAMRA G B,GUBA N,COHEN A,et al. Outdoor particulate matter exposure and lung cancer:a systematic review and meta-analysis[J]. Environ Health Perspect,2014,122(9):906-911.

［38］ RAASCHOU N O,ANDERSEN Z J,BEELEN R,et al. Air pollution and lung cancer incidence in 17 European cohorts:prospective analyses from the European Study of Cohorts for Air Pollution Effects(ESCAPE)[J]. Lancet Oncol,2013,14(9):813-822.

第五章

肠道病毒 71 型疫苗临床研究实例

提 要

自 1969 年美国首次从患儿粪便中分离出肠道病毒 71 型(EV71)以来,世界多个国家和地区均有 EV71 暴发和流行的报道。本章围绕 EV71 疫苗免疫策略研究中的疫苗最佳免疫剂量、剂型及免疫程序选择,疫苗的保护效力、针对其他肠道病毒的交叉免疫/保护作用,及保护效力的免疫学替代终点等关键问题,介绍采用随机、双盲、安慰剂对照试验和巢式病例对照研究等多种设计方案开展的系列研究。最终确定含佐剂 320U 的最佳免疫剂量剂型和 0、28 天两针次免疫程序,以及通过对免疫后血清抗体水平持续观察,得出在目前 EV71 自然暴露普遍的情况下无须加强免疫的结论;证实 EV71 疫苗对 EV71 所致疾病/手足口病(HFMD)有较高的保护效力,并提出免疫后第 56 天抗 EV71 中和抗体滴度 1:16~1:32 为保护性免疫学替代终点。这些科学翔实的研究资料可为相关流行病学研究或同类疫苗的研发与临床评价提供借鉴。

一、背景资料

EV71 是单股正链小 RNA 病毒,属于小 RNA 病毒科肠道病毒属,1969 年首次在美国分离而得,具有高传染性,其引起的疾病主要包括 HFMD、疱疹性咽峡炎(HA),以及脑炎、脑干脑炎、脑脊髓炎、脊髓灰质炎综合征、格林-巴利综合征、无菌性脑膜炎、急性出血性结膜炎、肺水肿/肺出血、心肺功能衰竭、严重脑功能衰竭等并发症,统称为 EV71 感染所致疾病[1]。

世界多地都曾报道 EV71 感染所致 HFMD 的暴发流行,如澳大利亚、保加利亚、中国、匈牙利、印度、日本、韩国、马来西亚、美国和越南[2]。近十几年,EV71 引起 HFMD 的流行主要集中在亚太地区,成为该地区一个重大的公共卫生问题。

安徽省阜阳市于 2008 年暴发大规模 HFMD 流行[3]。同年,原中华人民共和国卫生部将 HFMD 纳入《中华人民共和国传染病防治法》规定的丙类传染病进行管理。2008—2015 年间全国 HFMD 病例数分别为 488 955、1 155 525、1 774 669、1 619 706、2 168 737、1 828 377、2 778 861 和 2 014 999 例,死亡病例数分别为 126、353、905、509、567、252、501 和 124 例[4]。从数字上看 2008—2015 年我国 HFMD 发病率总体呈上升趋势,死亡病例数高居不下,HMFD

疫情形势依然十分严峻。

当前 HFMD 疫苗的研究热点集中于引起 HFMD 的主要病原体 EV71，在研疫苗类型包括减毒活疫苗、灭活疫苗、DNA 疫苗、亚单位疫苗、病毒样颗粒（VLP）疫苗等。此外，多肽疫苗、沙门氏载体 VP1 疫苗、小鼠乳腺表达 VP1 乳汁疫苗等，也都还处在研发早期。

临床前的动物实验研究结果提示，EV71 灭活疫苗具有较好的免疫原性，能在小鼠中诱导广泛的中和反应，并有较好的安全性，能够保护小鼠耐受攻毒，是较为理想的 EV71 候选疫苗。灭活疫苗技术成熟可靠，现有的药品注册法律法规框架有利于灭活疫苗快速研发和上市，满足疾病预防控制的迫切需求。

二、研究方法

（一）受试人群和地区的选择

根据前期流行病学数据显示，6~35 月龄婴幼儿缺乏 EV71 保护性抗体是这个年龄段高感染率和高病死率的主要原因[5]，因此确定 6~35 月龄婴幼儿为 EV71 灭活疫苗免疫的目标人群。以监护人知情同意、自愿参加为原则，招募满 6 月龄至不满 36 月龄的常住健康儿童，无 HFMD 病史及接种禁忌者。

前期流行病学监测发现，EV71 的流行具有周期性。由于最佳免疫剂量、剂型、免疫程序研究和疫苗保护效力研究的研究目的和观察终点指标不同，需要不同的研究人群。在确定最佳免疫剂量、剂型和免疫程序的研究中，为避免过高的 EV71 自然流行对疫苗诱导的抗体水平产生显著干扰，选择近两年已经发生过 HFMD 流行，且研究期间 EV71 的流行程度可能较低的地区。在评价疫苗保护效力的研究中，需要监测 EV71 所致疾病病例，因而选择过去两年内 HFMD 流行水平较低，且研究期间可能会有较大规模 EV71 流行的地区。

（二）最佳免疫剂量、剂型、免疫程序研究设计

研究采用单中心、随机、双盲、安慰剂对照设计[6]。

试验疫苗为 EV71 灭活疫苗。该疫苗为注射剂型，规格为 0.5ml/支。按是否含佐剂和 EV71 病毒抗原含量分为含佐剂 160U/0.5ml、含佐剂 320U/0.5ml、含佐剂 640U/0.5ml 和无佐剂 640U/0.5ml。含佐剂疫苗每剂含 0.18mg 铝佐剂。安慰剂对照每剂仅含 0.18mg 铝佐剂而无 EV71 抗原成分。

12~35 月龄（幼儿）组和 6~11 月龄（婴儿）组分别按 1:1:1:1:1 的比例设五个试验组，包括四个不同 EV71 疫苗组（含佐剂 160U、含佐剂 320U、含佐剂 640U、无佐剂 640U）和一个安慰剂对照组。每组样本量为 120 例，即两个年龄组内的各疫苗剂量组样本量均为 120 例。幼儿组与婴儿组各 600 例，共计 1 200 例。

确定最佳免疫剂量、剂型和免疫程序研究的主要评价指标为每剂次疫苗接种后第 28 天各试验疫苗组血清抗 EV71 中和抗体几何平均滴度（GMT）。次要指标为每剂次疫苗接种后第 28 天，各试验疫苗组血清抗 EV71 中和抗体阳转率及抗体几何平均增长倍数（GMFI）。

抗 EV71 中和抗体阳性定义：血清抗 EV71 中和抗体滴度≥1:8。

抗 EV71 中和抗体阴性定义：血清抗 EV71 中和抗体滴度<1:8。

抗 EV71 中和抗体阳转定义：疫苗接种前血清抗 EV71 中和抗体滴度<1:8 的受试者在接

种疫苗后,血清抗EV71中和抗体滴度≥1:32;或者疫苗接种前血清抗EV71中和抗体滴度≥1:8的受试者在接种疫苗后,血清抗EV71中和抗体滴度呈4倍或4倍以上增长。

采用巢式随机双盲对照研究设计,基于最佳免疫剂量、剂型、免疫程序研究队列,在疫苗免疫后对受试者再次进行加强免疫研究[7]。第14个月时,对已经完成两剂次基础免疫(任一剂量剂型的EV71试验疫苗)的受试者进行再次招募入组,开展1剂次加强免疫,按2:1随机分配给予相同剂量剂型的EV71疫苗或安慰剂(图5-1)。

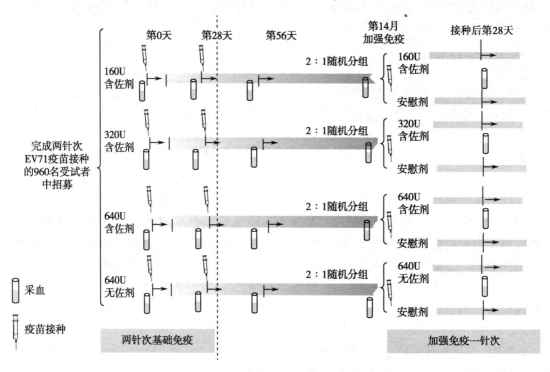

图5-1　免疫剂量、剂型、免疫程序及加强免疫研究设计

(三) 疫苗保护效力研究设计

本研究采用多中心、随机、双盲、安慰剂对照的优效性设计。试验疫苗是由北京微谷生物医药有限公司研制的含佐剂320U EV71疫苗,系用EV71病毒株(FY7VP5/AH/CHN/2008,C4基因型)接种Vero细胞。该疫苗为注射剂型,规格为0.5ml/剂,每剂含320U抗原和0.18mg铝佐剂。安慰剂每剂仅含0.18mg铝佐剂而无EV71抗原成分。

试验组和对照组按1:1比例随机分配。根据HFMD的流行率、基线感染水平综合选择研究现场。为了能够观察到足够的病例,原则上选择预期EV71流行水平较高的地区。研究地区必须有足够的人口资源,确保满足研究人群数量。以乡镇为研究地区的单位,乡镇内6~35月龄的人群基数至少应为招募接种人数的2.5~3.0倍。接种乡镇内各村按研究人群基数的比例分配招募志愿者数量,保证各村接种率基本一致。受试者按0、28天的免疫程序接种两剂次试验疫苗或安慰剂。随后通过肠道病毒病监测系统,对受试者接种后第56天至第14月进行12个月的监测随访,确定在监测期内发生的EV71所致HFMD和EV71所致疾病(图5-2)。

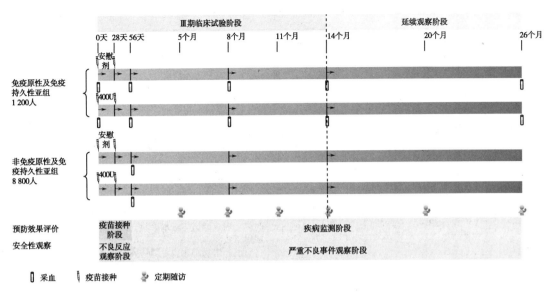

图 5-2　疫苗保护效力研究的随机双盲安慰对照设计

在研究中选择 EV71 所致 HFMD 和 EV71 所致疾病作为主要终点事件（图 5-3）。EV71 所致 HFMD 定义为：出现临床诊断的 HFMD，包括在手掌、脚底、膝盖、手肘或臀部出现丘疹、水疱性皮疹或斑丘疹，伴或不伴发热，口腔内有或没有小水疱/溃疡；并有病原学证据支持由 EV71 感染所致。EV71 所致疾病定义为：出现临床上诊断 HFMD、HA、神经系统症状（如无菌性脑炎和脑膜脑炎）伴或不伴后遗症，以及非特异性的疾病症状，如单纯性发热、腹泻、呼吸系统感染症状等；并有病原学证据支持由 EV71 感染所致。

保护效力评价的主要终点指标是疫苗抗 EV71 所致疾病的保护率和抗 EV71 所致 HFMD 的保护率。次要终点指标是疫苗抗 EV71 所致重症/住院疾病的保护率。

基于保护效力研究大队列人群，采用巢式病例对照研究设计，以约登指数法进行免疫学替代终点的研究[8]。确诊的 EV71 感染所致疾病为病例组，每个病例在初步确诊后按 1∶5 进行匹配，组成一个免疫学替代终点分析亚组。

匹配条件：①第 1 剂接种后第 0 天至第 14 个月期间，监测未发现 EV71 所致疾病的受试者，如果匹配后某对照在后续监测期间发现 EV71 感染所致疾病，则将该对照转为病例，并从对照组中剔除；②与病例年龄差距在 3 个月以内，居住在同村或者邻村。

利用该亚组受试者第 56 天血清抗 EV71 中和抗体进行分析，计算不同中和抗体水平作为阈值时，区别病例和非病例的灵敏度和特异度。根据不同中和抗体水平阈值下的特异度和灵敏度获得相应的约登指数，当约登指数取值最大时，相应的抗体水平则可能为疫苗有效性的免疫学替代终点。

（四）统计分析方法

1. 基本资料的统计方法　对 EV71 疫苗组和安慰剂组受试人群的基本资料进行描述，并比较组间均衡性，在定量资料服从正态分布或经对数转换后服从正态分布时采用方差分析；若不满足正态分布，则采用秩和检验；定性资料比较采用卡方检验或 Fisher 精确概率法检验；等级资料比较采用 CMH 卡方检验。

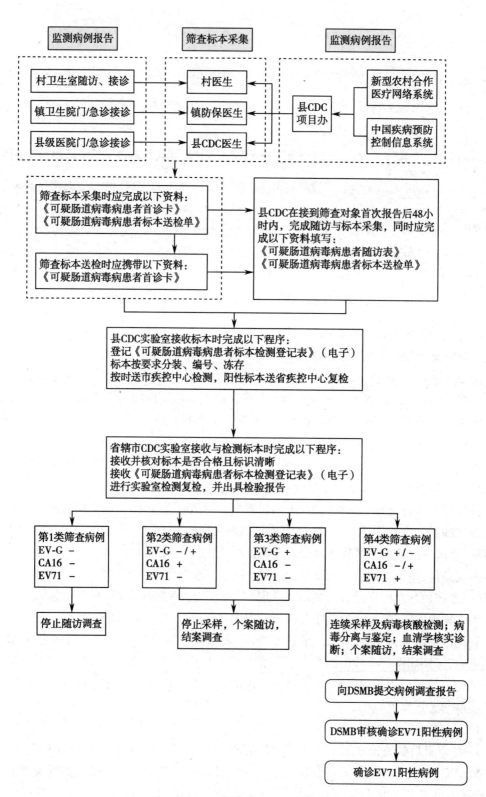

图 5-3　肠道病毒病监测实施流程

除非特别说明,所有假设检验均为双侧检验,检验水准为 0.05。若卡方检验多组率间差别有统计学意义,则进行两两比较,检验水准 α 调整为: $\alpha' = 1 - \sqrt[m]{1-\alpha}$,m 为两两比较的次数。

若方差分析多组间差别异有统计学意义,则需进一步用 Student-Newman-Keuls 检验对多个组间进行两两比较。统计分析软件为 SAS 9.1。

2. **免疫原性资料的统计方法**　免疫原性资料包括最佳免疫剂量、剂型及免疫程序研究、免疫持久性和加强免疫研究、批间一致性研究、与脊髓灰质炎交叉免疫研究中的免疫原性资料。

阳转率和阳性率计算方法:阳转率(%)= 免疫后血清抗体阳转的人数/该组进入随机并接种疫苗人数×100%;阳性率(%)= 免疫后血清抗体水平为阳性的人数/该组进入随机并接种疫苗人数×100%。

几何平均滴度(GMT)为抗 EV71 中和抗体滴度 log 转换值的平均值的反 log 转换值。几何平均滴度增长倍数(GMFI)为抗 EV71 中和抗体滴度增长倍数的 log 转换值的平均值的反 log 转换值。

分析受试者疫苗接种后的抗体阳转率,是指对试验组和对照组人群免疫后抗体水平和免疫后较免疫前抗体滴度平均增长倍数进行比较。定性数据用卡方检验,定量数据经对数转换后服从近似正态分布,对转换后数据用 u 检验或方差分析进行组间比较。

3. **保护效力资料的统计方法**　保护效力资料主要包括:保护效力监测数据和交叉保护监测数据。

主要统计指标:

$$发病密度 = \frac{全程接种的发病人数}{全程接种者有效观察人年数} \times 100\%$$

$$分母的观察人年数 = \sum_{i=1}^{n} \frac{单个合格受试者观察天数}{365.25}$$

$$单个合格受试者观察天数 = 研究结束日期 - 观察开始日期 + 1$$

$$发病者截至发病的观察天数 = 受试者发病日期 - 观察开始日期 + 1$$

按下列公式计算试验疫苗的保护率和效果指数:

$$保护率(\%) = \frac{对照组发病密度 - 试验疫苗组发病密度}{对照组发病密度} \times 100\%$$

发病的受试者为 EV71 所致疾病确诊病例。泊松分布精确概率法计算保护率及其 95% CI,或用 Cox 比例风险回归模型计算风险比值比和 95% CI。

4. **免疫学替代终点的统计方法**　对免疫学替代终点研究亚组的受试者第 56 天血清中和抗体水平进行分析。计算不同中和抗体水平作为阈值时,区别病例和非病例的灵敏度和特异度。根据不同中和抗体水平阈值下的特异度和灵敏度可以获得相应的约登指数,当约登指数取值最大时,相应的阈值则可能为保护性抗体水平(疫苗有效性的替代指标)[9]。

灵敏度:第 56 天血清中和抗体水平低于阈值的 EV71 感染所致疾病病例在全部 EV71 感染所致疾病病例中所占的比例。

特异度:在未发生 EV71 感染所致疾病的受试者(非病例)中第 56 天血清抗体水平等于

或高于阈值的受试者比例。

约登指数的计算公式：约登指数＝灵敏度+特异度−1。

三、研究结果

（一）最佳免疫剂量、剂型及免疫程序

本研究共入组 1 200 人（6~35 月龄），婴儿组（6~11 月龄）和幼儿组（12~35 月龄）各 600 人。其中，安慰剂对照组、含佐剂 160U 疫苗组、含佐剂 320U 疫苗组、含佐剂 640U 疫苗组和无佐剂 640U 疫苗组各 120 人。1 106 名受试者完成了两剂次全程免疫并完成每剂次免疫后 28 天的血样采集（婴儿组 536 人，幼儿组 570 人）。

幼儿组免疫前血清抗 EV71 中和抗体阳性率介于 33.3%（40/120，95% CI：25.0%~42.5%，含佐剂 640U 疫苗组）至 45.0%（54/120，95% CI：35.9%~54.4%，含佐剂 320U 疫苗组）间，婴儿组免疫前血清抗 EV71 中和抗体阳性率介于 18.3%（22/120，95% CI：11.9%~26.4%，含佐剂 320U 疫苗组）至 26.7%（32/120，95% CI：19.0%~35.5%，安慰剂组）间。各个年龄不同剂量组间免疫前中和抗体 GMTs 基线均相对较低且均衡可比（表 5-1）。疫苗组免疫后 GMTs、血清阳转率以及 GMFIs 均高于安慰剂组，差异有统计学意义（$P<0.000 1$，表 5-1）。接种后第 56 天，无佐剂 640U 疫苗组 GMT 水平最低，含佐剂疫苗组 GMT 水平高于无佐剂疫苗组，差异有统计学意义（表 5-1）。安慰剂则不能诱导免疫应答。

免疫前血清抗 EV71 中和抗体阴性受试者的结果详见表 5-2。GMTs、血清阳转率及 GMFIs 的变化提示首剂 EV71 疫苗在免疫前抗体阴性受试者中诱导的免疫应答较温和，免疫应答在第二剂接种后显著增强。第 56 天含佐剂 640U 疫苗组 GMTs 水平最高，其次是含佐剂 320U 疫苗组和含佐剂 160U 疫苗组。GMFIs 的变化也可以观察到类似的剂量-反应关系，提示剂量越高，免疫原性越强。从血清阳转率来看，四个疫苗组免疫应答都高于安慰剂组，差异有统计学意义（表 5-1 和表 5-2）。

第 1 剂免疫后第 14 个月，含佐剂 160U 组、含佐剂 320U 组、含佐剂 640U 组和无佐剂 640U 组的抗 EV71 中和抗体 GMT 分别为 199.38、246.79、281.09 和 144.78。含佐剂 640U 组的 GMT 水平最高，其次为含佐剂 320U 组和含佐剂 160U 组，三组间差异无统计学意义。各试验疫苗组的 GMT 水平均显著高于安慰剂组，差异有统计学意义。含佐剂剂型疫苗诱导的血清抗体水平持久性均优于无佐剂疫苗，差异有统计学意义。

最佳免疫剂量剂型及免疫程序研究的队列中共 920 名受试者完成了两剂次试验 EV71 疫苗免疫，其中招募 844 人进入加强免疫研究，筛选合格者 773 人入组，最终 707 人完成了第 14 个月的一针加强免疫及加强后 28 天采血（图 5-4）。

尽管所有试验疫苗组受试者在加强免疫前（即完成两剂次基础免疫后 12 个月）的抗 EV71 中和抗体 GMT 水平均较高，但加强免疫后 28 天，接种 EV71 试验疫苗加强剂的受试者的 GMT 水平、阳转率和 GMFI 均显著升高，提示有较强的免疫回忆反应。接种安慰剂加强免疫的受试者几乎未观察到有回忆反应。加强免疫后 GMT 水平是两剂次基础免疫后 28 天 GMT 水平的 6~10 倍。含佐剂 640U 组接种 EV71 疫苗的受试者中观察到了最高的阳转率（92.1%），其次为含佐剂 320U 和含佐剂 160U 组接种 EV71 疫苗的受试者，而无佐剂 640U 组接种 EV71 疫苗的受试者中观察到的阳转率最低（图 5-5）。

表 5-1　血清抗 EV71 中和抗体 GMT、血清阳转率和 GMFI

	含佐剂 160U	含佐剂 320U	含佐剂 640U	无佐剂 640U	安慰剂	P 值
6~11 月龄						
第 0 天						
n	107	111	105	111	102	—
GMT	9.0(6.4,12.7)	7.9(5.8,10.8)	11.6(7.9,17.2)	9.9(7.0,14.0)	10.0(7.0,14.3)	—
第 28 天						
GMT	21.2(14.8,30.4)c	28.5(20.4,39.7)bc	67.3(47.5,95.4)a	43.3(30.0,62.3)ab	10.7(7.3,15.5)d	<0.000 1
血清阳转率/%	16.8(10.3,25.3)	25.2(17.5,34.4)	45.7(36.0,55.7)	34.2(25.5,43.8)	4.9(1.6,11.1)	<0.000 1
GMFI	2.4(1.9,2.9)c	3.6(2.9,4.5)bc	5.8(4.7,7.2)a	4.4(3.4,5.7)ab	1.1(0.9,1.2)d	<0.000 1
第 56 天						
GMT	357.0(270.1,471.9)b	497.9(383.1,647.0)ab	742.2(577.3,954.3)a	210.3(161.5,273.9)c	11.8(7.9,17.6)d	<0.000 1
血清阳转率/%	86.9(79.0,92.7)	94.6(88.6,98.0)	95.2(89.2,98.4)	83.8(75.6,90.1)	4.9(1.6,11.1)	<0.000 1
GMFI	39.6(28.1,55.9)a	62.8(48.0,82.4)a	63.9(46.0,88.9)a	21.2(15.9,28.3)b	1.2(1.0,1.5)c	<0.000 1
12~36 月龄						
n	115*	112	112	116	115	
第 0 天						
GMT	20.1(13.3,30.4)	26.7(17.6,40.6)	15.0(10.3,21.8)	23.9(15.5,36.8)	21.4(14.3,32.1)	—

续表

	含佐剂 160U	含佐剂 320U	含佐剂 640U	无佐剂 640U	安慰剂	P 值
第 28 天						
GMT	61.8(41.0,93.1)$_b$	139.0(91.4,211.2)$_a$	99.6(66.8,148.7)$_{ab}$	113.4(74.6,172.3)$_{ab}$	28.6(18.6,44.2)$_c$	<0.000 1
血清阳转率/%	28.7(20.7,37.9)	47.3(37.8,57.0)	56.3(46.6,65.6)	38.8(29.9,48.3)	7.0(3.1,13.3)	<0.000 1
GMFI	3.1(2.5,3.7)$_b$	5.2(4.1,6.6)$_a$	6.6(5.4,8.2)$_a$	4.8(3.7,6.1)$_a$	1.3(1.1,1.7)$_c$	<0.000 1
第 56 天						
GMT	731.4(536.2,997.8)$_b$	1 383.2(1 037.3,1 844.5)$_a$	1 330.2(1 000.9,1 767.7)$_a$	509.0(372.8,694.8)$_b$	37.0(22.9,59.7)$_c$	<0.000 1
血清阳转率/%	89.6(82.5,94.5)	95.5(89.9,98.5)	97.3(92.4,99.4)	84.5(76.6,90.5)	13.9(8.2,21.6)	<0.000 1
GMFI	36.4(26.3,50.2)$_b$	51.7(38.6,69.4)$_b$	88.7(65.7,119.7)$_a$	21.3(16.1,28.4)$_c$	1.7(1.3,2.3)$_d$	<0.000 1

注：表中数据表示 GMT(95% CI)、血清阳转率(95% CI)，GMFI(95% CI)。n 为各组纳入免疫原性 ATP 集的受试者人数。P 值为 5 个不同剂量组比较的结果。血清阴转率的组间多重比较按照调整后的 a=0.005 水平进行。6～11 月龄第 28 天：含佐剂 320U 组、含佐剂 640U 组和无佐剂 640U 组均高于含佐剂 160U 组、含佐剂 640U 组高于安慰剂组。6～11 月龄第 28 天：疫苗组均高于安慰剂组。12～36 月龄第 28 天：含佐剂 640U 组和无佐剂 640U 组高于安慰剂组、含佐剂 320U 组高于安慰剂组。12～36 月龄第 56 天：疫苗组均高于安慰剂组、含佐剂 640U 组高于无佐剂 640U 组。Student-Newman-Keuls 检验进行 GMT 和 GMFI 的组间多重比较：字母 a,b,c,d(a>b>c>d)用于标记组间的统计学差异。第 0 天采血是在首针免疫前，GMT 为几何平均滴度，GMFI 为几何平均增长倍数。* 其中有 1 名受试者免疫前抗体滴度为 1∶8 192，免疫后抗体滴度达到检测上限 1∶16 384，尽管实际可能高于 1∶16 384，但本次研究中认为仅有 2 倍增长，未阳转。

表5-2　免疫前血清抗EV71中和抗体滴度<1:8的亚组抗EV71中和抗体GMT、血清阴转率和GMFI

	含佐剂160U	含佐剂320U	含佐剂640U	无佐剂640U	安慰剂	P值
6~11月龄						
n	85	93	80	85	78	
第28天						
GMT	10.5(8.3,13.2)c	16.1(12.9,20.1)b	30.4(24.0,38.5)a	21.2(16.2,27.8)b	4.4(3.9,4.8)d	<0.0001
血清阳转率/%	15.3(8.4,24.7)	23.7(15.5,33.6)	47.5(36.2,59.0)	32.9(23.1,44.0)	1.3(0.0,6.9)	<0.0001
GMFI	2.6(2.1,3.3)c	4.0(3.2,5.0)b	7.6(6.0,9.6)a	5.3(4.0,7.0)b	1.1(1.0,1.2)d	<0.0001
第56天						
GMT	280.9(270.4,380.6)b	358.2(280.5,457.5)b	522.8(403.9,676.6)a	141.0(111.2,178.8)c	4.8(3.8,6.0)d	<0.0001
血清阳转率/%	94.1(86.8,98.1)	97.9(92.5,99.7)	98.8(93.2,100.0)	92.9(85.3,97.4)	2.6(0.3,9.0)	<0.0001
GMFI	70.2(51.8,95.2)b	89.6(70.1,114.4)b	130.7(101.0,169.2)a	35.3(27.8,44.7)c	1.2(1.0,1.5)d	<0.0001
12~36月龄						
n	71	59	74	69	70	
第28天						
GMT	14.5(11.5,18.4)b	24.3(17.6,33.6)a	28.0(21.8,35.8)a	22.5(17.3,29.4)a	6.4(4.4,9.3)c	<0.0001
血清阳转率/%	21.1(12.3,32.4)	40.7(28.1,54.3)	46.0(34.3,57.9)	37.7(26.3,50.2)	8.6(3.2,17.7)	<0.0001
GMFI	3.6(2.9,4.6)b	6.1(4.4,8.4)a	7.0(5.5,8.9)a	5.6(4.3,7.4)a	1.6(1.1,2.3)c	<0.0001
第56天						
GMT	372.7(277.9,499.9)b	498.0(383.4,646.9)ab	708.4(524.1,957.6)a	171.9(133.9,220.7)c	7.3(4.8,11.1)d	<0.0001
血清阳转率/%	100(94.9,100.0)	100(93.9,100.0)	98.7(92.7,100.0)	97.1(89.9,99.7)	10.0(4.1,19.5)	<0.0001
GMFI	93.2(69.5,125.0)b	124.5(95.9,161.7)ab	177.1(131.0,239.4)a	43.0(33.5,55.2)c	1.8(1.2,2.8)d	<0.0001

表中数据表示GMT(95% CI)、血清阳转率(95% CI)或GMFI(95% CI)。n为各组纳入免疫原性ATP集且免疫前抗体滴度<1:8的受试者人数。P值为5个不同剂量组比较的结果。下述血清阳转率的组间多重比较按照调整后的a=0.005水平进行。6~11月龄第28天:疫苗组均高于安慰剂组;含佐剂640U组高于含佐剂160U组和320U组。6~11月龄第56天:疫苗组均高于安慰剂组。12~36月龄第28天:含佐剂320U组、640U组和无佐剂640U组高于含佐剂160U组。12~36月龄第56天:疫苗组均高于安慰剂组。Student-Newman-Keuls检验进行GMT和GMFI的组间多重比较:字母a、b、c、d(a>b>c>d)用于标记组间的统计学差异。第0天的采血是在首针免疫前。GMT为几何平均滴度。GMFI为几何平均增长倍数。

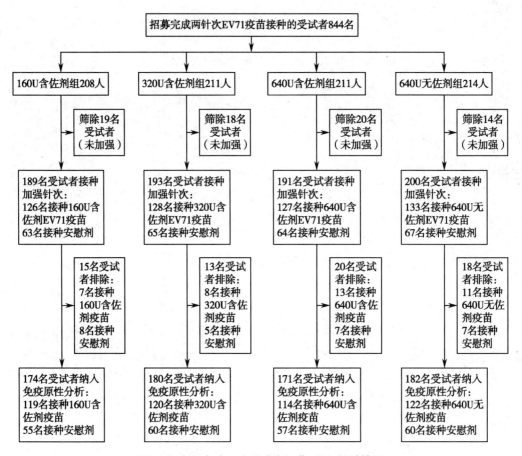

图 5-4　加强免疫研究受试者招募、入组接种情况

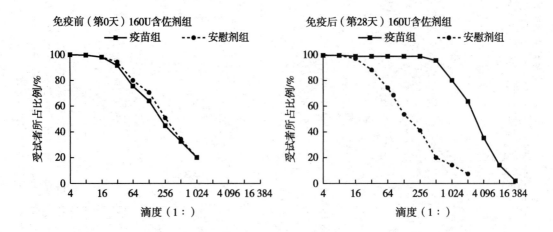

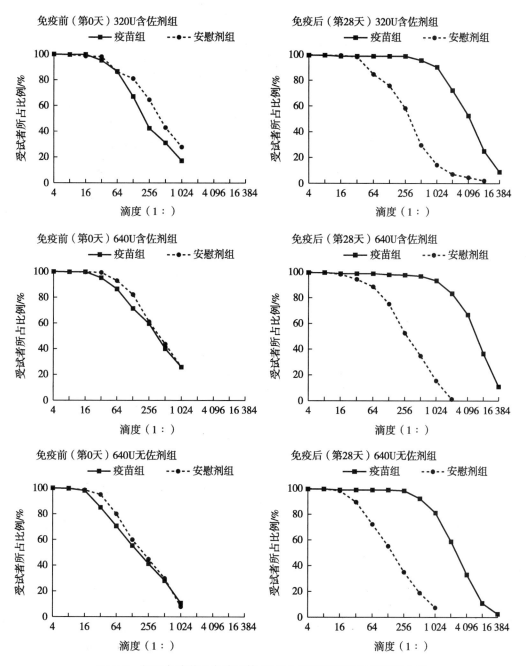

图 5-5 加强免疫前及免疫后第 28 天中和抗体滴度反向累积曲线

（二）EV71 疫苗保护效力

EV71 疫苗保护效力研究共招募 6~35 月龄受试者 10 245 名,其中 EV71 疫苗组 5 120 人,安慰剂对照组 5 125 人[10]。至少完成一剂次免疫,并进入免疫后第 1 年病例监测期的受试者均纳入疫苗保护效力分析中,EV71 疫苗组 5 111 人,安慰剂组 5 115 人。进入分析的受试者按 6~11 月龄和 12~35 月龄分为婴儿组和幼儿组,分别为 2 496 人和 7 730 人(图 5-6)。

1. 预防 EV71 感染所致 HFMD 保护率 在 12 个月监测期内,共确诊 EV71 所致 HFMD

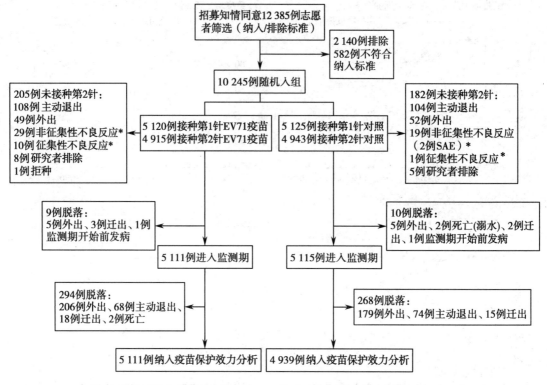

注:疫苗保护效力分析中包含所有至少接种一针并且进入监测期的受试者。

图 5-6　疫苗保护效力研究中受试者入组、接种分配及脱落流程图

病例 36 例,其中疫苗组 3 例,安慰剂组 33 例。根据随访不同时间节点,计算 3 个月、6 个月、9 个月和 12 个月 EV71 疫苗预防 EV71 感染所致 HFMD 保护率分别为 86.39%(95% CI:54.53% ~ 95.93%)、88.91%(95% CI:63.46% ~ 96.64%)、90.65%(95% CI:69.45% ~ 97.14%)和 90.93%(95% CI:70.42% ~ 97.22%),EV71 疫苗组的 EV71 所致 HFMD 发病密度显著低于安慰剂组,差异有统计学意义(表 5-3)。

表 5-3　不同时间 EV71 疫苗预防 EV71 感染所致 HFMD 保护率

随访时间	试验分组	接种人数/人	人年	发病人数/人	发病密度/1 000 人年$^{-1}$	保护率(95% CI)/%	P 值
3 个月	试验组	5 111	1 255.23	3	2.39	86.39(54.53,95.93)	0.001 2
	对照组	5 115	1 253.31	22	17.55		
6 个月	试验组	5 111	2 503.84	3	1.20	88.91(63.46,96.64)	0.000 3
	对照组	5 115	2 496.46	27	10.82		
9 个月	试验组	5 111	3 740.73	3	0.80	90.65(69.45,97.14)	0.000 1
	对照组	5 115	3 730.41	32	8.58		
12 个月	试验组	5 111	4 915.50	3	0.61	90.93(70.42,97.22)	0.000 1
	对照组	5 115	4 903.50	33	6.73		

2. **预防 EV71 感染所致疾病保护率**　在 12 个月的监测期内,EV71 疫苗组中确诊 EV71 感染所致疾病 8 例,其中 HFMD 3 例,上呼吸道感染 3 例,腹泻 2 例;安慰剂对照组中确诊 EV71 感染所致疾病 44 例,其中 HFMD 33 例,上呼吸道感染 11 例。EV71 疫苗组与安慰剂组 EV71 感染所致疾病发病密度分别为 1.63/1 000 人年和 8.97/1 000 人年,两组间差异有统计学意义,疫苗针对 EV71 感染所致疾病的保护率为 81.85%(95% CI:61.46%~91.46%)(表 5-4)。

表 5-4　EV71 疫苗预防 EV71 感染所致疾病保护率

临床诊断	试验分组	接种人数/人	人年	发病人数/人	发病密度/1 000 人年$^{-1}$	保护率(95% CI)/%	P 值
HFMD	试验组	5 111	4 915.50	3	0.61	90.93(70.42,97.22)	0.000 1
	对照组	5 115	4 903.50	33	6.73		
上呼吸道感染	试验组	5 111	4 915.50	3	0.61	72.78(2.43,92.41)	0.045 8
	对照组	5 115	4 903.50	11	2.24		
腹泻	试验组	5 111	4 915.50	2	0.41	—	—
	对照组	5 115	4 903.50	0	0.00		
合计	试验组	5 111	4 915.50	8	1.63	81.85(61.46,91.46)	<0.000 1
	对照组	5 115	4 903.50	44	8.97		

在 12 个月监测期内,婴儿组中 EV71 疫苗组确诊 EV71 感染所致疾病 1 例,安慰剂组 11 例;幼儿组中 EV71 疫苗组确诊 EV71 感染所致疾病 7 例,安慰剂组 33 例。婴儿组 EV71 疫苗抗 EV71 所致疾病的保护率为 90.87%(95% CI:29.29%~98.82%);幼儿组 EV71 疫苗抗 EV71 所致疾病的保护率为 78.87%(95% CI:52.23%~90.65%)(表 5-5)。

表 5-5　不同年龄组 EV71 感染所致疾病保护效果分析

年龄组	试验分组	接种人数/人	人年	发病人数/人	发病密度/1 000 人年$^{-1}$	保护率(95% CI)/%	P 值
婴儿组	试验组	1 245	1 195.36	1	0.84	90.87(29.29,98.82)	0.021 9
	对照组	1 251	1 199.81	11	9.17		
幼儿组	试验组	3 866	3 720.14	7	1.88	78.87(52.23,90.65)	0.000 2
	对照组	3 864	3 703.69	33	8.91		

3. **预防 EV71 感染所致 HFMD 住院病例保护率**　在 12 个月监测期内(2012 年 3 月~2013 年 3 月),共收集 17 038 例次疾病报告,涉及 7 328 名受试者。52 名受试者经实验室确诊为 EV71 感染所致疾病。试验疫苗在符合方案集人群中,抗 EV71 感染所致手足口病的保护率为 90.0%(95% CI:67.1%~96.9%),对 EV71 感染所致疾病的保护率为 80.4%(95% CI:58.2%~90.8%)(表 5-6)。图 5-7 为未患 EV71 感染所致疾病受试者的 Kaplan-Meier 生存曲线。52 例确诊病例中有 8 例 EV71 感染所致手足口病的住院病例(包括 1 例严重手足

表5-6　EV71疫苗抗EV71感染所致疾病的1年期(第56天~第14个月)有效性

	疫苗组			安慰剂组			保护率(95% CI)/%	P值
	暴露人年	病例数	发病密度/1000人年⁻¹	暴露人年	病例数	发病密度/1000人年⁻¹		
符合方案集*								
EV71感染所致疾病	4 725.4	8	1.7	4 742.9	41	8.6	80.4(58.2,90.8)	<0.000 1
EV71感染所致HFMD	4 725.4	3	0.6	4 742.9	30	6.3	90.0(67.1,96.9)	0.000 1
EV71感染所致其他疾病	4 725.4	5	1.1	4 742.9	11	2.3	54.3(−31.4,84.1)	0.15
修正意向性治疗集								
EV71感染所致疾病	4 915.5	8	1.6	4 903.5	44	9.0	81.9(61.5,91.5)	<0.000 1
EV71感染所致HFMD	4 915.5	3	0.6	4 903.5	33	6.7	90.9(70.4,97.2)	0.000 1
EV71感染所致其他疾病	4 915.5	5	1.0	4 903.5	11	2.2	54.6(−30.6,84.2)	0.14
符合方案集中免疫前抗体滴度<1:8的受试者								
EV71感染所致疾病	3 347.5	8	2.4	3 345.4	40	12.0	80.0(57.2,90.6)	<0.000 1
EV71感染所致HFMD	3 347.5	3	0.9	3 345.4	29	8.7	89.6(66.0,96.9)	0.000 2
EV71感染所致其他疾病	3 347.5	5	1.5	3 345.4	11	3.3	54.5(−31.1,84.2)	0.14

注:EV71感染所致其他疾病主要指EV71感染所致的无特异性症状疾病,包括由EV71感染所致的14例上呼吸道感染和2例腹泻。*修正意向性治疗集中有3例受试者因未接种第二剂,未纳入符合方案集。

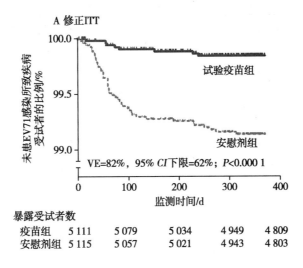

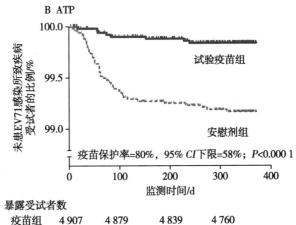

注:纵轴是非连续的。修正的意向分析集(A),符合方案集(B)。VE 表示疫苗保护率,EV71 表示肠道病毒 71 型。

图 5-7　未患 EV71 感染所致疾病的受试者累积风险 Kaplan-Meier 生存曲线分析

口病例,伴脑炎和口腔疱疹),这 8 例全部来自安慰剂组,提示试验疫苗对 EV71 感染所致手足口病住院病例或重症病例的保护率为 100.0%(95% CI:41.6%~100.0%)。

　　为探索疫苗的免疫学替代终点,对 51 例 EV71 感染所致疾病病例(52 例病例中有 1 例因第 56 天未采集血样被排除)和相应的 254 名配对受试者(其中有 1 例对照因第 56 天未采集血样被排除)第 56 天抗 EV71 中和抗体进行了分析。表 5-7 中列出了不同抗 EV71 中和抗体水平作为界值时相应的灵敏度、特异度和约登指数。在界值为 1:16 和 1:32 时,约登指数最大。综合考虑灵敏度、特异度和约登指数,抗 EV71 中和抗体滴度在 1:16 和 1:32 之间时,能够提供抗 EV71 感染所致疾病发病的最佳保护[11]。

表 5-7　不同中和抗体水平区分 EV71 感染所致疾病病例和非病例的灵敏度和特异度

抗 EV71 中和抗体 滴度	灵敏度（95% *CI*）/ %	特异度（95% *CI*）/ %	约登指数 （灵敏度+特异度−1）
1:4	1.9（0.0,10.3）	99.6（97.8,100.0）	0.015 0
1:8	73.1（59.0,84.4）	74.3（68.5,79.6）	0.474 0
1:16	84.6（71.9,93.1）	70.8（64.7,76.3）	0.554 0
1:32	88.5（76.6,95.6）	66.0（59.8,71.8）	0.545 0
1:64	88.5（76.6,95.6）	63.2（57.0,69.2）	0.517 0
1:128	90.4（79.0,96.8）	57.3（51.0,63.5）	0.477 0
1:256	90.4（79.0,96.8）	49.4（43.1,55.7）	0.398 0
1:512	94.2（84.1,98.8）	41.9（35.7,48.2）	0.361 0
1:1 024	100.0（93.2,100.0）	31.2（25.6,37.3）	0.312 0

四、结论及评价

研究结果显示接种含佐剂 160U 疫苗、含佐剂 320U 疫苗、含佐剂 640U 疫苗和无佐剂 640U 疫苗后均可诱导机体产生抗 EV71 中和抗体。从免疫后抗体水平和抗体增长情况来看，含佐剂剂型的 EV71 疫苗的免疫原性优于无佐剂 EV71 疫苗剂型，且两剂次接种后的抗体反应水平显著高于一剂次。在含佐剂 160U、320U 和 640U 三个剂量 EV71 疫苗组可观察到一定的剂量-反应关系，抗原含量越高，在机体内诱导的中和抗体水平越高。

最佳剂量和剂型的选择需综合考虑免疫原性、安全性和疫苗生产能力等因素。研究结果显示，含佐剂 640U 疫苗组的免疫原性略优于含佐剂 320U 疫苗组。这两个剂量在婴儿和幼儿中均能诱导产生良好的免疫应答，第 56 天血清中和抗体 GMT 水平和阳转率差异无统计学意义。另外，考虑到中国市场上对 EV71 疫苗的潜在巨大需求和疫苗的产能，最后选择了含佐剂 320U EV71 疫苗及 0、28 天两剂次免疫程序。

虽然目前从第 14 个月的抗 EV71 中和抗体水平来看，可能不需要进行加强免疫，但研究证实了加强免疫可迅速刺激机体产生回忆反应，诱导产生很高的中和抗体水平。但目前的免疫持久性是在 EV71 存在自然流行的条件下观察到的，如果将来 EV71 疫苗上市后实施大规模人群接种，则可能改变 EV71 的流行规律和周期，而疫苗接种人群抗 EV71 中和抗体因缺乏自然感染形成的"自然加强"出现持续衰减。这种情况下，EV71 疫苗的加强免疫可能成为需求。例如，脊髓灰质炎灭活疫苗（IPV），与 EV71 灭活疫苗非常类似，两种疫苗均是基于肠道病毒的灭活疫苗，受试人群也都是儿童和婴幼儿，目前大部分国家都采用了三剂次基础免疫接种后加强接种一剂次来维持长期的保护水平。

值得注意的是，无论何种剂量剂型的 EV71 疫苗加强免疫所诱导的免疫反应均远远强于两剂基础免疫，加强免疫后 GMT 水平是两剂次基础免疫后 28 天 GMT 水平的 6~10 倍，即使是免疫原性相对较弱的无佐剂 640U 疫苗组，加强免疫后 GMT 也达到 2 214.8。研究结果提示，加强免疫无需高剂量。

综合考虑最佳免疫程序、剂量、剂型的研究和免疫持久性研究以及加强免疫研究的结果,最终确定了在 6~35 月龄婴幼儿中采用含佐剂 320U EV71 疫苗的 0、28 天两剂次免疫策略。

试验疫苗免疫后 1 年内,对 EV71 感染所致 HFMD 保护率为 90.93%,对 EV71 感染所致疾病保护率为 81.85%,该疫苗保护效果与其他的肠道病毒灭活疫苗(如 IPV)相似。值得注意的是,研究中 EV71 疫苗对 EV71 感染所致 HFMD 住院病例保护率达 100.00%。

虽然 HFMD 是 EV71 感染所致疾病最典型和常见的表现,但很多其他病原也可以引起 HFMD,反之感染 EV71 也有除 HFMD 以外的多种临床表现,因此 EV71 与 HFMD 的关系非常复杂。为此,在本研究中我们建立了一个肠道病毒感染疾病的主动监测系统,该系统覆盖研究地区受试者所有可能就诊的村卫生室、镇卫生院和所在县(市/区)公立医院,广泛收集受试者各种疾病资料,同时研究者与受试者监护人保持经常联系,指导监护人如果受试者有任何症状和不适要及时就诊,以保证及时敏感地发现可能病例,提高监测的敏感性。

为了提高病例诊断的特异性,所有诊断疑似病例的受试者需采样进行实时 PCR EV71特异性核酸检测,首次阳性病例要进行再次采样复检以避免假阳性,并对样本进行病毒培养分离。采取这样三次实验室检测措施串联的方式可以有效地保证病例诊断的高特异性。相比之下,我国国家传染病报告管理系统是被动监测系统,对 HFMD 的监测,尤其是对重症HFMD 的监测,系统的灵敏度和特异度都较低。

该研究首次确立了 EV71 疫苗保护的免疫学替代终点,这是该研究的重要成果之一。EV71 灭活疫苗被批准上市后,在后期评价新 EV71 疫苗时,使用安慰剂作为对照将不符合伦理学要求,需要将上市的 EV71 疫苗作为阳性对照。此时实施以临床终点为评价指标的效力临床研究来评价新 EV71 疫苗的效力是很艰难的,包括大样本量人群的长期随访和繁重的疾病监测工作。因此,对于未来新 EV71 疫苗效力的评价,确定一个合适的免疫学替代终点十分重要。应用免疫学替代终点的临床研究相对于观察保护效力的临床研究而言,更加经济、快捷。

该研究证实 EV71 试验疫苗对 EV71 感染所致 HFMD 有较高的保护率,特别是对 EV71所致住院/重症病例保护率达到 100%。大部分重症 HFMD 伴并发症甚至死亡的病例都是由 EV71 感染所致,从这一点来看该疫苗具有较大的公共卫生意义。

(江苏省疾病预防控制中心 朱凤才 孟繁岳 李靖欣)

参考文献

[1] OOI M H,WONG S C,LEWTHWAITE P,et al. Clinical features,diagnosis,and management of enterovirus 71 [J]. Lancet Neurol,2010,9(11):1097-1105.

[2] SOLOMON T,LEWTHWAITE P,PERERA D,et al. Virology,epidemiology,pathogenesis,and control of enterovirus 71[J]. Lancet Infect Dis,2010,10(11):778-790.

[3] ZHANG Y,ZHU Z,YANG W,et al. An emerging recombinant human enterovirus 71 responsible for the 2008 outbreak of hand foot and mouth disease in Fuyang city of China[J]. Virol J,2010,7:94.

[4] XING W,LIAO Q,VIBOUD C,et al. Hand,foot,and mouth disease in China,2008-12:an epidemiological study[J]. Lancet Infect Dis,2014,14(4):308-318.

[5] ZHU F C,LIANG Z L,MENG F Y,et al. Retrospective study of the incidence of HFMD and seroepidemiology of antibodies against EV71 and CoxA16 in prenatal women and their infants[J]. PloS one,2012,7 (5):e37206.

［6］ ZHU F C,LIANG Z L,LI X L,et al. Immunogenicity and safety of an enterovirus 71 vaccine in healthy Chinese children and infants:a randomised,double-blind,placebo-controlled phase 2 clinical trial［J］. Lancet, 2013,381(9871):1037-1045.

［7］ SHENYU W,JINGXIN L,ZHENGLUN L,et al. A booster dose of an inactivated enterovirus 71 vaccine in chinese young children:a randomized,double-blind,placebo-controlled clinical trial［J］. J Infect Dis,2014,210 (7):1073-1082.

［8］ NGUIPDOP-DJOMO P,THOMAS S,FINE P. Correlates of vaccine-induced protection:methods and implications［J］. World Health Organization,2013.

［9］ 金鹏飞,李靖欣,周洋,等.评价疫苗效力的免疫学替代终点［J］.中华预防医学杂志,2015,49(12): 1110-1114.

［10］ ZHU F C,MENG F Y,LI J X,et al. Efficacy,safety,and immunology of an inactivated alum-adjuvant enterovirus 71 vaccine in children in China:a multicentre,randomised,double-blind,placebo-controlled,phase 3 trial［J］. Lancet,2013,381(9882):2024-2032.

［11］ JIN P,LI J,ZHANG X,et al. Validation and Evaluation of Serological Correlates of Protection for Inactivated Enterovirus 71 Vaccine in Children Aged 6-35 Months ［J］. Hum Vaccin Immunother, 2016, 12 (4): 916-921.

第六章

候选基因多态性与 HBV 感染及
不同结局的关联研究

提 要

目的:乙型肝炎病毒(hepatitis B virus,HBV)感染已成为重要的全球性公共卫生问题。人体感染 HBV 后可出现不同的结局,影响 HBV 感染及其结局的因素包括宿主遗传因素、环境因素以及病毒因素。本研究选择 *HLA-DQ*、*GSPT1*、*KIF1B*、*IL28A*、*IL28B*、*PAK4*、*PAPL*、*IL10RB*、*IL28RA*、*DEPDC5* 基因为候选基因,分析宿主遗传因素与中国汉族人群 HBV 感染及其结局的相关性。方法:将 1 649 例研究对象分成不同亚组,收集研究对象的一般情况及外周血标本,提取 DNA,并进行单核苷酸多态性(SNPs)分型。先进行单因素分析,再用 logistic 回归分析校正混杂因素,分析 11 个 SNP 位点与 HBV 易感性、HBV 自然清除、肝细胞癌(hepatocellular carcinoma,HCC)进展的关联。结果:校正性别、年龄、吸烟及饮酒因素后,rs2856718 位点的 AG 和 GG 基因型、rs9275572 位点的 AG 和 AA 基因型、rs12980602 位点的 CT 基因型、rs423058 位点的 CA 和 AA 基因型为 HBV 易感性的保护因素($P<0.05$);rs2856718 位点的 AG 和 GG 基因型、rs9275572 位点的 AG 和 AA 基因型、rs17401966 位点的 GG 基因型、rs2834167 位点的隐性模型为 HBV 自然清除的保护因素($P<0.05$);rs9275572 位点的 AG 和 AA 基因型为 HBV 相关肝癌易感性的保护因素($P<0.05$),rs1012068 位点的 CA 和 CC 基因型、rs9676717 位点的隐性模型为 HBV 相关肝癌易感性的危险因素($P<0.05$)。结论:rs2856718 位点、rs9275572 位点、rs12980602 位点、rs17401966 位点、rs2834167 位点、rs1012068 位点、rs9676717 位点多态性与 HBV 感染及其结局有关。

乙型肝炎病毒(hepatitis B virus,HBV)感染是全球最主要的慢性病毒性疾病之一,世界人口中约 5% 为乙型肝炎病毒表面抗原(HBsAg)携带者,亚洲和非洲地区的 HBV 感染率较高。据报道[1,2],我国 HBsAg 携带者占总人口的 5.3% ~ 12.0%,泰国为 8.0%,非洲为 10.0%。由 HBV 感染引起的相关疾病是影响我国人群健康的重要问题。我国约有 1.3 亿 HBV 慢性感染者,感染 HBV 后,大部分人可自然清除病毒,少部分感染者发展成为 HBV 相关疾病患者。宿主的遗传因素是 HBV 感染不同结局的重要原因之一,已有研究报道,HBV 感染的一系列相关候选基因(*HLA*、*ESR1*、*TNF*、*TGFA*、*IL*-18 及 *CXCL*-10 等)可能与 HBV 感染及自发清除有关[3-7]。本研究根据文献报道的 GWAS 研究结果,*HLA-DQ* 基因的单核苷酸多态性(SNP)位点 rs2856718 与日本人群 CHB 有关,*HLA-DQ* 基因的 SNP 位点 rs9275572 与丙型肝炎病毒(hepatitis C virus,HCV)相关肝癌有关,*KIF1B* 基因的 rs17401966 位点与 HBV 相关肝癌有关,干扰素基因 *IL28B*(*IFN-λ3*)附近的基因突变与丙型肝炎患者预后有关,*IL-28RA*、*IL-10RB* 基因多态性分别和 HCV 感染后结局有关,*DEPDC5* 基因上的 rs1012068C 增加丙型肝炎患者患 HCV 相关肝细胞癌的风险。另外,前期研究发现了与 HBV 感染结局相关的差异蛋白,其编码基因为 *GSPT1* 基因,为了解这些基因的多态性是否与中国人群 HBV 感染及不同结局具有相关性,本研究探讨了 11 个可能与 HBV 感染及其结局有关的 SNP 位点:*HLA-DQ* 基因的 rs2856718 和 rs9275572 位点、*GSPT1* 基因的 rs33635 位点、*KIF1B* 基因的 rs17401966 位点、*IL28A* 基因的 rs12980602 位点、*IL28B* 基因的 rs8099917 位点、*PAK4* 基因的 rs9676717 位点、*PAPL* 基因的 rs423058 位点、*IL28RA* 基因的 rs10903034 位点、*IL10RB* 基因的 rs2834167 位点和 *DEPDC5* 基因的 rs1012068 位点。拟研究上述 11 个 SNP 位点与 HBV 易感性、HBV 自然清除及肝细胞癌(hepatocellular carcinoma,HCC)进展的关联。

一、材料与方法

(一) 研究对象

1. **研究样本的选择**　本研究的研究对象于石家庄市第五医院、河北医科大学第一医院、河北医科大学第二医院和河北医科大学第四医院征集,入院时间为 2010 年 1 月~2012 年 1 月,经纳入和排除标准筛选,入组研究对象包括健康体检者 507 例、HBV 自然清除者 350 例、慢性 HBV 感染者 484 例和 HBV 相关性肝癌患者 308 例,研究对象入选示意图见图 6-1。

在本研究中各类研究对象分组情况见图 6-2。

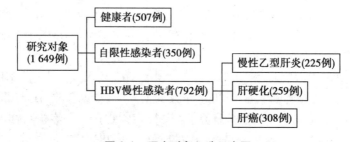

图 6-1　研究对象入选示意图

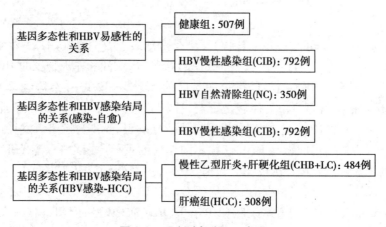

图 6-2　研究对象分组示意图

2. **诊断标准**　病例诊断符合病毒性肝炎防治方案的诊断标准,该标准由中华医学会传染病与寄生虫病学分会、肝病学分会于 2010 年联合修订。

(1) 健康对照者入选标准:未接种过 HBV 疫苗;乙型肝炎病毒核心抗体(HBcAb)、乙型肝炎病毒 e 抗体(HBeAb)、乙型肝炎病毒 e 抗原(HBeAg)、乙型肝炎病毒表面抗体(HBsAb)及 HBsAg 5 个 HBV 免疫学指标均为阴性;血常规及生化指标在正常参考范围内;无内分泌、心血管、肾脏疾病及其他肝脏疾病。

(2) 慢性乙型肝炎诊断标准

1) 病原学诊断依据:血清 HBsAg 阳性;血清 HBV DNA 阳性;肝组织学检查有肝炎病变。

2) 临床诊断依据:急性乙型肝炎患者病程超过半年尚未痊愈;曾有 HBsAg 携带史或乙型肝炎病史,本次因同一病原而出现肝炎症状或体征及肝功能异常者。

3) 生化诊断依据:谷丙转氨酶(ALT)和/或谷草转氨酶(AST)、白蛋白(ALB)、白球蛋白比值(A/G)、电泳 γ 球蛋白、碱性磷酸酶(ALP)、谷氨酰转肽酶(GGT)、胆碱酶(CHE)、凝血酶原活动度(PTA)超过正常值范围。

4) 影像学诊断:B 超、CT 和/或磁共振检查提示慢性肝病声像。

具有 HBV 感染阳性指标,且符合临床诊断依据中的任何一项,同时有影像学证据者,和/或实验室检测肝功异常,可诊断为慢性乙型肝炎。

(3) HBV 自然清除者筛选标准:同时符合以下四项条件者,定义为 HBV 自然清除:①未接种过乙型肝炎疫苗;②肝功能各项指标在正常值范围内;③HBsAb 及 HBeAb 阳性;④血清 HBsAg、HBeAg 及 HBV-DNA 检测结果均为阴性。

(4) 乙肝肝硬化诊断标准

1) 病原学诊断:HBsAg 阳性;HBsAg 阴性、HBV-DNA 阳性或有明确的乙型肝炎病史。

2) 临床诊断依据:门脉高压症表现,食管或胃底静脉曲张,腹水和/或脾肿大等。

3) 实验室依据:ALB 降低、γEP 升高、PT 延长、GGT 升高等。影像学诊断:B 超、CT 和/或磁共振检查提示肝硬化。

(5) HBV 相关性肝癌诊断标准

1) 病原学诊断:HBsAg 阳性;HBsAg 阴性、HBV-DNA 阳性或有明确的乙型肝炎病史。病理学诊断:病理学证实为原发性肝癌。

2) 临床诊断依据:甲胎蛋白(AFP)>400μg/L,排除活动性肝病、生殖腺胚胎源性肿瘤、妊娠及转移性肝癌者,并且能触及坚硬和有肿块的肝脏或影像学检查有肝癌特征性占位性病变。甲胎蛋白(AFP)≤400μg/L,两种影像学检查有肝癌特征性占位病变或者有两种肝癌标志物(γ-谷氨酰基转移酶同工酶Ⅱ、碱性磷酸酶及乳酸脱氢酶等)阳性以及一种影像学检查有肝癌特征性占位病变。

3. **纳入与排除标准**

(1) 纳入标准:中国北方汉族;性别和年龄不限;符合上述诊断标准;获得知情同意。

(2) 排除标准:合并其他类型肝炎(如甲型肝炎、丙型肝炎及丁型肝炎等)病毒所致的急性或慢性肝炎及人类免疫缺陷病毒感染;酒精、自身免疫、药物、寄生虫及其他微生物等原因所致的肝损害;急性乙型肝炎、非 HBV 相关肝癌病例;不能参加或不愿在知情同意书上签字者。

(二) 研究方法

1. **主要仪器和设备**　紫外分光光度计、微波炉、恒温水浴箱、水平凝胶电泳仪、紫外凝胶成像系统、pH 计、分析天平、TOMY MV-100 型微型真空离心浓缩仪、Universal 320R 台式冷冻离心机、MassARRAY 飞行质谱检测仪、点样仪、384 孔双头 PCR 仪等。

2. **实验试剂**

（1）DNA 提取及鉴定试剂：Genomic DNA Purification Kit（Promega 公司）、乙二胺四乙酸二钠（EDTA-Na）、NaOH、Tris-Base、硼酸、溴化乙锭（EB）、异丙醇、无水乙醇、琼脂糖、DNA Marker Ⅳ（TIANGEN）、6×Loading Buffer（6×载样缓冲液）（TIANGEN）等。

（2）Sequenom MassArray 系统基因分型试剂：10× PCR Buffer MgCl2 dNTP mix（美国 SE-QUENOM 公司）；384-well SpectroCHIP 生物芯片（美国 SEQUENOM 公司）；iPLEX® 试剂（美国 SEQUENOM 公司）；SAP 酶（虾碱性磷酸酶）（美国 SEQUENOM 公司）；HOTSTART Taq 酶（Roche 公司）；纯化树脂（美国 SEQUENOM 公司）。

3. **电子数据库和分析软件**

（1）电子数据库：美国国立生物技术信息中心（NCBI，http：//www. ncbi. nlm. nih. gov），本研究主要用单核苷酸多态性数据库（dbSNP）查询所研究位点的相关信息。HapMap 数据库（http：//www. hapmap. org），HapMap 计划的全称是国际人类基因组单体型图计划，该计划由多国参与，旨在发现人类不同种族遗传的相似性和差异性，获得的数据免费向公众开放。

（2）分析软件：MassARRAY® Assay Design 4.0 Software 引物设计软件、MassARRAY® Typer 4. 0. 5 Software 分析软件、SPSS16. 0 统计分析软件。

4. **实验方法**

（1）资料收集：本研究采用自行设计的调查问卷收集相关资料，调查问卷共三部分：患者基本情况（性别、年龄、吸烟、饮酒、有无乙肝疫苗接种史等）、发病情况（病程、病情、有无其他疾病、有无家族史等）、检查结果（乙肝五项、HBV-DNA 定量、ALT 水平、AFP 水平等）。本研究调查人员均接受统一培训，以保证流行病学调查资料的质量。所有调查表进行编码，复核无误后，由双人录入，统计分析前，再次核查数据库。

（2）全血标本采集：被调查者坐位，安静休息 5 分钟，抽取静脉血 2ml，EDTA 抗凝，冰盒运回实验室，4℃保存，并在 3 天内提取基因组 DNA。

（3）基因组 DNA 提取：采用 Promega 公司的 Genomic DNA Purification Kit 提取基因组 DNA。

（4）基因组 DNA 浓度及纯度鉴定：紫外分光光度计定量 DNA 浓度及纯度，1%琼脂糖凝胶电泳定性 DNA 浓度及纯度。

（5）选择候选基因和突变位点：根据近期发表的 GWAS 文献，查找可能与 HBV 感染及其结局相关的基因及位点，入选基因为 *HLA-DQ* 基因的 rs2856718 和 rs9275572 位点、*GSPT1* 基因的 rs33635 位点、*KIF1B* 基因的 rs17401966 位点、*IL28A* 基因的 rs12980602 位点、*IL28B* 基因的 rs8099917 位点、*PAK4* 基因的 rs9676717 位点、*PAPL* 基因的 rs423058 位点、*IL28RA* 基因的 rs10903034 位点、*IL10RB* 基因的 rs2834167 位点和 *DEPDC5* 基因的 rs1012068 位点，位点基本信息见表 6-1。

（6）运用 MassARRAY 实验平台进行基因分型

1）检测原理及方法：采用美国 SEQUENOM 公司 MassARRAY 时间飞行质谱技术完成对样品 SNP 的基因分型。其原理为利用样品分子在电场中的飞行时间与分子的荷质比成正比，通过检测样品分子的飞行时间，测得分子量，检测出 SNP 位点。分型步骤为：①设计出特异性引物，通过 PCR 扩增，扩增出待测位点的核苷酸片段；②根据待测位点，设计单条特异引物,退火,引物 3'端的碱基与待测位点的前一个碱基结合,在反应体系中加入 ddNTP 和 DNA 聚合酶,当某一 ddNTP 与待测位点碱基互补并结合时,链延伸反应终止,得到延伸一个碱基的样品分析物;③待制备的样品分析物与晶片基质共结晶后,放入质谱仪的真空管并用瞬时纳秒(10^{-9}s)强激光激发;使能量蓄积并迅速产热,导致基质晶体升华,核酸分子解吸附,并转变为亚稳态离子(多为单电荷离子),在加速电场中获得相同的动能,进而在非电场漂移区内按照其质荷比率得到分离,在真空小管中飞行到达检测器。基质辅助激光解吸电离(MALDI)产生的离子通过飞行时间(time-of-flight,TOF)检测器来检测。

表 6-1　候选位点的基本信息

位点名称	位置	最小等位基因频率	等位基因
rs2856718	*HLA-DQA2* 和 *HLA-DQB1* 基因间隔区	0.457	A>G
rs9275572	*HLA-DQA* 和 *HLA-DQB* 基因间隔区	0.304	G>A
rs33635	*GSPT1* 基因	0.385	T>C
rs17401966	*KIF1B* 基因	0.289	A>G
rs8099917	*IL28B* 基因下游 8kb	0.065	T>G
rs12980602	*IL28A* 基因上游 6kb	0.100	T>C
rs9676717	*PAK4* 基因下游 8kb	0.339	T>C
rs423058	*PAPL* 基因上游 10kb	0.357	C>A
rs10903034	*IL28RA* 基因的 3'非编码区	0.315	C>T
rs2834167	*IL10RB* 基因外显子编码区	0.381	G>A
rs1012068	*DEPDC5* 基因内含子编码区	0.185	A>C

该系统的优点为:①高灵敏度,质谱可分率差异为 1Da 的两个分子,任意两个碱基至少相差 9Da;②SNP 位点直读,自动分型。

该系统的工作原理示意图见图 6-3。

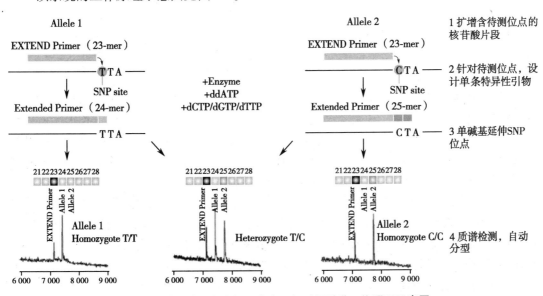

图 6-3　基质辅助激光解吸电离飞行时间质谱工作原理示意图

2）引物设计：本研究 11 个 SNPs 位点的引物设计用 MassARRAY® Assay Design 4.0 Software 软件完成，由华大基因公司合成引物，各位点详细引物序列见表 6-2。

表 6-2　SNP 位点引物序列信息

位点	扩增引物 1st 序列	扩增引物 2nd 序列	延伸引物序列
rs2856718	5'-ACGTTGGATGCAGA ATTTCTACCTGTGTGG-3'	5'-ACGTTGGATGATGTGT GTGAGCTCCCTCTG-3'	5'-GGGAACAGGCC ATGGGATTA-3'
rs9275572	5'-ACGTTGGATGCTTG AACTTAGACTAGGTCC-3'	5'-ACGTTGGATGCAAAG ATGTGGACTTTAGGG-3'	5'-TCGACTAGGTC CTTTAATGAAG-3'
rs33635	5'-ACGTTGGATGTAAA AATTGATACTTATCC-3'	5'-ACGTTGGATGGGCTT GTGTCGTGTTATTG-3'	5'-AATTGATACTTA TCCATCCATTT-3'
rs17401966	5'-ACGTTGGATGAACCT CTAAGAACACTTGAC-3'	5'-ACGTTGGATGCCAGC ACTTAATGAAAACAC-3'	5'-CTAAGAACACT TGACTCAATA-3'
rs8099917	5'-ACGTTGGATGCAATT TGTCACTGTTCCTCC-3'	5'-ACGTTGGATGACTGT ATACAGCATGGTTCC-3'	5'-TGGTTCCAATT TGGGTGA-3'
rs12980602	5'-ACGTTGGATGCTCTG GTTTTTGTTCATCTG-3'	5'-ACGTTGGATGTCATAT AACAATATGAAAGC-3'	5'-ACAATATGAAA GCCAGAGA-3'
rs9676717	5'-ACGTTGGATGCAAAC CACAGAGGTTTGTGA-3'	5'-ACGTTGGATGTCAGT CCTGCCTCTCTGTC-3'	5'-CTGCAGGCA CCCACCA-3'
rs423058	5'-ACGTTGGATGATTAC AGGCATGAGCCACCG-3'	5'-ACGTTGGATGAGAGG AGTGAGCTCACTTAC-3'	5'-CACACTGTCAG TAAGAAGAA-3'
rs10903034	5'-ACGTTGGATGACACC GCGCAGTTCCCACCT-3'	5'-ACGTTGGATGATTTGC CTTGTGTGGTCAGC-3'	5'-TTAACTGTTTAC AAAGCCCTTTCAC-3'
rs2834167	5'-ACGTTGGATGAACAT TCTACAGTGGGAGTC-3'	5'-ACGTTGGATGAGACC CACCTTAGGTACTGA-3'	5'-TGAAAGTCAGGT TCCCTT-3'
rs1012068	5'-ACGTTGGATGCAGGG AGGGCTGTAACATTC-3'	5'-ACGTTGGATGTCACA GGGAGGGTTTTTGAG-3'	5'-GCTGCAATCAGG GGCTA-3'

3）实验步骤：PCR 扩增目标序列；降解 dNTP；特异性引物单碱基延伸反应；树脂除盐与突变碱基检测，MassARRAY 平台突变碱基检测步骤：①Nanodispenser SpectroCHIP 芯片点样，将制备好的 384 孔反应板的检测样品转移到表面覆盖基质的 MassARRAY SpectroCHIP；②将样品转移到 SpectroCHIP 芯片后，进行 MassARRAY Analyzer Compac 检测，经 3~5s 完成检测；③MassARRAY® Typer 4.0.5 Software 分析实验结果。

4）预试验：随机选取 9 个样品做预试验，每个样品设置一个复孔，并设置 4 个阴性对照，2 个炎黄细胞株 DNA 室内质控标准品对照。预试验中某位点出现以下任一情况时，判定该位点未通过预试验，应去除：①阴性对照中出现假阳性情况；②室内质控标准品对照及随机样本中均未检测到目的产物；③室内质控标准品对照数据与炎黄数据库数据不相符。预试验后正式进行样品检测。

5）质量控制：为保证实验数据的可靠性及科学性，采用如下质控方案。①设置阴性对照:按样品数的 1% 加入阴性对照(水代替样品 DNA 板),以监控实验中扩增产物污染及交叉污染的情况;②室内质控标准品对照:按照样品数的 1% 加入室内质控标准品对照("炎黄一号"细胞株 DNA 作为模板,DNA 样品每个 SNP 位点的确切数据可以在炎黄数据库中查询),以检测每个 SNP 位点引物设计的可靠度;③样本重复实验复核:随机选取样品数的 5% 进行重复实验复核,以验证实验的重复性及稳定性。每一位点的合格样品数据符合度均达 98% 以上,说明实验具有一定的重复性和稳定性。

(三) 样本含量计算依据

本研究采用 Epicalc 2000 软件计算实验所需样本含量。样本含量计算条件:病例对照研究;显著性水平 $\alpha = 0.05$(双侧);把握度为 80%;变异等位基因频率 20%;比值比(odds ratio, OR)为 2。经计算所需最少病例数为 171 人(对照人数与病例人数比例为 1∶1)。因此,对于关联性研究,当病例对照人数均达到 171 人以上,检测 OR 值为 2 的基因型效应时,其统计把握度将大于 80%。

(四) 统计学处理

符合正态分布的计量资料用 $\bar{x} \pm s$ 描述,非正态分布资料用中位数和四分位数间距 $M(Q)$ 描述,两组计量资料的比较采用独立样本的 Student's t 检验(正态分布且方差齐)或 Wilcoxon 秩和检验(非正态分布和/或方差不齐),两个独立样本率的比较采用 x^2 检验,用非条件 logistic 回归分析校正混杂因素,并计算比值比(OR)和 95% 置信区间(95% confidence intervals, 95% CI),$P < 0.05$ 判定为差异有统计学意义,检验水准均为双侧,采用 SPSS 16.0 统计软件进行数据处理和分析。

二、结果

(一) Hardy-Weinberg 平衡检验

基因分型完成后,对健康者和自限性感染者(共 1 057 例研究对象)的 11 个位点基因型频率进行 H-W 平衡检验,均符合 H-W 平衡($P > 0.05$),说明选取的研究对象具有群体代表性,结果见表 6-3。

表 6-3 11 个位点 H-W 平衡结果

SNP	基因型	观测数	MAF	x^2	P
rs2856718	AA	264	0.457	2.591	0.107
	AG	402			
	GG	191			
rs9275572	GG	422	0.304	1.645	0.120
	AG	346			
	AA	87			
rs33635	TT	323	0.385	0.020	0.889
	CT	401			
	CC	127			

续表

SNP	基因型	观测数	MAF	χ^2	P
rs17401966	AA	438	0.289	0.756	0.385
	AG	342			
	GG	77			
rs8099917	TT	752	0.065	3.491	0.062
	GT	98			
	GG	7			
rs12980602	TT	686	0.105	0.053	0.818
	CT	159			
	CC	10			
rs9676717	TT	378	0.347	3.316	0.070
	CT	364			
	CC	115			
rs423058	CC	375	0.335	0.105	0.745
	CA	385			
	AA	94			
rs10903034	CC	397	0.327	2.560	0.110
	CT	356			
	TT	102			
rs2834167	GG	276	0.446	3.635	0.057
	AG	395			
	AA	184			
rs1012068	AA	447	0.272	1.156	0.282
	CA	351			
	CC	57			

（二）暴露因素的界定

1. "吸烟者"定义为调查前每天至少吸 1 支烟,连续或累计 1 年或以上者;"饮酒者"定义为调查前每周至少饮酒 1 次,连续或累计 1 年或以上者。

2. 本研究所采用 SNP 分析模型为共显性模型、显性模型、隐性模型。假设某一突变位点的野生碱基为 W,突变碱基为 V。在共显性模型中定义该位点可能出现的 3 种基因型 WW、WV、VV 分别为 0、1、2,基因型分析时的比较方式为 WV/VV 与 WW 比较;在显性模型中定义该位点可能出现的 3 种基因型 WW、WV、VV 分别为 0、1、1,基因型分析时的比较方式为 WV+VV 与 WW 比较;在隐性模型中定义该位点可能出现的 3 种基因型 WW、WV、VV 分别为 0、0、1,基因型分析时的比较方式为 VV 与 WW+WV 比较。

（三）研究对象临床特征的比较

HCC 组年龄高于慢性丙肝(chronic hepatitis B,CHB)+肝硬化(liver cirrhosis,LC)组 [(55.96±9.06)岁 vs(45.30±14.17)岁,$P<0.001$];CIB 组男性比例高于健康组(67.7% vs 58.6%,$P=0.001$);HCC 组男性比例高于 CHB+LC 组(79.8% vs 59.9%,$P<0.001$);CIB 组吸烟率高于健康组(44.8% vs 27.8%,$P<0.001$);CIB 组吸烟率高于自然清除(negative control,NC)组(44.8% vs 28.9%,$P<0.001$);HCC 组吸烟率高于 CHB+LC 组(57.1% vs 37.0%,$P<0.001$);CIB 组饮酒率高于健康组(49.9% vs 33.7%,$P<0.001$);CIB 组饮酒率高于 NC 组(49.9% vs 34.0%,$P<0.001$);HCC 组饮酒率高于 CHB+LC 组(62.0% vs 42.1%,$P<0.001$),结果见表 6-4。

（四）候选基因多态性与 HBV 易感性的关联

经单因素分析,rs2856718 位点的 AG 和 GG 基因型、rs9275572 位点的 AG 和 AA 基因型、rs12980602 位点的 CT 基因型、rs423058 位点的 CA 和 AA 基因型、rs2834167 位点的隐性模型为 HBV 易感性的保护因素($P<0.05$),其余位点与 HBV 易感性无关联;校正性别、年龄、吸烟及饮酒因素,将各位点进行多因素 logistic 回归分析,以上位点均与 HBV 的易感性有关联,结果见表 6-5。

（五）候选基因多态性与 HBV 自然清除的关联

经单因素分析,rs2856718 位点的 AG 和 GG 基因型、rs9275572 位点的 AG 和 AA 基因型、rs17401966 位点的 GG 基因型、rs2834167 位点的隐性模型为 HBV 自然清除的保护因素($P<0.05$),其余位点与 HBV 自然清除无关联;校正性别、年龄、吸烟及饮酒因素,将各位点进行多因素 logistic 回归分析,以上位点与 HBV 自然清除均有关联,结果见表 6-6。

（六）候选基因多态性与 HBV 相关肝癌易感性的关联

经单因素分析,rs2856718 位点的显性模型、rs9275572 位点的 AG 和 AA 基因型为 HBV 相关肝癌易感性的保护因素($P<0.05$),rs9676717 位点的隐性模型、rs1012068 位点的 CA 和 CC 基因型为 HBV 相关肝癌易感性的危险因素($P<0.05$),其余位点与 HBV 相关肝癌易感性无关联;校正性别、年龄、吸烟及饮酒因素,将各位点进行多因素 logistic 回归分析,rs9275572 位点的 AG 和 AA 基因型为 HBV 相关肝癌易感性的保护因素($P<0.05$),rs9676717 位点的隐性模型、rs1012068 位点的 CA 和 CC 基因型为 HBV 相关肝癌易感性的危险因素($P<0.05$),其余位点与 HBV 相关肝癌易感性无关联,结果见表 6-7。

表 6-4 调查对象的基本特征

基本特征		年龄（均值±标准差）	性别		吸烟者		饮酒者	
			男性	女性	是	否	是	否
HBV 慢性感染组	CIB(n=792)	49.45±13.48	535(67.7%)	256(32.3%)	355(44.8%)	437(55.2%)	395(49.9%)	397(50.1%)
	健康对照(n=507)	49.29±14.61	297(58.6%)	210(41.4%)	141(27.8%)	366(72.2%)	171(33.7%)	336(66.3%)
	P	0.845	0.001		<0.001		<0.001	
	OR(95% CI)		1.478(1.173,1.862)		2.109(1.660,2.679)		1.955(1.552,2.463)	
HBV 自然清除组	HBV 自然清除(n=350)	50.32±14.95	216(61.7%)	134(38.3%)	101(28.9%)	249(71.1%)	119(34.0%)	231(66.0%)
	CIB(n=792)	49.45±13.48	535(67.7%)	256(32.4%)	355(44.8%)	437(55.2%)	395(49.9%)	397(50.1%)
	P	0.330	0.052		<0.001		<0.001	
	OR(95% CI)		1.296(0.998,1.685)		2.003(1.528,2.624)		1.931(1.487,2.508)	
肝硬化+慢性乙型肝炎→肝细胞癌	HCC(n=308)	55.96±9.06	245(79.8%)	62(20.2%)	176(57.1%)	132(42.9%)	191(62.0%)	117(38.0%)
	LC+CHB(n=484)	45.30±14.17	290(59.9%)	194(40.1%)	179(37.0%)	305(63.0%)	204(42.1%)	280(57.9%)
	P	<0.001	<0.001		<0.001		<0.001	
	OR(95% CI)		2.643(1.895,3.687)		2.272(1.697,3.041)		2.241(1.673,3.002)	

表 6-5 候选基因位点多态性与 HBV 易感性的关联

位点	基因型	病例组	对照组	单因素 OR(95% CI)	P	多因素 OR(95% CI)	P
rs2856718	AA	338(42.7%)	163(32.1%)	1		1	
	AG	345(43.6%)	225(44.4%)	0.739(0.575,0.951)	0.018	0.738(0.571,0.954)	0.020
	GG	109(13.8%)	119(23.5%)	0.442(0.321,0.715)	<0.001	0.459(0.331,0.636)	<0.001
	AA/AG+GG	338/454	163/344	0.636(0.504,0.804)	<0.001	0.641(0.505,0.814)	<0.001
	AA+AG/GG	683/109	388/119	0.520(0.390,0.694)	<0.001	0.541(0.403,0.725)	<0.001
rs9275572	GG	491(62.0%)	249(49.3%)	1		1	
	AG	257(32.4%)	196(38.8%)	0.665(0.523,0.846)	0.001	0.706(0.553,0.903)	0.006
	AA	44(5.6%)	60(11.9%)	0.372(0.245,0.565)	<0.001	0.374(0.244,0.573)	<0.001
	GG/AG+AA	491/301	249/256	0.596(0.476,0.747)	<0.001	0.627(0.498,0.790)	<0.001
	GG+AG/AA	748/44	445/60	0.436(0.291,0.655)	<0.001	0.429(0.283,0.650)	<0.001
rs33635	TT	318(40.2%)	180(35.8%)	1		1	
	CT	350(44.2%)	243(48.3%)	0.815(0.638,1.042)	0.103	1.140(0.810,1.604)	0.452
	CC	124(15.7%)	80(15.9%)	0.877(0.627,1.227)	0.444	0.890(0.639,1.240)	0.479
	TT/CT+CC	318/474	180/323	0.831(0.659,1.047)	0.115	0.804(0.635,1.019)	0.071
	TT+CT/CC	668/124	423/80	0.982(0.723,1.333)	0.905	1.004(0.735,1.372)	0.979
rs17401966	AA	426(53.8%)	268(52.9%)	1		1	
	AG	309(39.0%)	201(39.6%)	0.967(0.765,1.222)	0.780	0.957(0.754,1.215)	0.719
	GG	57(7.2%)	38(7.5%)	0.944(0.609,1.462)	0.795	0.921(0.588,1.441)	0.718
	AA/AG+GG	426/366	268/239	0.963(0.771,1.205)	0.744	0.951(0.758,1.194)	0.668

续表

位点	基因型	病例组	对照组	单因素 OR(95% CI)	P	多因素 OR(95% CI)	P
	AA+AC/GG	735/57	469/38	0.957(0.625,1.466)	0.840	0.938(0.606,1.451)	0.774
rs8099917	TT	712(89.9%)	444(87.6%)	1		1	
	GT	70(8.8%)	59(11.6%)	0.740(0.513,1.067)	0.106	0.754(0.504,1.126)	0.169
	GG	10(1.3%)	4(0.8%)	1.559(0.486,5.001)	0.452	1.457(0.523,4.874)	0.509
	TT/GT+GG	712/80	444/63	0.792(0.558,1.125)	0.192	0.802(0.635,1.238)	0.195
	TT+GT/GG	782/10	503/4	1.608(0.502,5.155)	0.420	1.547(0.478,4.639)	0.452
rs12980602	TT	651(82.2%)	395(78.2%)	1		1	
	CT	131(16.5%)	106(21.0%)	0.750(0.564,0.997)	0.047	0.768(0.589,0.947)	0.029
	CC	10(1.3%)	4(0.8%)	1.517(0.473,4.869)	0.481	1.463(0.514,4.528)	0.493
	TT/CT+CC	651/141	395/110	0.778(0.588,1.028)	0.077	0.769(0.547,1.036)	0.107
	TT+CT/CC	782/10	501/4	1.602(0.500,5.135)	0.424	1.514(0.569,4.874)	0.449
rs9676717	TT	365(46.1%)	221(43.6%)	1		1	
	CT	329(41.5%)	217(42.8%)	0.860(0.606,1.221)	0.398	0.816(0.549,1.314)	0.361
	CC	98(12.4%)	69(13.6%)	0.918(0.723,1.166)	0.483	0.957(0.732,1.214)	0.773
	TT/CT+CC	365/427	221/286	0.904(0.722,1.131)	0.378	0.876(0.657,1.358)	0.475
	TT+CT/CC	694/98	438/69	0.896(0.664,1.247)	0.516	0.889(0.628,1.329)	0.538
rs423058	CC	395(49.9%)	201(39.9%)	1		1	
	CA	330(41.7%)	246(48.8%)	0.683(0.539,0.865)	0.002	0.625(0.514,0.975)	0.004

续表

位点	基因型	病例组	对照组	单因素 OR(95% CI)	P	多因素 OR(95% CI)	P
	AA	66(8.3%)	57(11.3%)	0.589(0.398,0.873)	0.008	0.607(0.416,0.913)	0.013
	CC/CA+AA	395/396	201/303	0.665(0.530,0.834)	<0.001	0.687(0.562,0.943)	0.004
	CC+CA/AA	725/66	447/57	0.714(0.491,1.037)	0.076	0.782(0.438,1.028)	0.259
rs10903034	CC	350(44.3%)	231(45.6%)	1		1	
	CT	355(44.9%)	218(43.0%)	1.075(0.848,1.362)	0.551	1.014(0.829,1.408)	0.918
	TT	85(10.8%)	58(11.4%)	0.967(0.666,1.404)	0.861	0.942(0.701,1.478)	0.754
	CC/TT+CT	350/440	231/276	1.052(0.841,1.317)	0.657	1.011(0.814,1.362)	0.934
	CC+CT/TT	705/85	449/58	0.933(0.655,1.330)	0.703	0.958(0.647,1.408)	0.829
rs2834167	GG	267(33.7%)	163(32.1%)	1		1	
	AG	397(50.1%)	237(46.7%)	1.023(0.794,1.317)	0.862	1.057(0.814,1.298)	0.641
	AA	128(16.2%)	107(21.1%)	0.730(0.529,1.008)	0.056	0.784(0.497,1.147)	0.254
	GG/AG+AA	267/525	163/344	0.932(0.735,1.182)	0.559	0.876(0.647,1.258)	0.435
	GG+AG/AA	664/128	400/107	0.721(0.542,0.958)	0.024	0.748(0.566,0.914)	0.018
rs1012068	AA	431(54.4%)	265(52.3%)	1		1	
	CA	299(37.8%)	211(41.6%)	0.871(0.690,1.100)	0.247	0.846(0.704,1.139)	0.173
	CC	62(7.8%)	31(6.1%)	1.230(0.778,1.943)	0.375	1.237(0.746,1.960)	0.388
	AA/CA+CC	431/361	265/242	0.917(0.734,1.147)	0.448	0.897(0.768,1.248)	0.380
	AA+CA/CC	730/62	476/31	1.304(0.835,2.038)	0.242	1.317(0.852,1.987)	0.202

表 6-6　候选基因位点多态性与 HBV 自然清除的关联

位点	基因型	HBV 感染	自然清除	单因素 OR(95% CI)	P	多因素 OR(95% CI)	P
rs2856718	AA	338(42.7%)	101(28.9%)	1		1	
	AG	345(43.6%)	177(50.6%)	0.582(0.437,0.776)	<0.001	0.642(0.479,0.773)	0.003
	GG	109(13.8%)	72(20.6%)	0.452(0.312,0.656)	<0.001	0.459(0.331,0.636)	<0.001
	AA/AG+GG	338/454	101/249	0.545(0.416,0.714)	<0.001	0.641(0.505,0.814)	<0.001
	AA+AG/GG	683/109	278/72	0.520(0.390,0.694)	<0.001	0.541(0.403,0.725)	<0.001
rs9275572	GG	491(62.0%)	173(49.4%)	1		1	
	AG	257(32.4%)	150(42.9%)	0.604(0.463,0.787)	<0.001	0.719(0.544,0.949)	0.020
	AA	44(5.6%)	27(7.7%)	0.574(0.345,0.956)	<0.001	0.689(0.408,1.162)	0.162
	GG/AG+AA	491/301	173/177	0.599(0.465,0.772)	<0.001	0.714(0.547,0.932)	0.013
	GG+AG/AA	748/44	323/27	0.704(0.428,1.156)	0.164	0.801(0.482,1.331)	0.391
rs33635	TT	318(40.2%)	143(15.7%)	1		1	
	CT	350(44.2%)	158(45.4%)	0.996(0.759,1.308)	0.978	0.992(0.752,1.309)	0.957
	CC	124(15.7%)	47(13.5%)	1.186(0.804,1.751)	0.389	1.231(0.829,1.829)	0.302
	TT/CT+CC	318/474	143/205	1.040(0.805,1.344)	0.766	1.047(0.807,1.358)	0.731
	TT+CT/CC	668/124	301/47	1.189(0.828,1.708)	0.349	1.236(0.856,1.786)	0.258
rs17401966	AA	426(53.8%)	170(48.6%)	1		1	
	AG	309(39.0%)	141(40.3%)	0.875(0.670,1.142)	0.969	0.867(0.661,1.137)	0.508
	GG	57(7.2%)	39(11.1%)	0.583(0.374,0.910)	0.017	0.568(0.361,0.894)	0.015
	AA/AG+GG	426/366	170/180	0.811(0.631,1.044)	0.104	0.803(0.621,1.036)	0.146

续表

位点	基因型	HBV 感染	自然清除	单因素 OR(95% CI)	P	多因素 OR(95% CI)	P
	AA+AG/GG	735/57	311/39	0.618(0.403,0.949)	0.027	0.605(0.391,0.936)	0.024
rs8099917	TT	712(89.9%)	308(88.0%)	1		1	
	GT	70(8.8%)	39(11.1%)	0.776(0.513,1.174)	0.230	0.742(0.546,1.184)	0.131
	GG	10(1.3%)	3(0.9%)	1.442(0.394,5.276)	0.578	1.415(0.416,5.013)	0.585
	TT/CT+GG	712/80	308/42	0.824(0.554,1.225)	0.338	0.835(0.526,1.284)	0.428
	TT+CT/GG	782/10	347/3	1.479(0.405,5.408)	0.552	1.436(0.458,5.182)	0.559
rs12980602	TT	651(82.2%)	291(83.1%)	1		1	
	CT	131(16.5%)	53(15.1%)	1.105(0.780,1.564)	0.574	1.117(0.743,1.514)	0.542
	CC	10(1.3%)	6(1.7%)	0.745(0.268,2.069)	0.571	0.782(0.315,2.136)	0.615
	TT/CT+CC	651/141	291/59	1.068(0.765,1.492)	0.698	1.041(0.739,1.506)	0.825
	TT+CT/CC	782/10	344/6	0.733(0.264,2.033)	0.549	0.781(0.395,1.952)	0.544
rs9676717	TT	365(46.1%)	157(44.9%)	1		1	
	CT	329(41.5%)	147(42.0%)	0.963(0.735,1.261)	0.782	0.925(0.713,1.284)	0.603
	CC	98(12.4%)	46(13.1%)	0.916(0.616,1.363)	0.666	0.922(0.615,1.384)	0.706
	TT/CT+CC	365/427	157/193	0.952(0.739,1.225)	0.701	0.931(0.739,1.281)	0.610
	TT+CT/CC	694/98	304/46	0.933(0.641,1.358)	0.718	0.911(0.639,1.341)	0.622
rs423058	CC	395(49.9%)	174(49.7%)	1		1	
	CA	330(41.7%)	139(39.7%)	1.046(0.801,1.365)	0.742	1.056(0.862,1.317)	0.602

续表

位点	基因型	HBV 感染	自然清除	单因素 OR(95% CI)	P	多因素 OR(95% CI)	P
	AA	66(8.3%)	37(10.6%)	0.786(0.506,1.220)	0.282	0.742(0.528,1.244)	0.172
	CC/CA+AA	395/396	174/176	0.991(0.771,1.275)	0.945	0.988(0.746,1.227)	0.924
	CC+CA/AA	725/66	313/37	0.770(0.504,1.177)	0.226	0.746(0.547,1.188)	0.139
rs10903034	CC	350(44.3%)	166(47.7%)	1		1	
	CT	355(44.9%)	138(39.7%)	0.916(0.609,1.378)	0.674	0.923(0.674,1.325)	0.642
	TT	85(10.8%)	44(12.6%)	1.220(0.932,1.598)	0.148	1.214(0.918,1.542)	0.143
	CC/TT+CT	350/440	166/182	1.147(0.890,1.477)	0.289	1.126(0.874,1.455)	0.361
	CC+CT/TT	705/85	304/44	0.833(0.565,1.228)	0.356	0.862(0.584,1.336)	0.482
rs2834167	GG	267(33.7%)	113(32.5%)	1		1	
	AG	397(50.1%)	158(45.4%)	1.063(0.798,1.417)	0.675	1.032(0.762,1.411)	0.841
	AA	128(16.2%)	77(22.1%)	0.704(0.492,1.007)	0.054	0.712(0.483,1.022)	0.076
	GG/AG+AA	267/525	113/235	0.945(0.723,1.237)	0.682	0.962(0.745,1.261)	0.773
	GG+AG/AA	664/128	271/77	0.678(0.495,0.931)	0.016	0.688(0.504,0.952)	0.021
rs1012068	AA	431(54.4%)	182(52.3%)	1		1	
	CA	299(37.8%)	140(40.2%)	0.902(0.692,1.176)	0.445	0.931(0.687,0.152)	0.588
	CC	62(7.8%)	26(7.5%)	1.007(0.617,1.643)	0.978	1.014(0.625,1.635)	0.955
	AA/CA+CC	431/361	182/166	0.918(0.713,1.182)	0.508	0.936(0.784,1.223)	0.560
	AA+CA/CC	730/62	322/26	1.052(0.653,1.694)	0.835	1.047(0.628,1.634)	0.851

表 6-7 候选基因位点多态性与肝癌易感性的关联

位点	基因型	肝癌	慢乙肝	单因素 OR(95% CI)	P	多因素 OR(95% CI)	P
rs2856718	AA	146(47.4%)	192(39.7%)	1		1	
	AG	126(40.9%)	219(45.2%)	0.757(0.557,1.029)	0.075	0.790(0.562,1.112)	0.177
	GG	36(11.7%)	73(15.1%)	0.649(0.412,1.021)	0.060	0.681(0.410,1.129)	0.137
	AA/AG+GG	146/162	192/292	0.730(0.547,0.974)	0.032	0.763(0.554,1.053)	0.099
	AA+AG/GG	272/36	411/73	0.745(0.486,1.143)	0.176	0.766(0.475,1.234)	0.273
rs9275572	GG	212(68.8%)	279(57.6%)	1		1	
	AG	84(27.3%)	173(35.7%)	0.639(0.466,0.876)	0.005	0.693(0.486,0.988)	0.043
	AA	12(3.9%)	32(6.6%)	0.494(0.248,0.981)	0.041	0.373(0.175,0.796)	0.011
	GG/AG+AA	212/96	279/205	0.616(0.456,0.833)	0.002	0.632(0.451,0.886)	0.008
	GG+AG/AA	296/12	452/32	0.573(0.290,1.130)	0.104	0.420(0.198,0.890)	0.024
rs33635	TT	118(38.3%)	200(41.3%)	1		1	
	CT	148(48.1%)	202(41.7%)	1.242(0.910,1.695)	0.172	1.217(0.861,1.722)	0.266
	CC	42(13.6%)	82(16.9%)	0.868(0.561,1.343)	0.525	0.739(0.456,1.202)	0.223
	TT/CT+CC	118/190	200/284	1.134(0.846,1.519)	0.399	1.074(0.775,1.487)	0.670
	TT+CT/CC	266/42	402/82	0.774(0.517,1.158)	0.212	0.665(0.424,1.041)	0.075
rs17401966	AA	166(53.9%)	260(53.7%)	1		1	
	AG	116(37.7%)	193(39.9%)	0.941(0.696,1.273)	0.695	0.988(0.707,1.382)	0.945
	GG	26(8.4%)	31(6.4%)	1.314(0.753,2.291)	0.336	1.551(0.825,2.917)	0.173
	AA/AG+GG	166/142	260/224	0.993(0.746,1.322)	0.961	1.059(0.769,1.458)	0.726

续表

位点	基因型	肝癌	慢乙肝	单因素 OR(95% CI)	P	多因素 OR(95% CI)	P
	AA+AG/GG	282/26	453/31	1.347(0.784,2.317)	0.280	1.559(0.843,2.884)	0.157
rs8099917	TT	272(88.3%)	440(90.9%)	1		1	
	GT	33(10.7%)	37(7.6%)	1.443(0.881,2.362)	0.143	1.415(0.826,2.307)	0.185
	GG	3(1.0%)	7(1.4%)	0.693(0.178,2.704)	0.596	0.726(0.264,2.614)	0.584
	TT/GT+GG	272/36	440/44	1.324(0.831,2.109)	0.237	1.394(0.786,1.962)	0.155
	TT+GT/GG	305/3	477/7	0.670(0.172,2.612)	0.562	0.732(0.256,2.064)	0.558
rs12980602	TT	258(83.8%)	393(81.2%)	1		1	
	CT	44(14.3%)	87(18.0%)	0.770(0.519,1.144)	0.195	0.816(0.526,1.203)	0.335
	CC	6(1.9%)	4(0.8%)	2.285(0.639,8.176)	0.192	0.945(0.685,1.356)	0.745
	TT/CT+CC	258/50	393/91	0.837(0.573,1.223)	0.357	0.947(0.654,1.358)	0.770
	TT+CT/CC	302/6	480/4	2.384(0.667,8.518)	0.168	2.236(0.745,7.593)	0.174
rs9676717	TT	145(47.1%)	220(45.5%)	1		1	
	CT	115(37.3%)	214(44.2%)	0.815(0.599,1.110)	0.195	0.846(0.603,1.236)	0.361
	CC	48(15.6%)	50(10.3%)	1.457(0.930,2.280)	0.099	1.502(0.903,2.186)	0.071
	TT/CT+CC	145/163	220/264	0.937(0.703,1.248)	0.655	0.945(0.685,1.356)	0.745
	TT+CT/CC	260/48	434/50	1.602(1.048,2.451)	0.029	1.584(1.136,2.341)	0.013
rs423058	CC	142(46.1%)	253(52.4%)	1		1	
	CA	138(44.8%)	192(39.8%)	1.281(0.949,1.729)	0.106	1.194(0.869,1.648)	0.277

续表

位点	基因型	肝癌	慢乙肝	单因素 OR(95% CI)	P	多因素 OR(95% CI)	P
	AA	28(9.1%)	38(7.9%)	1.313(0.773,2.230)	0.313	1.284(0.746,2.549)	0.425
	CC/CA+AA	142/166	253/230	1.286(0.966,1.713)	0.085	1.236(0.912,1.647)	0.160
	CC+CA/AA	280/28	445/38	1.171(0.703,1.951)	0.544	1.142(0.687,1.842)	0.598
rs10903034	CC	136(44.4%)	214(44.2%)	1		1	
	CT	140(45.8%)	215(44.4%)	1.025(0.757,1.387)	0.875	1.058(0.687,1.426)	0.762
	TT	30(9.8%)	55(11.4%)	0.858(0.524,1.407)	0.544	0.901(0.516,1.539)	0.708
	CC/TT+CT	136/170	214/270	0.991(0.743,1.322)	0.950	0.958(0.715,1.436)	0.809
	CC+CT/TT	276/30	429/55	0.848(0.530,1.356)	0.491	0.896(0.485,1.426)	0.690
rs2834167	GG	102(33.1%)	165(34.1%)	1		1	
	AG	160(51.9%)	237(49.0%)	1.092(0.795,1.501)	0.687	1.056(0.745,1.603)	0.780
	AA	46(14.9%)	82(16.9%)	0.907(0.586,1.405)	0.663	0.894(0.513,1.612)	0.701
	GG/AG+AA	102/206	165/319	1.045(0.772,1.414)	0.777	1.141(0.847,1.563)	0.399
	GG+AG/AA	262/46	402/82	0.861(0.581,1.275)	0.454	0.906(0.614,1.358)	0.626
rs1012068	AA	145(47.1%)	286(59.1%)	1		1	
	CA	130(42.2%)	169(34.9%)	1.517(1.120,2.056)	0.007	1.621(1.157,2.241)	0.004
	CC	33(10.7%)	29(6.0%)	2.244(1.311,3.842)	0.003	2.035(1.387,3.356)	0.002
	AA/CA+CC	145/163	286/198	1.624(1.218,2.166)	0.001	1.706(1.143,2.619)	0.012
	AA+CA/CC	275/33	455/29	1.883(1.118,3.170)	0.016	1.745(1.089,2.847)	0.023

81

三、讨论

（一）影响 HBV 感染及其结局的宿主遗传研究

HBV 属于嗜肝 DNA 病毒科,病毒遗传物质在复制过程中容易变异[8],这使得 HBV 感染成为全球最主要的慢性病毒性疾病之一,成为严重的公共卫生问题。根据 HBsAg 携带率划分法我国属于高流行区之一:我国 HBsAg 阳性者约 8 600 万,其中 20% ~ 30% 的病毒携带者最终会发展为 CHB;其中,将有少部分人转化为 LC 和/或原发性 HCC。在我国肝癌位居第二癌症"杀手"[9]。

HBV 感染宿主后会出现不同的临床结局,究其原因除了与病毒因素(病毒基因型、数量以及病毒自身变异)、环境因素(吸烟、饮酒)[10]有关外,更重要的原因是不同个体针对 HBV 入侵发生的免疫反应不同,人体的感染-免疫状态决定肝损伤程度[11]。由此推断,并非所有暴露于危险因素的个体均会感染 HBV,宿主感染 HBV 后也会出现不同的临床结局,不同个体存在遗传易感性的区别[12]。乙型肝炎的遗传易感性从宿主基因组和 HBV 之间的长期共进化作用中体现,这种进化的基础是人群中 DNA 分子的多态性[13]。其主要形式是 SNPs,代表人类复杂疾病易感性的核心信息。因此,运用分子流行病学和遗传流行病学的研究方法,能够确定和慢性 HBV 感染相关的易感基因和易感位点,从而对乙型肝炎的发生发展及肝癌高危人群的筛查、预警、明确发病机制甚至新药研发以及个体化防治均具有重要意义[14]。

（二）候选基因的选择依据及多态性研究结果与 HBV 感染不同结局的关系

1. *HLA-DQ*(rs9275572 和 rs2856718)基因多态性与 HBV 感染不同结局的相关性　本研究结果显示,在中国北方汉族人群中,*HLA-DQ* 的两个 SNP 位点(rs9275572 和 rs2856718)与 HBV 的易感性、HBV 自然清除及 HBV 感染后的相关疾病进展有关。Vinod Kumar 等[15]报道了一项 GWAS 研究结果,rs9275572 与 HCV 感染有关,AA 基因型为 HCV 感染的危险碱基,且 rs9275572 与慢性丙型肝炎进展到 HCC 有关。而本研究结果阐明,在中国北方汉族人群中,AA 碱基为 HBV 感染的保护性因素,在 HBV 自然清除、HCC 进展中起到保护作用,与 Vinod Kumar 的结果相反,这可能与 HBV 和 HCV 的致病机理不同及研究人群不同有关。关于 *HLA* 与 HBV 和 HCV 感染的关系,也有类似报道,*HLA DR9* 在日本人群中是 HCV 感染的保护性因素[16],但在中国和韩国人群中却是 HBV 感染的危险因素[17-18]。

SNP 位点 rs2856718 与 HBV 易感性的首次报道来自一项日本的 GWAS 研究[19],该研究表明 rs2856718A 在健康人中的等位基因频率为 0.47,在 HBV 患者中为 0.59,为 HBV 感染的危险碱基。本研究中 rs2856718A 在健康人群中的等位基因频率为 0.54,在 HBV 患者中为 0.64,同样为 HBV 感染的危险碱基,而 rs2856718G 为 HBV 感染的保护性碱基,与日本人群的研究一致。另外,本研究发现 rs2856718G 为 HBV 自然清除的保护因素,rs2856718G 等位基因携带者 HBV 自然清除率能力高于 rs2856718A 等位基因携带者,且在 HCC 进展中也发现了微弱保护作用,与另一项来自中国人群的研究结果基本一致[20]。

2. *KIF1B*(rs17401966)基因多态性与 HBV 感染不同结局的相关性　*KIF1B* 基因位于人类染色体 1p36.22,DNA 全长约 170kb。它编码驱动蛋白样蛋白(kinesin-like protein

KIF1B,KLP),该蛋白包括两种亚型:KIF1Bα 和 KIF1Bβ。研究发现,在多种肿瘤中,KIF1Bβ 的突变导致其功能的缺失[21-22],此外,KIF1Bβ 可诱导细胞凋亡而成为可能的肿瘤抑制基因[22]。2010 年 8 月,来自中国人群的 GWAS 研究报道了 *KIF1B* 基因的 rs17401966 位点与 HBV 相关肝癌有关,该位点是否在 HBV 感染不同结局中同样具有相关性,尚未见报道。

本研究未发现 rs17401966 多态性与 HBV 易感性、HCC 进展的关联,而 Hongxing Zhang 等[23]的研究结果表明,rs17401966 多态性与 HCC 进展高度相关,与本研究结果不一致; Hamdi Mbarek 等[19]在日本人群中的 GWAS 研究也未发现 rs17401966 多态性与 CHB 存在关联;Lingmin Hu[20]等在中国南方汉族人群的研究同样未发现 rs17401966 多态性与 HCC 进展的关联,与本研究结果一致。综合几项研究的分析结果,在亚洲人群中,rs17401966 多态性很可能与 HBV 感染不同结局无相关性,期待开展更多种族和更大样本量的研究来证实这一观点。

但本研究显示,rs17401966 与 HBV 的自然清除存在微弱关联,rs17401966 GG 基因型为 HBV 自然清除的保护性因素,Lingmin Hu[20]等在中国南方汉族人群未发现 rs17401966 与 HBV 的自然清除具有相关性,可能与不同的地区人群有关,本研究对象来自中国北方汉族人群,有待于扩大样本量做进一步验证。

3. *GSPT*(rs33635)**基因多态性与 HBV 感染不同结局的相关性**　*GSPT1* 位于人类基因组 16p13.1,编码 eRF3a 蛋白,eRF3a 是哺乳动物翻译终止过程中的主要因子,它的表达水平决定着终止复合物的形成。近年来有研究发现 eRF3a 可能与肿瘤有关,J Malta-Vacas 等[24]研究发现 eRF3a/*GSPT*112-GGC 等位基因可增加乳腺癌的易感性;J Malta-Vacas 等[25]报道 eRF3a/*GSPT* 的不同表达可能与胃癌的不同组织学分型有关;此外,M. Brito 等[26]报道 eRF3a/*GSPT* 可能与胃癌易感性有关。我们前期进行了该蛋白与 HBV 感染的功能学研究,然而,编码该蛋白的基因的多态性是否与 HBV 感染有关,尚未见报道。本研究通过 Hapmap 检索,获得位于 *GSPT1* 基因的 rs33635 位点,但尚未发现 rs33635 位点与 HBV 易感性、HBV 自然清除及 HCC 进展的相关性。

4. *IFN-λs*(rs8099917、rs12980602)**基因多态性与 HBV 感染不同结局的相关性**　2009 年,*Nature*、*Nature Genetics* 相继报道了丙型肝炎的全基因组关联研究结果,在高加索人群中,发现干扰素基因 IL28B(*IFN-λ3*)附近的基因突变 rs12979860[27-28]、*IL28B* 基因和 *IL28A*(*IFN-λ2*)基因之间的 rs8099917[27]不仅与患者接受聚乙二醇干扰素-α(pegylated interferon-alpha)联合利巴韦林(ribavirin)(PEG-IFN-alpha/RBV)治疗疗效有关,而且和患者自发清除 HCV 有关。Tanaka[27]、Yu[29]等报道了 *IL28B* 基因附近的 rs12980275、rs8105790、rs11881222、rs8103142、rs28416813、rs4803219、rs8099917、rs7248668 和日本人丙肝预后有显著性关联。

本研究选择 *IL28B* 基因下游 8kb 的 rs8099917 和 *IL28A* 基因上游 6kb 的 rs12980602 两个位点探讨 *IFN-λs* 基因多态性是否和中国人群 HBV 感染及其结局有关。结果显示两个位点的基因多态性和 HBV 易感性及感染后结局均无统计学关联。MaureenP 等[30]的研究表明,位于 *IL28B* 基因的 rs12979860 和高加索人 HBV 的清除无关。Jiao 等[31]在中国北方人群中,未发现 rs8099917G 和 HBV 感染后病毒的自发清除有关,与本研究结论一致。Li 等[32]发现在中国南方人群中 rs8099917G 碱基突变与肝移植术后的 HBV 感染复发无关。Ren 等[33]发现 rs8099917G 和 HBV 感染及其结局无关联,但是携带 rs12979860CC 基因型的个体更易感染 HBV。Li 等[32]研究得出 rs12979860 和中国汉族人群 HBV 易感性及感染后结局无关。综合这些研究及本次研究结果,*IFN-λs* 基因区域 rs12979860、rs8099917、rs12980602 基因多态性可能和 HBV 感染及其结局无关。

5. *PAK4*(rs9676717)**基因多态性与 HBV 感染不同结局的相关性** *IL28B* 基因位于染色体 19q13.3,在 *IL28B* 基因上游 64kb 位置(19q13.2)的是 *PAK4* 基因。PAKs 是一族发现于 20 世纪 90 年代的丝氨酸/苏氨酸蛋白激酶,称为 p21 活化激酶(p21-activatedkinases)[34]。该家族不仅能调节正常细胞的生长、分化和凋亡,并且在人类疾病的发生、发展中起到重要作用。在 *PAKs* 家族中 *PAK4* 与人类肿瘤关系最为密切,在已检测的一百多种人肿瘤细胞中,有多达 78% 的细胞高表达 *PAK4*。

本研究选择位于 *PAK4* 基因下游 8kb 位置的 rs9676717 位点,探讨 *PAK4* 基因多态性是否和 HBV 感染及其结局有关。得出的结论是 rs9676717 和 HBV 易感性及感染后结局均无统计学关联,尚未发现其他研究 *PAK4* 基因多态性的文章,虽然有研究证明 *PAK4* 在功能学上和人类肿瘤关系密切,但 *PAK4* 的表达是否和其基因变异有关有待进一步研究。

6. *PAPL*(rs423058)**基因多态性与 HBV 感染不同结局的相关性** 位于 *PAK4* 基因上游 14kb 的位置是铁锌紫色酸性磷酸酶样蛋白基因(iron/zinc purple acid phosphatase-like protein,*PAPL*)。紫色酸性磷酸酶(PAPs)的种类和生物学功能研究得较少。PAPs 已经从多种植物、动物和细菌中分离得到。在哺乳动物骨头、脏器和表皮组织中都已发现 PAPs 的存在,但是分离出来的绝大部分是 35kDa 的单体,它们可能参与铁的转运、自由基呈现、一些氧化还原作用、骨的吸收和矿化以及微生物的杀伤作用[35]。从人体内分离出来的 PAPL,是一种新亚型,分子量是 55kDa[36],其结构类似于小单体 PAPs,但生物学功能还有待研究。

本研究选择位于 *PAPL* 基因上游 10kb 位置的 rs423058 位点,探讨 *PAPL* 基因多态性是否和 HBV 感染及其结局有关。结果显示 rs423058 的突变碱基 A 是 HBV 感染的保护性碱基,携带 AA 及 CA+AA 基因型的个体较 CC 基因型个体均不易感染 HBV。rs423058 位点的碱基突变是否会调节 PAPL 的表达进而影响微生物的杀伤作用,有待进一步研究。

7. *IL-28 RA*(rs10903034)、*IL-10 RB*(rs2834167)**基因多态性与 HBV 感染不同结局的相关性** IFN-λs 的受体复合物(IFN-λR)是由 II 型细胞因子 CRF2-4(IL-10Rβ)和 CRF2-12(IL-28RA[37]/IFN-λR1[38])组成的异二聚体。IFN-λs 需与其受体结合,调节基因转录,发挥抗病毒、抗增殖、抗肿瘤和调节免疫反应。GWAS 研究表明 IFN-λs 基因多态性和 HCV 感染预后有关,Cui 等[39]发现 *IL-28RA* rs10903035 的基因突变和中国汉族人群 HCV 易感性及感染后结局有关。同时 Cui 等发现 *IL10RB*-rs2834167 的 AG 和 GG 基因型增加中国汉族女性感染 HCV 的风险。Gong 等[40]发现中国汉族人群携带 *IL0RB*-rs2834167AA 基因型的非垂直 HBV 感染者更易于自体病毒的清除。

本研究选择位于 *IL-28RA* 基因 3' UTR 区的 rs10903034 及 *IL10RB* 外显子区的 rs2834167 两个位点,探讨 IFN-λs 受体复合物基因多态性是否和 HBV 感染及其结局有关。结果表明

IL-28RA 基因的 rs10903034 基因多态性和 HBV 易感性及感染后结局无统计学关联。*IL10RB* 基因的 rs2834167A 碱基可以促使感染 HBV 的个体利用自身免疫系统清除体内 HBV。IFN-λs 和 IL-10、IL-22 共同的受体 *IL10RB* 基因多态性和 HBV 易感性有关,而大量研究表明 IL-10 基因多态性和 HBV 感染有关[41-43]。因此能否做出这样的假设:*IFN-λs* 区域基因多态性之所以可能和 HBV 易感性及预后无关,其限制性受体 *IL-28RA* 起着微妙作用。这一点需要对配体受体相关位点的生物学功能进行研究证明。

8. *DEPDC5*(rs1012068)**基因多态性与 HBV 感染不同结局的相关性**　2011 年,Daiki 等[44]在日本人群中做了一项 HCV 相关 HCC 易感基因的 GWAS,发现位于 22 号染色体的 *DEPDC5* 基因上的 rs1012068C 增加丙型肝炎患者患 HCV 相关 HCC 的风险。同时,作者证实 HCC 患者的肿瘤组织中 *DEPDC5* 的 mRNA 水平高于非肿瘤组织。*DEPDC5* 和 HCC 易感性的关系缺乏相关报道,但有研究证实 *DEPDC5* 基因敲除与恶性脑胶质细胞瘤相关[45],也有研究表明与 *DEPDC5* 基因结构相似的 *DEPDC1* 基因与膀胱癌的发生有关[46,47]。这些都充分表明,*DEPDC5* 基因可能与肿瘤的发生发展有关。本研究探讨 rs1012068C 基因多态性是否和 HBV 感染及其结局有关,发现突变碱基 C 增加 HBV 感染者患 HBV 相关 HCC 的风险。目前缺乏 *DEPDC5* 的功能学研究,*DEPDC5* 基因突变致肝癌机制是否和病毒类型有关有待进一步研究。

综上所述,本研究通过对候选基因的研究,发现了与 HBV 感染及其不同结局相关的一些多态性位点,rs2856718 位点、rs9275572 位点、rs12980602 位点、rs17401966 位点、rs2834167 位点、rs1012068 位点、rs9676717 位点多态性与 HBV 感染及其结局有关。然而,由于种族差异和样本量等原因,有些结果与国内及国际的研究间存在差异。因此,在今后的研究中,有必要扩大样本量,通过各种基因组学研究方法深入筛查和验证 HBV 感染不同结局相关的多态性位点,并进一步进行分子生物学机制的研究。基因多态性研究在筛选 HBV 感染易感人群、预测 HBV 感染不同转归及个性化预防方面具有潜在的应用前景。

(河北医科大学公共卫生学院　刘殿武　张晓琳)

参考文献

[1] OTT J J,STEVENS G A,GROEGER J,et al. Global epidemiology of hepatitis B virus infection:new estimates of age-specific HBsAg seroprevalence and endemicity[J]. Vaccine 2012,30(12):2212-2219.

[2] CUSTER B,SULLIVAN S D,HAZLET T K,et al. Global epidemiology of hepatitis B virus[J]. J Clin Gastroenterol,2004,38(10 Suppl 3):S158-S168.

[3] BEN-ARI Z,MOR E,PAPO O,et al. Cytokine gene polymorphisms in patients infected with hepatitis B virus [J]. Am J Gastroenterol,2003,98(1):144-150.

[4] ZHENG M H,XIAO D D,LIN X F,et al. The tumour necrosis factor-alpha-238A allele increases the risk of chronic HBV infection in European populations[J]. J Viral Hepat,2012,19(2):e11-e17.

[5] DENG G,ZHOU G,ZHAI Y,et al. Association of estrogen receptor alpha polymorphisms with susceptibility to chronic hepatitis B virus infection[J]. Hepatology,2004,40(2):318-326.

[6] DENG G,ZHOU G,ZHANG R,et al. Regulatory polymorphisms in the promoter of CXCL10 gene and disease

progression in male hepatitis B virus carriers[J]. Gastroenterology,2008,134(3):716-726.

[7] KIM Y J,KIM H Y,KIM J S,et al. Putative association of transforming growth factor-alpha polymorphisms with clearance of hepatitis B virus and occurrence of hepatocellular carcinoma in patients with chronic hepatitis B virus infection[J]. J Viral Hepat,2010,17(7):518-526.

[8] WEBER B. Recent developments in the diagnosis and monitoring of HBV infection and role of the genetic variability of the S gene[J]. Expert Rev Mol Diagn,2005,5(1):75-91.

[9] THE POLARIS OBSERVATORY COLLABORATORS. Global prevalence,treatment,and prevention of hepatitis B virus infection in 2016:a modelling study[J]. Lancet Gastroenterol Hepatol,2018,3(6):383-403.

[10] THURSZ M. Genetic susceptibility in chronic viral hepatitis[J]. Antiviral Res,2001,52(2):113-116.

[11] BOONSTRA A,WOLTMAN A M,JANSSEN H L. Immunology of hepatitis B and hepatitis C virus infections [J]. Best Pract Res Clin Gastroenterol,2008,22(6):1049-1061.

[12] FRODSHAM A J. Host genetics and the outcome of hepatitis B viral infection[J]. Transpl Immunol,2005,14 (3-4):183-186.

[13] OWADA T,MATSUBAYASHI K,SAKATA H,et al. Interaction between desialylated hepatitis B virus and asialoglycoprotein receptor on hepatocytes may be indispensable for viral binding and entry[J]. J Viral Hepat,2006,13(1):11-18.

[14] THIO C L,THOMAS D L,CARRINGTON M. Chronic viral hepatitis and the human genome[J]. Hepatology,2000,31(4):819-827.

[15] KUMAR V,KATO N,URABE Y,et al. Matsuda K. Genome-wide association study identifies a susceptibility locus for HCV-induced hepatocellular carcinoma[J]. Nat Genet,2011,43(5):455-458.

[16] AIKAWA T,KOJIMA M,ONISHI H,et al. HLA DRB1 and DQB1 alleles and haplotypes influencing the progression of hepatitis C[J]. J Med Virol,1996,49(4):274-278.

[17] WILLIAMS S M,RITCHIE M D,PHILLIPS J A,et al. Multilocus analysis of hypertension:a hierarchical approach[J]. Hum Hered,2004(57):28-38.

[18] MENG X Q,CHEN H G,MA Y L,et al. Influence of HLA class II molecules on the outcome of hepatitis B virus infection in population of Zhejiang Province in China[J]. Hepatobiliary Pancreat Dis Int,2003,2(2):230-233.

[19] MBAREK H,OCHI H,URABE Y,et al. Chayama K,Nakamura Y,Matsuda K. A genome-wide association study of chronic hepatitis B identified novel risk locus in a Japanese population[J]. Hum Mol Genet,2011,20(19):3884-3892.

[20] HU L,ZHAI X,LIU J,et al. Genetic variants in HLA-DP/DQ influence both hepatitis B virus clearance and hepatocellular carcinoma development[J]. Hepatology,2012,55(5):1426-1431.

[21] SCHLISIO S,KENCHAPPA R S,VREDEVELD L C,et al. The kinesin KIF1Bbeta acts downstream from EglN3 to induce apoptosis and is a potential 1p36 tumor suppressor[J]. Genes Dev,2008,22(7):884-893.

[22] MUNIRAJAN A K,ANDO K,MUKAI A,et al. KIF1Bbeta functions as a haploin sufficient tumor suppressor gene mapped to chromosome 1p36. 2 by inducing apoptotic cell death[J]. J Biol Chem,2008,283(36):24426-24434.

[23] ZHANG H,ZHAI Y,HU Z,et al. Genome-wide association study identifies 1p36. 22 as a new susceptibility locus for hepatocellular carcinoma in chronic hepatitis B virus carriers[J]. Nat Genet,2010,42(9):755-758.

[24] MALTA-VACAS J,CHAUVIN C,GONCALVES L,et al. eRF3a/GSPT1 12-GGC allele increases the suscep-

tibility for breast cancer development[J]. Oncol Rep,2009,21(6):1551-1558.

[25] MALTA-VACAS J,AIRES C,COSTA P,et al. Differential expression of the eukaryotic release factor 3 (eRF3/GSPT1)according to gastric cancer histological types[J]. J Clin Pathol,2005,58(6):621-625.

[26] BRITO M,MALTA-VACAS J,CARMONA B,et al. Polyglycine expansions in eRF3/GSPT1 are associated with gastric cancer susceptibility[J]. Carcinogenesis,2005,26(12):2046-2049.

[27] TANAKA Y,NISHIDA N,SUGIYAMA M,et al. Genome-wide association of IL28B with response to pegylated interferon-alpha and ribavirin therapy for chronic hepatitis C[J]. Nat Genet,2009,41(10):1105-1109.

[28] THOMAS D L,THIO C L,MARTIN M P,et al. Genetic variation in IL28B and spontaneous clearance of hepatitis C virus[J]. Nature,2009,461(7265):798-801.

[29] YU M L,HUANG C F,HUANG J F,et al. Role of interleukin-28B polymorphisms in the treatment of hepatitis C virus genotype 2 infection in Asian patients[J]. Hepatology,2011,53(1):7-13.

[30] MARTIN M P,QI Y,GOEDERT J J,et al. IL28B polymorphism does not determine outcomes of hepatitis B virus or HIV infection[J]. J Infect Dis,2010,202(11):1749-1753.

[31] JIAO X L,GAO Y T,JING L,et al. Studies on the relationship between polymorphism of IL-28B rs8099917 and the outcome of HBV infection[J]. Zhonghua Liu Xing Bing Xue Za Zhi,2011,32(11):1143-1147.

[32] LI Y,SHI Y,CHEN J,et al. Association of polymorphisms in interleukin-18 and interleukin-28B with Hepatitis B recurrence after liver transplantation in Chinese Han population[J]. Int J Immunogenet,2012,39(4):346-352.

[33] REN S,LU J,DU X,et al. Genetic variation in IL28B is associated with the development of hepatitis B-related hepatocellular carcinoma[J]. Cancer Immunol Immunother,2012,61(9):1433-1439.

[34] WELLS C M,JONES G E. The emerging importance of group Ⅱ PAKs[J]. Biochem J,2010,425(3):465-473.

[35] ODDIE G W,SCHENK G,ANGEL N Z,et al. Structure,function,and regulation of tartrate-resistant acid phosphatase[J]. Bone,2000,27(5):575-584.

[36] FLANAGAN J U,CASSADY A I,SCHENK G,et al. Identification and molecular modeling of a novel,plant-like,human purple acid phosphatase[J]. Gene,2006(377):12-20.

[37] SHEPPARD P,KINDSVOGEL W,XU W,et al. IL-28,IL-29 and their class Ⅱ cytokine receptor IL-28R [J]. Nat Immunol,2003,4(1):63-68.

[38] KOTENKO S V,GALLAGHER G,BAURIN V V,et al. IFN-lambdas mediate antiviral protection through a distinct class Ⅱ cytokine receptor complex[J]. Nat Immunol,2003,4(1):69-77.

[39] CUI Q,ZHANG Y X,SU J,et al. Genetic variation in IL28RA is associated with the outcomes of HCV infection in a high-risk Chinese population[J]. Infect Genet Evol,2011,11(7):1682-1689.

[40] GONG Q M,KONG X F,YANG Z T,et al. Association study of IFNAR2 and IL10RB genes with the susceptibility and interferon response in HBV infection[J]. J Viral Hepat,2009,16(9):674-680.

[41] WANG C,ZHANG X,ZHU B,et al. Relationships between tumour necrosis factor-alpha,interleukin-12B and interleukin-10 gene polymorphisms and hepatitis B in Chinese Han haemodialysis patients[J]. Nephrology (Carlton),2012,17(2):167-174.

[42] ZHANG T C,PAN F M,ZHANG L Z,et al. A meta-analysis of the relation of polymorphism at sites −1082 and −592 of the IL-10 gene promoter with susceptibility and clearance to persistent hepatitis B virus infection in the Chinese population[J]. Infection,2011,39(1):21-27.

[43] GAO Q,ZHANG S,WU L,et al. Association of IL-10 −1082 and IL-10 −592 polymorphisms with chronic

hepatitis B and/or hepatitis C virus infection among plasma donors in a rural area of Hebei Province,China [J]. Wei Sheng Yan Jiu,2011,40(6):709-713.

[44] MIKI D,OCHI H,HAYES C N,et al. Variation in the DEPDC5 locus is associated with progression to hepatocellular carcinoma in chronic hepatitis C virus carriers[J]. Nat Genet,2011,43(8):797-800.

[45] SENG T J,ICHIMURA K,LIU L,et al. Complex chromosome 22 rearrangements in astrocytic tumors identified using microsatellite and chromosome 22 tile path array analysis[J]. Genes Chromosomes Cancer,2005, 43(2):181-193.

[46] KANEHIRA M,HARADA Y,TAKATA R,et al. Involvement of upregulation of DEPDC1(DEP domain containing 1)in bladder carcinogenesis[J]. Oncogene,2007,26(44):6448-6455.

[47] HARADA Y,KANEHIRA M,FUJISAWA Y,et al. Cell-permeable peptide DEPDC1-NF224 nterferes with transcriptional repression and oncogenicity in bladder cancer cells [J]. Cancer Res, 2010, 70 (14): 5829-5839.

第七章

甲状腺癌剧增原因的探索

提 要

甲状腺癌是近年来发病率升高最快的恶性肿瘤之一,已成为全球女性第五大常见恶性肿瘤,引起世界范围内的广泛关注。有学者认为甲状腺癌剧增的原因是先进诊断技术的普及导致过度诊断,而笔者在 2014 年的研究发现,约一半新诊断的甲状腺癌无法用"过度诊断"解释,而是病例的真实增加。因此,除了过度诊断,甲状腺癌的迅速增长不能排除某种(些)环境因素或自身生活行为因素的改变。笔者通过梳理已确定的和可疑的甲状腺癌的危险因素,提出研究假说,利用一项以人群为基础的病例对照研究和一项基于血清库队列的巢式病例对照研究,从诊断性电离辐射暴露、手机使用、阻燃剂多溴联苯醚等化学物质、生物杀菌剂(biocides)、营养补充剂(复合维生素、钙剂等)、肥胖以及环境基因交互作用等多方面探索了甲状腺癌剧增的原因。

一、研究背景

甲状腺癌(thyroid cancer)是生长于甲状腺的恶性肿瘤,女性的发病率约是男性的 3 倍。根据美国肿瘤登记数据(Surveillance,Epidemiology,and End Results,SEER)显示,甲状腺癌作为曾经的罕见肿瘤,已成为现今的常见肿瘤之一,在女性中发病率由 1975 年位列第 14 到 2016 年位列第 6[1],并已成为全球女性第五大常见恶性肿瘤[2],引起世界范围内的广泛关注。本文将阐述笔者如何应用流行病学的方法探索甲状腺癌迅速增长的原因。

二、研究假说

2006 年 Davis 和 Welch 基于 SEER 1973—2002 年的数据发表文章认为,美国甲状腺癌在过去近 30 年的增长是由于过度诊断造成的,并非真正的增长,原因之一是,甲状腺癌发病率的上升主要集中在小肿瘤,而死亡率没有变化;原因之二是,由于诊断技术(B 超)的广泛使用,以前触诊发现不了的小肿瘤也被诊断出来,从而导致其发病率增加[3]。笔者认为此结论过于草率[4]。首先,甲状腺癌的上升主要是乳头状瘤,占所有甲状腺癌的 80% 以上,其 10 年生存率超过 95%,即便是其发病率增加,死亡率仍会处于不变状态。其次,除了小于 2cm 的小肿瘤,2~5cm 中等大小的肿瘤发病率也在上升。中等大小的肿瘤触诊和肉眼极易发现,因此,由于 B 超的广泛使用将过去无法利用触诊诊断的甲状腺癌诊断出来的结论不具备说服力。第三,1973—2002 年美国并未开展任何有关甲状腺癌的筛查项目。由此,笔者对

SEER 1973—2004 年数据进行了年龄-周期-队列(age-period-cohort)分析,认为甲状腺癌发病率在美国的增加除过度诊断外,出生队列相关的环境因素也不能排除[5]。笔者认为这种上升趋势可能在其他国家和地区也存在,并利用国际癌症研究署的五大洲癌症发病率(Cancer Incidence in Five Continents)数据,探索了 1973—2002 年全球甲状腺癌发病趋势,发现甲状腺癌发病率在全球绝大多数国家和地区都出现了上升趋势[6]。

三、原因探索

当发现一种疾病迅速增长,究其原因不外乎三种情况:一是过度诊断(如诊断标准、技术及灵敏度的改变);二是某种(些)环境因素或自身生活行为因素的改变;三是两者兼具。本章将从过度诊断和环境或生活习惯变化两个方面进行探索。

(一)过度诊断

笔者 2014 年的一项研究[7],对美国肿瘤登记数据(37 个州的甲状腺癌发病率)、医生资源配置(37 个州内分泌医生和普外科医生的密度)、人群颈部超声检查数据(每百万有医疗保险的人群中颈部超声检查次数)及人群家庭收入的信息分析发现,美国约一半以上新诊断的甲状腺癌可能是由于过度诊断导致。此研究还提出很多新诊断的惰性癌患者也许并不会从甲状腺的治疗中获益,甚至会因不必要的治疗带来副作用,或给患者带来经济损失。芬兰的一项尸检研究显示,非甲状腺癌相关疾病死亡人群中隐匿性甲状腺癌的患病率高达35.6%,表明甲状腺癌在人群中很常见,多数临床意义不大[8]。日本一项针对患甲状腺微小癌(肿瘤直径小于 1cm)并在诊断后未进行手术干预的病人开展的观察随访研究发现[9],只有约三分之一的患者在 10 年随访中由于病情进展进行了手术治疗,绝大多数患者在随访中未发现肿瘤增大或转移。上述研究进一步证实,现阶段很多新诊断的甲状腺微小癌也许不需要进行治疗。

同时,笔者在 2014 年的研究显示[7],约一半新诊断的甲状腺癌无法用过度诊断解释,而是病例的真实增加。2017 年发表的一项描述性流行病学研究利用 SEER 1974—2013 年数据,也进一步证实甲状腺癌的显著增加并非完全归因于过度诊断[10]。那么究竟是什么环境或生活行为因素导致甲状腺癌发病的急剧上升?我们首先需要梳理已确定的和可疑的甲状腺癌的危险因素。

(二)环境及生活习惯变化

迄今为止,唯一确定的与甲状腺癌相关的环境危险因素是儿童时期的电离辐射暴露[11],证据主要来自日本二战时期的原子弹爆炸及切尔诺贝利核电站泄漏事故后甲状腺癌病例的急剧增加[11]。那么,和平年代自然人群中的主要电离辐射暴露会有哪些? 在过去几十年中自然人群的电离辐射暴露量增加了吗? 数据显示,诊断性电离辐射暴露在美国增长迅速,人均暴露量从 1980 年的 0.54mSv(毫希沃特,用来衡量辐射剂量对生物组织影响程度的单位)增加到 2006 年的 3.0mSv,且这种增长趋势仍在继续[12],计算机断层扫描(computerized tomography,CT)以及核医学检验是诊断性辐射的主要暴露源,两者产生的辐射剂量远远大于传统的 X 线检查[12]。随着人们健康意识的增强,医学检查次数增多,暴露于医学检查中产生的辐射量也随之增加。研究证明,医学检查中所产生的电离辐射也与甲状腺癌的发生有密切联系。Mathews 等的研究发现,儿童和青少年时期进行 CT 检查可使罹患甲状腺癌的风险增加 40%[13]。然而,该研究并没有探索 19 岁以后成人暴露于 CT 检查与罹患甲状腺癌风险的关系。笔者在美国康涅狄格州进行了以人群为基础的病例对照研究[14]。该研究发现成人暴露于诊断性 X 射线与甲状腺癌发病风险有很强的相关性,尤其是暴露于 CT 检查,并主要表现为分化型甲状腺微小癌(人群的归因危险度估计值为 59%,95% *CI* 为 37%~85%),表明美国人群中 37%~85% 的分化型甲状腺微小癌是由于诊断性 X 射线暴露所引起。笔者进一步探索了 DNA 修复通路单核苷酸多态性(single nucleotide polymorphisms,SNP)与诊断性 X 射线交互作用对甲状腺癌的影响,发现不同的基因型对甲状腺癌微小肿瘤和大肿瘤与诊断性电离辐射关联的影响不同[15]。此研究缺乏各种检查的辐射剂量信息,同时可能存在回忆偏倚。未来的前瞻性研究还需继续阐明诊断性辐射暴露和甲状腺癌发病风险之间的关系,同时进一步寻找对辐射敏感的高危人群。

除了电离辐射,非电离辐射(如电磁辐射)在人群中的暴露也逐年增加。随着手机使用的普及,其释放的非电离辐射可能导致的健康危害也开始受到关注。国际癌症研究署将非电离辐射(包括手机释放的电磁辐射)定性为人类可能致癌物(group 2B possible human carcinogen)。绝大多数有关手机和癌症的流行病学研究关注脑肿瘤,有些研究显示手机使用增加脑肿瘤风险[16-21],有些研究发现两者无关联[22-27]。手机使用者将手机放在耳边时离甲状腺最近,甲状腺又是人体对电离辐射最敏感的实体器官之一,随着手机在人群中的快速普及,甲状腺癌发病率呈现出了同样的上升趋势[6,28,29],我们怀疑手机的使用可能是导致甲状腺癌增长的一个可能原因。笔者利用其美国康涅狄格州的甲状腺癌病例对照研究人群分析了手机使用和甲状腺癌的关系[30],发现两者并无关联,与 Benson 等人[24]研究结果一致。但是笔者的研究结果提示,长期(超过 15 年)使用手机可能会增加患甲状腺癌的风险。而 Benson 等人的研究中只有非常少的人使用手机超过 10 年,因此没有足够的统计把握度进行长期使用手机和甲状腺癌发病风险的分析。笔者进一步探索了遗传易感性是否修饰手机使用和甲状腺癌的关系[31],发现携带某种 SNP 的人群使用手机,罹患甲状腺癌的风险增加两倍以上,同时也发现不同的 SNP 对不同大小肿瘤的修饰作用不同。尽管笔者的研究提示,部分具有遗传易感性的人群中甲状腺癌可能和使用手机有关,但此研究是 2010—2011 年开展的,恰逢智能手机开始上市,同时存在手机功能多样化、使用方式不同(发信息,用耳机接听电话等)等问题,该研究结果可能无法推广到智能手机使用者。然而目前手机使用普及,几乎找不到不使用手机者,这对未来的流行病学研究将如何探索手机使用和健康的关系提出了巨大挑战,笔者建议可以从使用频率及方式入手区分手机非电离辐射的高低暴露,同时考虑人群易感性。

笔者基于阻燃剂多溴联苯醚(polybrominated diphenyl ethers,PBDEs)干扰甲状腺功能,在动物实验中证实可引起甲状腺肿瘤,同时 PBDEs 在人群中的暴露水平呈现和甲状腺癌发病率同样的上升趋势等一系列科学证据,于 2008 年提出了 PBDEs 增加甲状腺癌风险的假说[32]。而 2015 年 Aschebrook-Kilfoy 等在美国一项肿瘤筛查队列中检验了此假说,未发现 PBDEs 与甲状腺癌有关[33],但该研究的研究对象年龄偏大,平均年龄 62 岁,而甲状腺癌的诊断年龄普遍在 40~59 岁,此外该研究所检测的 PBDEs 类别(congener)有限。另一项 2017 年的病例对照研究提示,暴露于高水平阻燃剂化学物质十溴联苯醚(decabromodiphenyl ether(BDE-209)和 2-氯乙基磷酸酯 tris(2-chloroethyl)phosphate)的人群,甲状腺癌发病风险增加 2.29 倍(95% *CI*:1.03~5.08)[34]。笔者利用美国国防部的血清库进行了大样本巢式病例对照研究,发现暴露于高水平 2,4,4'-三溴联苯醚(BDE-28)增加罹患甲状腺癌的风险[35]。虽然笔者在康涅狄格州的病例对照研究中选择了 250 对病例和对照分析发现 PBDEs 与甲状腺癌无关联[36]，但对比暴露水平后发现康涅狄格州的人群暴露水平偏低，其高暴露组的暴露水平与巢式病例对照研究中低暴露组的暴露水平持平。笔者正在进一步探索 PBDEs 与基因交互作用对甲状腺癌的影响，希望可以提供环境基因交互作用与甲状腺癌关系的又一科学证据。

2017 年，笔者的另一项研究[37]用职业暴露矩阵方法探讨生物杀菌剂（biocides）对甲状腺癌的影响，并观察到职业暴露于高水平的生物杀菌剂可使甲状腺癌发病风险增加一倍多（$OR = 2.18$，95% CI：$1.28 \sim 3.73$）。尽管具体是哪一种生物杀菌剂导致患甲状腺癌风险增加尚不明确，有待进一步探索及研究，但生物杀菌剂用量在过去几十年的急剧增加[38]提示生物杀菌剂对甲状腺癌的影响不容忽视。

除了环境因素，有什么与甲状腺癌有关的生活行为因素在过去几十年里发生了变化？笔者首先梳理了饮食因素。碘是人体甲状腺激素合成所必需的微量元素，甲状腺细胞通过钠/碘共转运子克服电化学梯度从血液循环中浓聚碘[39]。碘摄入量与甲状腺疾病的发生呈 U 型关系。慢性碘缺乏和碘过量均会导致促甲状腺激素（thyroid-stimulating hormone，TSH）过多分泌，进而使滤泡细胞肥大和过度增生，增加了罹患甲状腺癌的风险[40]。一项对分化型甲状腺癌患者饮食结构的回顾性分析中指出，适量多摄入含碘食物并不是甲状腺癌的危险因素，甚至是保护因素。一项对碘摄入与甲状腺癌关系的全面综述[41]中指出，碘缺乏是甲状腺癌的一项主要危险因素，尤其是乳头状甲状腺癌和甲状腺未分化癌。而 Blomberg 等[42]的研究发现，在 1942—2008 年丹麦实行全面补碘前后，男、女性甲状腺癌的发病率均有所增加，年轻人尤为增多，且以乳头状甲状腺癌为主。我国自 1996 年实行食用加碘盐政策后，乳头状甲状腺癌发病率也继而有所增加。例如，从 1983 年至 2007 年，女性甲状腺癌发病率的年变化率为 4.9%，之后更增长为 19.9%[43]。但这两项研究均是生态学研究，缺乏个体暴露信息，其作者均表明并不能凭此依据得出补碘是引起甲状腺癌发病率升高的主要因素这一结论，还应当考虑到检查手段的提高使检出率增加等因素。因此，在我国以及全球，碘和甲状腺癌的关系尚存在争议，有待更多的、更可靠的循证医学证据来阐明二者之间的关系。

现今，随着人们生活质量的提高，关注健康的意识不断增强，人们不满足于仅有的膳食中提供的营养，还每天服用复合维生素或者各种维生素、钙的补充剂。多项以人群为基础的研究表明，含铁复合维生素[44]、维生素 C 和维生素 E 补充剂[45,46]可以降低罹患甲状腺癌的风险。然而，有研究提示服用复合维生素[44,47]和维生素 A、C、E 补充剂[44]却会增加罹患甲状腺癌的风险。笔者在美国康涅狄格州的甲状腺癌危险因素研究中，并没有发现维生素补充剂与甲状腺癌之间的关系[48]。

美国肥胖患病率自 20 世纪 80 年代起一直呈上升趋势[49,50]。许多研究表明，体质指数（body mass index，BMI）过高与甲状腺癌的发病风险呈正相关。BMI 每增加 $5kg/m^2$，男性甲状腺癌发病风险增加至原来的 1.33 倍（95% CI：$1.04 \sim 1.70$），女性增加至原来的 1.14 倍（95% CI：$1.06 \sim 1.23$）[51]。肥胖成年人（BMI $\geq 35kg/m^2$）较正常体重人群罹患甲状腺癌的风险也会增加至 1.74 倍（95% CI：$1.03 \sim 2.94$）[39]。一项对 12 119 例甲状腺癌病人及 21 篇文献的综述研究[52]发现，全身及腹部肥胖均可增加罹患甲状腺癌的风险：与正常体重人群相比，肥胖人群甲状腺癌发病风险可增加 55%，腹围每增加 5cm，甲状腺癌发病风险增加

5%;考虑到组织学分型后发现,肥胖与乳头状甲状腺癌、滤泡状甲状腺癌、甲状腺未分化癌发病风险呈正相关,与甲状腺髓样癌发病风险呈负相关。2018 年一项 35 万人的队列研究也报道了 BMI 升高可增加甲状腺癌发病风险[53]。其可能的机制包括:①促甲状腺激素与肥胖有关,而高水平促甲状腺激素可通过肥胖增加患甲状腺肿的风险,进而增加甲状腺癌发病风险[54];②瘦素(leptin)是一种与能量代谢和胰岛素活动有关的蛋白[55],肥胖可使瘦素水平增高[56],研究证明甲状腺癌患者瘦素水平高于健康人群[57],另有研究显示瘦素也可增加甲状腺乳头状癌细胞的转移[58]。但是,肥胖与甲状腺癌是否存在因果关系尚不确定,有待进一步探究。

四、小结

甲状腺癌是近年来发病率升高最快的恶性肿瘤之一,尽管其预后较好,但治疗所导致的并发症及长期服用甲状腺替代激素,罹患其他肿瘤的风险和心理压力严重影响患者的生命质量并增加社会家庭的经济负担。因此,阐明甲状腺癌剧增的原因,了解其病因并早期预防具有重大公共卫生意义。

(国家癌症中心　张亚玮　北京协和医院　赵楠)

参考文献

[1] HOWLADER N,NOONE A M,KRAPCHO M,et al. Prostate Cancer:Cancer Statistics Review,1975-2012[J/OL]. National Cancer Institute. https://seer. cancer. gov/csr/.

[2] BRAY F,FERLAY J,SOERJOMATARAM I,et al. Global cancer statistics 2018:GLOBOCAN estimates of incidence and mortality worldwide for 36 cancers in 185 countries[J]. CA Cancer J Clin,2018,68(6): 394-424.

[3] DAVIES L,WELCH H G. Increasing incidence of thyroid cancer in the United States,1973-2002[J]. JAMA, 2006,295(18):2164-2167.

[4] ZHANG Y,ZHU Y,RISCH H A. Changing incidence of thyroid cancer[J]. Jama,2006,296(11):1350.

[5] ZHU C,ZHENG T,KILFOY B A. et al. A birth cohort analysis of the incidence of papillary thyroid cancer in the United States,1973-2004[J]. Thyroid:official journal of the American Thyroid Association,2009,19 (10):1061-1066.

[6] KILFOY B A,ZHENG T,HOLFORD T R,et al. International patterns and trends in thyroid cancer incidence, 1973-2002[J]. Cancer causes & control,2009,20(5):525-531.

[7] UDELSMAN R,ZHANG Y. The epidemic of thyroid cancer in the United States:the role of endocrinologists and ultrasounds[J]. Thyroid,2014,24(3):472-479.

[8] HARACH H R,FRANSSILA K O,WASENIUS V M. Occult papillary carcinoma of the thyroid. A "normal" finding in Finland. A systematic autopsy study[J]. Cancer,1985,56(3):531-538.

[9] ITO Y,MIYAUCHI A,INOUE H,et al. An observational trial for papillary thyroid microcarcinoma in Japanese patients[J]. World J Surg,2010,34(1):28-35.

[10] LIM H,DEVESA S S,SOSA J A,et al. Trends in Thyroid Cancer Incidence and Mortality in the United States,1974-2013[J]. JAMA,2017,317(13):1338-1348.

[11] SINNOTT B,RON E,SCHNEIDER A B. Exposing the thyroid to radiation:a review of its current extent, risks,and implications[J]. Endocrine reviews,2010,31(5):756-773.

[12] METTLER F A,THOMADSEN B R,BHARGAVAN M. et al. Medical radiation exposure in the U. S. in

2006:preliminary results[J]. Health physics,2008,95(5):502-507.

[13] MATHEWS J D,FORSYTHE A V,BRADY Z. et al. Cancer risk in 680,000 people exposed to computed tomography scans in childhood or adolescence:data linkage study of 11 million Australians[J]. BMJ,2013 (346):f2360.

[14] ZHANG Y W,CHEN Y T,HUANG H,et al. Diagnostic radiography exposure increases the risk for thyroid microcarcinoma:a population-based case-control study[J]. European journal of cancer prevention,2015,24 (5):439-446.

[15] SANDLER J E,HUANG H,ZHAO N,et al. Germline Variants in DNA Repair Genes,Diagnostic Radiation, and Risk of Thyroid Cancer[J]. Cancer Epidemiol Biomarkers Prev,2018,27(3):285-294.

[16] AYDIN D,FEYCHTING M,SCHUZ J,et al. Mobile phone use and brain tumors in children and adolescents: a multicenter case-control study[J]. Journal of the National Cancer Institute,2011,103(16):1264-1276.

[17] INTERPHONE STUDY GROUP. Brain tumour risk in relation to mobile telephone use:results of the INTER-PHONE international case-control study[J]. International journal of epidemiology,2010,39(3):675-694.

[18] COUREAU G,BOUVIER G,LEBAILLY P,et al. Mobile phone use and brain tumours in the CERENAT case-control study[J]. Occupational and environmental medicine,2014,71(7):514-522.

[19] HARDELL L,CARLBERG M,HANSSON M K. Pooled analysis of case-control studies on malignant brain tumours and the use of mobile and cordless phones including living and deceased subjects. Int J Oncol,2011, 38(5):1465-1474.

[20] HARDELL L,CARLBERG M,SODERQVIST F,et al. Meta-analysis of long-term mobile phone use and the association with brain tumours[J]. Int J Oncol,2008,32(5):1097-1103.

[21] HARDELL L,CARLBERG M,HANSSON M K. Epidemiological evidence for an association between use of wireless phones and tumor diseases[J]. Pathophysiology,2009,16(2-3):113-122.

[22] SCHUZ J,JACOBSEN R,OLSEN J H,et al. Cellular telephone use and cancer risk:update of a nationwide Danish cohort[J]. Journal of the National Cancer Institute,2006,98(23):1707-1713.

[23] AUVINEN A,HIETANEN M,LUUKKONEN R,et al. Brain tumors and salivary gland cancers among cellular telephone users[J]. Epidemiology,2002,13(3):356-359.

[24] BENSON V S,PIRIE K,SCHUZ J,et al. Mobile phone use and risk of brain neoplasms and other cancers: prospective study[J]. International journal of epidemiology,2013,42(3):792-802.

[25] FREI P,POULSEN A H,JOHANSEN C,et al. Use of mobile phones and risk of brain tumours:update of Danish cohort study[J]. BMJ,2011(343):d6387.

[26] INSKIP P D,TARONE R E,HATCH E E,et al. Cellular-telephone use and brain tumors. The New England journal of medicine,2001,344(2):79-86.

[27] MUSCAT J E,MALKIN M G,THOMPSON S,et al. Handheld cellular telephone use and risk of brain cancer [J]. JAMA,2000,284(23):3001-3007.

[28] CARLBERG M,HEDENDAHL L,AHONEN M,et al. Increasing incidence of thyroid cancer in the Nordic countries with main focus on Swedish data[J]. BMC cancer,2016(16):426.

[29] KHURANA V G,TEO C,KUNDI M,et al. Cell phones and brain tumors:a review including the long-term epidemiologic data[J]. Surg Neurol,2009,72(3):205-214.

[30] LUO J,DEZIEL N C,HUANG H,et al. Cell phone use and risk of thyroid cancer:a population-based case-control study in Connecticut[J]. Ann Epidemiol,2019(29):39-45.

[31] LUO J,LI H,DEZIEL N C,et al. Genetic susceptibility may modify the association between cell phone use and thyroid cancer:A population-based case-control study in Connecticut[J]. Environmental research,2020 (182):109013.

［32］ ZHANG Y,GUO G L,HAN X,et al. Do Polybrominated Diphenyl Ethers(PBDEs)Increase the Risk of Thyroid Cancer? ［J］. Biosci Hypotheses,2008,1(4):195-199.

［33］ ASCHEBROOK-KILFOY B,DELLAVALLE C T,PURDUE M,et al. Polybrominated diphenyl ethers and thyroid cancer risk in the Prostate,Colorectal,Lung,and Ovarian Cancer Screening Trial cohort［J］. Am J Epidemiol,2015,181(11):883-888.

［34］ HOFFMAN K,LORENZO A,BUTT C M,et al. Exposure to flame retardant chemicals and occurrence and severity of papillary thyroid cancer:A case-control study［J］. Environ Int,2017(107):235-242.

［35］ HUANG H,SJODIN A,CHEN Y,et al. Polybrominated Diphenyl Ethers,Polybrominated Biphenyls,and Risk of Papillary Thyroid Cancer:A Nested Case-Control Study［J］. American journal of epidemiology,2020,189(2):120-132.

［36］ DEZIEL N C,ALFONSO-GARRIDO J,WARREN J L,et al. Exposure to Polybrominated Diphenyl Ethers and a Polybrominated Biphenyl and Risk of Thyroid Cancer in Women:Single and Multi-Pollutant Approaches［J］. Cancer Epidemiol Biomarkers Prev,2019,28(10):1755-1764.

［37］ ZENG F,LERRO C,LAVOUE J,et al. Occupational exposure to pesticides and other biocides and risk of thyroid cancer［J］. Occup Environ Med,2017,74(7):502-510.

［38］ GLOBAL INDUSTRY ANALYSTS & INC. Global Disinfectants Market 2018［M］. Kawasaki:Global Industry Analysts & Inc,2018.

［39］ 曹龄之,谢建平,彭小东. 甲状腺癌的流行现状及危险因素［J］. 国际肿瘤学杂志,2014,41(4):267-270.

［40］ KNOBEL M,MEDEIROS-NETO G. Relevance of iodine intake as a reputed predisposing factor for thyroid cancer［J］. Arq Bras Endocrinol Metabol,2007,51(5):701-712.

［41］ ZIMMERMANN M B,GALETTI V. Iodine intake as a risk factor for thyroid cancer:a comprehensive review of animal and human studies［J］. Thyroid research,2015,8(8):1-21.

［42］ BLOMBERG M,FELDT-RASMUSSEN U,ANDERSEN K K,et al. Thyroid cancer in Denmark 1943-2008,before and after iodine supplementation［J］. International journal of cancer,2012,131(10):2360-2366.

［43］ WANG Y X,WANG W. Increasing incidence of thyroid cancer in Shanghai,China,1983-2007［J］. Asia-Pacific journal of public health,2015,27(2):223-229.

［44］ RON E,KLEINERMAN R A,BOICE J D,et al. A population-based case-control study of thyroid cancer. Journal of the National Cancer Institute,1987,79(1):1-12.

［45］ GALANTI M R,HANSSON L,BERGSTROM R,et al. Diet and the risk of papillary and follicular thyroid carcinoma:a population-based case-control study in Sweden and Norway［J］. Cancer causes control,1997,8(2):205-214.

［46］ HORN-ROSS P L,MORRIS J S,LEE M,et al. Iodine and thyroid cancer risk among women in a multiethnic population:the Bay Area Thyroid Cancer Study［J］. Cancer Epidemiol Biomarkers Prev,2001,10(9):979-985.

［47］ MACK W J,PRESTON-MARTIN S,BERNSTEIN L,et al. Lifestyle and other risk factors for thyroid cancer in Los Angeles County females［J］. Ann Epidemiol,2002,12(6):395-401.

［48］ KIM C,HUANG H,ZHAO N,et al. Use of Dietary Vitamin Supplements and Risk of Thyroid Cancer:A Population-Based Case-Control Study in Connecticut［J］. Int J Vitam Nutr Res,2016,86(3-4):189-197.

［49］ FLEGAL K M,KRUSZON-MORAN D,CARROLL M D,et al. Trends in Obesity Among Adults in the United States,2005 to 2014［J］. JAMA,2016,315(21):2284-2291.

［50］ OGDEN C L,CARROLL M D,LAWMAN H G,et al. Trends in Obesity Prevalence Among Children and Adolescents in the United States,1988-1994 Through 2013-2014［J］. JAMA,2016,315(21):2292-2299.

[51] RENEHAN A G,TYSON M,EGGER M,et al. Body-mass index and incidence of cancer:a systematic review and meta-analysis of prospective observational studies[J]. Lancet,2008,371(9612):569-578.

[52] SCHMID D,RICCI C,BEHRENS G,et al. Adiposity and risk of thyroid cancer:a systematic review and meta-analysis[J]. Obes Rev,2015,16(12):1042-1054.

[53] SON H,LEE H,KANG K,et al. The risk of thyroid cancer and obesity:A nationwide population-based study using the Korea National Health Insurance Corporation cohort database[J]. Surg Oncol,2018,27(2):166-171.

[54] PAPPA T, ALEVIZAKI M. Obesity and thyroid cancer:a clinical update[J]. Thyroid,2014,24(2):190-199.

[55] HAVEL P J. Control of energy homeostasis and insulin action by adipocyte hormones:leptin,acylation stimulating protein,and adiponectin. Curr Opin Lipidol,2002,13(1):51-59.

[56] GARCIA-HERMOSO A,CEBALLOS-CEBALLOS R J,POBLETE-ARO C E,et al. Exercise,adipokines and pediatric obesity:a meta-analysis of randomized controlled trials[J]. Int J Obes(Lond),2017,41(4):475-482.

[57] HEDAYATI M,YAGHMAEI P,POOYAMANESH Z,et al. Leptin:a correlated Peptide to papillary thyroid carcinoma? [J]. J Thyroid Res,2011(2011):832163.

[58] CHENG S P,YIN P H,HSU Y C,et al. Leptin enhances migration of human papillary thyroid cancer cells through the PI3K/AKT and MEK/ERK signaling pathways[J]. Oncol Rep,2011,26(5):1265-1271.

第八章

小头畸形的病因研究

提 要

2015 年 10 月,巴西发现本国新生儿小头畸形病例数异常增多,并怀疑与寨卡病毒的流行存在关联。2016 年 1 月 1 日,世界卫生组织宣布巴西新生儿小头畸形病例的激增可能与寨卡病毒存在关联。随着寨卡病毒的不断蔓延以及新生儿小头畸形病例数不断增多,2016 年 2 月 1 日,世界卫生组织召开紧急会议,宣布寨卡病毒病的暴发和传播已经构成全球突发公共卫生事件。自 2015 年以来,国内外众多科研团队就寨卡病毒感染与小头畸形之间的关联开展了一系列科学研究,已基本确定寨卡病毒与小头畸形之间的因果关联,现将此病因流行病学研究案例进行较完整介绍。

一、新生儿小头畸形病例异常增多

(一) 小头畸形概述

小头畸形(microcephaly)是一组神经系统发育障碍性疾病,常表现为脑回过小或无脑回,脑发育明显延缓,头顶部小而尖,扁额,头围比胸围小,最大不超过 43cm,最小可在 25cm以下,脑重量在 900g 以下,额与枕部常平坦,前囟闭合早,骨缝全部或部分闭合过早,身体及智力发育落后,语言及行为发育障碍,部分患者可出现惊厥、肌张力增强,甚至痉挛性瘫痪[1]。

小头畸形主要影响胎儿阶段大脑的发育,早在孕 24 周左右即可应用超声波技术、磁共振扫描发现患儿头围测值及脑容量低于正常同龄胎儿[2]。临床上常用小于正常同龄同性别儿头围 3 个标准差作为诊断小头畸形的标准[3]。

小头畸形的病因多样,环境因素、遗传因素、感染因素均可单独或共同作用而致病,这些因素在患儿出生前、出生时或出生后均可发挥作用,导致患儿神经元产生、增殖、移行失败或破坏,以及白质生成、髓鞘化障碍或脱髓鞘等,进而导致胎儿大脑在孕期不能生长至正常大小,或出生后不能正常发育[4-6]。目前,新生儿小头畸形除了观察和手术辅助治疗之外,还没有治愈的办法。

(二) 新生儿小头畸形病例异常增多

2015 年 10 月,巴西东北部伯南布哥州医疗机构内新生儿小头畸形病例异常增多,为此,巴西卫生部于当月启动了关于新生儿小头畸形病例的登记调查制度。巴西卫生部公布的数据显示,截至 2016 年 4 月 30 日,巴西 24 个州和巴西利亚联邦区共计报告新生儿小头畸形疑似病例7 343例,其中确诊1 271例,排除2 492例,其余3 580例尚在检测中。而在这之前,巴西平均每年新生儿的小头畸形病例约为150例。

在巴西新生儿小头畸形病例数异常增多以前,寨卡病毒病从2015年5月开始在该国大面积暴发流行,因此,相关人员很快开始怀疑新生儿小头畸形这一先天性疾病病例数的增多可能与该国寨卡病毒病疫情存在一定的关联。

二、寨卡病毒病的流行

(一) 疾病概述

寨卡病毒(Zika virus)是一种节肢动物媒介病毒,黄病毒属中的一种。寨卡(Zika)原本是非洲乌干达南部一片丛林的名字,1947年科学家们从生活在那片丛林里的一只猕恒河猴身上首次分离出了这种病毒,并将其命名为"寨卡病毒"[7]。1952年科学家在乌干达和坦桑尼亚的人体中分离出该病毒,1968年在尼日利亚发现了人感染寨卡病毒的病例。此后,该病毒逐渐扩散到了东南亚、西太平洋岛国等地区。

1. **病原学**　寨卡病毒属黄病毒科(Flaviviridae)黄病毒属(Flavivirus),呈球形,直径约为40~70nm,有包膜。基因组为单股正链RNA,长度约为10.8kb,分为亚洲型和非洲型两个基因型,目前在南美地区流行的病毒为亚洲型[8]。寨卡病毒与同为黄病毒属的登革病毒、黄热病毒及西尼罗病毒等存在较强的血清学交叉反应。病毒可在蚊源细胞(C6/36)、哺乳动物细胞(Vero)等细胞中培养繁殖并产生病变。

寨卡病毒的抵抗力不详,但黄病毒属病毒一般不耐酸、不耐热,60℃、30分钟可灭活,70%乙醇、1%次氯酸钠、脂溶剂、过氧乙酸等消毒剂及紫外线照射均可灭活[9]。

2. **流行病学**

(1) 传染源:患者、隐性感染者和感染寨卡病毒的非人灵长类动物是该病可能的传染源。

(2) 传播媒介:埃及伊蚊、白纹伊蚊为寨卡病毒主要传播媒介,此外,有研究表明按蚊和致倦库蚊也可能传播寨卡病毒。

我国与传播寨卡病毒有关的伊蚊种类主要为埃及伊蚊和白纹伊蚊,其中埃及伊蚊主要分布于海南省、广东雷州半岛以及云南省的西双版纳州、德宏州、临沧市等地区;白纹伊蚊广泛分布于河北、山西、陕西以南的广大区域[10]。

(3) 传播途径

1) 蚊媒传播:蚊媒传播是寨卡病毒的主要传播途径,蚊媒叮咬寨卡病毒感染者而被感染,其后再通过叮咬的方式将病毒传给其他人[9]。

2) 母婴传播:孕妇胎盘、羊水中曾检测出寨卡病毒,提示寨卡病毒可通过胎盘由母亲传给胎儿[10]。此外,有寨卡病毒血症的孕妇,可能会在分娩过程中将寨卡病毒传播给新生儿。在乳汁中曾检测到寨卡病毒核酸,但尚无寨卡病毒通过哺乳感染新生儿的报道。

3) 血液传播和性传播:寨卡病毒也可通过输血或性接触传播。截至目前,已有多个通过输血传播和性接触传播感染寨卡病毒的病例报告[11]。

(4) 人群易感性:包括孕妇在内的各类人群对寨卡病毒普遍易感。曾感染过寨卡病毒的人对再次感染可能具有免疫力。

(5) 发病季节特点:发病季节与当地的媒介伊蚊季节性消长有关,疫情高峰多出现在夏秋季。在热带和亚热带地区,寨卡病毒病一年四季均可发病。

3. 临床表现　感染寨卡病毒后,约80%的人为隐性感染,仅20%的人出现发热、皮疹(多为斑丘疹)、关节痛、肌肉痛、结膜炎等临床症状,一般持续2~7天后自愈[12]。临床表现并无特异性,不易与登革热、基孔肯雅热等区分,少数病人可出现神经系统综合征,部分被诊断为格林-巴利综合征(GBS)。

(二) 流行情况

1. 散发阶段　从1947年病毒被发现至2007年以前,寨卡病毒病主要为散发,被证实的人类感染病例仅14例[13]。

2. 暴发流行阶段

(1) 第一次暴发:2007年4~7月,太平洋岛国密克罗尼西亚的雅普岛出现185例伴发热、头痛、皮疹、结膜炎和关节痛等症状的患者,其中49例确诊为寨卡病毒感染,无重症或死亡病例[14]。之后的数年中,泰国、柬埔寨、印度尼西亚和新喀里多尼亚相继有散发病例报告。

(2) 第二次暴发:2013—2014年,位于南太平洋的法属波利尼西亚发生寨卡病毒病暴发疫情,报告病例约10 000例,其中70例为重症病例,包括神经系统疾病(格林-巴利综合征、脑膜脑炎)或自身免疫性疾病(血小板减少性紫癜、白细胞减少症)的并发症[15]。

(3) 第三次暴发:2015年5月,巴西报告了该国首例寨卡病毒感染确诊病例,此后,疫情迅速在美洲地区蔓延。2016年2月1日,世界卫生组织(WHO)召开紧急会议,宣布寨卡病毒病的暴发和传播已经构成全球突发公共卫生事件。截至2016年8月底,非洲、美洲、亚洲和太平洋地区的60多个国家和地区均发生了寨卡病毒病疫情,疫情较为严重的有巴西、哥伦比亚、萨尔瓦多、法属圭亚那、法属马提尼克、危地马拉、海地、洪都拉斯、墨西哥、巴拿马、巴拉圭、苏里南、委内瑞拉、波多黎各等。WHO预计,美洲可能出现多达400万例感染者,其中巴西估计已有150万人感染[16],哥伦比亚国家卫生研究所于2016年3月12日表示,该国感染者超过5.1万人[17]。

3. 我国流行情况　中国内地于2016年2月确诊首例输入性寨卡病毒感染病例,目前,国内发现的病例均为输入性病例,未发现本地感染病例。随着新加坡、泰国、印度等国家寨卡病毒病疫情的升温,我国仍需进一步加强口岸防控,严防疫情的传入。

三、小头畸形病因研究过程

自巴西新生儿小头畸形病例异常增多,并怀疑可能与寨卡病毒的流行有关以来,世界各国的科研团队一直致力于研究两者之间的关联。通过临床病例观察、流行病学研究、动物模型实验等多种方法寻找到了一系列有力的证据,在国际期刊发表了上百篇文章,已初步证实寨卡病毒感染是导致新生儿小头畸形的直接原因。

(一) 病原学证据

2016年2月发表的一篇论文指出,研究人员通过超声引导下的羊膜穿刺术抽取了巴西两名孕28周孕妇的羊水标本,这两名孕妇分别在怀孕第18周和第10周时出现了发热、肌肉痛、皮疹等寨卡病毒感染相关症状,且其胎儿已被诊断患小头畸形。在两名孕妇的羊水标本中均检测到了寨卡病毒,而登革病毒、基孔肯雅病毒、风疹病毒、巨细胞病毒、人类免疫缺陷病毒(HIV)、梅毒螺旋体、细小病毒B19、弓形虫检测结果均为阴性[18]。

美国 CDC《死亡率及发病率周刊》（MMWR）报告的一项研究结果，进一步用病原学证据明确了孕妇感染寨卡病毒与新生儿小头畸形的关联性。2015 年 12 月，来自巴西北里奥格兰德州两份新生儿的脑组织、胎盘组织及两份流产标本被送往美国 CDC 进行检测。两份新生儿的脑组织、胎盘组织标本来源于两名小头畸形新生儿，分别于妊娠 36 周及 38 周出生，出生 20 小时后死亡；两份流产标本妇女孕期分别为 11 周和 13 周。这四位母亲在孕早期均有寨卡病毒感染症状，但生产或流产时均无临床活动性感染表现。美国 CDC 在送检的标本中均检出寨卡病毒。对新生儿标本检测显示，组织病理变化主要局限在脑内，其他尸检组织未见明显变化；对流产标本检测了可引起先期流产的弓形虫、风疹病毒、巨细胞病毒、单纯疱疹病毒和 HIV，结果均为阴性，提示流产可能为寨卡病毒感染所致[19]。其他研究团队也有类似发现，并将他们的研究成果发表在了《新英格兰医学杂志》[20-21]。

（二）临床病例观察

美国妇产科医生对一名在孕 11 周感染了寨卡病毒的孕妇进行了临床病例观察。在第 19 周超声检查时发现其胎儿脑部结构出现异常，第 20 周时头围比例与第 16 周相比有明显降低，且磁共振成像（MRI）检查发现大脑皮层出现了弥漫性萎缩，终止妊娠后胎儿尸检发现大脑皮层变薄，显微镜下观察到大脑皮层中存在大量凋亡的神经元[22]。后续发表了多篇关于新生儿小头畸形病例头部病理改变情况的报道，发现其最常见的病理特征是脑组织钙化、脑皮质发育不全、脑实质量减少并伴无脑回、脑室扩张、脑白质异常等[20,23]。

（三）生态学研究

生态学研究是一种流行病学研究方法，能够为原因不明的疾病提供一定的病因线索。2016 年 3 月，美国 CDC《死亡率及发病率周刊》（MMWR）报道了一项生态学研究结果，为寨卡病毒与小头畸形之间的关联提供了一定证据。研究人员按周记录了巴西 2015 年 1 月至 2016 年 1 月出生的小头畸形病例数（图 8-1），病例来自巴西 19 个州，其中 15 个州通过实验室确证了该地区寨卡病毒的传播。研究人员发现，新生儿小头畸形病例数在 2015 年的第 45～46 周出现最高峰，假设孕期平均为 38 周，那么 2015 年的第 8～20 周为这些小头畸形病例母亲的孕早期，而此时间恰好与该地区出现皮疹、发热等寨卡病毒感染相关症状病例暴发的时间相吻合。研究人员认为该发现从时间顺序上支持寨卡病毒导致小头畸形这一病因假设，且很可能是在孕早期感染寨卡病毒导致胎儿发生小头畸形。研究人员还发现，新生儿小头畸形的发生率在寨卡病毒流行的 15 个州为 2.80/10 000（95% CI：1.86/10 000～4.05/10 000），而在其他四个州只有 0.60/10 000（95% CI：0.22/10 000～1.31/10 000）[24]。

（四）病例对照研究

巴西一研究团队基于巴西多家妇产医院开展了一项病例对照研究，以 19 名小头畸形新生儿的母亲作为病例组，以生产医院、生育年龄、孕龄等作为匹配因素，将 38 名正常新生儿的母亲作为对照组。结果发现，病例组有 52.6%（10/19）的母亲在孕期曾出现过皮疹、发热、关节痛、关节水肿、头痛等寨卡病毒病样症状，对照组有 7.9%（3/38）出现过类似症状，$OR=$ 9.85，表明孕期有过寨卡病毒病样症状的孕妇生下小头畸形新生儿的概率是孕期未出现寨卡样症状孕妇的 10 倍[25]。但该研究未能排除登革热、基孔肯雅等与寨卡病毒感染症状类似疾病的干扰。由于从母体感染寨卡病毒到生下小头畸形新生儿大约要间隔 13 周，因此发现小头畸形病例时往往很难检测出母体的感染情况，会给研究带来一定困难。

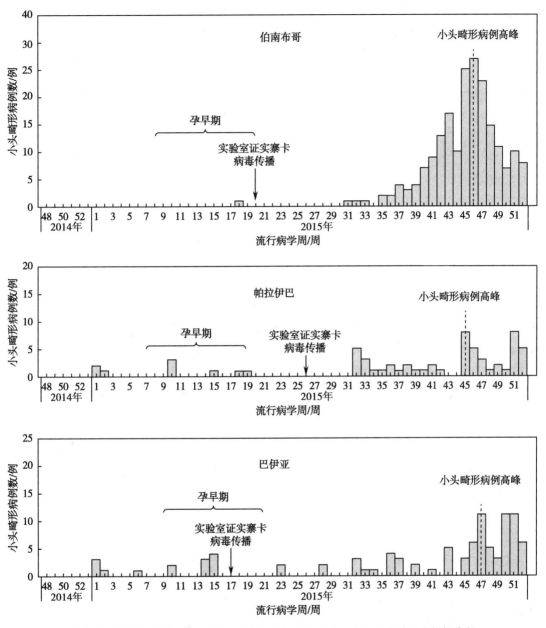

图 8-1　2015 年巴西三个州确认寨卡病毒传播后足月新生儿小头畸形病例报告数

（五）队列研究

为了评估寨卡病毒感染与小头畸形之间关联的强度,研究人员对 2013 年 10 月至 2014 年 4 月期间法属波利尼西亚的寨卡病毒病暴发疫情数据进行了回顾性分析。通过对数据的收集,共发现了 8 例小头畸形病例,利用数学模型拟合出这些病例母亲最可能的感染时间都在孕早期,在该模型中,小头畸形的基线发生率为 $2/10\,000$（$95\%\ CI:0 \sim 8/10\,000$）,而孕早期感染寨卡病毒后小头畸形的发生率为 $95/10\,000$（$95\%\ CI:34/10\,000 \sim 191/10\,000$）,所对应的相对危险度（$RR$）为 53.4（$95\%\ CI:6.5 \sim 1\,061.2$）[26]。该研究于 2016 年 3 月在《柳叶刀》杂志发表。

美国研究人员从 2015 年 9 月至 2016 年 2 月,对 88 例孕期出现发热的孕妇进行了前瞻性随访,其中 72 例孕妇(82%)检出寨卡病毒阳性。对其中 42 例(58%)寨卡病毒阳性孕妇以及所有寨卡病毒阴性孕妇的胎儿进行了超声检查,结果显示:42 例寨卡病毒阳性孕妇中,有 12 例(29%)胎儿超声检查存在异常,包括死胎、伴或不伴小头畸形的宫内发育受限、脑室钙化或其他神经系统损害,羊水体积或脐动脉血流异常;而 16 例寨卡病毒阴性的孕妇胎儿超声检查均无异常[27]。

(六) 人体细胞实验

研究发现,寨卡病毒既可以感染被称为"类脑"的三维迷你大脑中的神经祖细胞[28-30],也容易感染分离培养状态下的人类神经祖细胞[31],使其出现增殖、分化异常,最终死亡。全球多个研究团队均开展了寨卡病毒人体细胞实验,目前认为胎儿头部感染寨卡病毒后使大脑皮层发育异常的机制主要有以下几种:①通过直接杀死神经祖细胞或使其增殖数量异常。除神经祖细胞及其他脑部细胞的应急反应与死亡外,Toll 样受体(TLR3)的上调会对大脑发育相关基因的表达产生极大改变[30],从而使胎儿头部表现为小头畸形。②寨卡病毒的感染可能在关键时期影响大脑结构的形成。胎儿大脑内一种重要的细胞,即放射状胶质细胞受到寨卡病毒的攻击,这种细胞作为大脑皮层发育的关键调节因子,在哺乳动物大脑皮层结构形成过程中,是皮层神经元从脑室区域向皮层区域迁移的组织支架[31],因此,寨卡病毒对该细胞的破坏将从根本上影响胎儿大脑的发育。③神经前体细胞可分化出多种神经细胞,即脑部发育的"起点",寨卡病毒感染神经前体细胞后,能让参与细胞分裂的细胞器——中心体出现故障,使神经前体细胞过早地分化为成熟的神经细胞,大量神经前体细胞不再参与大脑类器官成长为完整大脑的过程,导致胚胎出现小头畸形[32]。

细胞膜表面分子 AXL 是 TAM 受体络氨酸激酶家族成员,是黄病毒潜在受体。国内复旦大学徐建青团队的最新研究采用星形胶质细胞作为研究模型,发现 AXL 分子是寨卡病毒感染神经细胞的重要"帮凶",它主要通过 STAT1/STAT2 通路调控 SOCS1 分子表达,进而抑制 I 型干扰素信号应答,最终促进寨卡病毒在宿主细胞中复制。这一研究结果揭示了寨卡病毒感染神经细胞的分子机制,为研发新型有效的寨卡病毒防御技术提供了生物学靶点[33]。

(七) 动物模型实验

寨卡病毒宫内感染动物模型实验对于建立因果关联、完善致畸证据以及筛选疫苗和治疗药物来说都是非常重要的一步。目前发表的动物模型实验结果分别使用了不同型别的寨卡病毒进行研究,阐述了孕期感染寨卡病毒与胎儿病理改变之间的因果关系,其中三项研究将寨卡病毒接种到孕鼠[34-36],两项研究直接将病毒接种到胎鼠头部[36-37]。孕鼠的胎盘既包括来自母体的组织也包括来自胎鼠的组织,分为交界区和迷路区。研究人员发现,寨卡病毒可以感染胎盘交界区的滋养层细胞(包括滋养层巨细胞、滋养层糖原、海绵滋养层细胞)以及迷路区的单核滋养细胞、母体红细胞、胎鼠血管内皮细胞(图 8-2A,见文末彩插)。寨卡病毒感染大脑以后主要影响大脑皮层和脑室部位,包括皮层神经祖细胞以及放射状胶质细胞,通过增加皮质祖细胞的凋亡导致大脑皮层变薄、脑室腔缩小[38](图 8-2B,见文末彩插)。

国内研究者对寨卡病毒感染的胎鼠神经祖细胞进行蛋白组学分析发现,寨卡病毒感染改变了参与神经祖细胞增殖、分化和转移过程的细胞蛋白水平,其中包括在神经祖细胞的分化和转移过程中起重要作用的双皮质素的表达下调[39]。在寨卡病毒感染的胎鼠大脑模型中也观察到了相同现象,并伴随胎鼠体重、头重减轻,胎鼠头围减小及脑皮质结构的破坏。该研究进一步阐述了寨卡病毒破坏神经祖细胞的分子机制。

虽然啮齿类动物胎盘的大小、形态以及大脑在宫内的发育过程都与人类存在差别,但这两个物种在胎盘发育以及滋养层细胞功能方面都存在很多相似之处。总的来说,动物模型实验证实寨卡病毒能使胎盘感染并受损,进而到达胎鼠脑部并杀死神经祖细胞,导致小头畸形等先天畸形的发生。

（八）小结

1. **关联的时间顺序**　生态学研究发现,巴西寨卡病毒病从 2015 年 5 月开始大面积流行,同年 10 月该国新生儿小头畸形病例数异常增多,提示小头畸形病例发生在寨卡病毒病暴发流行以后。后续的队列研究、临床病例观察、人体细胞实验、动物模型实验都进一步确认了两者之间的时间先后顺序。

2. **关联的强度**　新生儿小头畸形的发生率在寨卡病毒病流行地区为 2.80/10 000,而在非流行地区仅 0.60/10 000。队列研究中,42 名寨卡病毒阳性孕妇中,有 12 名（29%）胎儿超声检查存在异常,而寨卡病毒阴性的 16 名孕妇超声检查胎儿均无异常;另一项队列研究发现,孕早期感染寨卡病毒后小头畸形的发生率接近 1%,RR 为 53.4。以上研究结果说明寨卡病毒感染与新生儿小头畸形之间存在较强的关联。

3. **关联的可重复性**　寨卡病毒感染与新生儿小头畸形之间的关联得到了全球广泛的关注,各国研究人员纷纷就此开展研究,无论是临床病例观察、队列研究还是人体细胞实验、动物模型实验,许多研究者都获得了相似的研究证据。

4. **关联的合理性**　感染因素（如巨细胞病毒、风疹病毒、单纯疱疹病毒等）是新生儿小头畸形的主要致病因素之一。寨卡病毒感染存在导致小头畸形的可能性;从病例羊水、胎盘及头部组织中都分离到寨卡病毒;与巨细胞病毒导致小头畸形的机制类似,寨卡病毒也可以感染小鼠胎盘滋养层细胞、胎鼠血管内皮细胞,并到达胎鼠脑部杀死神经祖细胞,导致大脑皮层变薄,脑室腔缩小。上述结果都证明寨卡病毒感染导致小头畸形这一假设存在生物学合理性。

5. **论证强度**　由于伦理问题等因素,目前尚无实验性研究证明寨卡病毒导致新生儿小头畸形,但队列研究作为一种观察性研究,更接近真实生活环境,论证强度较大。目前已有队列研究证明两者之间的关联性。

从以上证据基本可以确定孕期寨卡病毒感染与新生儿小头畸形的发生具有因果关联,且感染的危险时期主要为孕早期。

四、仍存在的问题

尽管寨卡病毒感染与新生儿小头畸形之间的因果关联已基本确定,但目前寨卡病毒的流行仍在继续,并有进一步扩散的趋势,许多问题仍有待后续研究加以明确。

1. **详细的致病机制**　掌握寨卡病毒的致病机制能为后续疫苗及药物的研发提供一定的线索与方向,是后续治疗与预防的基础。人体细胞实验和动物模型实验已就寨卡病毒进入机体后对胎儿大脑生长发育产生损害的过程与机制进行了初步的探索,但仍需后续研究进一步证实并作出更为详细的阐述。

2. **发病的概率及影响因素**　虽然目前研究证据表明寨卡病毒感染的危险时期主要为

孕早期[40]，但据文献报道，孕早期感染寨卡病毒后新生儿小头畸形的发生概率只接近1%，且并不能完全排除孕中期和孕晚期感染寨卡病毒后导致新生儿小头畸形的风险。因此，孕期不同阶段感染寨卡病毒后是否导致新生儿小头畸形、发生小头畸形的概率及其影响因素仍有待进一步研究明确。

3. **防控措施**　为了预防新生儿小头畸形，多个国家对本国孕妇及育龄期妇女提出不去寨卡病毒流行地区旅行、与近期到过寨卡病毒流行地区的性伴发生性行为时坚持使用安全套、推迟怀孕等建议。美国CDC颁布了针对可能暴露于寨卡病毒的孕期和育龄期妇女的健康管理临时指南，详细阐述了如何预防寨卡病毒感染引起的新生儿小头畸形。

目前尚无预防寨卡病毒感染的疫苗，在巴西等寨卡病毒广泛流行的地区，大面积防蚊与控蚊是预防孕妇及育龄期妇女感染寨卡病毒的主要措施，而针对已感染寨卡病毒的孕妇，各国正在积极开展新药研发及现有药物疗效实验，寻找能够阻止病毒从母体向胎儿传播的安全可行的药物。目前，研究人员已通过体外细胞实验发现部分药物可以阻止寨卡病毒的复制，防止病毒破坏胎儿大脑神经祖细胞[41]，但在药物正式用于临床治疗之前仍需进一步确认实验证据。

五、启示

在人类和疾病长期做斗争的经历中，曾经肆虐全球的传染病，随着社会发展、卫生条件改善以及新药物的研制，特别是抗菌药和疫苗的使用，而得到了有效的控制。然而，近年来非典型性肺炎、人感染H5N1与H7N9禽流感、发热伴血小板减少综合征、埃博拉出血热、中东呼吸综合征、寨卡病毒病等新发传染病的不断出现，给人类健康带来了新的严重威胁。此次寨卡病毒病疫情进展迅速，波及范围广，尽管患者的临床症状大多较轻、预后较好，但因孕妇感染后可能会导致胎儿小头畸形这一严重后果而受到世界广泛关注。

从巴西新生儿小头畸形病例异常增多，到基本确定由寨卡病毒感染所致仅几个月的时间，病因的迅速确定主要与以下几个因素有关：①医疗机构发现新生儿小头畸形病例增多以后，巴西卫生部迅速启动了关于小头畸形病例的登记调查制度，有利于病例的及时发现与监测；②研究人员很快意识到小头畸形可能与巴西正在广泛流行的寨卡病毒感染存在一定关联；③世界各国研究人员迅速就两者的关联性开展一系列研究；④各研究团队的研究成果迅速得到发表，宏观证据与微观证据相结合，有利于病因的迅速确定。此病因研究过程对于寨卡病毒病以及其他新发传染病的防控具有重要意义，对于疾病病因的探索与确定具有一定参考价值。

（四川大学华西公共卫生学院　栾荣生　四川省骨科医院　严敏）

参考文献

[1] KAINDL A M,PASSEMARD S,KUMAR P,et al. Many roads lead to primary autosomal recessive microcephaly[J]. Prog Neurobiol,2010,90(3):363-383.

[2] TUNCA Y,VURUCU S,PARMA J,et al. Prenatal diagnosis of primary microcephaly in two consanguineous families by confrontation of morphometry with DNA data[J]. Prenat Diagn,2006,26(5):449-453.

[3] WOODS C G,BOND J,ENARD W. Autosomal recessive primary microcephaly (MCPH):a review of clinical,molecular,and evolutionary findings[J]. Am J Hum Genet,2005,76(5):717-728.

[4] MARTINES F,MARTINES E,MUCIA M,et al. Prelingual sensorineural hearing loss and risk:Western Sicily

report［J］. Int J Pediatr Otorhinolaryngol,2013,77(4):513-518.

［5］ SALVAGO P,MARTINES E,MARTINES F,et al. Prevalence and risk factors for sensorineural hearing loss: Western Sicily overview［J］. Eur Arch Otorhinolaryngol,2013,270(12):3049-3056.

［6］ GILMORE E C,WALSH C A. Genetic causes of microcephaly and lessons for neuronal development［J］. Wiley Interdiscip Rev Dev Biol,2013,2(4):416-478.

［7］ DICK G W,KITCHEN S F,HADDOW AJ. Zika virus (I). Isolations and serological specificity［J］. Trans R Soc Trop Med Hyg,1952,46(5):509-520.

［8］ HADDOW A D,SCHUH A J,YASUDA C Y,et al. Genetic characterization of Zika virus strains:geographic expansion of the Asian lineage［J］. PLoS Negl Trop Dis,2012,6(2):1477.`

［9］ 中华人民共和国国家卫生和计划生育委员会.寨卡病毒病诊疗方案［S］. 2016.

［10］ BRITO C. Zika virus:a new chapter in the history of medicine［J］. Acta Med Port,2015,28(6):679-680.

［11］ FOY B D,KOBYLINSKI K C,CHILSONFOY J L,et al. Probable non-vector-borne transmi-ssion of Zika virus,Colorado,USA［J］. Emerg Infect Dis,2011,17(5):880-882.

［12］ HAYES E B. Zika virus outside Africa［J］. Emerg Infect Dis,2009,15(9):1347-1350.

［13］ IOOS S,MALLET H P,LEPARCG I,et al. Current Zika virus epidemiology and recent epidemics［J］. Med Mal Infect,2014,44(7):302-307.

［14］ DUFFY M R,CHEN T H,HANCOCK W T,et al. Zika virus outbreak on Yap Island,Federated States of Micronesia［J］. N Engl J Med,2009,306(24):2536-2543.

［15］ BESNARD M,LASTERE S,TEISSIER A,et al. Evidence of perinatal transmission of Zika virus,French Polynesia,December 2013 and February 2014［J］. Euro Surveill,2014,19(13):20751.

［16］ World Health Organization. Zika situation report［EB/OL］. ［2016-2-25］. http://apps. who. int/iris/bitstream/10665/204454/1/zikasitrep_19Feb2016_eng. pdf? ua = 1.

［17］ 葛雨帆.哥伦比亚医生称该国寨卡病毒感染者超过 5.1 万人［EB/OL］.(2016-03-14)［2016-03-18］. http://www. chinanews. com/gj/2016/03-14/7796072. shtml.

［18］ GUILHERME C,RENATO S A,ADRIANADRIANA S O,et al. Detection and sequencing of Zika virus from amniotic fluid of fetuses with microcephaly in Brazil:a case tudy［J］. Lancet Infect Dis,2016,16(6):653-660.

［19］ MARTINES R B,BHATNAGAR J,KEATING M K,et al. Notes from the Field:Evidence of Zika Virus Infection in Brain and Placental Tissues from Two Congenitally Infected Newborns and Two Fetal Losses-Brazil,2015［J］. MMWR Morb Mortal Wkly Rep,2016,65(6):159-160.

［20］ MLAKAR J,KORVA M,TUL N,et al. Zika virus associated with microcephaly［J］. N Engl J Med,2016,374(10):951-958.

［21］ ADRIANO N,HAZIN,ANDREA P,et al. Computed Tomographic Findings in Microcephaly Associated with Zika Virus［J］. N Engl J Med,2016,374(22):2193-2195.

［22］ RITA W D,CHENGY H. Zika Virus Infection with Prolonged Maternal Viremia and Fetal Brain Abnormalities［J］. N Engl J Med,2016,374(22):2142-2151.

［23］ CAVALHEIRO S,LOPEZ A,SERRA S,et al. Microcephaly and Zika virus:neonatal neuroradiological aspects［J］. Childs Nerv Syst,2016,32(6):1057-1060.

［24］ OLIVEIRA W,CORTES-ECCALANTE J. Increase in Reported Prevalence of Microcephaly in Infants Born to Women Living in Areas with Confirmed Zika Virus Transmission During the First Trimester of Pregnancy-Brazil,2015［J］. MMWR,2016,65(9):242-247.

［25］ SANTA RITA T H,BARRA R B,PEIXOTO G P,et al. Association between suspected Zika virus disease during pregnancy and giving birth to a newborn with congenital microcephaly:a matched case-control study

[J]. BMC Res Notes. 2017,10(1):457.

[26] CAUCHEMEZ S,BESNARD M,BOMPARD P,et al. Association between Zika virus and microcephaly in French Polynesia,2013-15:a retrospective study[J]. Lancet,2016,387(10033):2125-2132.

[27] BRASIL P,PEREIRA J P,GABAGLIA C R,et al. Zika virus infection in pregnant women in Rio de Janeiro-preliminary report[J]. N Engl J Med,2016,375(24):2321-2334.

[28] QIAN X,NGUYEN H N,SONG M M,et al. Brain region specific organoids using mini-bioreactors for modeling ZIKV exposure[J]. Cell,2016,165(5):1238-1254.

[29] GARCEZ P P,LOIOLA E C,COSTA R,et al. Zika virus impairs growth in human neurospheres and brain organoids[J]. Science,2016,352(6287):816-818.

[30] DANG J,TIWARI S K,LICHINCHI G,et al. Zika virus depletes neural progenitors in human cerebral organoids through activation of the innate immune receptor TLR3[J]. Cell Stem Cell,2016,19(2):258-265.

[31] TANG H,HAMMACK C,OGDEN S C,et al. Zika virus infects human cortical neural progenitors and attenuates their growth[J]. Cell Stem Cell,2016,18(5):587-590.

[32] GABRIEL E,RAMANI A,KAROW U,et al. Recent Zika Virus Isolates Induce Premature Differentiation of Neural Progenitors in Human Brain Organoids[J]. Cell Stem Cell,2017,20(3):397-406.

[33] CHEN J,YANG Y F,YANG Y,et al. AXL promotes Zika virus infection in astrocytes by antagonizing type I interferon signalling[J]. Nat Microbiol,2018,3(3):302-309.

[34] MINER J J,CAO B,GOVERO J,et al. Zika virus infection during pregnancy in mice causes placental damage and fetal demise[J]. Cell,2016,165(5):1081-1091.

[35] CUGOLA F R,FERNANDES I R,RUSSO F B,et al. The Brazilian Zika virus strain causes birth defects in experimental models[J]. Nature,2016,534.(7606):267-271.

[36] WU K Y,ZUO G L,LI X F,et al. Vertical transmission of Zika virus targeting the radial glial cells affects cortex development of offspring mice[J]. Cell Res,2016,26(6):645-654.

[37] LI C,XU D,YE Q,et al. Zika virus disrupts neural progenitor development and leads to microcephaly in mice [J]. Cell Stem Cell,2016,19(1):120-126.

[38] MYSOREKAR I U,DIAMOND M S. Modeling Zika Virus Infection in Pregnancy [J]. N Engl J Med,2016, 375(5):481-484.

[39] JIANG X,Dong X,LI S H,et al. Proteomic Analysis of Zika Virus Infected Primary Human Fetal Neural Progenitors Suggests a Role for Doublecortin in the Pathological Consequences of Infection in the Cortex[J]. Front Microbiol,2018(9):1067.

[40] CAUCHEMEZ S,BESNARD M,BOMPARD P,et al. Association between Zika virus andmicrocephaly in French Polynesia,2013-15:A retrospective study[J]. Lancet,2016,387(10033):2125-2132.

[41] XU M,LEE EM,WEN Z,et al. Identification of small-molecule inhibitors of Zika virus infection and induced neural cell death via a drug repurposing screen[J]. Nature Medicine,2016,22(10):1101-1107.

第九章

以双生子为基础的肥胖相关影响因素研究

提　要

　　双生子是研究疾病或性状遗传和环境相对作用的理想资源,而利用分开抚养的双生子能够将环境因素进一步分解,提炼出抚养家庭环境对表型的贡献。但是,受限于分开抚养双生子在人群中较为罕见,以分开抚养双生子为基础的研究相对较少。本研究以我国双生子登记系统为例,重点借助分开抚养双生子分解遗传、抚养环境对肥胖表型的相对贡献,并探讨儿童青少年时期抚养家庭环境和成年期肥胖表型的相互关系。

　　肥胖是慢性非传染性疾病(non-communicable disease,NCDs)的重要危险因素,随着肥胖程度增加,心脑血管疾病、2型糖尿病以及某些癌症等发病风险显著升高。肥胖的评价指标很多,其中使用最为广泛的指标是体质指数(body mass index,BMI)。肥胖是遗传和环境共同作用的结果,但遗传对于肥胖作用的大小尚无统一结论。Elks等一篇BMI遗传度的meta分析显示,双生子研究所得到的BMI遗传度范围为0.47~0.90[1],范围相对较宽。

　　经典双生子研究(classical twin design,CTD),通过同卵和异卵相似性比较来解析遗传、双生子共同环境和其各自所在不同特殊环境对于表型的相对贡献。经典双生子研究一般借助共同抚养的双生子,无法进一步将双生子共同抚养环境(shared rearing environment variance)和双生子相关环境(correlated environmental variance)分解。所谓"相关环境",指的是造成双生子相似但却不能被共同遗传和共同抚养环境所解释的因素,比如选择性抚养(selective placement)所造成的相似的抚养环境,相同区县、省份或国家的民俗文化习惯,分开生活后双生子间的联系等。基于此,有学者提出可以利用分开抚养的双生子这一研究设计来进一步解决该问题。该设计可以获得四组双生子:①分开抚养的同卵双生子(monozygotic twins reared apart,MZA);②共同抚养的同卵双生子(monozygotic twins reared together,MZT);③分开抚养的异卵双生子(dizygotic twins reared apart,DZA);④共同抚养的异卵双生子(dizygotic twins reared together,DZT)[2]。通过这四组双生子数据,可以直接检验遗传和抚养环境因素对于表型的影响:当MZA表型比DZA表型更相似,且MZT表型比DZT表型更相似时,可以认为表型受到遗传因素的影响;当MZT表型比MZA表型更相似且DZT表型比DZA表型更相似,可以认为表型受到抚养环境的影响。然而,由于分开抚养的双生子收集较为困难,目前国内外以其为基础开展的研究较为有限。我国拥有丰富的双生子资源,干建平等的一项研究表明,仅1989年全国就出生双生子372 546人,占到同年新生儿总量的

0.762%[3]。中国双生子登记系统(Chinese National Twin Registry,CNTR)是我国最大的双生子登记系统,自 2001 年建立以来已在全国 11 省、市收集了 6 万余对双生子,其中分开抚养双生子约占 2.2%[4]。基于此,本实例将以 CNTR 为基础,借助共同抚养和分开抚养的双生子计算遗传、共同抚养环境及相关环境对于 BMI 变异的相对贡献[5],并探讨儿童青少年时期抚养家庭环境和成年期 BMI 的相互关系。

一、研究人群

选取截至 2013 年 4 月 CNTR 中 25 岁及以上的成年双生子,其中 MZA 155 对,MZT 6 226 对,DZA 124 对,DZT 4 896 对,共 11401 对。分开抚养的双生子分开时的平均年龄为(2.3± 2.2)岁,分开的平均年限为(24.9±21.4)年,其中有 62.4% 的双生子在出生后 1 年内即分开,5 岁及之前分开的双生子比例达到 90.3%。在这些双生子中,尝试选取 360 对双生子,进行抚养家庭环境与肥胖关系的探索,其中共同抚养的双生子 306 对,分开抚养的双生子 54 对。

本研究通过北京大学生物医学伦理委员会伦理审查(IRB00001052-11029)。

二、研究变量

研究对象的身高、体重以自报的方式获得,为了验证自报身高、体重的准确性,项目组于 2013 年对 CNTR 中部分自愿参与的双生子由经过培训的工作人员对其身高和体重进行实际测量。计算自报和测量身高、体重的相关系数:身高(923 人)为 0.900(95% CI:0.885~ 0.914),体重(925 人)为 0.883(95% CI:0.862~0.903),反映自报数据和测量数据具有较好的一致性。

双生子的卵型采用问卷法获得,异性别的双生子直接判定为 DZ,同性别的双生子根据年龄、性别以及"双生子是否像同一个模子刻出来的"构建模型,利用该模型判断 191 对同性别双生子卵型,然后与基因检测卵型结果对比,该模型判断卵型的准确率为 0.88(95% CI: 0.82~0.92),适合大型流行病学人群研究[6]。

抚养家庭环境通过家庭环境量表中文版(family environment scale-Chinese version,FES-CV)获得,包括亲密度、情感表达、矛盾性、独立性、成功性、知识性、娱乐性、道德宗教观、组织性和控制性等 10 个分量表,每个分量表 4 道题。其他信息包括年龄、性别、社会经济状况(social economic status,SES)、当前体力活动(physical activity,PA)、膳食、吸烟、饮酒等均由经过统一培训的调查员通过面对面的问卷调查获得。

三、统计分析

统计分析将总的肥胖表型变异分解为:加性遗传变异(additive genetic variance,A)、共享抚养环境变异(shared rearing environment variance,S)、相关环境变异(correlated environmental variance,C)和特殊环境变异(unique environment variance,E)。对共享全部基因的 MZ 双生子来说,加性遗传效应 A 的相关系数为 1.0,而平均共享 50% 基因的 DZ 双生子则为 0.5。对共同抚养的双生子来说,其共享所有的抚养环境因素,如父母、家庭经济状况、饮食习惯等,而分开抚养的双生子不共享这些因素,因此共同抚养双生子共享抚养环境 S 的相关系数为 1.0,而分开抚养双生子此相关系数为 0。相关环境概念如前所述,指的是造成双生子相似的环境因素,因此无论在共同抚养还是分开抚养的双生子中,其相关系数均为1.0。而对于双生子各自经历的不同的特殊环境变异,无论是共同抚养的双生子还是分开抚养的双生子,其相关系数均为0。因此,对于本研究来说:MZA的协方差(COVMZA)为A+C,MZT的协方差(COVMZT)为A+S+C,DZA的协方差(COVDZA)为0.5A+C,DZT的协方差(COVDZT)为0.5A+S+C,如图9-1所示。

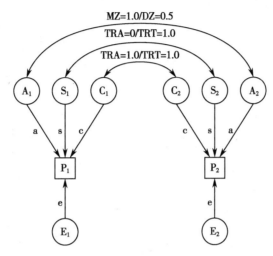

图 9-1　ASCE 模型通径图

注:A 加性遗传变异;S 共享抚养环境变异;C 相关环境变异;E 特殊环境变异;P 双生子表型 BMI;MZ 同卵双生子;DZ 异卵双生子;TRA 分开抚养的双生子;TRT 共同抚养的双生子;a、s、c 和 e 为通径系数。

为探讨年龄和性别对遗传和环境效应的影响,分别将研究对象按年龄、性别进行分层分析,按年龄分层时性别作为协变量,而按性别分层时年龄作为协变量。为使各亚组样本量尽可能最大,按年龄分层时以年龄中位数37岁作为分界点:≤37岁为年轻组(younger group),>37岁为年长组(older group)。首先分别按年轻组-年长组和男性组-女性组进行各个参数的估算,然后限制各个参数在年轻组-年长组或男性组-女性组分别相同,将等效模型①和全模型②进行对比检查模型间是否具有统计学差异。最后,分别计算基于全模型或等效模型[根据赤池信息量(Akaike information criterion,AIC)选择更优模型]的各个亚组模型③,即依次去除相应的参数,同样与全模型进行对比,得出最佳模型。在模型拟合分析中,通过最大似然法进行参数估计。最佳模型的选择基于AIC,越小的AIC表明模型的拟合优度和俭省度越好[7]。

利用混合效应模型分析抚养家庭环境各个分量表得分与调查时BMI的关系。在各个模型中依次调整以下因素:模型1调整卵型、是否分开抚养,模型2在模型1的基础上再调整年龄和性别,模型3在模型2的基础上再调整当前体力活动和膳食,模型4在模型3的基础上再调整社会经济状况,模型5在模型4的基础上再调整吸烟和饮酒。各个模型均可获得

---

① 等效模型(equated model)指分层因素在各组间效应相等的模型(如男性和女性通径系数相等)。
② 数学上的最优模型指各个观测变量之间容许相关的最复杂模型,即人为设定约束条件最少的模型,也称饱和模型(saturated model)。全模型(full model)是在饱和模型基础上简化所得的包含所有参数的模型。
③ 亚组模型(sub-model)指在全模型或等效模型基础上依次删减相应参数后所得的模型。

双生子对内系数以及对间系数,其中双生子对内系数是以双生子对为单位进行分析,最大程度控制双生子之间共享的遗传、早期环境和年龄的混杂,而双生子对间系数是以双生子个体为单位,即将双生子当作一般人群进行分析,因此可以通过比较对内系数和对间系数的变化,初步观察双生子和一般人群结果的差异[8]。

四、研究结果

(一) 双生子基本描述

表 9-1 分别按照年龄和性别汇总四组双生子的分布情况。所有双生子年龄范围为 25~85 岁,平均年龄为(39.0±10.8)岁。按年龄分层后,年轻组和年长组的平均年龄分别为(30.4±3.7)岁和(47.8±8.3)岁。男性占全部双生子的 60.9%,男男双生子占全部双生子对的 51.1%。

表 9-1　分开抚养和共同抚养双生子的年龄、性别和卵型分布

| 卵型 | 年龄 | | 性别 | | | 合计 |
	年轻组 对数	年长组 对数	MM 对数	FF 对数	MF 对数	对数
MZA	67(43.2%)	88(56.8%)	82(52.9%)	73(47.1%)	—	155(100.0%)
MZT	3 090(49.6%)	3 136(50.4%)	3 853(61.9%)	2 373(38.1%)	—	6 226(100.0%)
DZA	59(47.6%)	65(52.4)%	46(37.1%)	21(16.9%)	57(46.0%)	124(100.0%)
DZT	2 550(52.1%)	2 346(47.9%)	1 849(37.8%)	875(17.9%)	2 172(44.4%)	4 896(100.0%)
合计	5 766(50.6%)	5 635(49.4%)	5 830(51.1%)	3 342(29.3%)	2 229(19.6%)	11 401(100.0%)

注:年轻组,25~37 岁;年长组,38~85 岁;MM,男男双生子;FF,女女双生子;MF,男女双生子。

全部双生子 BMI 的均值为(22.9±2.9)kg/m²。表 9-2 分别按年龄和性别描述双生子 BMI 的均值和标准差。按年龄进行分层后,年轻组 BMI 均值低于年长组,差异具有统计学意义($P<0.001$);按性别进行分层后,男性 BMI 均值高于女性,差异具有统计学意义($P<0.001$)。

表 9-2　不同年龄和性别研究对象的 BMI 水平

| 表型 | 年龄 | | 性别 | |
	年轻组	年长组	男性	女性
人数/人	11 532	11 270	13 889	8 913
BMI/(kg·m⁻²)	22.4±3.0[a]	23.5±2.8	23.4±2.8[b]	22.1±2.9

注:a 表示年轻组和年长组表型差异具有统计学意义,$P<0.001$;b 表示男性和女性表型差异具有统计学意义,$P<0.001$。

(二) BMI 遗传和环境相对作用解析

表 9-3 展示 BMI 四组双生子中各自的组内相关系数(intraclass correlation coefficient, ICC)及其 95% 可信区间(95% CI),并分年龄和性别展示亚组情况。结果显示,MZA 和 MZT 的 ICC 分别高于 DZA 和 DZT,提示遗传的作用;除个别亚组之外,基本呈现 MZT 和 DZT 的 ICC 分别高于 MZA 和 DZA,提示抚养环境的作用。

表 9-3　各组双生子的 BMI 组内相关系数及 95% *CI*

卵型及抚养情况	合计	年龄		性别		
		年轻组	年长组	MM	FF	MF
MZA	0.79	0.80	0.75	0.71	0.83	—
	(0.72, 0.84)	(0.70, 0.87)	(0.65, 0.83)	(0.59, 0.81)	(0.75, 0.89)	
MZT	0.83	0.84	0.81	0.83	0.81	—
	(0.82, 0.84)	(0.83, 0.85)	(0.80, 0.82)	(0.82, 0.84)	(0.80, 0.83)	
DZA	0.42	0.32	0.51	0.52	0.50	0.19
	(0.26, 0.55)	(0.07, 0.53)	(0.31, 0.67)	(0.27, 0.70)	(0.11, 0.76)	(−0.07, 0.43)
DZT	0.47	0.42	0.49	0.53	0.63	0.33
	(0.45, 0.49)	(0.39, 0.46)	(0.46, 0.52)	(0.50, 0.56)	(0.58, 0.66)	(0.29, 0.36)

注:年轻组,25~37 岁;年长组,38~85 岁;MM,男男双生子;FF,女女双生子;MF,男女双生子;MZA,分开抚养的同卵双生子;MZT,共同抚养的同卵双生子;DZA,分开抚养的异卵双生子;DZT,共同抚养的异卵双生子。

表 9-4 和表 9-5 分别呈现按年龄和性别分层进行遗传、共享抚养环境、相关环境及特殊环境模型拟合分析的结果。按年龄分层分析发现:①BMI 的等效模型与全模型存在统计学差异($P<0.001$),BMI 的遗传度在年轻组和年长组不同,BMI 最佳模型年轻组遗传度为 0.76(95% *CI*:0.71~0.80),年长组为 0.64(95% *CI*:0.58~0.70),年轻组遗传度高于年长组。即随着年龄的增加,遗传对于 BMI 表型变异的贡献逐渐减小,环境的贡献逐渐增加。②共享抚养环境无论在年轻组还是年长组,对于 BMI 表型变异均具有一定作用。年轻组共享抚养环境能够解释 7%(95% *CI*:0.01~0.12);年长组共享抚养环境能够解释 5%(95% *CI*:0.00~0.13)。

按性别分层分析发现:①BMI 的等效模型与全模型也存在统计学差异($P<0.001$),最佳模型男性和女性遗传度分别为 0.56(95% *CI*:0.50~0.62)和 0.35(95% *CI*:0.28~0.43)。男性遗传度高于女性,即环境对于女性 BMI 表型变异影响高于男性。②共同抚养环境对于男性和女性 BMI 表型变异均有一定贡献,男性组共享抚养环境能够解释 10%(95% *CI*:0.04~0.19),女性组共享抚养环境能够解释 4%(95% *CI*:0.00~0.12)。

如果在模型中调整年龄和性别,得到总人群 BMI 遗传度和相应的最佳模型,BMI(ASCE)遗传度分别为:遗传 A = 0.70(95% *CI*:0.66~0.74),共同抚养环境 S = 0.06(95% *CI*:0.02~0.12),相关环境 C = 0.06(95% *CI*:0.00~0.12),特殊环境 E = 0.18(95% *CI*:0.17~0.19)(表 9-6)。

（三）抚养环境与肥胖相关表型

表 9-7 列出了研究对象家庭环境量表得分情况。各个分量表得分范围为 0~4 分。关系维度中,亲密度和情感表达以 3 分和 4 分居多,两者合计分别为 94.7%和 78.9%,矛盾性以 0 分和 1 分居多,两者合计为 86.0%,说明研究对象家庭关系较好;个人成长维度中,除独立性 3 分及以上得分合计为 81.4%,其余分量表得分均相对偏低,其中成功性和娱乐性得分在 3 分以下合计达到 91.3%和 83.0%;系统维护维度中,组织性和控制性得分集中在 1~3 分,合计分别达到 99.0%和 83.1%。以上双生子 BMI 均值为(24.11±3.31)kg/m²,其中男性为(24.51±3.23)kg/m²,女性为(23.45±3.33)kg/m²。

表 9-4 按年龄分层 BMI 模型拟合结果

模型	年轻组				年长组				-2LL	与全模型比较		
	A	S	C	E	A	S	C	E		ΔAIC	Δdf	P
全模型	0.76 (0.71, 0.80)	0.07 (0.01, 0.12)	0.00 (0.00, 0.07)	0.17 (0.16, 0.18)	0.64 (0.58, 0.70)	0.05 (0.00, 0.13)	0.11 (0.02, 0.19)	0.19 (0.18, 0.20)	170 558.1	/	/	/
等效模型	0.71 (0.67, 0.75)	0.07 (0.02, 0.12)	0.05 (0.00, 0.11)	0.18 (0.17, 0.19)	/	/	/	/	170 579.6	13.5	4	<0.001
最佳模型	**0.76 (0.71, 0.80)**	**0.07 (0.01, 0.12)**	**0.00 (0.00, 0.07)**	**0.17 (0.16, 0.18)**	**0.64 (0.58, 0.70)**	**0.05 (0.00, 0.13)**	**0.11 (0.02, 0.19)**	**0.19 (0.18, 0.20)**	**170 558.1**	**0**	**0**	**1.000**

注：加粗为最佳模型；-2LL, -2Log-Likelihood, -2 对数似然值；df, degree of freedom, 自由度。

表 9-5 按性别分层 BMI 模型拟合结果

表型	男性				女性				-2LL	与全模型比较		
	A	S	C	E	A	S	C	E		ΔAIC	Δdf	P
全模型	0.56 (0.50, 0.62)	0.10 (0.04, 0.19)	0.18 (0.07, 0.26)	0.16 (0.16, 0.17)	0.35 (0.28, 0.43)	0.04 (0.00, 0.12)	0.42 (0.32, 0.51)	0.19 (0.19, 0.20)	170 955.0	/	/	/
等效模型	0.52 (0.50, 0.55)	0.07 (0.03, 0.12)	0.23 (0.17, 0.28)	0.17 (0.17, 0.18)	/	/	/	/	171 006.7	51.7	5	<0.001
最佳模型	**0.56 (0.50, 0.62)**	**0.10 (0.04, 0.19)**	**0.18 (0.07, 0.26)**	**0.16 (0.16, 0.17)**	**0.35 (0.28, 0.43)**	**0.04 (0.00, 0.12)**	**0.42 (0.32, 0.51)**	**0.19 (0.19, 0.20)**	**170 955.0**	**0**	**0**	**1.000**

注：加粗为最佳模型；-2LL, -2Log-Likelihood, -2 对数似然值；df, degree of freedom, 自由度。

表 9-6　全人群 BMI 的 ASCE 模型拟合分析结果

表型	方差组分				$-2LL$	与饱和模型比较		
	A	S	C	E		ΔAIC	Δdf	P
饱和模型	/	/	/	/	170 733.8	/	/	/
全模型/最佳模型	**0.70** **(0.66, 0.74)**	**0.06** **(0.02, 0.12)**	**0.06** **(0.00, 0.12)**	**0.18** **(0.17, 0.19)**	**170 747.0**	**−3.2**	**15**	**0.137**

注:加粗为最佳模型;$-2LL$,-2Log-Likelihood,-2 对数似然值;df,degree of freedom,自由度。

表 9-7　家庭环境量表得分情况

分量表	得分					合计
	0	1	2	3	4	
亲密度	0(0.0%)	4(0.6%)	34(4.7%)	177(24.6%)	505(70.1%)	720(100.0%)
情感表达	5(0.7%)	28(3.9%)	119(16.5%)	295(41.0%)	273(37.9%)	720(100.0%)
矛盾性	444(61.7%)	175(24.3%)	67(9.3%)	24(3.3%)	10(1.4%)	720(100.0%)
独立性	0(0.0%)	26(3.6%)	108(15.0%)	370(51.4%)	216(30.0%)	720(100.0%)
成功性	25(3.5%)	147(20.4%)	485(67.4%)	63(8.7%)	0(0.0%)	720(100.0%)
知识性	78(10.8%)	235(32.6%)	223(31.0%)	139(19.3%)	45(6.3%)	720(100.0%)
娱乐性	201(27.9%)	224(31.1%)	173(24.0%)	85(11.8%)	37(5.2%)	720(100.0%)
道德宗教观	5(0.7%)	48(6.7%)	247(34.3%)	391(54.3%)	29(4.0%)	720(100.0%)
组织性	7(1.0%)	71(9.9%)	281(39.0%)	361(50.1%)	0(0.0%)	720(100.0%)
控制性	71(9.9%)	181(25.1%)	258(35.8%)	160(22.2%)	50(7.0%)	720(100.0%)

分析 10 个家庭环境量表分量表得分与 BMI 的关系,组织性分量表得分提示与 BMI 可能存在相关。表 9-8 显示组织性与 BMI 在模型 1 和模型 2 中的双生子对间系数有统计学意义($P<0.05$)。对间系数是利用双生子表型的均值信息,对内系数则利用双生子成对的信息,反映控制遗传和早期宫内环境之后家庭环境与 BMI 之间的相关性。在模型 3~5 中,组织性得分与 BMI 之间的对内系数不具有统计学意义,但点值均呈现负相关现象。进一步分析组织性与腰围的关系,与 BMI 类似,模型 3 和模型 4 中,组织性得分与腰围之间的对内系数呈负相关,且具有统计学意义($P<0.05$)。

表 9-8　组织性与肥胖相关表型的关系

模型	BMI		腰围	
	对内系数 (95% CI)	对间系数 (95% CI)	对内系数 (95% CI)	对间系数 (95% CI)
模型 1	0.076 (−0.372, 0.523)	0.532 (0.035, 1.028)	−0.713 (−1.982, 0.556)	1.151 (−0.290, 2.591)
模型 2	0.042 (−0.401, 0.485)	0.506 (0.015, 0.997)	−0.894 (−2.128, 0.341)	1.004 (−0.365, 2.374)

续表

模型	BMI		腰围	
	对内系数 (95% CI)	对间系数 (95% CI)	对内系数 (95% CI)	对间系数 (95% CI)
模型3	−0.060 (−0.522,0.403)	0.401 (−0.107,0.910)	−1.351 (−2.638,−0.064)	0.778 (−0.657,2.212)
模型4	−0.063 (−0.524,0.398)	0.383 (−0.129,0.894)	−1.359 (−2.643,−0.075)	0.734 (−0.708,2.177)
模型5	−0.009 (−0.498,0.480)	0.397 (−0.124,0.918)	−1.022 (−2.359,0.317)	0.744 (−0.733,2.220)

注:加粗表示 $P<0.05$;模型1调整卵型、是否分开抚养;模型2进一步调整年龄和性别;模型3进一步调整体力活动和膳食;模型4进一步调整社会经济状况;模型5进一步调整吸烟和饮酒。

五、讨论与总结

本研究主要分为两部分:一是在共同抚养和分开抚养双生子的基础上,利用模型拟合分析探讨遗传和环境对 BMI 的作用大小,同时区分共享抚养环境和相关环境对 BMI 的影响;二是针对环境因素中的抚养家庭环境,进一步探讨儿童青少年时期抚养家庭环境与 BMI 的关联。研究层层递进,为肥胖相关的遗传和环境因素挖掘提供多个角度的数据支持。

(一)遗传和环境解析

总人群 BMI 遗传度表明,BMI(A = 0.70,95% CI 为 0.66~0.74)为高度遗传,即环境约能够解释 BMI 表型变异的30%。与分开抚养双生子的其他研究结果相比,本研究 BMI 遗传度估计相对偏高。类似研究如 Elder 等[9]的美国明尼苏达分开抚养双生子研究(MISTRA)结果表明,BMI 遗传度为0.50(95% CI 为 0.24~0.69);课题组另一项利用丽水和青岛分开抚养双生子的结果表明,BMI 遗传度为0.66[10]。本研究利用大样本双生子获得对 BMI 遗传度的估计,可信区间比其他双生子研究更窄,结果更为精确,但由于遗传度的估计仅限于特定时间特定地点的特定人群,以上任何因素改变,遗传度的估计值都有可能改变,因此人群样本的不同,可能造成了以上差异。

与以往分开抚养双生子研究重点关注共同环境和非加性遗传效应分解[11]结论不同的是,本研究在解析各表型遗传度的同时,将环境因素也清晰地区分为双生子共同经历的环境(如抚养环境)和双生子尽管分开抚养,但他们仍旧共享的相关环境对于肥胖表型的影响。相关环境贡献了 BMI 变异的6%(95% CI 为 0~12%),对于 BMI 具有一定作用。按年龄和性别分层分析后,无论是在年轻组和年长组,或男性和女性间,其结果依然支持相关环境对于 BMI 具有影响。

共同的抚养环境对 BMI 变异有6%的贡献(95% CI 为 2%~12%),这个贡献无论在年轻组、年长组、男性和女性双生子中均有发现。这就提示我们可以从抚养家庭环境入手,去探讨哪些因素可能会影响成年期肥胖的发生。

(二)抚养家庭环境对于肥胖表型的影响

既往研究发现,家庭的亲密度、矛盾性、组织性等与子女的部分慢性病存在相关。Zeller 等[12]对78名肥胖青少年及71名非肥胖青少年对照的研究发现,肥胖青少年抚养家庭环境与非肥胖青少年相比,家庭的矛盾性较高并且亲密度以及组织性较差;Kirschenbaum 等[13]的研究也表明家庭的组织性较差与子女肥胖存在相关。除此之外,抚养家庭环境还会影响疾病发生后的健康管理(如治疗依从性等),DeLambo 等[14]对患有囊性纤维化的青少年及其父母的研究发现,来自矛盾性较高家庭的青少年治疗依从性较差。

本研究发现抚养家庭的组织性与成年期肥胖相关表型存在一定关联,这一结果与上述 Zeller 等以及 Kirschenbaum 等的研究结论一致。第二次修订的 FES-CV 组织性在中国人群中的重测信度为 0.90,内部一致性为 0.63[15],因此该分量表适合于中国人群。家庭组织性的定义为安排家庭活动时具有明确组织和结构的程度。以本研究调查问卷中问题为例,比如“家庭较大的活动都是经过仔细安排的”“在我们家很重视做事要准时”等表明家庭中做事情具有计划性,并且能够按照计划很好地执行;再如“一般来说,我们大家都注意把家收拾得井井有条”“在我们家里,当需要用某些东西时不会找不到”等表明各个家庭成员愿意花时间在家庭生活上,并且能够保证家庭生活的条理性。组织性对肥胖的影响可能通过合理安排家庭成员的定期体力活动、减少高脂膳食的摄入、控制吸烟和饮酒行为等并且能够按照既定计划坚持下去,从而可以减少肥胖的发生,而这一影响可能会持续到子女成年期,并且在子女成年后继续影响其行为。

(三)总结和展望

本研究利用我国 1 万余对成年双生子数据,发现成年 BMI 的表型变异中约 70%由遗传因素贡献,约 30%由环境因素贡献。环境因素中双生子共享的环境因素约贡献 12%,其中约一半是共同的抚养环境所贡献(6%,95% CI 为 2%~12%)。抚养家庭组织性与成年期肥胖呈现负相关,组织性越好,肥胖可能性越小。

本研究在大规模双生子登记系统的基础之上,利用分开抚养和共同抚养的双生子数据,提炼出抚养环境对于肥胖表型变异的贡献,从这个角度讲,分开抚养双生子研究要优于普通双生子研究。稍显遗憾的是,本研究关于抚养环境和肥胖关系探讨的部分属于横断面研究,对抚养环境的回忆可能存在信息偏倚,未来可以通过出生队列研究来进一步验证二者的关系。

(北京大学公共卫生学院　高文静　李立明

宁波海关　周斌)

参考文献

[1] ELKS C E,HOED M D,ZHAO J H,et al. Variability in the heritability of body mass index:a systematic review and meta-regression[J]. Front Endocrinol (Lausanne),2012(3):29.

[2] RUSHTON J P,BONS T A,VERNON P A,et al. Genetic and environmental contributions to population group differences on the Raven's Progressive Matrices estimated from twins reared together and apart[J]. Proc Biol Sci,2007,274(1619):1773-1777.

[3] 干建平,郑坚.中国不同卵性类型双生子出生率的地区分布[J].中国公共卫生,2002(06):22-23.

[4] GAO W,ZHOU B,CAO W,et al. Utilizing the Resource of Twins Reared Apart:Their Distribution Across Nine Provinces or Cities of China[J]. Twin Res Hum Genet,2015,18(2):210-216.

[5] ZHOU B,GAO W,LYU J,et al. Genetic and Environmental Influences on Obesity-Related Phenotypes in Chinese Twins Reared Apart and Together[J]. Behav Genet,2015,45(4):427-437.

[6] WANG B,GAO W,YU C,et al. Determination of Zygosity in Adult Chinese Twins Using the 450K Methylation

Array versus Questionnaire Data[J]. PLoS One,2015,10(4):e0123992.

[7] VERWEIJ K J,MOSING M A,ZIETSCH B P,et al. Estimating heritability from twin studies[J]. Methods Mol Biol,2012(850):151-170.

[8] MORLEY R,MOORE V M,DWYER T,et al. Association between erythropoietin in cord blood of twins and size at birth:does it relate to gestational factors or to factors during labor or delivery? [J]. Pediatr Res,2005, 57(5):680-684.

[9] ELDER S J,LICHTENSTEIN A H,PITTAS A G,et al. Genetic and environmental influences on factors associated with cardiovascular disease and the metabolic syndrome[J]. J Lipid Res,2009,50(9):1917-1926.

[10] 高文静,李立明,曹卫华,等. 共同抚养和分开抚养的双生子血压、肥胖及吸烟、饮酒行为比较分析 [J]. 北京大学学报(医学版),2011(03):329-332.

[11] STUNKARD A J,HARRIS J R,PEDERSEN N L,et al. The body-mass index of twins who have been reared apart[J]. N Engl J Med,1990,322(21):1483-1487.

[12] ZELLER M H,REITER-PURTILL J,MODI A C,et al. Controlled study of critical parent and family factors in the obesigenic environment[J]. Obesity (Silver Spring),2007,15(1):126-136.

[13] KIRSCHENBAUM D,HARRIS E,TOMARKEN A. Effects of parental involvement in behavioral weight loss therapy for preadolescents[J]. Behav Ther,1984,15(5):485-500.

[14] DELAMBO K E,IEVERS-LANDIS C E,DROTAR D,et al. Association of observed family relationship quality and problem-solving skills with treatment adherence in older children and adolescents with cystic fibrosis [J]. J Pediatr Psychol,2004,29(5):343-353.

[15] 汪向东. 心理卫生评定量表手册[J]. 中国心理卫生杂志,1993.

第十章

三聚氰胺相关泌尿系结石

提 要

三聚氰胺相关泌尿系结石多见于服用三聚氰胺污染奶粉的婴幼儿,1 岁以下男孩高发。多数患儿无症状,尿常规检查正常。结石可单发或多发,发生在单侧或双侧肾脏,可见于肾盂、输尿管和膀胱,严重者可导致泌尿系梗阻。该疾病主要通过三聚氰胺暴露史和泌尿系超声检查诊断。治疗以内科保守治疗为主,少数需外科干预,大多预后良好。

一、前言

2008 年,中国暴发了三聚氰胺污染奶粉相关婴幼儿泌尿系结石事件。原卫生部正式宣布这一紧急事件后,中国大陆地区进行了婴幼儿泌尿系结石的免费筛查工作。2009 年,我国大陆地区近 230 000 儿童通过免费筛查项目被诊断出泌尿系结石;此外,香港、澳门和台湾地区也有一些关于三聚氰胺相关儿童泌尿系结石的报道。原中国国家质量监督检验检疫总局公布在 22 种商业品牌的婴幼儿配方奶粉中检测出了三聚氰胺。美国食品药品监督管理局的结论认为,人体每日可耐受的最大三聚氰胺量是 0.063mg/kg。然而,一些污染的配方奶粉中三聚氰胺含量高达 2 563mg/kg,远超过人体所能耐受的水平。由于质谱分析检测到三聚氰胺氮含量为 66%,因此推断奶粉生产过程中添加三聚氰胺的目的是为了提高奶粉的表观蛋白质含量。在这一事件暴发前几年曾发生过类似的在宠物食品中添加三聚氰胺的丑闻[1]。三聚氰胺相关婴幼儿泌尿系结石事件发生不久,《新英格兰医学杂志》报道了几项研究结果[2],这些结果初次提供了关于三聚氰胺污染奶粉与婴幼儿泌尿系结石相关的实质性证据。迄今,关于三聚氰胺相关泌尿系结石的临床表现、诊断、治疗、短期预后和长期预后已有较多报道,对三聚氰胺和三聚氰胺相关泌尿系结石的肾损伤机制也有许多研究。

二、临床表现

大多数三聚氰胺相关泌尿系结石患儿无明显临床症状。一项荟萃分析显示[3],76.2%的患者无明显症状。少数患者表现为排尿困难、血尿和排尿时不明原因哭闹,这类患者通常具有泌尿系结石导致的泌尿系梗阻。少数因三聚氰胺相关泌尿系结石导致的急性梗阻性肾衰竭患者(约 5%)表现为恶心、呕吐、水肿和无尿[3]。

男童三聚氰胺相关泌尿系结石的发生率高于女童[4]。有研究[5]显示,男孩发病风险是女孩的 3.1 倍,尤其是 1 岁以下男孩发病风险更高。婴幼儿是服用配方奶粉的最大群体,是三聚氰胺污染奶粉的最大受害者,因此,原国家卫生部组织的泌尿系结石免费筛查计划主要适用于 36 月龄以下儿童。然而,一项荟萃分析[3]对 26 个研究分析显示,三聚氰胺相关泌尿系结石的诊断年龄为 1.5~120 月龄。

多数三聚氰胺相关泌尿系结石患儿尿常规检查正常。因此,虽然有些患者检测出血尿、蛋白尿、白细胞尿甚至早期肾损伤尿液标记物[2],我国内地不推荐将尿常规检查作为三聚氰胺相关泌尿系结石的免费筛查项目。由于仅少数患者进行了相关检测,尿液分析结果异常的实际意义并不十分明确。

三聚氰胺相关泌尿系结石患者最突出的表现是泌尿系结石、肾积水、泌尿系梗阻和急性梗阻性肾衰竭,可通过超声检查发现泌尿系结石、肾积水和泌尿系梗阻。超声检查显示多数泌尿系结石外观呈颗粒状或不规则状。结石平均直径 1mm,多数患者结石直径 ≤10mm[3,6-17],有报道最大结石直径达 33mm。超声检查结石通常无声影。结石可单发或多发,多数结石位于肾脏,尤其位于肾盏下部[11,18,19],也见于输尿管和膀胱。约 1/4 患者具有双侧泌尿系结石,其余为单侧[18]。不推荐将 CT 检查作为三聚氰胺相关泌尿系结石的筛查手段,但对于超声检查怀疑泌尿系结石或具有严重泌尿系梗阻的患者建议行 CT 检查。超声联合 CT 检查将三聚氰胺相关泌尿系结石的诊断率由 3.4% 提高至 4.6%[20]。

由于肾活检对于泌尿系结石患儿可行性差,关于肾脏病理表现的认识不多。然而,在结石事件暴发开始时,有学者对少数患儿进行了肾活检检查。据报道 1 例 8 月龄婴儿在出生后服用三聚氰胺污染的配方奶粉,因无尿 20 天被收入院治疗,入院诊断为双侧肾脏结石和急性梗阻性肾衰竭。为评估肾损害对患儿进行了肾活检,结果显示肾活检标本共 26 个肾小球,其中 6 个肾小球硬化,可见淋巴细胞浸润,肾小球无增生性病变。部分肾小管可见晶体。但很难确定肾脏病理改变是否由结石或梗阻性肾损害所致[21]。

三聚氰胺污染配方奶粉健康损害的研究多数集中在泌尿系结石和肾损害,也有少量关于肝脏受累的报道[2,22,23]。三聚氰胺相关泌尿系结石出现肝脏受累的发生率相当低。有报道显示 37 例患者中有 3 例[23]谷丙转氨酶轻度增高,11 例谷草转氨酶轻度增高。另一报道显示 46 例患儿中 3 例(分别为 2、6 和 10 月龄)有肝脏受累,其中 1 例有进行性黄疸、腹胀、肝肿大和胆红素异常。2 例无症状,仅表现谷丙转氨酶和谷草转氨酶增高[22]。缺乏关于肝脏受累和三聚氰胺配方奶粉相关的直接证据。虽然缺乏关于肝功能异常的详细随访资料,但有报道显示患者 1 年后复查肝功能恢复正常[22]。

事件暴发后,北京大学第一医院迅速开展了前瞻性队列研究,以奶粉中三聚氰胺含量与婴幼儿泌尿系结石的关系为主要研究指标进行了分析。该研究设计了针对 3 岁以下婴幼儿家长的奶粉调查问卷,收集了 589 名婴幼儿的三聚氰胺污染奶粉暴露史、可能危险因素和泌尿系结石情况。在分析时,将婴幼儿食用的配方奶粉分大剂量三聚氰胺组、中剂量三聚氰胺组、无三聚氰胺组,以泌尿系结石的发生为结局,通过多因素 logistic 分析显示,大剂量三聚氰胺配方奶粉组婴幼儿发生结石的可能性是无三聚氰胺奶粉组婴幼儿的 7 倍,早产儿发生结石的可能性是足月儿的 4.5 倍[2,4]。发生泌尿系结石的风险随服用三聚氰胺污染奶粉的时间延长而增高。一项多中心巢式病例对照研究显示了其他危险因素[4]。该研究纳入了1 329 例患者和 1 317 例对照,平均年龄 18.4 月龄,证实早产儿、男孩和人工喂养儿发生泌尿系结石的风险分别是足月儿、女孩和混合喂养儿童的 2.03、1.19 和 1.94 倍。其他高危因素包括呕吐、腹泻或发热。此外,三聚氰胺相关泌尿系结石发生率随年龄增长而下降。

三、诊断

具有三聚氰胺暴露史是诊断三聚氰胺相关泌尿系结石的必备条件。询问三聚氰胺暴露史时,记录患儿的喂养方式、服用奶粉品牌、喂养时间和每日喂养量很重要。对于污染配方奶粉服用多久可认定为三聚氰胺暴露这一问题目前尚无关于人类研究的确切证据,通过我国内地地区发生的病例可能可以推断出评价标准。根据报道,1 例生后即服用三聚氰胺污染配方奶粉的婴儿在 1.5 月龄时被诊断出三聚氰胺相关泌尿系结石。有研究者建议服用三聚氰胺相关配方奶粉 1 个月以上即可被认为具有三聚氰胺暴露史,作为筛查三聚氰胺相关泌尿系结石的入选标准。

在原卫生部制定的三聚氰胺相关泌尿系结石诊断标准中,将肾脏、输尿管和膀胱的超声检查作为检查三聚氰胺相关泌尿系结石及结石导致的肾积水和梗阻的首选方法[18]。超声检查发现结石部分呈泥沙样,部分为强回声或点状及团状,带有或不带声影,结石大小不一,直径大多≤10mm。超声检查时必须注意和报告结石的部位和数目。如果超声检查不能确诊结石或肾积水,需进一步行腹部 X 线检查或泌尿系 CT 检查[20]。三聚氰胺相关泌尿系结石的主要成分是三聚氰胺和尿酸,因此三聚氰胺相关泌尿系结石可能表现为 X 线和 CT 检查阴性。

由于三聚氰胺相关泌尿系结石通常无症状,在事件初期原卫生部未开始免费筛查项目前误诊较为常见。然而,有报道表明严重病例可有如下症状:排尿时不明原因哭闹(肾绞痛或排尿困难导致)、排红色或茶水样尿(血尿导致)、排泥沙样物或晶体性沉淀尿(泌尿系结石导致)、尿量突然减少(急性梗阻导致)、眼睑浮肿和颜面苍白(水潴留和尿毒症导致)以及发热(感染导致)[3,5,11,24]。三聚氰胺相关泌尿系结石患儿通常无特异性体征。若患儿出现泌尿系结石梗阻导致的急性肾衰竭,临床可表现为面色苍白、水肿和高血压。

对患儿排出的结石成分测试是三聚氰胺相关泌尿系结石的理想诊断方法,但目前尚无可用于临床的方便、经济和可行的方法。许多研究者探讨了三聚氰胺相关泌尿系结石的主要成分,研究中最常用的检测方法包括表面解吸常压化学电离质谱、基质辅助激光解吸电离飞行时间质谱、联合应用红外光谱、扫描电镜、X-射线粉末衍射和高效液相色谱法等[25-28]。所有研究均显示,三聚氰胺相关泌尿系结石的主要成分是三聚氰胺和尿酸。此外,研究也检测到尿液中的一些结晶成分,包括水合尿酸钠、尿酸盐、尿酸脱水物、六水合磷酸镁铵、尿酸铵和碳酸磷灰石[27]。一项采用红外光谱的研究证实,在结石沉淀中可检测到非常微量(约1%)的三聚氰胺和氰尿酸[25],为红外光谱用于分析结石中三聚氰胺或氰尿酸成分提供了可能的依据。

四、治疗和管理

三聚氰胺相关泌尿系结石的治疗和管理包括保守治疗、体外冲击波碎石术和外科干预。治疗方案的选择通常取决于患者的临床症状、结石大小、结石数量和位置等。国内绝大多数三聚氰胺相关泌尿系结石患儿经保守治疗可恢复和排石。根据原卫生部制定的指南,如果结石直径<4mm,不伴有泌尿系梗阻和严重临床症状,建议患儿多喝水;如果结石直径≥4mm,采取更多的保守治疗方法,包括输注液体、碱化尿液和利尿。可考虑用 1/4 或 1/3 张含钠液输

注。液体输注和多喝水有助于结石排出,降低尿液中三聚氰胺和尿酸浓度,预防三聚氰胺和尿酸形成结晶及晶体生长。由于治疗的是尿酸结石而不是三聚氰胺结石,碳酸氢钠可以溶解尿酸,因此是最常用的碱化尿液的药物,根据建议尿液 pH 需控制在 6.0~6.5。肾髓质的尿酸浓度在夜间增高 10~20 倍,因此液体输注及尿液碱化最好在夜间进行。尽管无随机对照研究证据评价保守治疗方法的有效性和安全性,但许多研究报道了患儿经治疗后的结石排出率。一项研究[29]通过超声检查显示在诊断后 1 个月、3 个月、6 个月和 12 个月,结石排出率分别为 52.5%、67.2%、88.3% 和 95.5%。一项荟萃分析显示[3],在上述时间点的结石排出率分别为 67.1%、76.3%、85.4% 和 92.3%。另一项研究[14]报道,患儿诊断后 6 个月的结石排出率约为 69.8%。一项随访 4 年的研究[30]报道,45 例三聚氰胺相关泌尿系结石患儿经保守治疗随访 4 年后 34 例结石消失,6 例结石部分消失,1 例结石增大,4 例无变化。大多数无严重临床症状的三聚氰胺相关泌尿系结石患儿随着时间完全康复。

根据三聚氰胺相关泌尿系结石的治疗经验,一些医生建议对保守治疗无效的单发泌尿系结石患儿应用体外冲击波碎石术治疗。有研究[31]显示,对 189 例三聚氰胺相关泌尿系结石患儿进行体外冲击波碎石术治疗,患儿结石大小为 3.8~25mm,其中 17 例位于近端输尿管,5 例位于输尿管中段,26 例位于远端输尿管,141 例位于肾脏。多数患儿(95.24%)只需要 1 次碎石治疗,5 例(2.65%)需要 2 次治疗。只有 1 例近端输尿管结石的婴儿碎石治疗失败。该研究特别指出,治疗三聚氰胺相关泌尿系结石可用 8~12kV 的低能量,经过 28 个月的随访发现均未出现严重并发症(包括肾被膜下出血、高血压、肾脏裂伤或肺损伤)。

少数保守治疗无效或有梗阻性肾衰竭的三聚氰胺相关泌尿系结石患儿接受了手术干预。手术干预方法包括微创经皮输尿管镜取石、气动体内碎石术、膀胱镜和输尿管镜碎石术。一项纳入 2 164 例儿童的荟萃分析显示,约 5.6% 的患儿接受了手术干预治疗[3]。所有关于手术干预的报道显示手术治疗方法安全可行,对于具有梗阻性肾衰竭的儿童应尽早开展以解除梗阻。

尚无关于三聚氰胺相关泌尿系结石梗阻引起急性肾衰竭发生情况的数据报道。由梗阻引起的急性肾衰竭的短期预后好,无明显后遗症。一项对 25 例具有急性梗阻性肾衰竭患儿的研究显示[32],患儿 3、6、9 个月排石率分别为 68%、90% 和 95%。对这些患儿的治疗方法包括补液、腹膜透析、血液透析、膀胱镜检查、逆行导管插入术和体外冲击波碎石术。然而,一项荟萃分析显示经过 12 个月随访约 8% 的患儿仍有肾脏异常[3]。迄今尚无泌尿系肿瘤的报道。

五、三聚氰胺相关泌尿系结石肾损伤的发病机制

截至目前,几乎所有关于毒理和毒理代谢动力学的资料都来源于动物实验,包括狗、猫、大鼠和小鼠。三聚氰胺及氰尿酸在体内很少代谢,以原形的形式从肾脏清除[33-35]。结晶多见于远端小管。对结晶成分的分析证实三聚氰胺和氰尿酸结合形成不可溶性晶体,单独三聚氰胺或单独氰尿酸不能在肾小管形成晶体[36-38]。尽管在动物实验中观察到肾小管上皮细胞坏死和再生及小管间质纤维化和炎症,但尚无证据支持肾损害是由于晶体细胞毒性导致[39]。多数学者认为,肾损害和肾衰竭是由于晶体或结石阻塞所致[36-39]。一项给大鼠喂养含三聚氰胺食物的研究显示,肾小管上皮细胞损伤、凋亡和炎症参与三聚氰胺相关泌尿系结石肾损伤的发病机制[40]。2013 年一项非常有意思的研究发现,肠道微生物群可以在体外将

三聚氰胺转换为氰尿酸,提示三聚氰胺相关肾损害可能通过肠道微生物群介导[41]。

迄今尚无关于三聚氰胺引起患儿肾脏和泌尿系癌症的报道。来自啮齿类动物的研究观察到,大量三聚氰胺诱发的三聚氰胺相关结石可导致大鼠发生移行细胞癌[42-44]。然而,对于三聚氰胺相关泌尿系结石患者还需长期随访。

（北京大学第一医院　丁洁）

参考文献

[1] THOMPSON M E,LEWIN-SMITH M R,KALASINSKY V F,et al. Characterization of melamine-containing and calcium oxalate crystals in three dogs with suspected pet food-induced nephrotoxicosis[J]. Veterinary pathology,2008,45(3):417-426.

[2] GUAN N,FAN Q,DING J,et al. Melamine-contaminated powdered formula and urolithiasis in young children [J]. The New England journal of medicine,2009,360(11):1067-1074.

[3] WANG P X,LI H T,ZHANG L,et al. The clinical profile and prognosis of Chinese children with melamine-induced kidney disease:a systematic review and meta-analysis[J]. BioMed research international,2013,2013:868202.

[4] 管娜,姚晨,黄松明,等.三聚氰胺污染奶粉相关泌尿系结石危险因素的多中心巢式病例-对照研究[J].北京大学学报(医学版),2010,42(6):690-696.

[5] LIU J M,REN A,YANG L,et al. Urinary tract abnormalities in Chinese rural children who consumed melamine-contaminated dairy products:a population-based screening and follow-up study[J]. CMAJ:Canadian Medical Association journal,2010,182(5):439-443.

[6] 何国永,张甲佑,邓庆权,等.三聚氰胺致婴幼儿尿路结石60例分析[J].现代医院,2009,09(z2):31-32.

[7] 孙胜涛.食用三聚氰胺污染奶粉所致泌尿系统结石患儿65例临床分析[J].中国中西医结合儿科学,2009,1(4):384-385.

[8] 徐益民,刘建波,蒋雪峰.5215例服问题奶粉婴幼儿筛查泌尿系统结石分析[J].现代医药卫生,2009,25(18):2783-2784.

[9] ZHANG L,WU L L,WANG Y P,et al. Melamine-contaminated milk products induced urinary tract calculi in children[J]. World journal of pediatrics,2009,5(1):31-35.

[10] 匡新宇,高建,徐虹,等.三聚氰胺相关结石患儿单中心、大样本随访和预后分析[J].中华肾脏病杂志,2010,26(12):887-891.

[11] SUN D Q,ZHANG X F,ZHANG L,et al. The clinical analysis of young children's urolithiasis due to melamine-tainted infant formula[J]. World journal of urology,2010,28(5):603-607.

[12] WEN J G,LI Z Z,ZHANG H,et al. Melamine related bilateral renal calculi in 50 children:single center experience in clinical diagnosis and treatment[J]. The Journal of urology,2010,183(4):1533-1537.

[13] 张发展,包军胜,王伟,等.80例三聚氰胺致婴幼儿泌尿系结石治疗的临床分析[J].现代泌尿外科杂志,2010,15(4):294-296.

[14] GAO J,XU H,KUANG X Y,et al. Follow-up results of children with melamine induced urolithiasis:a prospective observational cohort study[J]. World journal of pediatrics,2011,7(3):232-239.

[15] 米权慧,王涛,闫少威.2215例食用三聚氰胺污染奶粉婴幼儿超声筛查结果分析[J].医药前沿,2011,1(12):55-57.

[16] 尚攀峰,常宏,岳中瑾,等.三聚氰胺致婴幼儿泌尿系结石一年随访研究[J].中华泌尿外科杂志,2011,32(11):781-784.

[17] 朱艳芳,俞雪娴,林青梅,等.三聚氰胺奶粉致婴幼儿泌尿系损害的追踪观察[J].实用医技杂志,2011,18(2):137-138.

[18] HE Y,JIANG G P,ZHAO L,et al. Ultrasonographic characteristics of urolithiasis in children exposed to melamine-tainted powdered formula[J]. World journal of pediatrics,2009,5(2):118-121.

[19] NIE F,LI X J,SHANG P F,et al. Melamine-induced urinary calculi in infants—sonographic manifestations and outcomes 1 year after exposure[J]. Pediatric radiology,2013;43(4):474-478.

[20] HU P,LU L,QIN Y H,et al. Utility of CT Scan in detection of melamine—associated urinary stones[J]. Indian journal of pediatrics,2010,77(12):1405-1408.

[21] 李旭冉,沈颖,孙宁.含三聚氰胺奶粉致上尿路结石并急性肾功能衰竭二例分析[J].中华急诊医学杂志,2008,17(12):1247-1249.

[22] HU P,WANG J,ZHANG M,et al. Liver involvement in melamine-associated nephrolithiasis[J]. Archives of Iranian medicine,2012,15(4):247-248.

[23] 龙福芝,黎承杨,陶芝伟,等.三聚氰胺对婴幼儿肝肾功能损害的随访研究[J].现代泌尿外科杂志,2012,17(4):350-353.

[24] WANG I J,WU Y N,WU W C,et al. The association of clinical findings and exposure profiles with melamine associated nephrolithiasis[J]. Archives of disease in childhood,2009,94(11):883-887.

[25] CHEN W C,WU S Y,LIU H P,et al. Identification of melamine/cyanuric acid-containing nephrolithiasis by infrared spectroscopy[J]. Journal of clinical laboratory analysis,2010,24(2):92-99.

[26] JIA B,OUYANG Y,SODHI R N,et al. Differentiation of human kidney stones induced by melamine and uric acid using surface desorption atmospheric pressure chemical ionization mass spectrometry[J]. Journal of mass spectrometry,2011,46(3):313-319.

[27] CHANG H,SHI X,SHEN W,et al. Characterization of melamine-associated urinary stones in children with consumption of melamine-contaminated infant formula[J]. Clinica chimica acta;international journal of clinical chemistry,2012,413(11-12):985-991.

[28] LIU C C,WU C F,SHIEA J,et al. Detection of melamine in a human renal uric acid stone by matrix-assisted laser desorption/ionization time-of-flight mass spectrometry (MALDI-TOF MS) [J]. Clinica chimica acta; international journal of clinical chemistry,2012,413(19-20):1689-1695.

[29] SHEN Y,SUN Q,GAO J,et al. One year follow up of the outcomes of child patients with melamine-related kidney stones in Beijing and surrounding provinces in China[J]. Nephrology,2011,16(4):433-439.

[30] YANG L,WEN J G,WEN J J,et al. Four years follow-up of 101 children with melamine-related urinary stones[J]. Urolithiasis,2013,41(3):265-266.

[31] JIA J,SHEN X,WANG L,et al. Extracorporeal shock wave lithotripsy is effective in treating single melamine induced urolithiasis in infants and young children[J]. The Journal of urology,2013,189(4):1498-1502.

[32] SUN Q,SHEN Y,SUN N,et al. Diagnosis,treatment and follow-up of 25 patients with melamine-induced kidney stones complicated by acute obstructive renal failure in Beijing Children's Hospital[J]. European journal of pediatrics,2010,169(4):483-489.

[33] ALLEN L M,BRIGGLE T V,PFAFFENBERGER C D. Absorption and excretion of cyanuric acid in long-distance swimmers[J]. Drug metabolism reviews,1982,13(3):499-516.

[34] MAST R W,JEFFCOAT A R,SADLER B M,et al. Metabolism,disposition and excretion of [14C] melamine in male Fischer 344 rats[J]. Food and chemical toxicology,1983,21(6):807-810.

[35] BAYNES R E,SMITH G,MASON S E,et al. Pharmacokinetics of melamine in pigs following intravenous administration[J]. Food and chemical toxicology,2008,46(3):1196-1200.

[36] PUSCHNER B,POPPENGA R H,LOWENSTINE L J,et al. Assessment of melamine and cyanuric acid tox-

icity in cats[J]. Journal of veterinary diagnostic investigation,2007,19(6):616-624.

[37] DOBSON R L,MOTLAGH S,QUIJANO M,et al. Identification and characterization of toxicity of contaminants in pet food leading to an outbreak of renal toxicity in cats and dogs[J]. Toxicological sciences,2008, 106(1):251-262.

[38] KOBAYASHI T,OKADA A,FUJII Y,et al. The mechanism of renal stone formation and renal failure induced by administration of melamine and cyanuric acid[J]. Urological research,2010,38(2):117-125.

[39] CIANCIOLO R E,BISCHOFF K,EBEL J G,et al. Clinicopathologic,histologic,and toxicologic findings in 70 cats inadvertently exposed to pet food contaminated with melamine and cyanuric acid[J]. Journal of the American Veterinary Medical Association,2008,233(5):729-737.

[40] LU X,GAO B,WANG Y,et al. Renal tubular epithelial cell injury,apoptosis and inflammation are involved in melamine-related kidney stone formation[J]. Urological research,2012,40(6):717-723.

[41] ZHENG X,ZHAO A,XIE G,et al. Melamine-induced renal toxicity is mediated by the gut microbiota[J]. Science translational medicine,2013,5(172):172.

[42] MELNICK R L,BOORMAN G A,HASEMAN J K,et al. Urolithiasis and bladder carcinogenicity of melamine in rodents[J]. Toxicology and applied pharmacology,1984,72(2):292-303.

[43] OKUMURA M,HASEGAWA R,SHIRAI T,et al. Relationship between calculus formation and carcinogenesis in the urinary bladder of rats administered the non-genotoxic agents thymine or melamine[J]. Carcinogenesis,1992,13(6):1043-1045.

[44] OGASAWARA H,IMAIDA K,ISHIWATA H,et al. Urinary bladder carcinogenesis induced by melamine in F344 male rats:correlation between carcinogenicity and urolith formation[J]. Carcinogenesis,1995,16(11): 2773-2777.

第十一章

环境温度与儿童健康

提 要

气候变化的一个典型特点是逐渐升高的全球温度和频率增加的热浪天气。儿童对环境高低温的影响尤其敏感，但目前对高低温与儿童健康之间关联的定量化研究较少。本实例使用澳大利亚布里斯班市2003年至2009年的气象、空气污染和儿童急诊入院数据，采用准泊松广义线性回归模型，研究了高低温对儿童的影响。在具体的分析中，该研究控制了空气污染、相对湿度、周末效应、公共假期、流感、季节性和长期趋势。研究结果显示，高温（相对危险度：1.27；95%可信区间：1.12~1.44）和低温（相对危险度：1.81；95%可信区间：1.66~1.97）均对儿童急诊入院有着显著影响。具体而言，高温对消化道感染性疾病，内分泌、营养和代谢疾病，神经系统疾病以及呼吸道疾病的发病有影响。低温对消化道感染性疾病，内分泌、营养和代谢疾病和呼吸道疾病的发病有影响。男性儿童对高低温的影响更敏感。0~4岁的儿童对高温更敏感，10~14岁儿童对高温和低温均敏感。这些研究结果提示气象部门、卫生部门、儿童医院和综合医院儿科，以及家长和其他儿童监护人等政府部门和个人，需要拿出更多的举措来应对可能的热浪和寒潮对儿童（尤其是婴幼儿）的影响。

一、前言

气候变化会对全球的生态系统产生广泛而深远的影响，且这些影响很大程度上是负面的[1,2]。由于人类的生存很大程度上依赖于生态系统的稳定性，气候变化通过影响生态系统进一步对人类健康产生危害这一问题在过去的数十年已经引起科学界的关注[2]。有学者认为，气候变化也许是21世纪最大的全球健康威胁[1]。了解气候变化以何种方式以及在多大范围内对哪些具体人群的健康产生什么样的影响，是亟待解决的公共卫生问题之一。

气候变化对人类健康的影响是多层次的，且各层次之间相互交织[3]。其中一个比较明显的影响是逐渐升高的平均温度以及频率逐渐增加的持续高温对人群健康的影响[4]，特别是对心血管系统和呼吸系统健康的潜在危害[5,6]。由于每个国家和地区的公共卫生资源都是有限的，了解哪些群体对持续高低温的影响更敏感，并且定量化地评估这些影响，有利于政府最大化地利用有限的公共资源保护易感人群。儿童，特别是婴幼儿，由于其自身生理及免疫水平等特点，对气候变化尤其是持续高低温的影响十分敏感[7]。很多研究已建立了高低温与儿童健康之间的关联[8]。

关于高低温以及持续数天的高低温(又被称为热浪和寒潮)对健康影响的方式,不同学者有不同的看法。大部分学者把热浪和寒潮当成一个独立的极限天气事件来看待[9,10],有的学者认为热浪和寒潮对健康的影响是"单天高低温的效应叠加与持续高低温引起的附加效应"的总和[11,12]。

本实例使用澳大利亚布里斯班市 2003 年至 2009 年的天气、空气污染与儿童急诊入院数据,介绍温度与疾病关联的评估方法,同时阐述温度对儿童具体疾病的影响。这里的儿童定义为 0~14 岁人群。主要研究目的有以下三点:①环境温度与儿童急诊入院之间有何关联;②热浪与寒潮对儿童的影响,是否有附加效应;③儿童的哪些具体特点(性别或年龄等)让其对高低温的影响更敏感。

二、研究方法

(一) 数据的收集

布里斯班是澳大利亚昆士兰州的首府,位于澳大利亚的东部,是较典型的亚热带气候地区,夏天持续的时间长且较热,冬天天气温和。根据 2003 年的数据显示,儿童约占布里斯班居民总数的 20%[13]。该研究所需的急诊入院数据由昆士兰卫生局(Queensland Health)提供。天气数据(包括每日最高温、最低温和相对湿度)由澳大利亚气象局提供,每日平均温度由每日最高温和最低温平均计算得出。同时,空气污染数据[包括空气动力学当量直径≤10μm 的颗粒物(PM_{10})和臭氧]由昆士兰原环境和资源管理部(现更名为昆士兰环境和遗产保护部)提供。

在开始收集数据之前,该研究的伦理学申请已获得昆士兰科技大学伦理委员会批准。因为所需数据为合并数据库,只存在非常低的"识别具体患者"风险,所以知情同意书不需要每个患者签署。每条急诊的入院患者信息中,有一项为国际疾病分类编码(International Classification of Disease code, ICD-code)。此编码有 9 和 10 两个版本,本研究因为只跨越 2003 年至 2009 年,所以疾病编码信息以版本 10 呈现。限于篇幅,更多编码信息不在此赘述。根据这个编码,儿童的具体入院疾病被分为以下类型:消化道感染性疾病(A00~A09),内分泌、营养和代谢疾病(E00~E90),神经系统疾病(G00~G99),呼吸道疾病(J00~J99),急性上呼吸道感染(J40~J47)(大多数为哮喘),消化系统疾病(K00~K93)和泌尿生殖系统疾病(N00~N99)。

(二) 热浪和寒潮的定义

因为不同国家或地区的气候、人口学特点和人群对气候的适应性等均不同,所以目前尚没有一个全球统一的热浪定义[14]。在该研究中,平均温度被选为指标,且高低温的强度以及持续的时间同时被用来定义热浪或寒潮。具体的定义为:

1. 强度 整个研究阶段(2003 年至 2009 年)每日平均温度的第 95 百分位数以及第 96 百分位数,被定义为热浪的两个强度阈值。整个研究阶段(2003 年至 2009 年)每日平均温度的第 4 百分位数以及第 5 百分位数,被定义为寒潮的两个强度阈值。

2. 持续天数 高低温温度至少持续 2 天,至少持续 3 天,以及至少持续 4 天,被定义为热浪和寒潮的三个持续时间。

基于以上方法,热浪和寒潮各有 6 个定义。

（三）分析方法

1. **步骤一** 评估温度的主效应。已有研究报道,温度对发病率的影响存在一定的滞后效应[15],且温度与发病率之间也许呈非线性相关[16]。因此,该研究采用准泊松广义线性回归模型(quasi-Poisson generalized linear model)合并分布滞后非线性模型(distributed lag non-linear model,DLNM)来分析温度对儿童急诊入院影响的主效应[17]。在这个分布滞后曲线模型的设置中,该研究采用自由度为4的双自然立方样条来分别定义温度和滞后的维度。为抓住可能的收获效应,滞后时间为3周[6]。

一些可能的协变量,包括 PM_{10}、臭氧和相对湿度,也被放在模型中以消除可能的混杂。同时,该研究控制了季节性、长期趋势、流感、公共假期和周末效应等可能的混杂变量。对于温度这一变量,以及其他协变量的平滑自由度选择,遵循最小的赤池信息准则原则。当所有的参数均确定之后,拟合模型,并且得出温度和儿童急诊入院关系图,并从图中大概看出可能的关联。基于此关联,该研究选择平均温度的第95百分位数(26.5℃)为高温,并以此对比基线温度时(24℃)的儿童急诊入院人数,得出高温对儿童急诊入院影响的相对危险度。同时,平均温度的第5百分位数(13.8℃)被定义为低温,同样以24℃为基线温度,得出低温对儿童急诊入院影响的相对危险度。

2. **步骤二** 热浪和寒潮的附加效应。该研究在以上分析中,得出步骤一模型的残差,并以此残差作为应变量,以热浪和寒潮作为自变量,定量评估热浪和寒潮可能的附加效应。此方法的理论基础为:在分析热浪和寒潮对人体影响时,去除热浪和寒潮的单天高低温效应之后,剩下的残差部分,可以分离出附加效应。

3. **步骤三** 敏感性分析。为确保研究结果的稳定性,在该研究中实施敏感性分析。将温度的平滑自由度从4调整到7,同时将对季节性和长期趋势控制的平滑自由度从7调整到11。

三、结果

（一）描述性结果

从2003年至2009年,布里斯班市的急诊入院儿童总数为131 249人。在此期间,平均温度的均值为20.6℃,相对湿度的均值为57.3%,PM_{10} 和臭氧的均值分别为 $16.0\mu g/m^3$ 和12.6ppb。所有变量的描述性统计结果详见表11-1。

表11-1 2003—2009年布里斯班市每日平均温度、相对湿度、臭氧、PM_{10} 以及儿童急诊入院信息表

变量	均数	标准差	最小值	百分位数			最大值
				25	50	75	
平均温度/℃	20.6	4.1	9.0	17.3	20.9	23.8	34.2
相对湿度/%	57.3	16.0	5.0	49.0	58.0	67.0	98.0
臭氧/ppb	12.6	3.9	1.7	9.9	12.3	14.9	31.6
$PM_{10}/(\mu g \cdot m^{-3})$	16.0	10.1	4.4	11.7	14.5	17.9	355.2
儿童总体急诊入院数/人	51.4	15.8	3	44	53	61	108
消化道感染性疾病	8.7	5.1	0	5	8	11	57
内分泌、营养和代谢疾病	1.2	1.1	0	0	1	2	7

续表

变量	均数	标准差	最小值	百分位数			最大值
				25	50	75	
神经系统疾病	1.3	1.2	0	0	1	2	7
呼吸道疾病	20.0	9.5	0	13	20	26	53
急性上呼吸道感染	5.6	3.3	0	3	5	8	19
慢性下呼吸道疾病	5.5	3.4	0	3	5	7	24
消化系统疾病	3.4	2.0	0	2	3	5	12
泌尿生殖系统疾病	2.2	1.5	0	1	2	3	8
0~4 岁儿童急诊入院	33.5	11.2	1	27	34	41	68
5~9 岁儿童急诊入院	9.3	4.0	1	6	9	12	27
10~14 岁儿童急诊入院	8.7	3.9	1	6	8	11	60
男童急诊入院	28.9	9.6	1	24	29	35	85
女童急诊入院	22.5	7.9	1	18	23	27	50

为了更好地了解 2003 年至 2009 年发布的儿童急诊入院的季节性和长期趋势,该研究对数据进行了季节拆分。从图 11-1 中可以看出,儿童急诊入院呈现比较明显的季节性趋势。图 11-2、图 11-3 和图 11-4 分别呈现了 PM_{10}、臭氧和相对湿度的每日分布。

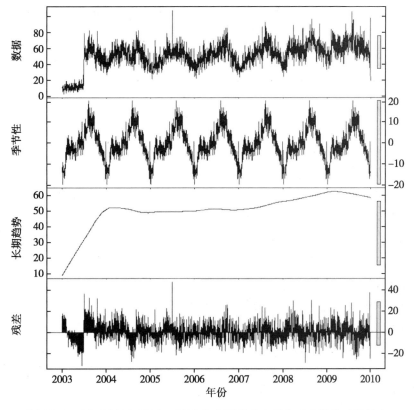

图 11-1　布里斯班市 2003—2009 年每日儿童急诊入院人数的时间分布

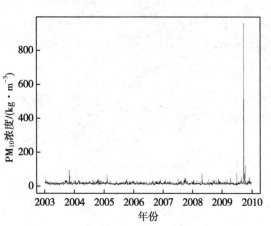

图 11-2　布里斯班市 2003—2009 年每日 PM$_{10}$的时间分布

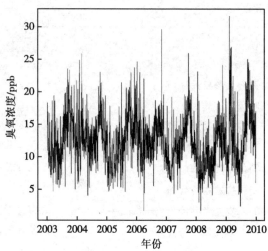

图 11-3　布里斯班市 2003—2009 年每日臭氧的时间分布

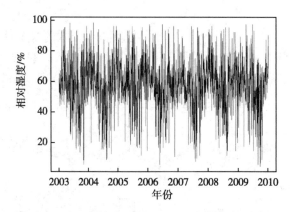

图 11-4　布里斯班市 2003—2009 年每日相对湿度的时间分布

（二）　环境温度对儿童急诊入院的影响

图 11-5 呈现了环境温度对儿童总体、不同年龄段和不同性别儿童影响的累积效应。从图 11-5 可以清楚地看出,当出现高温或低温天气时,儿童急诊入院人数均有明显升高。男童相比女童对高低温更敏感。0~4 岁儿童对高温更敏感,10~14 岁儿童对高低温均较敏感。

（三）　环境温度对儿童急诊入院影响的滞后效应

图 11-6 呈现了不同滞后时间,高温(26.5℃)和低温(13.8℃)对儿童急诊入院的影响。此图显示,高温和低温对儿童急诊入院的影响持续时间较长。

（四）　环境温度对儿童不同疾病的影响

表 11-2 呈现了高温(26.5℃)和低温(13.8℃)相对于基线温度(24.0℃)对儿童急诊入院不同疾病类型的影响。从表 11-2 可以看出,高温与消化道感染性疾病,内分泌、营养和代谢疾病,神经系统疾病以及呼吸道疾病的发病相关。同时,低温与消化道感染性疾病,内分泌、营养和代谢疾病以及呼吸道疾病的发病相关。

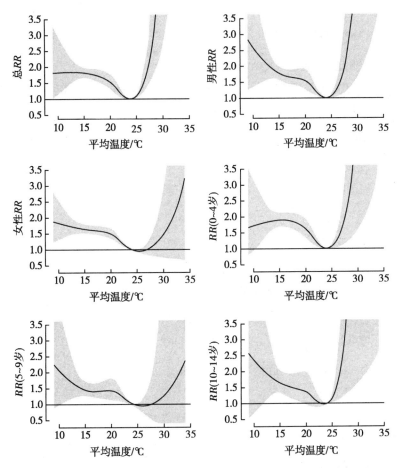

图 11-5　温度对不同性别和不同年龄段儿童急诊入院影响的累积效应

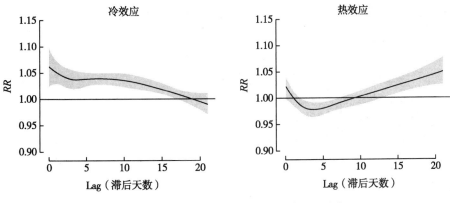

图 11-6　温度对儿童急诊入院影响的滞后效应

表 11-2　高低温对儿童急诊入院影响的总体效应

疾病	高温 RR(95% CI)			低温 RR(95%CI)		
	滞后 0~1d	滞后 0~13d	滞后 0~21d	滞后 0~1d	滞后 0~13d	滞后 0~21d
儿童总体急诊入院	1.07 (1.04,1.10)*	1.34 (1.24,1.46)*	1.27 (1.12,1.44)*	1.11 (1.05,1.16)*	1.68 (1.57,1.78)*	1.81 (1.66,1.97)*
消化道感染性疾病	1.06 (1.01,1.12)*	1.18 (0.98,1.43)	0.94 (0.70,1.27)	0.90 (0.80,1.01)	1.43 (1.23,1.66)*	1.74 (1.41,2.14)*
内分泌、营养和代谢疾病	1.01 (0.84,1.23)	1.34 (0.78,2.31)	1.80 (1.10,2.57)*	0.89 (0.65,1.22)	1.94 (1.28,2.93)*	2.05 (1.16,3.62)*
神经系统疾病	1.06 (1.01,1.13)*	1.04 (0.64,1.69)	1.11 (0.52,2.38)	1.14 (0.85,1.53)	1.37 (0.94,2.00)	1.54 (0.92,2.59)
呼吸道疾病	1.11 (1.05,1.16)*	1.67 (1.46,1.92)*	1.50 (1.21,1.86)*	1.31 (1.22,1.42)*	2.80 (2.52,3.12)*	2.67 (2.31,3.08)*
急性上呼吸道感染	1.08 (0.88,1.26)	1.12 (0.75,1.78)	1.15 (0.68,1.71)	1.23 (0.82,1.50)	1.10 (0.99,1.25)	1.83 (0.77,4.05)
慢性下呼吸道疾病	0.98 (0.91,1.05)	1.13 (1.02,1.38)*	1.09 (1.01,1.46)*	0.96 (0.83,1.12)	1.05 (0.77,1.43)	0.80 (0.52,1.23)
消化系统疾病	1.07 (0.98,1.17)	0.99 (0.84,1.18)	0.94 (0.74,1.21)	1.02 (0.84,1.23)	1.08 (0.73,1.60)	1.05 (0.61,1.79)
泌尿生殖系统疾病	0.91 (0.82,1.02)	0.99 (0.77,1.29)	0.92 (0.63,1.35)	0.95 (0.75,1.20)	1.04 (0.64,1.68)	0.94 (0.48,1.84)

* $P<0.05$，关联有统计学意义。

（五）热浪和寒潮对儿童急诊入院影响的附加效应

表 11-3 呈现了热浪和寒潮对儿童急诊入院影响的附加效应。当用 3 天作为热浪的持续时间定义时，热浪对慢性下呼吸道疾病（在成人该疾病被归类为慢性阻塞性肺疾病）的影响存在附加效应。此结果提示，存在慢性下呼吸道疾病既往病史的儿童，不仅会受到每天的高低温影响，而且持续多日的高低温还会有附加影响。

灵敏度分析结果显示，随着温度和相对湿度平滑自由度的增加，高低温对儿童急诊入院的影响有所减小，但仍然保持显著的统计学关联（结果不在此赘述）。

表 11-3　热浪和寒潮对儿童急诊入院影响的附加效应

疾病	热浪 RR (95% CI) ≥2d ≥95th	≥2d ≥96th	≥3d ≥95th	≥3d ≥96th	≥4d ≥95th	≥4d ≥96th	寒潮 RR (95% CI) ≥2d ≤5th	≥2d ≤4th	≥3d ≤5th	≥3d ≤4th	≥4d ≤5th	≥4d ≤4th
儿童总体急诊入院	0(-3,3)	0(-5,4)	2(-7,11)	-1(-11,9)	—	—	0(-2,1)	1(-2,3)	1(-4,5)	2(-3,8)	4(-6,15)	4(-6,15)
消化道感染性疾病	1(-1,3)	0(-2,2)	1(-3,5)	2(-7,12)	—	—	1(-1,2)	2(0,4)	2(-1,6)	3(-1,8)	6(-3,14)	6(-3,14)
内分泌、营养和代谢疾病	0(-2,2)	1(-2,4)	-1(-3,2)	-2(-8,3)	—	—	0(-1,1)	0(-2,1)	-1(-4,2)	-2(-6,1)	-5(-12,2)	-5(-12,2)
神经系统疾病	1(-1,2)	0(-2,2)	-2(-7,3)	0(-7,6)	—	—	0(-1,2)	0(-1,2)	0(-3,3)	0(-3,4)	0(-7,7)	0(-7,7)
呼吸道疾病	0(-4,4)	1(-3,5)	7(-2,15)	4(-7,16)	—	—	-1(-2,1)	-1(-3,2)	-2(-6,2)	0(-5,5)	0(-9,10)	0(-9,10)
急性上呼吸道感染	1(-2,4)	0(-2,2)	1(-7,9)	0(-8,9)	—	—	0(-2,2)	1(-1,2)	2(-1,5)	2(-1,6)	4(-1,10)	4(-1,10)
慢性下呼吸道疾病	1(-1,3)	0(-2,2)	9(1,15)*	11(1,21)*	—	—	1(-1,2)	0(-1,1)	-1(-3,1)	3(-2,9)	7(-2,16)	7(-2,16)
消化系统疾病	0(-2,1)	-1(-3,1)	1(-5,7)	-3(-10,3)	—	—	1(-1,2)	1(-1,3)	2(0,5)	2(-2,5)	4(-3,10)	4(-3,10)
泌尿生殖系统疾病	0(-2,1)	-1(-3,1)	0(-4,4)	1(-3,5)	—	—	-1(-2,0)	-1(-3,1)	-2(-4,1)	-1(-5,2)	-3(-10,4)	-3(-10,4)

*P<0.05，关联有统计学意义。

四、讨论

该研究以下几个结果值得注意:①在布里斯班市,高温和低温均对儿童急诊入院有显著影响;②高温和低温对儿童急诊入院的影响均持续时间较长;③男性儿童对高低温的影响更敏感;④0~4岁儿童对高温更敏感,10~14岁儿童对高温和低温均敏感;⑤高温对消化道感染性疾病,内分泌、营养和代谢疾病,神经系统疾病以及呼吸道疾病的发病有影响;低温对消化道感染性疾病,内分泌、营养和代谢疾病和呼吸道疾病的发病有影响;⑥除热浪对慢性下呼吸道疾病急诊入院的附加效应之外,未发现热浪或寒潮对儿童其他疾病急诊入院影响的附加效应。以下将对该实例结果的生物学机制和公共卫生启示进行讨论。

当环境温度变化时,人体温度调节系统就会自动对外界温度变化做出反应,以确保这些温度变化不会对自身的生理和精神活动造成伤害。但是,当外界的温度变化超过人体可以承受的范围时,疾病发生的风险就会增加。在人群中发生的疾病或某种健康问题,只占该疾病或健康问题很小的一部分,大部分潜在的问题在一般情况下未暴露出来(也称为"冰山现象")。高温和低温对人体的影响,尤其是对易感人群的影响,在很大程度上是诱发机体已有的健康隐患。当然也存在很多直接由于高低温引起的健康问题,比如中暑[18]。由高低温诱发的疾病负担,远大于由高低温直接引起的疾病负担。这一点,需要更多的学者在不同地区使用归因危险度来分析人群受高低温的影响程度。英国学者联合不同国家和地区的学者,使用死亡率数据做了一项类似的研究[19],但还需要更多使用发病率数据的研究来了解到底有多少发病归因于高低温,因为根据疾病负担理论,伤残所致的健康寿命损失年也是一个非常重要的疾病负担组分。

该研究所发现的持续较长的高温效应,与之前很多其他地区的研究结果不同[15,20]。之前的研究普遍认为,高温效应持续时间不超过一周。该研究结果与其他地区研究结果的这种差异,也许提示高温对儿童影响的持续时间上,与成人不同。该研究观察到的持续较长的低温效应,与之前其他地区不同人群的研究结果一致[21]。这些同质性和异质性,可能由很多因素导致,包括不同年龄组人群对高低温反应不同,不同地区人群的高低温适应性不同等。无法很准确地找到引起这些异质性的原因,这是生态学研究的缺陷之一。

该研究还发现男童比女童对环境高低温更敏感。其他地区的研究也曾发现相似的结果[22,23]。这种两性儿童之间在温度敏感性上的差别,可以归因于两性之间在身体某些构造、激素分泌和室外活动方式上的不同。相比于男性,女性在寒冷的环境中,代谢需要排出身体里的热能比较少[24]。值得注意的是,一项在西班牙加泰罗尼亚地区覆盖所有年龄组人群的研究显示,女性儿童在热浪期间死亡率的升高幅度大于男性儿童[25]。Rupa Basu认为这种温度对两性之间影响的差异性随着地区和人群的不同而不同[26],这一观点提示两性儿童之间的这些差异,也许是由社会人口学因素或温度适应性不同引起的。

该实例结果还提示0~4岁儿童和10~14岁儿童比5~9岁儿童对高温更敏感。已有报道显示,0~4岁儿童,尤其是婴儿(未满1岁的儿童),对高温[27,28]和持续数天的高温十分敏感[29]。0~4岁儿童对低温敏感性相对较低的原因,可能是由于布里斯班市较少出现低温天气,因此0~4岁儿童(特别是婴儿)的父母或其他监护人在低温天气来临时对其保护较多。10~14岁儿童相比于其他年龄段儿童,有着更多的室外活动,这可能会让他们更多地暴露于室外高温。除此之外,对女性儿童来说,月经初潮一般出现在10~14岁[30],由此而增加的卵巢激素可能会影响身体的热调节功能[31]。

该研究不仅发现了之前其他地区所发现的一些容易受到高低温影响的疾病,比如消化道感染性疾病[32-35]和呼吸道疾病[15,36],还发现了一些目前在高低温和疾病关联研究领域较少关注的疾病类型,具体包括内分泌、营养和代谢疾病,以及神经系统疾病。这些发现提示儿童的父母或其他监护人,应该在高热或极冷天气中对存在此类疾病史的孩子给予更多的保护。

已有报道对低温可能影响呼吸道疾病的机制进行了阐述。首先,寒冷的天气里,人们室内活动的时间较多,这种较拥挤的室内环境会增加呼吸道交叉感染的可能性[37,38];其次,低温天气流感发病较多,这也会增加儿童呼吸道其他疾病发病的风险[8];另外,成年人群中的研究发现,低温天气里,吸入较多的冷空气会使呼吸道表面更适合病毒的生存和繁殖,且寒冷天气人体的免疫水平较低[39,40],这些都可能增加呼吸道疾病的发病风险。高温对呼吸道疾病的影响机制目前尚不是很明确,可能的机制之一是高温会增加细菌的生存和繁殖[41]。

泰国和美国的两项研究均发现高温可能会增加内分泌疾病(糖尿病)的发生[42,43]。有报道称,有糖尿病史的人机体自主控制和内皮细胞功能对高低温较敏感,这让他们更容易在高低温的天气里发病[44]。高温和神经系统疾病增加的关联,可能是因为有神经系统疾病史的人群的自我保护力相对较低[45],同时他们日常服用的药物所产生的副作用[46],使其对高低温更敏感。

慢性下呼吸道疾病是引起全球人群主要死因之一[47,48]。在热浪天气里,布里斯班市持续的高温所引起的附加效应使每日儿童慢性下呼吸道疾病急诊入院人数增加9~11人,这提示家长和其他监护人需要在热浪天气里,对已患下呼吸道疾病的儿童,提供额外的关照,以避免发病次数增多。该研究未观察到寒潮对儿童急诊入院影响的附加效应,一个主要原因可能是因为布里斯班是典型的亚热带气候城市,很少经历持续极冷天气。

高低温与儿童健康之间的关联,提示气象部门、卫生部门、儿童医院和综合医院儿科,以及家长和其他儿童监护人等不同政府机构和个人,需要拿出更多的准备来应对可能的热浪和/或寒潮对儿童(尤其是婴幼儿)的影响。从幼儿园一直到高中的学校健康教育是比较合适的高低温危害的科普渠道[29]。同时,从政府的角度出发,首先通过科学的方法制定适合本地区的热浪和/或寒潮预警系统[49],同时提高各相关部门的协调性。具体而言,由气象部门根据地区性热浪和/或寒潮定义发布预警[50],告知卫生部门,卫生部门提醒具体的儿童医院,及时应对可能出现的就诊高峰。除此之外,有针对性的热浪和/或寒潮应对策略,比如向易感人群发放适合的宣传册,也会对降低热浪和/或寒潮带来的健康风险有帮助。虽然普遍认为热浪和/或寒潮是天气事件,但应对起来需要各部门的协作,包括交通部门等。

该研究存在几点不足：①该研究为生态学研究，无法对高低温和儿童急诊入院之间的关联作因果推论；②该研究所选城市为亚热带气候，如果要将该研究结果推广到其他气候类型城市，需要十分慎重；③由于样本量的关系，该研究仅分析了高低温和几大类疾病之间的关联，未来较大样本量的研究可以关注高低温和各细化疾病之间的关联，为公共卫生工作者、儿科医生及父母对儿童的保护提供更多具体的建议。

五、结语

全球不同国家和地区，存在不同的环境卫生问题。虽然从短期来看，空气污染等问题影响部分发展中国家，但从长期来看，气候变化所引起的温度升高，将是一个更大的公共卫生威胁。本实例采用澳大利亚布里斯班市的数据，重点介绍了单天的高低温以及热浪和寒潮对儿童健康的影响，得出的结果有可能为公共卫生部门制定应对极端天气威胁的策略提供依据。无论科学发现与政府决策之间有多远的距离，有一点应该是所有人的共识：人类不仅需要保护现在的这一代儿童，而且还需要确保将来的儿童也有一个适宜生存的环境。

（澳大利亚昆士兰大学公共卫生学院　徐志伟

安徽医科大学公共卫生学院　苏虹

上海交通大学医学院附属上海儿童医学中心　童世庐）

参考文献

[1] COSTELLO A, ABBAS M. Managing the health effects of climate change[J]. The Lancet, 373(9676): 1693-1733.

[2] MCMICHAEL A J. Globalization, Climate Change, and Human Health[J]. New England Journal of Medicine, 2013, 368(14): 1335-1343.

[3] HAINES A, KOVATS R S, CAMPBELL-LENDRUM D, et al. Climate change and human health: impacts, vulnerability, and mitigation[J]. The Lancet, 2006, 367(9528): 2101-2109.

[4] MEEHL G A, TEBALDI C. More Intense, More Frequent, and Longer Lasting Heat Waves in the 21st Century[J]. Science, 2004, 305(5686): 994-997.

[5] BASU R, SAMET J M. Relation between Elevated Ambient Temperature and Mortality: A Review of the Epidemiologic Evidence[J]. Epidemiologic Reviews, 2002, 24(2): 190-202.

[6] YE X, WOLFF R, YU W W, et al. Ambient Temperature and Morbidity: A Review of Epidemiological Evidence[J]. Environ Health Perspect, 2012, 120(1): 19-28.

[7] AHDOOT S, PACHECO S E, COUNCIL ON ENVIRONMENTAL HEALTH. Global Climate Change and Children's Health[J]. Pediatrics, 2015, 136(5): e1468-e1484.

[8] XU Z, ETZEL R A, SU H, et al. Impact of ambient temperature on children's health: A systematic review[J]. Environmental Research, 2012(117): 120-131.

[9] KNOWLTON K, ROTKIN-ELLMAN M, GALATEA K, et al. The 2006 California heat wave: impacts on hospitalizations and emergency department visits[J]. Environmental Health Perspectives, 2009, 117(1): 61-67.

[10] ANDERSON G, BELL M. Heat waves in the United States: mortality risk during heat waves and effect modifi-

cation by heat wave characteristics in 43 U. S. communities[J]. Environmental Health Perspectives,2011,
119(2):210-218.

[11] HAJAT S,ARMSTRONG B,MICHELA B,et al. Impact of High Temperatures on Mortality:Is There an Added Heat Wave Effect? [J]. Epidemiology,2006,17(6):632-638.

[12] GASPARRINI A,ARMSTRONG B. The Impact of Heat Waves on Mortality[J]. Epidemiology,2011,22(1):68-73.

[13] BEGG S,VOS T,BARKER B,et al. The burden of disease and injury in Australia 2003,School of Population Health,University of Queensland,Australian Institute of Health and Welfare[R]. 2007.

[14] XU Z W,FITZGERALD G,GUO Y M,et al. Impact of heatwave on mortality under different heatwave definitions:A systematic review and meta-analysis[J]. Environment International,2016(89):193-203.

[15] GREEN R S,BASU R,MALIG B,et al. The effect of temperature on hospital admissions in nine California counties[J]. International Journal of Public Health,2010,55(2):113-121.

[16] SCHWARTZ J,SAMET J M,PATZ J A. Hospital Admissions for Heart Disease:The Effects of Temperature and Humidity[J]. Epidemiology,2004,15(6):755-761.

[17] GASPARRINI A B,Kenward M G. Distributed lag non-linear models[J]. Statistics in Medicine,2010,29(21):2224-2234.

[18] WANG Y J,BOBB F,PAPI B,et al. Heat stroke admissions during heat waves in 1,916 US counties for the period from 1999 to 2010 and their effect modifiers[J]. Environmental Health,2016,15(1):83.

[19] GASPARRINI A Y,GUO Y M,Hashizume M,et al. Mortality risk attributable to high and low ambient temperature:a multicountry observational study[J]. The Lancet,2015 ,386(9991):369-375.

[20] LIN S,LUO M,WALKER R J,et al. Extreme High Temperatures and Hospital Admissions for Respiratory and Cardiovascular Diseases[J]. Epidemiology,2009,20(5):738-746.

[21] HAJAT S,HAINES A. Associations of cold temperatures with GP consultations for respiratory and cardiovascular disease amongst the elderly in London[J]. International Journal of Epidemiology,2002,31(4):825-830.

[22] FOUILLET A G,REY G,LAURENT F,et al. Excess mortality related to the August 2003 heat wave in France[J]. International Archives of Occupational and Environmental Health,2006,80(1):16-24.

[23] HUTTER H P,MOSHAMMER H,WALLNER P,et al. Heatwaves in Vienna:effects on mortality[J]. Wiener Klinische Wochenschrift,2007,119(7):223-227.

[24] MCARDLE W,TONER M M,MAGEL J R,et al. Thermal responses of men and women during cold-water immersion:influence of exercise intensity[J]. European Journal of Applied Physiology and Occupational Physiology,1992,65(3):265-270.

[25] BASAGAÑA X,SARTINI C,BARRERA-GÓMEZ J,et al. Heat waves and cause-specific mortality at all ages[J]. Epidemiology,2011,22(6):765-772.

[26] BASU R. High ambient temperature and mortality:a review of epidemiologic studies from 2001 to 2008[J]. Environmental Health,2009,8(1):40.

[27] KNOWLTON K M,ROTKIN-ELLMAN M,GEBALLE L,et al. Six climate change-related events in the United States accounted for about $14 billion in lost lives and health costs[J]. Health Aff (Millwood),2011,30(11):2167-2176.

[28] TOURULA M,FUKAZAWA T,ISOLA A,et al. Evaluation of the thermal insulation of clothing of infants

sleeping outdoors in Northern winter[J]. European Journal of Applied Physiology,2011,111(4):633-640.

[29] XU Z,SHEFFIELD P E,SU H,et al. The impact of heat waves on children's health:a systematic review [J]. International Journal of Biometeorology,2014,58(2):239-247.

[30] ANDERSON C A,ZHU G,FALCHI M,et al. A Genome-Wide Linkage Scan for Age at Menarche in Three Populations of European Descent[J]. Journal of Clinical Endocrinology & Metabolism,2008,93(10): 3965-3970.

[31] COYNE M D,KESICK C M,DOHERTY T J,et al. Circadian rhythm changes in core temperature over the menstrual cycle:method for noninvasive monitoring[J]. American Journal of Physiology-Regulatory,Integrative and Comparative Physiology,2000,279(4):R1316-R1320.

[32] CHECKLEY W,EPSTEIN L D,GILMAN R H,et al. Effects of El Niño and ambient temperature on hospital admissions for diarrhoeal diseases in Peruvian children[J]. The Lancet,2000,355(9202):442-450.

[33] HASHIZUME M,ARMSTRONG B,HAJAT S,et al. Association between climate variability and hospital visits for non-cholera diarrhoea in Bangladesh:effects and vulnerable groups[J]. International Journal of Epidemiology,2007,36(5):1030-1037.

[34] D'SOUZA R,HALL G,BECKER N G,et al. Climatic factors associated with hospitalizations for rotavirus diarrhoea in children under 5 years of age[J]. Epidmiology and Infection,2008,136(1):56-64.

[35] CHOU W C,WU J L,WANG Y C,et al. Modeling the impact of climate variability on diarrhea-associated diseases in Taiwan (1996—2007)[J]. Science of the Total Environment,2010,409(1):43-51.

[36] KOVATS R S,HAJAT S,WILKINSON P. Contrasting patterns of mortality and hospital admissions during hot weather and heat waves in Greater London,UK[J]. Occupational and Environmental Medicine,2004,61 (11):893-898.

[37] OPHIR D,ELAD Y. Effects of steam inhalation on nasal patency and nasal symptoms in patients with the common cold[J]. Am J Otolaryngol,1987,8(3):149-153.

[38] TYRRELL D,BARROW I,ARTHUR J. Local hyperthermia benefits natural and experimental common colds [J]. BMJ,1989,298(6683):1280-1283.

[39] MOURTZOUKOU E G,FALAGAS M E. Exposure to cold and respiratory tract infections[J]. The International Journal of Tuberculosis and Lung Disease,2007,11(9):938-943.

[40] MÄKINEN T M,JUVONEN R,JOKELAINEN J,et al. Cold temperature and low humidity are associated with increased occurrence of respiratory tract infections[J]. Respiratory Medicine,2009,103(3):456-462.

[41] XU Z,LIU Y,MA Z W,et al. Impact of temperature on childhood pneumonia estimated from satellite remote sensing[J]. Environmental Research,2014,132:334-341.

[42] SEMENZA J C,MCCULLOUGH J E,FLANDERS W D,et al. Excess hospital admissions during the July 1995 heat wave in Chicago[J]. American Journal of Preventive Medicine,1999,16(4):269-277.

[43] PUDPONG N,HAJAT S. High temperature effects on out-patient visits and hospital admissions in Chiang Mai,Thailand[J]. Science of the Total Environment,2011,409(24):5260-5267.

[44] SCHWARTZ J. Who is sensitive to extremes of temperature:A case-only analysis[J]. Epidemiology,2005,16 (1):67-72.

[45] BARK N. Deaths of psychiatric patients during heat waves[J]. Psychiatric Services,1998,49(8): 1088-1090.

[46] HANSEN A,BI P,NITSCHKE M,et al. The Effect of Heat Waves on Mental Health in a Temperate Austral-

ian City[J]. Environ Health Perspect,2008,116(10):1369-1375.

[47] LOZANO R,NAGHAVI M,FOREMAN K,et al. Global and regional mortality from 235 causes of death for 20 age groups in 1990 and 2010:a systematic analysis for the Global Burden of Disease Study 2010. The Lancet,2012,380(9859):2095-2128.

[48] MURRAY C J,VOS T,LOZANO R,et al. Disability-adjusted life years (DALYs) for 291 diseases and injuries in 21 regions,1990? 2010:a systematic analysis for the Global Burden of Disease Study 2010[J]. The Lancet,2012,380(9859):2197-2223.

[49] TOLOO G,FITZGERALD G,AITKEN P,et al. Evaluating the effectiveness of heat warning systems:systematic review of epidemiological evidence[J]. International Journal of Public Health,2013,58(5):667-681.

[50] TONG S,WANG X Y,FITZGERALD G,et al. Development of health risk-based metrics for defining a heatwave:a time series study in Brisbane,Australia[J]. BMC Public Health,2014,14(1):435.

第十二章

肥胖与妊娠期糖尿病关系的研究

提 要

妊娠糖尿病(gestational diabetes mellitus,GDM)作为妊娠过程中发生的代谢异常性疾病,对胎儿发育、新生儿健康及孕妇远期健康都有重要影响,是发病率较高的妊娠并发症之一。准确了解 GDM 的病因及危险因素对于防控 GDM 的发生发展具有重要意义。GDM 是一个多病因的复杂性疾病,目前研究表明 GDM 的发生可能跟种族、年龄、不良妊娠史、糖尿病家族史、孕前 BMI 等有关,但其确切病因大部分还未能确定。本文在介绍 GDM 众多可能的病因及危险因素的基础上,主要介绍 GDM 与孕前体重关系的研究,以展示流行病学方法在慢性复杂疾病的病因研究中的作用及研究思路。

一、研究背景

妊娠糖尿病(gestational diabetes mellitus,GDM)是孕期首次发生或发现的不同程度的糖耐量异常[1]。2013 年,国际糖尿病联合会(International Diabetes Federation,IDF)在对全球 34 个国家和地区的 47 个流行病学研究数据进行综合统计分析后,估算了 20~49 岁年龄段妊娠妇女 GDM 的发病率[2],分析时一律采用国际糖尿病协会妊娠研究专家组(The International Association of Diabetes and Pregnancy Study Groups,IADPSG)标准[3]进行校正,即 75g 口服糖耐量试验,空腹、餐后 1h 和餐后 2h 血糖分别以 5.1、10.0 和 8.5mmol/L 为诊断界值。在最终公布的 2013 年全球 20~49 岁妊娠妇女中,GDM 总的发病率为 14.2%。按照地理、种族和经济等综合因素,IDF 将全球划分为 7 个统计区,分别为非洲、欧洲、中东和北非、北美和加勒比、南美和中美、东南亚以及西太平洋地区,经年龄标化后,东南亚地区 GDM 发病率最高,为 20.9%,北美和加勒比地区 GDM 发病率最低,为 9.9%。我国 GDM 发病率约为 5%~10%。该发病率在世界范围尚处较低水平。但由于我国人口众多,2013 年 GDM 受累妇女仍超过 100 万,排名世界第二。除了 2013 年 IDF 公布的数据,我国研究者也对国内 GDM 的发生率进行过大范围的流行病学调查。其中 Zhang 等[4]以 WHO(1999)诊断标准[5]对中国天津连续 10 年 GDM 发病率进行调查,结果表明 1998 年 GDM 的发病率为 2.4%,至 2008 年其发病率已达到 6.8%,10 年间 GDM 发病率升高约 1.83 倍。Yang 等[6]于 2006 年以美国糖尿病学会(ADA)2004 年诊断标准[7]对全国 18 个城市 GDM 发病情况进行调查,结果显示 GDM 发病率约为 4.3%。Zhu 等[8]于 2013 年在国际上报道了最近一次中国内地 13 家医院 17 186 名孕妇的筛查结果,采用最新的国际通用 IADPSG 诊断标准,2010 年 1 月至

2012 年 2 月期间,中国 GDM 发病率为 17.5%。调查结果显示,GDM 发病有逐年升高的趋势,虽然这种升高可能部分源于新的诊断标准诊断界值的降低,但实际的增长不能忽视。有学者认为,GDM 流行是导致 2 型糖尿病(type 2 diabetes mellitus,T2DM)及代谢综合征在全球肆虐的重要原因之一[9]。因此,GDM 成为当下需要重点关注的妊娠期并发症之一[10]。

GDM 严重威胁母儿健康。近期影响包括母亲妊娠并发症增加,如妊娠期高血压、羊水过多、产后出血、泌尿生殖系统感染、难产、流产以及产道损伤等,以及胎儿发生巨大儿、早产、畸形、新生儿高胆红素血症等风险增加;其对母儿健康的远期威胁主要是母亲产后及子代出生后远期 T2DM 及代谢综合征发病风险增加[11],这种影响将逐代延续。因此,了解 GDM 的危险因素,预防该病的发生和早期诊断、早期治疗,对提高孕产妇和围产儿的健康状况和生存质量具有重要意义。

目前,国内外研究者普遍认为 GDM 可能是遗传因素和环境因素共同作用的结果。尽管国内外学者对 GDM 的危险因素进行了大量的研究,并取得了许多新的进展和认识,但既往报道的结论并不完全一致[12],多数机制没有得到阐明,还有些因素没有被重视。综合目前各个研究结果,种族、高龄妊娠、不良妊娠史、糖尿病家族史、肥胖是大多数研究人员提出的 GDM 病因及危险因素。由于种族、糖尿病家族史、高龄妊娠和不良妊娠史基本属于不可改变因素,没有合适的干预措施,因此对这些因素的研究实验性证据不足。关于肥胖与 GDM 的关系是目前研究比较深入和确定的因素,其研究过程最能反映流行病学病因研究的方法和步骤。肥胖作为 GDM 的危险因素,经过了流行病学病因研究的三个过程(建立假设、验证假设、因果推断)。从提出假设,到不断地验证假设直到最后有较多可靠证据证明假设,研究者们经过了一系列探索,最终整合大多数研究者的结论和观点,得出了肥胖为 GDM 发生的一个独立危险因素。本文对从提出假设到确定肥胖作为 GDM 病因及危险因素的过程作一介绍,为广大读者提供应用流行病学方法进行慢性病病因研究的思考。

二、描述性研究提出假设

肥胖作为很多疾病的危险因素,备受研究者的关注。早在 20 世纪 40 年代,就有研究者发现,高血压、糖尿病这些产前并发症在肥胖妇女中的发病率有所增加[13]。除此之外,许多临床医生也认为肥胖的女性在分娩时会更困难,例如肥胖会增加产妇产程延长发生率,以及由于头臀比失调,肥胖女性的剖宫产率会更高,等等。然而,由于当时的临床资料和研究较少,不能完全通过几个研究就佐证某种观点,甚至有相反的观点,肥胖作为妊娠期的危险因素一时不能定论[14]。随后,越来越多的研究者们开始了肥胖对妊娠期女性影响的研究。1977 年,Kofi[15]对孕 32~33 周的孕妇进行 GDM 筛查,最终确诊 71 例,其中 26.8% 是肥胖者。1985 年,Elliot[16]查询了 1979 年至 1983 年期间记录的所有 GDM 患者的特征,在 158 名确诊 GDM 患者中,62 名(39%)肥胖(体重>90kg)。1992 年,Gerturd[17]等发现当时 GDM 的危险因素仅为有限的流行病学研究数据,为了开展进一步研究,证实 GDM 的危险因素,其收集了 10 187 例在纽约市西奈山医疗中心分娩且经过标准化葡萄糖耐量试验筛查的孕妇信息,最终确诊 328 例 GDM 患者,发病率为 3.2%。经多元 logistic 回归分析后发现,GDM 的发生与年龄、种族、出生地、不孕史、孕前 BMI、糖尿病家族史有关。年龄、孕前 BMI 越大,GDM 的发病率越高。东方女性、波多黎各或美国以外其他地区的拉丁裔、印度和中东的女性、有糖尿病家族史和不孕症史的女性 GDM 的发病率更高(表 12-1)。

表 12-1　多元 logistic 回归分析 GDM 的危险因素及其 OR 值[17]

危险因素	调整后 OR	95%CI
年龄*	1.63	(1.48,1.81)
民族(白人为参照)		
东方人	2.61	(1.64,4.15)
拉丁裔	1.59	(1.16,2.18)
其他种族**	3.73	(1.88,7.42)
孕前体重***	1.11	(1.07,1.14)
不孕史	1.77	(1.11,2.81)
糖尿病家族史	1.43	(1.12,1.83)

注:* 年龄以 5 年为单位增长,以<20 岁为参照。
** 其他种族包括印度和中东地区。
*** 体重以每 4.54kg 为单位增长,以<49.90kg 为参照。

　　探索性的研究结果给了研究者们启发,他们发现肥胖跟 GDM 间应该存在着某种关系,因此不再对所有的孕妇进行 GDM 的危险因素筛查,而是更有针对性,利用更为可靠的方法来验证所提出的"肥胖是 GDM 危险因素"这一假设。

三、分析性研究检验假设

　　分析性研究是在描述性研究的基础上,针对某一可能的病因,按照病例-对照分组,或暴露-非暴露分组,研究病因和结局之间的关系,包括病例对照研究和队列研究。分析性研究的流行病学证据比描述性研究得到的证据更具有说服力,而且还能量化因果之间的关系,通过计算效应指标,得出因果关联强度等一系列结果,从而更清晰地反映出两者之间的关联。

(一)病例对照研究

　　病例对照研究作为分析性研究最常见的一种形式,在肥胖作为 GDM 危险因素的病因研究中发挥着重要作用。早在 1991 年,Roseman[18] 等就对肥胖与 GDM 的关系进行了病例对照研究。研究者一共纳入 358 名 GDM 患者,273 名对照,通过研究发现,病例组的体重更大(76.7 vs 61.7kg,$P<0.001$),体重增加更快(0.34 vs 0.28kg/周,$P<0.001$)。由于病例和对照组在很多其他危险因素方面存在显著差异,因此进行了多变量 logistic 回归分析,调整其他危险因素后,体质指数(BMI)和孕期增重率与 GDM 的关系仍均具有统计学意义($P<0.01$)。这是第一个在非裔美国人中,通过多变量分析探讨 GDM 风险因素的研究。在 Roseman 的研究之后,越来越多的研究者们开始了相关的病例对照研究。

　　2002 年,欧阳凤秀等[19]通过病例对照研究对 GDM 的危险因素进行了分析。其中,GDM 病例来自复旦大学附属妇产科医院,为 1999 年 10 月至 2001 年 2 月产前检查新诊断的及产科病房已诊断的所有 GDM 患者,共 86 例,其中 1 例为孕前糖尿病,被剔除,余 85 例。对照组为同期生产的健康产妇共 177 名(排除 GDM、孕前 DM),其产前空腹血糖、50g 葡萄糖筛查试验结果均未见异常。研究内容按统一设计的调查表采用统一方式进行问卷调查,孕前体重为怀孕前最近 1 次测量的体重。产前体重、产前 BMI 为孕妇产前最后 1 次测量体重和 BMI。GDM 危险因素的单因素分析结果显示:孕妇年龄、空腹血甘油三酯、孕妇的出生体重、孕前肥胖(BMI≥25kg/m²)、既往孕次、2 型糖尿病家族史等因素在两组差异有统计学意义。GDM 危险因素的多因素 logistic 回归分析结果提示,2 型糖尿病家族史、孕前肥胖、孕妇低出生体重、高产龄、有意识的体育锻炼、血甘油三酯含量高对 GDM 的发生有影响($P<0.05$),有意识的体育锻炼为保护因素,其他均为危险因素。孕前肥胖作为 GDM 的独立危险因素,其 OR 值为 5.62(95% CI:1.92~17.16),提示孕前肥胖的孕妇发生 GDM 的概率是非肥胖人群的 5.62 倍。这是国内研究者较早在我国人群中开展的肥胖与 GDM 关系的研究,证明了不同种族之间肥胖和 GDM 的发生具有相似关系。

上述研究是传统的病例对照研究,除了传统研究,Monique 等[20]于 2008 年发表了一篇关于肥胖和 GDM 发生的巢式病例对照研究。巢式病例对照研究是病例对照研究的一种衍生类型,是病例对照研究和队列研究相组合形成的一种新的研究方法。巢式病例对照研究是在疾病诊断前收集暴露资料,选择偏倚和信息偏倚较小;研究中的病例与对照来自于同一队列,其可比性好;统计效率和检验效率高于传统病例对照研究,可以计算发病率;符合因果推断的时间顺序,论证强度高;研究样本量小于经典的队列研究。

Monique 等人主要研究了肥胖和孕前 5 年内孕妇的体重变化与 GDM 的关系。他们从一个多种族队列(共计 14 235 名孕妇)中选取了 1996—1998 年分娩的孕妇,其中 GDM 病例 251 名,对照 204 名。该研究共记录了两次孕前体重,一次为基线体重,指孕妇 18 岁之后,在怀孕前 5 年内医疗记录中记录到的未怀孕状态时最早测量的一次体重;还有一次为孕前体重,指孕妇的产前记录表中记录的自述孕前体重。体重变化率的计算方法为孕前体重减去基线体重(以 kg 为单位)再除以两个体重之间的时间(以年为单位)。在调整年龄、种族、产次等混杂因素后,研究者分析基线 BMI(由基线体重计算)与 GDM 的关系,以 BMI<25kg/m² 为参照,BMI 为 25~29.9kg/m² 的孕妇组发生 GDM 的 OR 值为 2.14(95% CI:1.14~3.25),BMI≥30kg/m² 的孕妇组发生 GDM 的 OR 值为 1.93(95% CI:1.20~3.10)。分析孕前 BMI(由孕前体重计算)与 GDM 的关系,以 BMI<25kg/m² 为参照,BMI 为 25~29.9kg/m² 的孕妇组发生 GDM 的 OR 值为 2.44(95% CI:1.53~3.89),BMI≥30kg/m² 的孕妇组发生 GDM 的 OR 值为 3.89(95% CI:2.35~6.43)。体重变化率为 2.3~10.0 的孕妇发生 GDM 的风险是体重较为稳定(变化率为−1.0~1.0)孕妇的 2.61 倍(95% CI:1.50~4.57)。结果表明,孕前 5 年体重超重和体重增加都将增加 GDM 的发生风险。

2018 年,Feleke 等[21]继续开展肥胖和 GDM 发生关系的病例对照研究,以追求更大的样本量。这项研究是在阿姆哈拉地区 5 所转诊医院中进行的,该医院专门接诊需要产前护理保健的孕妇,研究共纳入 2 257 人,其中病例 567 人,对照 1 690 人。研究者通过收集 2016 年 1 月至 6 月,5 家医院研究对象的基本资料,采用二元 logistic 回归分析 GDM 的决定因素。研究发现,GDM 的发生与孕前 BMI 等多个因素有关,BMI>25kg/m² 与 BMI 为 20~25kg/m² 的孕妇相比,其调整后的 OR 值为 2.96(95% CI:2.08~4.20)。除此之外,该研究发现规律的体育运动(physicalactivity,PA)可以降低 GDM 的风险,调整后的 OR 为 0.03(95% CI:0.01~0.04),这对今后 GDM 的预防及干预提供了思路和方法。该研究是迄今为止开展的样本量最大的肥胖与 GDM 关系的病例对照研究,大样本提高了研究结果的可靠性。上述病例对照研究的结果汇总详见表 12-2。

表 12-2 肥胖与 GDM 关系的病例对照研究结果汇总

作者	年份	BMI 分组/(kg·m^{-2})	人数/人		OR 值	95% CI
			病例	对照		
Roseman[18]	1991 年		358	273	1.10	1.00~1.10
欧阳凤秀[19]	2002 年	<25	71	171		
		≥25	14	6	5.62	1.92~17.16
Monique[20]	2008 年	20~24.9	73	93	1.00	
		25~29.9	81	51	2.44	1.53~3.89
		≥30	79	38	3.89	2.35~6.43
Feleke[21]	2018 年	>25	299	606	2.96	2.08~4.20
		20~25	268	1 084		

（二）队列研究

研究者们发现，随着时间的推移，肥胖的发病率不断增加；与此同时，研究发现美国所有年龄组的平均 BMI 都在增加，而女性的体重指数也在上升。在欧洲，从 1990 年到 2000 年这十年中，成年人肥胖患病率（BMI≥30kg/m²）从 10% 上升到 40%，GDM 的发病率也在不断增加[22]。研究者们在已经提出肥胖可能是 GDM 危险因素的基础上，为了证明肥胖是否为 GDM 的确切病因，以及两者间的关联究竟有多强，开展了一系列的队列研究。

1992 年，Berkowitz 等[23]便开始了 GDM 和肥胖之间关系的队列研究，该队列随访 3 年后共纳入 13 693 例研究对象，排除不符合要求的人群，最终共 10 187 例纳入研究。经过标准化葡萄糖耐量试验筛查，最终确诊了 328 例 GDM 患者，发病率为 3.2%。通过搜集病史，对比分析，发现 GDM 与肥胖等多因素有关，超重（BMI 为 27.3~32.9kg/m²）、肥胖（BMI>32.9kg/m²）人群 GDM 的发生率分别是正常体重（BMI<27.3kg/m²）的 2.82（95% CI：2.10~3.80）和 3.82（95% CI：2.70~5.42）倍。Berkowitz 等人的研究为后续的队列研究奠定了基础，越来越多的研究者开始关注 GDM 的危险因素。

2001 年，Sebire[24]等开展了一项截至当时样本量最大的研究。这项大型研究的数据来源是圣玛丽产妇资料数据库（St Mary's Maternity Information System database，SMMIS）中的临床分娩信息，这是一个临床数据库，记录了来自西北泰晤士地区 NHS 医院的产妇信息，并包含人口数超过 350 万的地区 80% 以上的分娩数据。研究者选取 1989 年至 1997 年数据库里的分娩信息并进行了分析研究。根据 BMI 将孕妇分为正常组（BMI 为 20~24.9kg/m²）、中度肥胖组（BMI 为 25~29.9kg/m²）以及重度肥胖组（BMI≥30kg/m²），BMI<20kg/m² 的孕妇因属于低体重在此次研究中被排除。研究共纳入 287 213 人，其中正常组 176 923 人（61.6%），中度肥胖组 79 014 人（27.5%），重度肥胖组 311 276 人（10.9%）。研究者以正常组作为非暴露组，中度和重度肥胖组作为暴露组。通过计算各 BMI 组中各种妊娠结局的频率，构建多元 logistic 回归模型，分析 BMI 对 GDM 发生的独立效应的大小和显著性。结果发现，与正常组的孕妇相比，中度肥胖组和重度肥胖组发生 GDM 的 RR 值分别为 1.68（95% CI：1.53~1.84）和 3.60（95% CI：3.25~3.98），即中度肥胖组和重度肥胖组孕妇发生 GDM

的风险是正常组孕妇的 1.68 倍和 3.6 倍,从而认为孕前超重或肥胖是 GDM 的一个重要危险因素。该研究采用的是回顾性队列研究方法。回顾性队列最大的特点是研究工作虽然是从现在开始,但研究对象是过去的某个时点进入队列的,研究的结局在研究开始时已经发生了。暴露到结局的方向是前瞻性的,而研究工作的性质是回顾性的。回顾性队列研究方法的优点是可以很快得到结果,但缺点是资料的收集没有很好的设计与管理,可能会导致某些偏倚。比如该研究的数据库中,孕 20 周后来医院预约的女性,正常组仅有 8%,而中度肥胖组和重度肥胖组分别为 13% 和 14%。由于 BMI 是使用预约时的体重计算的,并且体重随着孕周的增加而增加,因此较晚预约登记的孕妇,可能会被人为地分配到高 BMI 组中。这一偏倚可能会导致肥胖对 GDM 的影响被低估。

随着孕周的增加,孕妇体重会有相应的增加,若要分析 GDM 与孕妇体重之间的关系,孕期体重增加(gestational weight gain,GWG)也是一个重要因素。上述研究中仅仅只比较了孕前 BMI 和 GDM 之间的关系,但孕期的体重变化是否会影响妊娠结局却未涉及。因此,2005 年 Brennand[25]专门研究了孕前体重和 GWG 与分娩结局之间的关系。研究者回顾了 1994 年至 2000 年住在 Quebec James 湾的克里族初产妇的母婴结局。通过收集在怀孕前三个月和分娩前一个月内有体重记录的孕妇数据,用前三个月的体重估计妊娠前的 BMI,最终将 603 名孕妇纳入研究。结果显示:妊娠开始时,有 23.1% 的孕妇体重正常(BMI 为 18.5 ~ 24.9kg/m^2),27.9% 为超重(BMI 为 25 ~ 29.9kg/m^2),49.1% 为肥胖(BMI ≥ 30kg/m^2),接近一半的女性孕期体重增加过量。该研究发现,孕前超重和肥胖的女性发生 GDM 的风险分别是孕前体重正常女性的 3.88 倍和 8.35 倍。但关于 GWG 对 GDM 发病率影响,研究结果却是孕期增重过量的女性 GDM 的发病率更低(19.3%),而孕期增重较低和适宜的女性 GDM 的发病率分别为 38.6% 和 27.3%。分析其原因可能是孕期增重较低的女性孕前体重较大,而对 GDM 的发生,孕前体重比孕期增重的影响更大[26]。同时,也可能与孕妇年龄有关,因为在该研究中,孕期增重较低的女性年龄较孕期增重过量的女性大,而年龄也是影响 GDM 发生的一个危险因素。遗憾的是 Brennand 等研究者未对这些可能的混杂因素进行调整。

Sebire 等的研究存在信息偏倚,Brennand 等未对混杂因素进行调整,这些都有可能对研究结果造成影响。2014 年,Cavicchia 等[27]在南卡罗来纳州开展的大型队列研究较这两个研究均有进步,该研究样本来源于 2004—2006 年在该地医院收集到的出院数据。排除不符合标准的人群后,最终共 132 574 人纳入研究。根据研究对象孕前的身高和体重计算 BMI 并将其分类,BMI<18.5kg/m^2 为体重不足;18.5≤BMI<25kg/m^2 为体重正常;25≤BMI<30kg/m^2 为超重;30≤BMI<35kg/m^2 为肥胖;BMI≥35.0kg/m^2 为极度肥胖。结果显示,以正常体重为参照组,体重不足、超重、肥胖、极度肥胖组 GDM 调整后的 RR 值分别为 0.90(95% CI:0.80 ~ 1.00)、1.60(95% CI:1.50 ~ 1.70)、2.30(95% CI:2.10 ~ 2.40)和 2.90(95% CI:2.80 ~ 3.10)。在此次研究中控制了混杂因素,且在分析时调整了产前护理时间,GDM 和肥胖之间的关系依然存在,这就为肥胖作为 GDM 的病因提供了更具有说服力的证据。

不同年代、不同研究者针对不同人群开展的队列研究,不断验证了孕前体重与 GDM 的关系,详细结果汇总见表 12-3。

表 12-3　肥胖与 GDM 关系的队列研究结果汇总

作者	年份/年	BMI 分组/(kg·m⁻²)	人数/人		RR 值	95% CI
			GDM	非 GDM		
Berkowitz[23]	1992	<27.3	138	4 790	1.00	
		27.3~32.9	58	695	2.82	(2.10,3.80)
		>32.9	36	303	3.82	(2.70,5.42)
Sebire[24]	2001	20~24.9	530	176 393	1.00	
		25~29.9	474	78 540	1.68	(1.53,1.84)
		≥30	250	31 026	3.60	(3.25,3.98)
Brennand[25]	2005	18.5~24.9	6	133	1.00	
		25~29.9	25	143	3.88	(1.54,9.74)
		≥30	81	215	8.35	(3.54,19.68)
Cavicchia[27]	2014	<18.5	167	5 778	0.90	(0.80,1.00)
		18.5~24.9	2 160	55 322	1.00	
		25~29.9	2 071	31 623	1.60	(1.50,1.70)
		30~34.9	1 768	17 319	2.30	(2.10,2.40)
		≥35	2 076	14 290	2.90	(2.80,3.10)

（三）分析性研究结果的 meta 分析

虽然大多数的研究都证明了肥胖和 GDM 的关系,但由于各种原因,不同研究者得出的结论并不完全一致,特别是对两者关联强度的估计有较大的差异。为了能够尽可能综合不同研究的结果,得出一个更为合理的结论,meta 分析在病因及危险因素论证过程中是十分必要的。在肥胖是否为 GDM 危险因素的论证中,meta 分析提供了更为可靠的证据。

2009 年,Torloni 等[22]进行了一次系统评价和 meta 分析。该研究的目的是根据妊娠前母亲 BMI 来评估和量化 GDM 的风险。研究设计是对过去 30 年发表的分析性研究进行系统回顾。该研究通过搜索四个电子资料库,筛选发表于 1977—2007 年的文章,其中 BMI 被认为是唯一的肥胖指标。虽然 GDM 的诊断标准并不完全一致,但各研究无论采取何种 GDM 诊断标准均被纳入。如果研究对象只限于具有特定特征的孕妇(如高龄、多胎次、肥胖、有糖尿病家族史或产科病史),则该研究被排除,这种排除是为了避免高估产妇 BMI 对 GDM 发展的潜在影响。没有语言限制,同时也对 BMI 作为 GDM 危险因素的初步研究的质量进行了评估。此次 meta 分析共筛选了 70 个研究(2 个未发表),约 1 745 次引用,涉及 671 945 名妇女(59 个队列研究和 11 个病例对照研究)。每一个研究,作者都按照 BMI 分组,分别将体重过轻(BMI<20kg/m²)、超重(BMI 为 25~29.9kg/m²)、肥胖(BMI≥30kg/m²)、中度肥胖(BMI 为 30~34.9kg/m²)、重度肥胖(BMI≥35kg/m²)与正常体重(BMI 为 20~24.9kg/m²)的孕妇进行对比,计算发生 GDM 的 RR 值和 95% CI。大多数研究都为高质量或中等质量。调整后的队列研究结果提示,与 BMI 正常的女性相比,体重过轻的女性罹患 GDM 的 RR 为 0.67 (95% CI:0.52~0.88);超重、肥胖、中度肥胖和重度肥胖女性罹患 GDM 的 RR 分别为 1.83 (95%CI:1.58~2.12)、3.52(95% CI:3.24~3.84)、3.22(95% CI:2.68~3.87)和 4.71(95%

CI:2.89～7.67），见表 12-4。BMI 每增加 1kg/m²，GDM 的发病率增加 0.92%（95% CI：0.73%～1.10%）。GDM 风险与孕前体重指数呈正相关，具体结果详见表 12-4。经过 meta 分析，肥胖为 GDM 的危险因素有了更为确切的证据支持，且 GDM 的发生与 BMI 之间存在线性关系（图 12-1）。

表 12-4　孕前 BMI 与 GDM 关系队列研究结果的 meta 分析[22]

BMI 分组	研究数目/个	总人数/人	合并后粗 RR（95%CI）	研究数目/个	总人数/人	合并后调整 RR（95% CI）
低体重	16	356 403	0.75(0.69,0.82)	4	230 502	0.67(0.52,0.88)
超重	17	395 338	1.97(1.77,2.19)	4	270 114	1.83(1.58,2.12)
肥胖	31	364 668	3.76(3.31,4.28)	4	220 508	3.52(3.24,3.84)
中度肥胖	6	23 988	3.01(2.34,3.87)	1	11 076	3.22(2.68,3.87)
重度肥胖	7	22 748	5.55(4.27,7.21)	1	10 045	4.71(2.89,7.67)

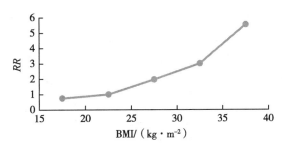

图 12-1　孕前 BMI 与 GDM 风险的线性关系

四、实验性研究验证假设

实验性研究是以人群为研究对象，研究对象被人为施加干预措施，以观察干预措施对疾病或健康的影响。实验研究中，通过随机化分组，使每个研究对象都有同等机会被分配到各组，以平衡实验组和对照组中已知和未知的混杂因素，从而提高两组的可比性，使研究结论更加可靠。随机对照试验（randomized controlled trial，RCT）被普遍认为是最简单和效力最强的实验流行病学研究方法，是病因验证的最好方法。

1995—1997 年间，Donald K 等[28]便开始了一项前瞻性干预研究，共计 4 个试验社区，排除妊娠前期有糖尿病的妇女，妊娠 26 周之前接受产前服务的所有克里族孕妇均符合条件。1995 年 7 月至 1996 年 3 月入组的孕妇作为对照组，1996 年 4 月至 1997 年 1 月入组的孕妇作为干预组。干预措施主要包括向受试者提供定期的个人饮食咨询、体育活动讲解和其他与营养有关的活动。通过比较对照组（107 名）和干预组（112 名）在怀孕期间的体重和血糖指数，来反映干预的效果。两组对象的年龄、孕前平均体重、入组时的孕龄等基线水平无差异。随访结果显示，干预组和对照组的 GWG 分别为 0.53±0.32kg/周和 0.53±0.27kg/周，血糖监测水平为 7.21±2.09mmol/L 和 7.43±2.1mmol/L，GWG 和血糖水平两组之间并无差异，研究者认为制定适宜的孕期体重和运动强度仍然是一个挑战。

虽然研究者们很希望在 RCT 试验中得出肥胖是 GDM 发生的确切病因，但同 Donald K 一样，2015 年 Poston 等人[29]在肥胖女性中进行生活方式的干预也并未降低 GDM 的发生风险。但 Poston 等人的纳入标准更为严格,且更有针对性,主要针对孕早期肥胖的孕妇,研究对象更符合本研究所要证明的问题。这是来源于英国的一项随机对照试验,招募的研究对象为 16 岁以上、孕周 15~18 周且肥胖(BMI≥30kg/m²)的孕妇。2009—2014 年期间,共招募符合标准的孕妇 1 555 名,平均 BMI 为 36.3±4.8kg/m²。772 人被随机分配到标准照护组,783 人被分配到行为干预组,干预组由健康培训师每周进行一次干预课程和指导,包括推荐食物和食谱、体育活动的建议、宣传手册发放和按时记录计步器数据并反馈,一共连续 8 周。干预的目的是通过改变饮食和体育活动行为来改善葡萄糖耐量。最终标准照护组和干预组分别有 651 名和 629 名孕妇完成了口服葡萄糖耐量测试。标准照护组有 172 名(26%)孕妇患 GDM,干预组有 160 名(25%)孕妇患 GDM($RR=0.96$,95% CI:0.79~1.16,$P=0.68$),两组间差异无统计学意义。虽然这项研究未能阐明生活方式干预可以降低 GDM 的发生,但作者认为生活方式干预在控制孕期体重增加和脂肪含量方面还是有意义的。

　　当然,也有研究者得出了控制体重的干预措施可以降低 GDM 发生的结论。如 2013 年 Harrison 等[30]开展了一项 BMI 与 GDM 关系的 RCT 研究。该研究的研究对象选择标准为:妊娠 12~15 周,超重[BMI≥25kg/m² 或 BMI≥23kg/m² 的 GDM 高风险种族(波利尼西亚、亚洲和非洲人群)],或肥胖(BMI≥30kg/m²),以及由经过验证的风险预测工具[31]确定的 GDM 风险增加的孕妇。最终共 228 名有 GDM 风险的孕妇被随机分配到对照组或干预组。对照组的孕妇仅有一个很简单的饮食和运动指南,以及标准的产妇护理;干预组还接受了基于社会认知理论的个人四阶段行为改变生活方式干预,这些措施在 12~15 周和 26~28 周内完成。测量的信息包括人体测量学(体重和身高)、体育运动(计步器和国际体育活动问卷)、问卷(风险感知)和 GDM 筛查。最终的结果显示:对照组和干预组的平均年龄分别为 31.7±4.5 岁和 32.4±4.7 岁,BMI 分别为 30.3±5.9kg/m² 和 30.4±5.6kg/m²,两组间基本情况较为相似。孕妇体重随着孕周不断增加,干预组每周 GWG 估计值明显低于对照组,分别为 0.43±0.22kg/周和 0.51±0.22kg/周,$P<0.05$。到第 28 周,GWG 在对照组和干预组之间显著不同,分别为 6.9±3.3kg/周和 6.0±2.8kg/周,$P<0.05$。根据基线 BMI 分层,对照组超重孕妇与干预组超重孕妇相比体重显著增加,GWG 分别为 7.8±3.4kg 和 6.0±2.2kg,$P<0.05$;而在肥胖孕妇中,两组 GWG 较为相似,干预组和对照组分别为 5.2±2.6kg 和 5.9±3.5kg,95% CI 为 0.7~2.1,$P=0.32$(图 12-2)。总体而言,GDM 总患病率为 22%($n=50$),干预组患病率较对照组低

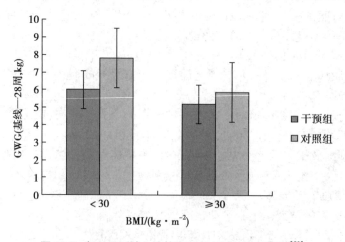

图 12-2　超重及肥胖女性基线到 28 周 GWG 示意图[30]

（19.0% vs 25.2%，P=0.1）。作者认为在这项研究中已经证明，对于高危妇女，从怀孕早期到中期进行生活方式干预，在 28 周前控制了过量的 GWG，可以减少 GDM 的发生。

同年，Ruiz 等[32]也进行了一项 RCT 研究，这项研究比 Harrison 的样本含量更大，且 GWG 的测量不仅仅限制在孕 28 周前，而是扩增到临产前，体重变化时间观测得更久，从而验证整个孕期体重变化对 GDM 发生的影响。从 2007 年 9 月 1 日至 2011 年 1 月 31 日，共 962 名健康孕妇被随机分配到对照组（标准护理组）或运动干预组。干预包括每周进行 3 天轻到中等强度的有氧和阻力练习（每次 50~55 分钟）。GWG 是根据第一次产前检查（妊娠第 5~6 周）的体重和最后一次临产前的体重进行计算。结果发现，干预组孕妇 GWG 较少，为 11.9±3.8kg，对照组孕妇 GWG 为 13.2±4.3kg，调整后平均差异为 1.039kg，95% CI 为 0.534~1.545kg。同时干预组 GDM 的发生率也较低，为 3.3%，对照组为 6.2%，OR=0.523，95% CI 为 0.278~0.982，差异有统计学意义（P<0.05）（表 12-5）。

表 12-5　干预组与对照组 GWG 及 GDM 发生情况[32]

	正常体重（BMI<25kg/m²）		超重和肥胖（BMI≥25kg/m²）		合计	
	对照组	干预组	对照组	干预组	对照组	干预组
人数/人	352	335	129	146	481	481
GWG/kg	13.8±4.1	12.3±3.6	11.6±4.2	11.1±4.3	13.2±4.3	11.9±3.8
GDM 发生数（发生率）/人（%）	18(5.1)	7(2.1)	12(9.3)	9(6.2)	30(6.2)	16(3.3)
OR（95% CI）	0.396(0.163,0.961)		0.641(0.261,1.574)		0.523(0.278,0.982)	

关于肥胖与 GDM 关系的 RCT 研究，也有一些为阴性结果，即对怀孕前肥胖或超重的女性进行运动或生活方式干预，结果与对照组 GDM 的发生率并无差别。分析其原因可能是，妊娠导致的胰岛素抵抗状态，可能于妊娠第 12~14 周开始，且持续整个妊娠过程，而目前大多数的干预研究，干预措施都是在此之后才开始，因此干预效果并不明显。再者，很多研究由于统计效能不足，或研究对象为非高危人群，也可能导致干预效果无统计学意义。由于孕期会自然增重，故妊娠期间的 BMI 不能作为衡量体重的标准，目前很多研究已经证明妊娠期体重过度增加（excessive gestational weight gain，eGWG）是 GDM 的一个危险因素。由于 eGWG 而产生的胰岛素抵抗可能会增加患 GDM 的风险。因此，干预措施可以通过控制 GWG，从而降低 GDM 的发生。

2012 年，Oteng 等[33]对干预生活方式降低 GDM 的风险进行了系统综述和 meta 分析，他们通过生活方式干预肥胖和超重女性，从而控制 GWG，以减少 GDM 等妊娠并发症的发生。研究者通过对 Cochrane 图书馆等 8 个数据库中 2012 年前发表的相关文章进行检索，最终筛选出 13 项 RCT 研究。证据表明，对肥胖孕妇进行产前饮食和生活方式干预可以控制孕妇 GWG（10 个 RCT 研究，n=1 228；GWG 平均值为+2.21kg，95% CI 为-2.86~1.59kg），并具有降低 GDM 发病率的趋势（6 个 RCT 研究，n=1 011，OR=0.80，95% CI 为 0.58~1.10）。

2016 年，我国研究者 Song 等[34]就生活方式干预降低 GDM 的风险进行了系统综述和 meta 分析，通过筛选 10 个主要数据库和 7 个其他类型数据库共计 4 415 篇文章，最终纳入 29 篇 RCT 研究，共计 11 487 名孕妇。这些不同地域、不同人群、不同时间的文章 meta 分析结果表明，通过生活方式干预，GDM 的发生风险可以降低 18%（95% CI：5%~30%，P=0.009 1）。

2018 年，Bennett[35] 为了评估防止 eGWG 的干预措施对 GDM 全球发病率的影响，以及检验干预效果是否受孕前 BMI 的影响，进行了另一项 meta 分析。通过对 7 个国际数据库和 3 个中国数据库进行系统的 RCT 研究收集，共纳入 45 项研究，这些研究的主要或次要目的均是减少 eGWG。最终以 GDM 发病率的相对风险（RR）来反映干预措施的效果，干预措施主要包括：饮食、体育活动（PA）和生活方式（饮食和 PA）。结果显示：饮食和 PA 干预使 GDM 风险分别降低 44%（$RR = 0.56$，95% CI：$0.36 \sim 0.87$）和 38%（$RR = 0.62$，95% CI：$0.50 \sim 0.78$）。而同时包括饮食和体育活动在内的生活方式干预却没有显著改变 GDM 的风险。这可能是因为，对孕妇而言，孕期的身体和心理同时发生变化，处在特殊的身体和心理适应的叠加期，同时改变身体活动和饮食习惯可能是非常困难的，因此，虽然进行了干预（均为教育干预），但行为上可能并无改变，因此也没有改变 GDM 的发生风险。

以上 RCT 研究和 meta 分析结果，均体现了控制 GWG 对于降低 GDM 发生的重要作用，虽然未能直接反映肥胖与 GDM 的发生关系，但也从侧面证实了体重在 GDM 发生中的影响。

五、病因推断

病因假设的验证都是基于反事实推理思维及方法而进行。反事实法（counterfactual method）的推理思维是对某件事进行否定而重新表征，以构建另一种可能的假设。例如某肥胖孕妇发生了 GDM，如果我们观察到她在正常体重状态下没有发生 GDM，那么就能清楚地判断肥胖是 GDM 的原因，然而该肥胖孕妇由于已经发生 GDM，其反事实的结果（体重正常状态下没有发生 GDM）是无法得知的。因此，在研究中，我们需要构建两组非常相似的人群（除暴露状态外，其他都相同），比较相似人群发病率的差异，从而达到反事实推理的目的。这种推理是否准确，取决于两组的可比性。然而，完全可比的两组研究对象很难获得，因此，流行病学研究中发现的暴露与结局的相关性不一定就是因果关系，因果关系的确立还需要做审慎的推断。

因果推断的标准于 19 世纪末由 Henle 和 Koch 提出，随着人们对疾病病因认识的不断深入及病因概念的不断发展，经过很多学者多次修正和补充之后，现在常用的因果推断标准有以下几条，结合这些判断标准和现有的 BMI 与 GDM 关系的证据，对两者的因果关系进行判断。

1. 关联的时间顺序　因在前，果在后，这是判断因果关系的必要条件。流行病学研究中的队列研究和 RCT 研究都有准确的时间先后顺序。针对 BMI 与 GDM 的队列研究和 RCT 研究，研究者均是先根据是否肥胖将血糖正常的孕早期妇女进行分组，然后随访观察 GDM 的发生。符合暴露在前、发病在后，即前因后果的流行病学病因时间关联顺序。

2. 关联的强度　在上述关于肥胖与 GDM 关系的各项研究中，得到肥胖与 GDM 之间 $OR(RR)$ 多数在 $2 \sim 4$，且都有统计学意义，说明肥胖确是 GDM 发生的一个危险因素。

3. 联系的一致性　通过来自不同时间、不同国家和地区、不同种族、不同研究方法的大量研究，研究者们均观察到了肥胖和 GDM 之间的正关联，体现了两者关联的一致性或稳定性。

4. 联系的特异性　大量研究发现，糖尿病家族史、种族、孕产次、年龄、产前 BMI 均与 GDM 的发生有关；同时 BMI 不仅与 GDM 相关，也与妊娠期高血压等也有密切关系。因此，肥胖与 GDM 的关系不具有特异性。但关联的特异性并非因果关系的必要条件。

5. 剂量反应关系　Torloni 等[22] 的 meta 分析结果提示，与正常组（BMI 为 $20 \sim 24.9 kg/m^2$）

比较,超重组(BMI 为 25～29.9kg/m²)、中度肥胖组(BMI 为 30～34.9kg/m²)和重度肥胖组(BMI≥35kg/m²)发生 GDM 的 *OR* 值分别为 1.83、3.22 和 4.71。肥胖与 GDM 之间有明显的剂量反应关系。

6. 联系的合理性　GDM 的发病机制与胰岛素抵抗、激素、炎症因子等有关。肥胖者因其脂肪成分增多,持续过度地刺激胰岛 β 细胞,引起高胰岛素血症;肥胖者脂肪细胞肥大,单位面积脂肪细胞上的胰岛素受体相对减少,对胰岛素不敏感,接受胰岛素作用的能力较弱,导致肥胖者胰岛素分泌过多,引起胰岛素降调节,产生胰岛素抵抗,血糖升高,血糖升高又刺激胰岛,最后使胰岛 β 细胞功能减退,空腹及餐后血糖均升高,易发生糖尿病[36]。从机制角度可以较为合理地解释肥胖与 GDM 发生的关系。

7. 实验证据　有 RCT 研究证据支持,控制孕期体重增长后,GDM 的发病率有所下降,这一证据更进一步证实了两者的因果联系。

GDM 的发生和发展是遗传因素和环境因素相互作用的结果,其确切病因复杂,目前并没有将其机制完全掌握。肥胖作为 GDM 众多病因及危险因素之一,研究者们已经做了大量研究,通过各种流行病学病因研究的方法(提出假设、验证假设、因果推断)和其他研究证据,证实了其为 GDM 发生和发展中的一个重要病因。流行病学的研究,不能仅仅停留在假设阶段,需要提供各种强有力的证明去佐证这一假设的正确性,上述研究过程就是描述了肥胖这一病因假设从提出到验证的过程,按照流行病学的病因研究步骤,才得出了最后的结论。该研究结果对今后控制 GDM 的发病率具有重要意义。

(中南大学湘雅公共卫生学院　张佳月　谭红专)

参考文献

[1] METZGER B E,COUSTAN D M,ORGANIZING COMMITTEE. Summary and recommendations of the Fourth International Workshop-Conference on Gestational Diabetes Mellitus[J]. Diabetes Care,1998,21(Suppl 2):B161-B167.

[2] LINNENKAMP U,GUARIGUATA L,BEAGLEY J,et al. The IDF Diabetes Atlas methodology for estimating global prevalence of hyperglycaemia in pregnancy[J]. Diabetes Res Clin Pract,2014,103(2):186-196.

[3] CONSENSUS P,METZGER B E. International Association of Diabetes and Pregnancy Study Groups recommendations on the diagnosis and classification of hyperglycemia in pregnancy[J]. Diabetes Care,2010(33):676-682.

[4] ZHANG F,DONG L,ZHANG C P,et al. Increasing prevalence of gestational diabetes mellitus in Chinese women from 1999 to 2008[J]. Diabet Med,2011,28(6):652-657.

[5] WHO CONSULTATION. Definition,diagnosis and classification of diabetes mellitus and its complications. Part 1. Diagnosis and classification of diabetes mellitus[R]. Geneva:World Health Organization,1999.

[6] YANG H,WEI Y,GAO X,et al. Risk factors for gestational diabetes mellitus in Chinese women:a prospective study of 16,286 pregnant women in China[J]. Diabet Med,2009,26(11):1099-1104.

[7] AMERICAN DIABETES ASSOCIATION. Diagnosis and classification of diabetes mellitus[J]. Diabetes Care,2004,27(Suppl. 1):S5-S10.

[8] ZHU W W,YANG H X,WEI Y M,et al. Evaluation of the value of fasting plasma glucose in the first prenatal visit to diagnose gestational diabetes mellitus in China [J]. Diabetes Care,2013,36(3):586-590.

[9] JIANG X,MA H,WANG Y,et al. Early life factors and type 2 diabetes mellitus[J]. J Diabetes Res,2013(2013):485082.

[10] 关怀,尚立新. 妊娠期糖尿病流行现状[J]. 中国实用妇科与产科杂志,2015,31(1):91-94.

[11] KAAJA R,RÖNNEMAA T. Gestational diabetes:pathogenesis and consequences to mother and offspring[J]. Rev Diabet Stud,2008,5(4):194-202.

[12] 贝为武. 妊娠合并糖尿病内科治疗分析[J]. 中国妇幼保健,2007,22(24):3376-3378.

[13] ODELL L D,MENGERT W F. The overweight obstetric patient[J]. JAMA,1945,128(2):87-90.

[14] THOMAS G,ROBERT J,KATHERINE C. Obesity in pregnancy:risks and outcome[J]. Obstetrics & Gynecology,1980,56(4):446-450.

[15] KOFI S. The incidence of gestational diabetes[J]. Obstetrics and Gynecology,1977,49(4):497-498.

[16] ELLIOT H,SATISH C,STUART C,et al. Maternal obesity as a risk factor in gestational diabetes[J]. American journal of perinatology,1985,2(4):268-270.

[17] GERTURD S,ROBERT H,ROSEMARY W,et al. Ethnicity and other risk factors for gestational diabetes [J]. American journal of epidemiology,1992,135(9):95-97.

[18] ROSEMAN J M,GO R C,PERKINS L L,et al. Gestational diabetes mellitus among African-American women [J]. Diabetes Metab Rev,1991,7(2):93-104.

[19] 欧阳凤秀,沈福民,江峰,等. 妊娠期糖尿病的危险因素研究[J]. 中华预防医学杂志,2002,36(6):378-381.

[20] HEDDERSON M M,WILLIAMS M A,HOLT V L,et al. Body mass index and weight gain prior to pregnancy and risk of gestational diabetes mellitus[J]. Am J Obstet Gynecol,2008,198(4):409.

[21] FELEKE B E. Determinants of gestational diabetes mellitus:a case-control study[J]. J Matern Fetal Neonatal Med,2018,31(19):2584-2589.

[22] TORLONI M R,BETRAN A P,HORTA B L,et al. Prepregnancy BMI and the risk of gestational diabetes:a systematic review of the literature with meta-analysis[J]. Obesity Review,2009,10(2):194-203.

[23] BERKOWITZ G S,LAPINSKI R H,WEIN R,et al. Race/ethnicity and other risk factors for gestational diabetes[J]. Am J Epidemiol,1992,135(9):965-973.

[24] SEBIRE N J,JOLLY M,HARRIS J P,et al. Maternal obesity and pregnancy outcome:a study of 287,213 pregnancies in London[J]. Int J Obes Relat Metab Disord,2001,25(8):1175-1182.

[25] BRENNAND E A,DANNENBAUM D,WILLOWS N D. Pregnancy Outcomes of First Nations Women in Relation to Pregravid Weight and Pregnancy Weight Gain[J]. J Obstet Gynaecol Can,2005,27(10):936-944.

[26] GALTIER-DEREURE F,BOEGNER C,BRINGER J. Obesity and pregnancy:complications and cost[J]. Am J Clin Nutr,2000,71(5 suppl):1242-1248.

[27] CAVICCHIA P P,LIU J,ADAMS S A,et al. Proportion of gestational diabetes mellitus attributable to overweight and obesity among non-Hispanic black,non-Hispanic white,and Hispanic women in South Carolina [J]. Matern Child Health J,2014,18(8):1919-1926.

[28] GRAY-DONALD K,ROBINSON E,COLLIER A,et al. Intervening to reduce weight gain in pregnancy and gestational diabetes mellitus in Cree communities:an evaluation[J]. CMAJ,2000,163(10):1247-1251.

[29] POSTON L,BELL R,CROKER H,et al. Effect of a behavioural intervention in obese pregnant women(the UPBEAT study):a multicentre,randomised controlled trial[J]. Lancet Diabetes Endocrinol,2015,3(10):767-777.

[30] HARRISON C L,LOMBARD C B,STRAUSS B J,et al. Optimizing healthy gestational weight gain in women at high risk of gestational diabetes:a randomized controlled trial[J]. Obesity(Silver Spring),2013,21(5):904-909.

[31] TEEDE H J,HARRISON C L,TEH W T,et al. Gestational diabetes:development of an early risk prediction tool to facilitate opportunities for prevention[J]. Aust N Z J Obstet Gynaecol,2011,51(6):499-504.

［32］ RUIZ J R,PERALES M,PELAEZ M,et al. Supervised exercise-based intervention to prevent excessive ges-
tational weight gain:a randomized controlled trial［J］. Mayo Clin Proc,2013,88(12):1388-1397.

［33］ OTENG-NTIM E,VARMA R,CROKER H,et al. Lifestyle interventions for overweight and obese pregnant
women to improve pregnancy outcome:systematic review and meta-analysis［J］. BMC Med,2012(10):47.

［34］ SONG C,LI J,LENG J,et al. Lifestyle intervention can reduce the risk of gestational diabetes:a meta-analy-
sis of randomized controlled trials［J］. Obes Rev,2016,17(10):960-969.

［35］ BENNETT C J,WALKER R E,BLUMFIELD M L,et al. Interventions designed to reduce excessive gestation-
al weight gain can reduce the incidence of gestational diabetes mellitus:A systematic review and meta-analy-
sis of randomised controlled trials［J］. Diabetes Res Clin Pract,2018(141):69-79.

［36］ 尹玉竹,李小毛,侯红瑛,等. 孕期体重与妊娠期糖尿病的关系［J］. 中国优生与遗传杂志,2005,13
(4):66-67.

第十三章

中国抗结核治疗人群药物性肝损害的研究

提 要

为探索抗结核药物引起的各种不良反应尤其是肝损害对中国结核病防治规划的实施和患者安全性的影响程度,北京大学的研究者于2007—2010年开展了"中国结核病防治规划抗结核病药品不良反应研究(简称ADACS)",通过系统综述和队列研究获得了中国人群抗结核治疗的不良反应发生情况及其相关危险因素,同时对保肝药品的效果以及肝功能监测的有效性进行了评价。在队列完成之后,研究者继续利用队列资料和收集的生物样本,构建巢式病例对照研究,探索药物肝损害的遗传易感性,并利用遗传风险评分构建药物性肝损害的风险预测模型。十多年来,研究者从文献、人群、实验室等多个方面对抗结核药引发的肝损害进行了系统研究,不但为抗结核药不良反应防治提供了科学证据,也为我国结核病防治规划方案的优化提供了重要参考。本文旨在介绍ADACS系列研究的设计思路和主要结果。

一、研究背景

结核病是严重危害人民群众健康的呼吸道传染病,也是全球性公共卫生问题。根据WHO发布的最新全球结核病报告统计,2016年全球新发肺结核1 040万,死亡160万。我国是全球30个结核病高负担国家之一,每年新发结核病患者约90万例,位居全球第3位[1]。我国的结核病疫情分布不均衡,中西部地区、农村地区结核病防治形势严峻[2]。

针对全球结核病的严峻形势和世界各国控制结核的经验,WHO提出了一套成本效果最好的现代结核病控制策略,即"直接观察下短程化疗方法(directly observed treatment, short-course)",简称DOTS策略[3]。我国从1991年开始实施DOTS策略以来,先后制订了一系列全国结核病防治工作规划,并付诸实践。作为公认最符合成本效益的结核病控制措施,DOTS策略的核心是标准短程化疗方案。根据《"十三五"全国结核病防治规划》,推荐并在各基层结核病预防控制中心统一使用的标准治疗方案包括5种药物,即异烟肼(isoniazid, INH, H)、利福平(rifampin, RMP, R)、吡嗪酰胺(pyrazinamide, PZA, Z)、乙胺丁醇(ethambutol, EMB, E)和链霉素(streptomycin, SM, S)。在结核病的治疗中,根据药物杀菌、抑菌和防止耐药性产生的作用进行合理组合,并针对初治和复治患者选择不同的治疗方案[1]。

然而,抗结核化学药物在具有很好的杀灭结核菌作用的同时往往可引起不同频度和不同程度的不良反应(adverse drug reactions, ADRs)。抗结核化学药物的不良反应包括胃肠反应、肝损害、过敏反应、听神经损害、视神经损害、中枢神经和末梢神经损害、血液系统损害、肾损害和关节痛等。其中,抗结核药致肝损害(anti-tuberculosis drug induced liver injury,AT-LI)是主要的药物不良反应之一,并可引起严重后果。

为了解中国结核病规划抗结核病药品的不良反应尤其是肝损害的发生及其危害情况,探讨保肝药的治疗效果,探索药物性肝损害的发生机制及易感因素,研究者采用系统综述、队列研究和巢式病例对照研究等多种研究设计,从文献、人群和实验室等多个角度进行了系统研究。研究成果首次报告了我国抗结核病药品的不良反应发生情况,揭示了药物性肝损害的遗传易感性,并率先提出将传统的被动监测扩展为主动监测,不但为抗结核药不良反应防治提供了科学证据,也为我国结核病防治规划方案的优化提供了重要参考。

二、文献研究

文献报道是不良反应研究的重要信息来源,因此,研究者首先采用系统综述的方法,对国内文献来源的抗结核药物不良反应发生率进行综合分析,以了解国内抗结核药物引起不良反应的发生情况及其严重性和结局,为进一步的人群和实验室研究提供线索。

系统综述主要包括文献检索、文献筛选、信息提取和统计分析等步骤。首先,以"结核+药物"为关键词,在中国生物医学文献光盘数据库(CBMDISC)和中国期刊网全文专题数据库(CNKI)中检索1996—2005年发表的与抗结核药物引起不良反应相关的中文文献。之后,根据制定的纳入排除标准,对文献进行筛选。最后,对纳入的文献进行信息提取和统计分析,主要结局为抗结核治疗引起的各种不良反应发生情况、发生率、可能的影响因素及不良反应预后等。在研究过程中,采用系统培训、双人独立筛选和提取、随机抽取复核等方法进行质量控制,确保数据的准确性。

研究共检索出相关文献4 835篇,其中与抗结核药物引起不良反应相关的文献共650篇,涉及抗结核药物不良反应发生率的报道117篇。meta分析合并结果显示,近10年文献报道抗结核药物引起的不良反应合计发生率为12.62%,其中肝损害的报告发生率最高,涉及111篇文献,肝损害的合计发生率高达11.90%[4]。研究提示,我国抗结核治疗导致各种药物不良反应尤其是肝损害的发生率较高,防治工作刻不容缓。

三、队列研究

在文献研究的证据基础上,2007—2010年,研究者发起了"国家结核病规划抗结核病药品的不良反应研究"(anti-tuberculosis drugs induced adverse reactions in China national tuberculosis prevention and control scheme study,ADACS)[5],ADACS项目的目的是了解国家结核病规划抗结核病药品的不良反应(尤其是肝损害)发生情况,明确发生原因及危险/相关因素,阐明对患者治疗依从性的影响,最终保障用药安全,保证规划的顺利完成。

(一)研究方法

1. 研究地区与研究对象　研究采用专家抽样的方式,在考虑地域、经济、DOTS实施情况等因素基础上,确定浙江、吉林、重庆和广西四省(自治区、直辖市)为研究现场。其中,浙江、广西为南方地区,吉林为北方地区;广西、重庆为西部地区,浙江为东部地区。以2006年各省(市、自治区)GDP总值排序,浙江为经济较好的地区,广西、重庆和吉林为经济条件一般的地区。上述四个研究现场的DOTS实施情况均较好,且具有良好的工作基础和实验室条件,可以满足抽样的条件。队列研究的目标人群为调查点接受国家规划治疗的肺结核患者,由当地医生根据纳入排除标准选择研究对象,患者本人或亲属签署知情同意书后,即进入研究队列。纳入标准为:①初治、复治涂阳肺结核患者;②接受国家规划6个月、8个月规范短程化疗;③自愿参加。排除不能配合完成基线资料的调查者、由于各种原因无法完成随访观察者、不能签署知情同意书者以及不依从者。

2. 抽样方法与样本量计算　研究主要基于多阶段分层整群抽样的原则,先用简单随机抽样方法估计样本量,再推算出以抽样框架为基础的样本量。估算方法如下:

根据前期meta分析结果[5],中国人群ATLI发生率p为12%,绝对误差d取0.2%,检验水准α取0.05,假定总体为无限总体,得出简单随机抽样的样本量:

$$n_1 = \frac{u_\alpha^2 p(1-p)}{d^2} = \frac{1.96^2 \times 0.12 \times (1-0.12)}{0.02^2} \approx 1\,050$$

考虑到设计效应(design effect),由于无法精确计算,简单取值为2:

$$n_2 = \text{deff} \times n_1 = 2 \times 1\,050 = 2\,030$$

考虑到存在经济和地域差异,需要分层分析,若至少分为两层,得出分层后样本量:

$$n_3 = 2 \times n_2 = 2 \times 2\,030 = 4\,060$$

考虑到患者在随访中可能由于各种原因出现失访,假设失访率为10%,得出考虑失访后的样本量:

$$n_4 = 1.1 \times n_3 = 1.1 \times 4\,060 = 4\,466$$

假设平均群的大小$M=80$,则所需要抽取的群数(区县数)为:

$$n_c = \frac{n_4}{M} = \frac{4\,466}{80} \approx 55$$

根据四省(市、自治区)所有区县2006年上半年涂阳患者数,采用分层、整群、概率比例抽样(probability proportionate to size sampling,PPS)方法抽出各省市相应的区县。由于重庆市区县数较少,最终四省(市、自治区)共计抽取了52个区县,其中浙江、吉林和广西均抽中了14个区县;重庆市抽中10个区县,平均每个调查区县需要调查87人。

3. 现场调查与样本采集　由经过统一培训的调查员采用标准的调查问卷,在研究对象签署知情同意书之后,进行基线调查。每个研究对象均进行6~9个月的随访,观察患者是否出现肝损害的症状体征并开展相关的体检。收集的资料主要包括:①一般情况:调查对象年龄、性别、体重等;②病史资料:既往疾病史、家族史、过敏史、ADR发生史;③体检化验:服药前后的肝肾功能、血尿常规等;④用药情况:用药种类、用法用量、起止时间、停换药等;⑤肝损情况:发生时间、临床表现、化验检测、处理、转归等。在进行基线调查时,采集患者血样1~2滴进行实验室检查,保存在血样DNA保存专用卡片——FTA卡上,同时在卡上标明患者的姓名、唯一编码(与问卷一致)、所在项目地区、采集日期等信息。

4. 诊断标准　对于抗结核药物致肝损害的判断包括肝损害的诊断和关联性评价2个步骤,前者根据肝酶指标的变化并结合患者症状和体征的变化,判断是否为肝损害;后者根据患者用药的实际情况判断其是否为抗结核药引起的肝损害。ADACS研究的诊断标准为:间隔2周以上、连续2次检测谷丙转氨酶(alanine transaminase, ALT)/谷草转氨酶(aspartate transaminase, AST)/总胆红素(total bilirubin, TBIL)>正常值上限(upper limit of normal, ULN),或单次检测ALT/AST/TBIL>2×ULN。关联性主要根据WHO Uppsala监测中心的药物不良反应因果评价标准,评价结果为"肯定""很可能""可能"为抗结核药致肝损害病例。

（二）主要研究结果

1. **基线信息**　研究共招募涂阳肺结核患者6 460人,其中155人符合排除标准,1 817人拒绝参与研究,最终纳入随访的患者为4 488人(其中初治患者3 695人,复治患者793人)。在6~9个月的随访期间,97人失访,32人拒治,23人死于结核,32人死于心脏病、肿瘤、车祸等。至2009年5月1日随访结束时,有4 304人完成了随访或观察到了结局事件,研究对象的纳入排除流程图见图13-1,4 304人的基线信息见表13-1。纳入对象的年龄中位数为42岁,四分位数间距为29~55岁,体重和体质量的中位数为52.70kg(四分位数间距为48.00~58.00kg)和19.23kg/m²(四分位数间距为17.75~20.96kg/m²)。

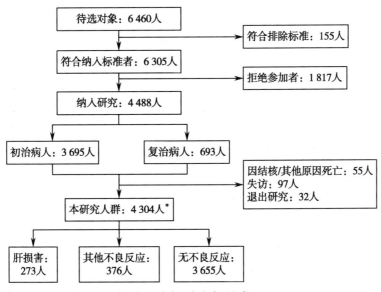

图13-1　ADACS队列研究对象纳入排除流程图

表13-1　4 304名结核病患者的基线信息

变量	人数/人	比例/%
性别		
男	3 082	71.60
女	1 222	28.40
结核治疗史		
初治	3 556	82.62
复治	748	17.38
教育程度		

变量	人数/人	比例/%
初中及以下	1 895	44.03
高中	2 260	52.51
大学及以上	135	3.14
缺失	14	0.32
乙肝表面抗原阳性	469	10.89
药物过敏史	118	2.74
预防性保肝药		
服用	2 752	63.94
不服	1 552	36.06
疾病史		
肝胆疾病	23	0.54
胃肠疾病	40	0.93
肾脏病	17	0.40
糖尿病	51	1.18
其他	103	2.40

2. **不良反应发生情况** 4 304 名结核病患者共发生不良反应 766 人次,发生率为 17.33%[6-7]。其中,273 人发生了肝损害,标化发生率为 6.21%,具体的不良反应发生情况见表 13-2。

表 13-2 4 304 名结核患者不良反应的发生情况

类型	不良反应发生数/人次	发生率/%	标化发生率[a]/%	发病时间/天[b]
肝损害	273	6.34	6.21	53(28~60)
胃肠反应	161	3.74	4.03	16(6~51)
关节痛	108	2.51	2.57	54(28~59)
过敏反应	101	2.35	2.47	20(6~46)
神经系统损害	88	2.04	2.15	17(6~54)
血液系统损害	30	0.70	0.75	55(31~84)
肾损害	3	0.07	0.09	30(29~36)
其他	2	0.05	0.06	–
合计	766	17.33[c]	–	35(14~59)

注:[a] 以 2008 年国家结核病监测数据为参考调整性别和年龄。
[b] 发病时间中位数(四分位数间距)。
[c] 82 人有两种不良反应,16 人有 3 种不良反应,1 人有 4 种不良反应,发生率的分母为 4 421。

3. 肝功能监测有效性研究　在随访过程中,研究者将发生肝损害患者就诊的原因分为两类,一类是患者在接受抗结核药物治疗中因出现了恶心、呕吐、乏力、黄疸等症状而到相应医疗机构检测肝功能进而确诊肝损害(因症就诊),另一类是患者在接受抗结核药物治疗中未出现恶心、呕吐、乏力、黄疸等症状,或在症状出现之前按照项目实施要求主动到相应医疗机构检测肝功能而确诊(主动监测)。因此,研究者以 ADACS 研究中 273 例发生 ATLI 的病例建立队列,通过比较因症就诊和主动监测两类患者肝损害的临床特征、治疗及转归、对抗结核治疗的影响三方面评价了肝功能监测的有效性[8]。

273 例肝损害患者中,因症就诊 162 例,主动监测 111 例,基线信息见表 13-3。主动监测组与因症就诊组在性别、年龄等人口学特征及各种疾病史、现患疾病、结核病治疗史、服药方式等方面均无显著性差异($P>0.05$)。表 13-4 展示了肝损害患者的临床特征,33.3% 的肝损害患者无任何临床症状,其中包括 8 名重度肝损害患者。主动监测组和因症就诊组患者的住院率分别为 1.8% 和 11.1%($P=0.004$),因症就诊组患者肝损害发现时间的中位数为39.0 天。大部分肝损害患者预后较好,均治愈或好转。因症就诊组有 2 名患者发生肝损害后死亡,主动监测组无死亡病例发生。关于对抗结核治疗的影响,主动监测组和因症就诊组分别有 35.1% 和 56.8% 的患者在发生肝损害后改变了抗结核治疗策略($P=0.001$)。

表 13-3　273 例肝损害患者的基线信息

变量	主动监测组(n=111)	因症就诊(n=162)	P 值
年龄/岁[a]	40(29~53)	40(28~55)	0.243
性别			
男	89(80.2%)	123(75.9%)	0.407
女	22(19.8%)	39(24.1%)	
体重			
<50kg	27(24.3%)	44(27.2%)	0.600
≥50kg	84(75.7%)	118(72.8%)	
结核治疗史			
初治	95(85.6%)	143(88.3%)	0.514
复治	16(14.4%)	19(11.7%)	
既往肝病史			
有	7(6.3%)	9(5.6%)	0.795
无	104(93.7%)	153(94.4%)	
乙肝表面抗原阳性	21(18.9%)	32(19.8%)	0.940
服药方式			
每日服	9(8.1%)	17(10.5%)	0.510
隔日服	102(91.9%)	145(89.5%)	
预防性保肝药			
服用	75(67.6%)	94(58.0%)	0.111
不服	36(32.4%)	68(42.0%)	

注:[a] 年龄中位数(四分位数间距)。

表 13-4　肝损害的临床特征

变量	主动监测(n=111)	因症就诊(n=162)	P 值
肝损害症状	20(18%)	162(100%)	<0.001
肝损害发生时间/d[a]	52(30~61)	39(28~60)	0.205
肝损害的严重程度			
轻度肝损害	70(63.1%)	97(59.9%)	0.443
中度肝损害	28(25.2%)	37(22.8%)	
重度肝损害	13(11.7%)	28(17.3%)	
住院治疗	2(1.8%)	18(11.1%)	0.004

注:[a] 时间中位数(四分位数间距)。

在此基础上,研究者构建了三种肝功能监测方案的决策树模型(实际 ADACS 研究中肝功能监测方案、服药后第 1 个月肝功能监测方案及服药后第 2 个月肝功能监测方案),主要测量结局指标包括 ATLI 预后良好率,成本包括直接医疗成本、直接非医疗成本和间接成本。对三种肝功能监测方案的决策树模型分别进行回乘分析,获得各监测方案的成本、效果和成本效果比的点估计值,比较不同肝功能主动监测方案与因症就诊的成本效果。结果显示,在抗结核治疗开始之后的第 1 个月和第 2 个月分别进行肝功能监测的人均成本为 104.0 元和 105.6 元,肝损害的预后良好率分别为 99.80% 和 99.91%。因症就诊策略(不进行肝功能监测)的人均成本为 134.0 元,肝损害的预后良好率为 99.84%。三种策略的成本-效果比分别为 104.2、105.7 和 134.1。

肝功能监测的研究结果表明,抗结核治疗过程中定期肝功能监测是有效的,有助于发现无症状肝损害病例,降低住院率,提高抗结核治疗的依从性。在抗结核治疗开始之后的第 1 个月进行一次肝功能监测具有最佳成本-效果比。

4. 保肝药效果评价研究　预防性保肝药是较为常用的肝损害预防措施,但是其效果一直存在争议。因此,研究者根据 4 304 例结核病患者的用药情况,通过比较预防用药组和对照组之间肝损害的发生率,对预防性保肝药的效果进行了评价[9]。分析采用倾向性评分调整的 Cox 比例风险模型,倾向性评分包括原有疾病、肝病史、乙肝表面抗原状态、初复治类型、年收入和抗结核治疗前的肝酶水平等。

结果显示,2 752(63.9%)例患者服用了预防性保肝药,中位治疗时间为 183 天。最常用的药物是护肝片、水飞蓟素、葡萄糖醛酸和肌苷。2 144(77.9%)例患者服用超过 6 个月。患者的基线信息和保肝药使用情况见表 13-5 和表 13-6。

表 13-5　4 304 例结核病患者的基线信息

变量	分类	预防性保肝药组(n=2 752)		对照组(n=1 552)		P 值	倾向性评分调整的 P 值
		人数/人	比例/%	人数/人	比例/%		
年龄	<20 岁	154	5.6	122	7.9	0.011	0.767
	20 岁~	534	19.4	316	20.4		
	30 岁~	519	18.9	321	20.7		
	40 岁~	511	18.6	266	17.1		

续表

变量	分类	预防性保肝药组（n=2 752）		对照组（n=1 552）		P值	倾向性评分调整的P值
		人数/人	比例/%	人数/人	比例/%		
年龄	50岁~	532	19.3	275	17.7		
	≥60岁	502	18.2	252	16.2		
男性		1 977	71.8	1 105	71.2	0.655	0.849
年收入	<1万	540	19.7	422	27.9	<0.001	0.943
	1万~	719	26.3	436	28.8		
	≥2万	1479	54.0	654	43.3		
乙肝表面抗原阳性		371	14.0	98	6.9	<0.001	0.988
体重	<50kg	837	30.5	454	29.3	0.430	0.936
	≥50kg	1 911	69.5	1 095	70.7		
原有疾病	有	213	7.8	67	4.3	<0.001	0.259
	无	2 511	92.2	1474	95.7		
既往肝病史	有	107	4.0	36	2.4	0.007	0.749
	无	2 586	96.0	1 472	97.6		
抗结核治疗前肝酶水平	正常	2 688	97.7	1 536	99.0	0.003	0.267
	升高	64	2.3	16	1.0		
结核类型	初治	2 297	83.5	1 259	81.1	0.051	0.463
	复治	455	16.5	293	18.9		
服药方式	每日服	154	5.6	85	5.5	0.870	0.464
	隔日服	2 598	94.4	1 467	94.5		

表 13-6　4 303 名患者预防性保肝药的使用频率和剂量

预防性保肝药	使用频率（n=4 303）		剂量
	服药人数/人	比例/%	
护肝片	1 597	37.1	1 400mg,3次/d
水飞蓟素	689	16.0	77mg,3次/d
葡醛内酯	622	14.5	200mg,3次/d
肌苷	257	6.0	600mg,3次/d
联苯双酯	60	1.4	7.5mg,3次/d
齐墩果酸	42	1.0	80mg,3次/d
甘草甜素	10	0.2	150mg,3次/d

服用预防性保肝药组和对照组分别有 69 例（2.4%）和 37 例（2.5%）患者发生了肝损害，倾向评分分析未发现使用预防性保肝药与肝损害存在统计学关联（$HR=0.99,95\% CI$：0.65~1.52）（表 13-7）。这些结果提示，预防性保肝药在抗结核治疗患者中未观察到保护作用。

表 13-7 4 304 名患者发生肝损害的风险比和倾向性评分调整的风险比

因素	分类	肝损发生率/%	粗 HR(95% CI)	调整 HR(95% CI)
预防性保肝药	否	2.4	1	1
	是	2.5	1.05(0.70,1.57)	0.99(0.65,1.52)
使用时间	≥6 个月	2.4	1.02(0.67,1.55)	0.94(0.60,1.48)
	<6 个月	2.8	1.18(0.66,2.09)	1.17(0.65,2.11)
护肝片		2.6	1.10(0.71,1.71)	1.12(0.70,1.78)
水飞蓟素		3.0	1.29(0.75,2.20)	1.19(0.68,2.08)
葡醛内酯		2.4	1.00(0.55,1.83)	0.98(0.52,1.86)
肌苷		3.5	1.46(0.71,3.03)	1.32(0.61,2.88)

四、巢式病例对照研究

在人群研究的基础上，研究者利用收集的血液样本，对 ATLI 的遗传易感性进行了探索研究[10-21]。由于 ATLI 发生机制的复杂性，抗结核药在肝脏的整个代谢过程涉及到 Ⅰ 相代谢（氧化、还原和水解等反应）、Ⅱ 相代谢（与葡萄糖醛酸、谷胱甘肽等的结合反应）以及 Ⅲ 相代谢（转运蛋白的转运作用）。药物代谢过程的任一环节发生异常均可导致毒性代谢产物的蓄积继而引起肝损害。此外，药物或其代谢产物可能激发机体的免疫系统诱发免疫介导性肝损害。因此研究者筛选了与抗结核药物所致肝损害相关的 Ⅰ、Ⅱ、Ⅲ 相代谢相关基因以及下游免疫相关基因，从药物代谢和转运以及免疫反应等多个角度探讨基因多态性与 ATLI 的关系，为结核病患者的个体化治疗和临床合理用药提供科学依据。

（一）研究方法

1. 研究对象 以 ADACS 队列为基础，采用 1∶4 匹配的病例对照研究设计，病例组为随访期间发生肝损害的患者，对照组为随访期间未发生任何不良反应的结核病患者。病例组根据其年龄、性别、初复治类型、民族、地区等因素与对照组进行匹配，要求病例和对照必须是同性别、相同的初复治类型、相同民族、来自同一地区，年龄相差不超过 5 岁。肝损害诊断标准采用"国际共识会议"标准（international consensus meeting,ICM），主要依据是 ALT>2 倍 ULN，或 AST 和 TBIL 联合升高，且其中之一升高大于 2 倍 ULN，并排除可能会影响肝损害判断的其他疾病或其他致肝损害的药物。同时与抗结核药品的因果关系评价为肯定、很可能或可能。

2. 基因选择和样本方法 基因位点的选择上，根据 NCBI 的单核苷酸多态性（single nucleotide polymorphism,SNP）数据库并结合既往文献报道，筛选相关基因非编码区 5'-UTR、上游启动子区、3'-UTR 的多态性位点，外显子非同义氨基酸改变的 SNPs 和影响 mRNA 剪接的内含子区域的 SNPs 作为候选功能 SNPs。对于无既往相关研究的基因,筛选标签 SNP 作为补充。利用 HapMap 数据库(http://hapmap. ncbi. nlm. nih. gov/)所提供的中国汉族人群基因型数据的信息,运用 Haploview4. 1 软件构建单倍型区段,以 $r^2 = 0.80$ 和最小等位基因频率(MAF)>0. 10 为界值,通过 Tagger pairwise 算法筛选标签 SNP。

对采集的血样进行 DNA 提取,采用中通量 TaqMan 基因分型系统技术对基因多态性进行检测。TaqMan 基因分型技术是针对 DNA 上的 SNP 位点设计 PCR 引物和 TaqMan 探针,进行实时荧光 PCR 扩增检测的方法。探针的 5' 端和 3' 端分别标记一个报告荧光基团和一个淬灭荧光基团。当溶液中存在 PCR 产物时,该探针与模板退火,即产生了适合于核酸外切酶活性的底物,从而将探针 5' 端连接的荧光分子从探针上切割下来,破坏两荧光分子基团间的能量转移,发出荧光。每扩增一条 DNA 链,就有一个荧光分子形成,实现了荧光信号累积与 PCR 产物形成的同步,荧光信号的强度能够代表模板 DNA 的拷贝数。研究中的引物和探针均根据 NCBI 中 SNP 数据库的相关信息由公司进行设计和合成。

3. 关联分析方法　利用 LASSO(least absolute shrinkage and selection operator)回归方法进行 SNP 的筛选,然后采用条件 logistic 回归对筛选的 SNP 位点分析其基因多态性和 ATLI 的关联性,同时验证 Lasso 回归的结果。

（二）研究结果

1. 一般特征　研究最终纳入 89 例 ATLI 病例与 356 例匹配的对照,病例和对照的一般特征见表 13-8,两组人群在年龄、体重、体质指数、服药方式和预防性保肝等方面均没有统计学差异。在治疗前,病例组和对照组的基线 ALT、AST 和 TBIL 水平无统计学差异。但是,在治疗过程中,病例组的 ALT、AST 和 TBIL 峰值均高于对照组,且差异有统计学意义($P<0.001$)。

表 13-8　病例组与对照组一般情况比较

变量	ATLI 病例组(n=89)	对照组(n=356)	P 值
性别(男/女)	65/24	260/96	—
治疗史(初治/复治)	78/11	312/44	—
年龄[a]/岁	43.7±16.4	43.6±16.4	0.742
体重指数[a]/(kg·m⁻²)	19.5±2.3	19.4±2.2	0.959
预防性保肝(用/不用)	55/34	191/165	0.133
肝功能基线值			
$\quad$AST[b]/(U·L⁻¹)	24.8(17.2~32.6)	21.4(15.3~27.0)	0.283
$\quad$ALT[b]/(U·L⁻¹)	16.9(10.8~26.3)	16.0(10.4~22.0)	0.087
$\quad$TBIL[b]/(μmol·L⁻¹)	9.5(7.5~13.7)	9.7(7.4~12.5)	1.000
治疗过程中肝功能			
$\quad$AST 峰值[b]/(U·L⁻¹)	95.1(60.6~174.7)	23.7(16.7~29.0)	<0.001
$\quad$ALT 峰值[b]/(U·L⁻¹)	121.0(88.2~183.6)	17.0(11.6~23.2)	<0.001
$\quad$TBIL[b]/(μmol·L⁻¹)	14.3(11.4~18.0)	9.7(6.8~13.7)	<0.001

注:ALT,谷丙转氨酶;AST,谷草转氨酶;TBIL,总胆红素;[a] 以均数±标准差表示;[b] 以中位数(四分位数间距)表示。

2. **基因位点选择和基因型检测**　通过筛选,最终纳入代谢和转运基因以及免疫相关基因 33 个,共检测位点 75 个,具体的基因及其位点个数见表 13-9。

表 13-9　研究检测的基因及其位点数

通路	基因(位点个数)				
Ⅰ 相代谢酶基因	*CYP2C9*(2)	*CYP2C19*(2)	*CYP2E1*(7)	*CYP3A4*(1)	*CYP7A1*(2)
Ⅱ 相代谢酶基因	*NAT1*(1)	*NAT2*(7)	*GSTM1*(1)	*GSTT1*(1)	*UGT1A1*(2)
	DPYD(1)	*BAAT*(2)	*SULT2A1*(1)		
Ⅲ 相代谢酶(转运蛋白)基因	*ABCB1*(4)	*ABCB11*(4)	*ABCC2*(4)	*ABCC3*(1)	*ABCC4*(1)
	ABCG2(2)	SLC51A(1)	*SLCO1B1*(5)	SLC10A1(1)	SLC22A1(1)
免疫相关基因	*IL4*(3)	*IL6*(3)	*IL10*(3)	*TNF-α*(1)	*Fas*(1)
	FasL(1)	*STAT3*(3)	*STAT6*(2)	*HSPA1L*(1)	*CTLA4*(3)

445 份血样经 DNA 提取后采用 TaqMan 分型,所有 SNP 位点成功分型率均在 95% 以上。除 *CYP2E1* 基因 rs915908、*CYP7A1* 基因 rs1457043、*ABCB1* 基因 rs10261685 外均符合 H-W 平衡,提示研究对象具有较好的人群代表性。

3. **ATLI 的遗传易感基因**　对纳入的 75 个位点构建 LASSO 回归模型,采用 10 倍交叉验证法选择回归系数,共筛选出 6 个基因位点,包括转运基因位点 *SLCO1B1* rs4149014 和 *ABCG2* rs2231142,以及免疫通路上的 *HSPA1L* rs2227956、*STAT3* rs1053023、*IL6* rs2066992 和 *FAS* rs1800682。

分析上述 SNP 基因型与 ATLI 的关联(表 13-10),在调整了体重和预防性保肝药的因素后,*SLCO1B1*、*STAT3*、*IL6* 和 *HSPA1L* 基因多态性与 ATLI 的关联具有统计学意义,其中,*SLCO1B1* rs4149014 位点 GG 基因型携带者发生抗结核药致肝损害的风险低于 TT 基因型携带者,*STAT3* rs1053023 位点 GG 基因型携带者,*IL6* rs2066992 位点 TT 基因型携带者和 *HSPA1L* rs2227956 位点 CT 基因型携带者发生抗结核药致肝损害的风险高于相应的野生纯合子基因型(AA 基因型、GG 基因型和 TT 基因型),差异均具有统计学意义($P<0.05$)。

表 13-10　LASSO 回归筛选的 SNP 基因型在 ATLI 病例组和对照组的比较

基因位点	基因型	病例组 患者数	对照组 患者数	x^2 值	*P* 值	*OR*(95% *CI*)[a]	*P* 值
SLCO1B1 rs4149014	TT	46(51.7%)	152(42.9%)	8.61	0.014	1	
	GT	41(46.1%)	157(44.4%)			0.91(0.56,1.47)	0.692
	GG	2(2.2%)	45(12.7%)			0.13(0.03,0.59)	0.008
ABCG2 rs2231142	CC	37(41.5%)	185(52.5%)	3.43	0.180	1	
	AC	45(50.6%)	145(41.2%)			1.53(0.95,2.49)	0.083
	AA	7(7.9%)	22(6.3%)			1.62(0.62,4.25)	0.324

续表

基因位点	基因型	病例组 患者数	对照组 患者数	χ^2 值	P 值	OR(95% CI)[a]	P 值
STAT3 rs1053023	AA	24(27.0%)	126(35.6%)	5.96	0.051	1	
	AG	40(44.9%)	167(47.2%)			1.27(0.72,2.24)	0.403
	GG	25(28.1%)	61(17.2%)			2.17(1.15,4.11)	0.018
IL6 rs2066992	GG	50(56.2%)	223(63.0%)	4.30	0.117	1	
	GT	29(32.6%)	112(31.6%)			1.19(0.71,1.99)	0.508
	TT	10(11.2%)	19(5.4%)			2.47(1.06,5.76)	0.036
HSPA1L rs2227956	TT	36(40.9%)	195(55.%9)	7.78	0.020	1	
	CT	46(52.3%)	126(36.1%)			1.93(1.18,3.14)	0.008
	CC	6(6.8%)	28(8.0%)			1.21(0.45,3.29)	0.708
FAS rs1800682	CC	24(27.0%)	103(29.2%)	5.62	0.060	1	
	CT	38(42.7%)	183(51.8%)			0.85(0.48,1.52)	0.580
	TT	27(30.3%)	67(19.0%)			1.645(0.89,3.05)	0.114

注：[a] 条件 logistic 回归分析,以体重和预防性保肝为调整因素。

4. 遗传评分研究　虽然研究筛选了中国人群 ATLI 的遗传易感基因,由于许多 ATLI 的易感基因都是微效基因(*OR*<1.5),仅纳入一个或几个候选基因难以完全解释遗传因素的影响。因此,研究者利用遗传风险评分(geneticrisk score,GRS)方法,综合评价了遗传因素与 ATLI 的关系。

根据 LASSO 回归和条件 logistic 回归对 SNP 的筛选结果,共获得 5 个中国抗结核治疗人群肝损害患者遗传易感性位点,包括 *SLCO1B1* rs4149014、*ABCG2* rs2231137、*HSPA1L* rs2227956、*STAT3* rs1053023 和 *IL6* rs2066992。采用遗传风险评分 GRS 计算 5 个显著位点的联合作用。将每个 SNP 位点看作独立的 ATLI 危险因素,利用 0、1、2 三个线性数值分别代表某个体携带某一 SNP 风险等位基因的个数。采用简单相加遗传风险评分(a simple count genetic risk score,SC-GRS)和直接基于 logistic 回归的遗传风险评分(a direct logistic regression genetic risk score,DL-GRS)分别计算位点的联合作用。SC-GRS 假设每个位点对 ATLI 易感性有相同贡献,个体的 GRS 即为其携带风险等位基因个数之和。DL-GRS 假设每个位点对 ATLI 易感性的影响不同,但与其 *OR* 值有关,因此 DL-GRS 为每个 SNP 在 logistic 回归中 β 值加权后的平均风险等位基因个数。

结果显示,病例组和对照组 GRS(以 SC-GRS 为例)分布略有不同(图 13-2),与对照组相比,病例组的 SC-GRS 分布偏向右移;随着 SC-GRS 的升高,病例组所占的相对比例也逐渐升高。

对 SC-GRS 和 DL-GRS 根据四分位进行分组,并计算各组人群 ATLI 的患病风险。结果显示,随着 SC-GRS 或 DL-GRS 的增加,人群罹患 ATLI 的风险也逐渐增加,与 GRS 四分位分组中最低的一组相比,GRS 值最高的一组发生 ATLI 的风险显著升高,SC-GRS 的 *OR* 为 3.52(95% *CI*:1.73~7.15),DL-GRS 的 *OR* 为 3.53(95% *CI*:1.73~7.21)(表 13-11)。GRS 较好地综合了微效基因的遗传风险。

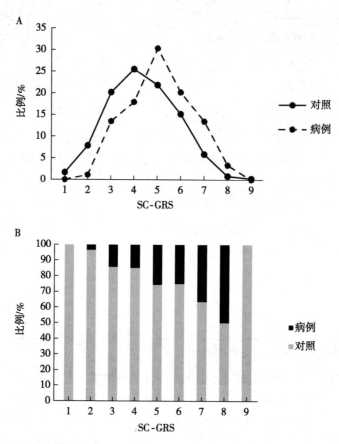

注:A 病例组和对照组 GRS 分布;B 不同 SC-GRS 下病例组和对照组所占比例。

图 13-2 ATLI 易感基因的遗传风险评分在病例和对照组中的分布

表 13-11 GRS 四分位分组(Q1~Q4)与 ATLI 易感性的关联

项目	SC-GRS[b]	病例/对照	OR(95% CI)[a]	P 值	DL-GRS[b]	病例/对照	OR(95% CI)[a]	P 值
Q1	1~3	13/106	1.00	–	1.34~4.53	13/101	1.00	–
Q2	4	16/91	1.34(0.61,2.96)	0.470	4.54,6.07	15/96	1.15(0.52,2.56)	0.735
Q3	5	27/78	2.88(1.39,5.97)	0.005	6.08,8.46	28/81	2.73(1.32,5.65)	0.007
Q4	6~9	33/79	3.52(1.73,7.15)	0.001	8.47,13.46	33/76	3.53(1.73,7.21)	0.001

注:[a] 调整性别、年龄、体重、初复治类型和保肝药使用;[b] 趋势检验 P 值:SC-GRS 为 0.001,DL-GRS 为 0.001。

5. 风险预测模型研究 在风险评分的基础上,研究者进一步结合传统风险因素,构建了 3 种风险预测模型。模型 1 仅纳入性别、年龄、体重和初复治类型;模型 2 在纳入以上因素的基础上加入 SC-GRS;模型 3 在纳入传统风险因素的基础上加入 DL-GRS。采用赤池信息准则(Akaike's information criterion,AIC)作为评价模型拟合优良性的指标。利用受试者工作特征(receiver operating characteristic,ROC)曲线及计算曲线下面积(area under ROC curve,AUC)评价模型的预测能力。

结果显示,以不同方式联合传统风险因素和遗传因素构建的模型均优于单独纳入传统风险因素的模型,其中性别、年龄、体重和初复治类型4个常见风险因素和 DL-GRS 组成最优的 ATLI 风险预测模型,与仅纳入传统风险因素的模型相比,其 AUC 提高了14.0%(表 13-12)。

表 13-12 不同风险预测模型的 AIC 及 AUC 比较

模型	纳入变量	AIC	AUC(95% CI)
1	性别,年龄,体重,初复治	440.724	0.507(0.437,0.577)
2	性别,年龄,体重,初复治,SC-GRS	435.017	0.645(0.583,0.706)
3	性别,年龄,体重,初复治,DL-GRS	436.581	0.647(0.585,0.708)

五、小结

ADACS 系列研究以队列研究为基础,充分利用收集的资料和样本,围绕 ATLI 的各个方面开展了文献、人群和实验室研究,相关研究至今仍在继续。ADACS 研究的经验主要有以下几点:

1. 正式研究开始前的文献研究是必不可少的。既往文献可以为进一步的人群和实验室研究提供线索。ADACS 研究中,通过前期的系统综述和 meta 分析,获得 ATLI 的发生率,在人群研究样本量计算上发挥了重要作用。

2. 前瞻性队列研究为后续研究打下了坚实的基础。ADACS 研究遵循了严格的设计与实施,并对研究方案进行了公开发表,体现了研究的规范性和真实性,为后续研究提供了良好的平台。

3. 队列资料的深入挖掘可以提示许多重要信息。ADACS 项目的主要结局是各类不良反应的发生情况,在此基础上,研究者充分挖掘了队列的数据资源,就肝功能监测、保肝药效果等政策关心的问题进行深入探讨,为结核防治规划的制定提供了重要参考。

4. 生物样本在队列研究中具有重要价值。ADACS 研究的首要目的并不包含实验室内容,但在实施过程中,依然采集了少量血液标本,而这些样本成为后续遗传易感性研究的关键。随着组学技术的发展,生物样本逐渐发挥出巨大的研究潜力,队列研究与生物样本检测分析的结合是未来研究的发展趋势。

5. 方法学探索可以拓展研究的应用范围。ADACS 系列研究进行了诸多方法学的探索,包括倾向性评分、遗传风险评分、LASSO 回归等的应用,这些方法不但为研究提供了新的思路,也为研究结果的运用开辟了新的领域。

(中国医学科学院肿瘤医院 陈茹

北京大学公共卫生学院 詹思延)

参考文献

［1］　中华人民共和国国务院办公厅.“十三五”全国结核病防治规划［R］.中国实用乡村医生杂志,2017(5):1-5.

［2］　全国第五次结核病流行病学抽样调查技术指导组,全国第五次结核病流行病学抽样调查办公室. 2010年全国第五次结核病流行病学抽样调查报告［R］.中国防痨杂志,2012(8):485-508.

［3］　DYE C,GARNETT G P,SLEEMAN K,et al. Prospects for worldwide tuberculosis control under the WHO DOTS strategy［J］. Directly observed short-course therapy. Lancet,1998,352(9144):1886-1891.

［4］　夏愔愔,詹思延.国内抗结核药物不良反应发生率的综合分析［J］.中华结核和呼吸杂志,2007(6):419-423.

［5］　XIA Y Y,HU D Y,LIU F Y,et al. Design of the anti-tuberculosis drugs induced adverse reactions in China National Tuberculosis Prevention and Control Scheme Study(ADACS)［J］. BMC Public Health,2010(10):267.

［6］　SHANG P,XIA Y,LIU F,et al. Incidence,clinical features and impact on anti-tuberculosis treatment of anti-tuberculosis drug induced liver injury (ATLI) in China［J］. PLoS One,2011,6(7):e21836.

［7］　LV X,TANG S,XIA Y,et al. Adverse reactions due to directly observed treatment strategy therapy in Chinese tuberculosis patients:a prospective study［J］. PLoS One,2013,8(6):e65037.

［8］　WU S,XIA Y,LV X,et al. Effect of scheduled monitoring of liver function during anti-Tuberculosis treatment in a retrospective cohort in China［J］. BMC Public Health,2012(12):454.

［9］　WU S,XIA Y,LV X,et al. Preventive use of hepatoprotectors yields limited efficacy on the liver toxicity of anti-tuberculosis agents in a large cohort of Chinese patients［J］. J Gastroenterol Hepatol, 2015, 30(3):540-545.

［10］　TANG S W,LV X Z,CHEN R,et al. Lack of association between genetic polymorphisms of CYP3A4, CYP2C9 and CYP2C19 and antituberculosis drug-induced liver injury in a community-based Chinese population［J］. Clin Exp Pharmacol Physiol,2013,40(5):326-332.

［11］　TANG S,LV X,ZHANG Y,et al. Cytochrome P450 2E1 gene polymorphisms/haplotypes and anti-tuberculosis drug-induced hepatitis in a Chinese cohort［J］. PLoS One,2013,8(2):e57526.

［12］　LV X,TANG S,XIA Y,et al. NAT2 genetic polymorphisms and anti-tuberculosis drug-induced hepatotoxicity in Chinese community population［J］. Ann Hepatol,2012,11(5):700-707.

［13］　TANG S W,LV X Z,ZHANG Y,et al. CYP2E1,GSTM1 and GSTT1 genetic polymorphisms and susceptibility to antituberculosis drug-induced hepatotoxicity:a nested case-control study［J］. J Clin Pharm Ther,2012, 37(5):588-593.

［14］　CHEN R,WANG J,TANG S W,et al. CYP7A1,BAAT and UGT1A1 polymorphisms and susceptibility to anti-tuberculosis drug-induced hepatotoxicity［J］. Int J Tuberc Lung Dis,2016,20(6):812-818.

［15］　CHEN R,WANG J,TANG S,et al. Role of polymorphic bile salt export pump (BSEP,ABCB11) transporters in anti-tuberculosis drug-induced liver injury in a Chinese cohort［J］. Sci Rep,2016(6):27750.

［16］　CHEN R,WANG J,TANG S,et al. Association of polymorphisms in drug transporter genes (SLCO1B1 and SLC10A1) and anti-tuberculosis drug-induced hepatotoxicity in a Chinese cohort［J］. Tuberculosis (Edinb),2015,95(1):68-74.

［17］　CHEN R,WANG J,ZHANG Y,et al. Key factors of susceptibility to anti-tuberculosis drug-induced hepatotoxicity［J］. Arch Toxicol,2015,89(6):883-897.

[18] CHEN R,ZHANG Y,TANG S,et al. The association between HLA-DQB1 polymorphism and antituberculosis drug-induced liver injury：a Case-Control Study[J]. J Clin Pharm Ther,2015,40(1)：110-115.

[19] WANG J,CHEN R,TANG S,et al. Analysis of IL-6,STAT3 and HSPA1L gene polymorphisms in anti-tuber-culosis drug-induced hepatitis in a nested case-control study[J]. PLoS One,2015,10(3)：e118862.

[20] WANG J,CHEN R,TANG S,et al. Interleukin-4 and interleukin-10 polymorphisms and antituberculosis drug-induced hepatotoxicity in Chinese population[J]. J Clin Pharm Ther,2015,40(2)：186-191.

[21] 陈茹,王晶,唐少文,等.抗结核治疗队列人群药物性肝损害的感基因多态性研究[J].中华流行病学杂志,2016(7)：925-929.

第十四章

自闭症病因探索与精准医学前瞻

提　要

　　自闭症（autism）是一种发生在儿童早期的发育障碍性疾病，其基本临床特征包括社会交往障碍、言语和非言语交流障碍、兴趣狭窄和行为刻板，合称三联征。在中文里，"自闭症"和"孤独症"这两个词都在使用。海外华人、港澳台地区以及我国南方地区普遍使用"自闭症"，而我国北方地区使用"孤独症"一词比较多。世界卫生组织（WHO）官网对自闭症的描述用的是 3 个英文单词（autism spectrum disorder，ASD），相对应的中文是"泛自闭症障碍"，但是更多的中文文献一般用"自闭症谱系障碍"这个词。不论是"泛"还是"谱系"，强调的是自闭症的广义性和异质性。自闭症的遗传度高达 80% 以上，与身高的遗传度不相上下，由此可见遗传与变异是自闭症病因研究的重要因素。但是，目前最新的基因检测技术和生物信息分析方法，也只能在 10%～30% 的自闭症患者中找到确切的致病基因。因此自闭症的病因探索，特别是在系统生物学水平上（包括基因组、代谢组、胃肠道菌群等）的探索，尤为迫切。自闭症患者，几乎是一人一个临床表现，一人一个发病原因。因此，以个体为主的精准医学，非常适合用来研究自闭症的病因以及采取精准的诊断和干预。

一、自闭症概述

　　自闭症是一种发育障碍，但与其他发育障碍疾病（如侏儒症）不一样，它影响的不是身体发育，而是精神发育，所以对孩子的一生带来非常严重的影响，也给家庭带来巨大的精神压力和经济负担。研究数据表明，一个同时具有自闭症和智力障碍的患者在美国或英国生活一辈子的支出分别为 240 万美元或 150 万英镑[1]。很多家长为了照顾自己的自闭症孩子而不得不放弃工作，所以自闭症会引起一系列的家庭问题和社会问题，值得公共卫生与健康学界高度重视。

（一）自闭症简史

　　1911 年，时任瑞士苏黎士大学精神病学教授的尤金·布洛伊勒（Eugen Bleuler）发表论著《早发性痴呆或者精神分裂症》（*Dementia praecox oder Gruppe der Schizophrenien*）。该书不仅第一次描述了精神分裂症，还第一次使用了"autistic"一词，用来描述严重精神分裂症患者的症状之一。1924 年，布洛伊勒出版的《精神病学教材》（*Textbook of Psychiatry*）成为精神病学领域的教科书范本。1926 年，苏联著名的儿童精神病学家格伦亚·苏克哈列娃（Grunya

Sukhareva)发表论文,详细描述了6个自闭症儿童的临床特征[2],但她的研究和对自闭症的贡献迄今也没有得到足够认可。1943年,时任美国约翰霍普金斯大学精神科医师里奥·凯纳(Leo Kanner)基于对11个儿童患者的临床观察,发表了《情感交流的自闭性障碍》(*Autistic Disturbances of Affective Contact*)一文,明确提出了"自闭症"这一概念。在20世纪的前半叶,主流的儿童精神科诊断都是建立在精神分析学派创始人西格蒙德·弗洛伊德(Sigmund Freud)的精神分析理论框架之上,他们认为儿童精神分裂症的原因是婴幼儿病态地沉浸在幻想当中,失去了与现实世界的关联。与当时的主流思想不同的是,凯纳1943年的那篇文章将研究重点放在自闭症孩子们可观察到的行为上的异常。这一篇论文被认为是奠定了当代自闭症研究的基础,因此凯纳也一直被学界认为是发现自闭症的第一人。这篇论文里记录的第一个患者特里普雷特(Donald Triplett)依然健在。1944年,德国的儿科医生汉斯·阿斯伯格(Hans Asperger)也独立观察到并发表了有古怪问题行为的儿童的症状,并且也命名为"自闭症"。凯纳和阿斯伯格从未见面,但他们几乎在同时发现了类似的儿童发展障碍问题,并不约而同都以"自闭症"来命名,也是惊人的巧合。不过,阿斯伯格所报告的病例一般智商较高,具有独特的思考力和特异的能力,现在一般称之为"阿斯伯格综合征"(Asperger's syndrome)。1949年,凯纳发表文章,指出自闭症来源于父母亲(特别是母亲)在情感方面的冷漠和教养过分形式化,"冰箱母亲理论"(refrigerator mother theory)由此诞生。1964年,一位自闭症孩子的父亲、同时也是实验心理学博士的伯纳德·瑞慕兰(Bernard Rimland)发表论著,指出自闭症的生物学原因以及基因与环境的相互作用,为改变公众对自闭症的看法铺平了道路。瑞慕兰于1965年创立美国自闭症学会,于1967年创立自闭症研究所,并于1968年拍出纪录片《看不见的墙》(*The Invisible Wall*),他通过各种努力终结"冰箱母亲理论"。在这之前的20年,由于儿童精神科医师错误地认为自闭症是由于母亲的冷漠所造成,这在当时给自闭症儿童的父母造成很大的精神压力,使他们产生内疚感和负罪感。1977年,英国伦敦精神疾病研究所一篇基于双胞胎的自闭症遗传度研究,首次量化了遗传和基因对自闭症病因的影响[3]。1982年,被誉为"中国自闭症研究第一人"的陶国泰教授确诊了中国首例自闭症患儿,让自闭症(孤独症)这个新词走进中国。1988年,美国好莱坞上映《雨人》(*Rain Man*)电影,成为经典之作,大大增加了公众对自闭症的认识。2007年,联合国大会决定将每年的4月2日定为"世界自闭症关爱日"(World Autism Awareness Day),在这一天,世界各地的标志性建筑会为这一特殊群体点亮蓝色。2013年,美国精神病协会发布推出了精神疾病分类与诊断标准(The Diagnostic and Statistical Manual of Mental Disorders,DSM)的最新版本(DSM-5)。与第四版相比,第五版的两个主要变化包括:①将相关疾病统称为自闭症谱系综合征(ASD);②将以前的三联征(社会交往障碍、言语和非言语交流障碍、兴趣狭窄和行为刻板)中的前两个症状合并为一项。

（二）自闭症流行病学

　　早期的自闭症患者有非常典型的临床症状,但随着检测手段的提高和社会关注度的提高,自闭症的定义越来越宽泛。前面提到,WHO和美国精神病协会发布的DSM-5用的都是3个英文单词(autism spectrum disorder,ASD),相对应的中文是"自闭症谱系障碍"或"泛自闭症障碍"。这是广义的自闭症,涵盖了很多种没有另行定义的发育障碍。2019年,时代杂志评选出的年度人物是当时只有16岁的瑞典环保女孩格里塔·桑伯格(Greta Thunberg),她就是一名阿斯伯格综合征患者,属于广义的自闭症谱系障碍(ASD)。与广义的ASD相比,有非常典型症状的就是狭义的自闭症,一般就用 autism 而不是 ASD 来表示。不过,除非特别标注,很多文章将 ASD 和 autism 这两个词通用。关于自闭症的患病率,被引用较多的是"每 160 名儿童就有 1 名患泛自闭症障碍"。该数据的出处是 2012 年发表的一篇学术文章[4],该文章给出的数字是每 1 万个人中有 62 个自闭症患者。在中国,2018 年的文献数据是每 1 万人中有 39.23 个泛自闭症障碍患者,其中有 10.18 个是典型的自闭症(autism),这远低于世界平均水平[5]。美国疾控中心(CDC)2018 年数据显示,在美国 8 岁儿童中自闭症的发病率大约是 1.68%,也就是大约 59 个儿童中有 1 个自闭症儿童[6]。虽然文献报道的自闭症发病率呈现逐年增加的趋势,但是这并不代表自闭症的发病率真的在增加,而可能是发现率在增加。诊断技术的提高,更加宽泛的诊断标准,以及患者家庭不再觉得这个病是难言之隐而讳疾忌医,都可以导致原本被掩盖的自闭症患者越来越多地被发现了。不过,自闭症的流行病学数据特别是中国的数据还是十分缺乏。比如,成年人中自闭症的比例和发病率是多少? 自闭症儿童的父母中有多少其实也有自闭症的症状? 这些数据对解释自闭症的病因都很重要。

(三) 自闭症的临床诊断

自闭症谱系障碍(ASD)的"谱"跟非常有规律的光谱还不一样,相比而言很杂乱,英文里面经常用来形容自闭症的一个词是"异质性"(heterogeneous)。第一个是性别的异质性,男性患者远远多于女性患者[7],一个可能的解释是女性对自闭症基因变异更能耐受,需要由更多更强的基因变异才能导致自闭症[8];另一个解释是一些母亲携带了一些位于 X 染色体上的自闭症致病基因,男孩的 X 染色体全部来自母亲,而女孩由于从父亲那儿得到了另一条正常的 X 染色体而不会致病。第二个是临床表现的异质性,不同家庭之间,甚至同一个家庭的不同患者(包括同卵双胞胎)的临床表现都不一样。第三个是病因上的异质性,包括基因和环境因素。目前,医学界的自闭症诊断标准依据的是 2013 年发表的 DSM-5[9]。根据 DSM-5,要将某人诊断为自闭症,需要满足 5 个标准(A-E)。其中 A 标准是在多种情境中持续地显示出社交缺陷(persistent deficits in social communication);B 标准是局限的、重复的行为、兴趣或活动(restricted, repetitive patterns of behavior, interests, oractivities)。只有满足了 A 标准中的全部 3 个症状和 B 标准中 4 个症状中的至少 2 个,才能诊断为自闭症。C ~ E 标准主要是强调症状发生在发育早期,症状导致了临床上的功能缺陷,并且已经排除了其他的智力障碍疾病。

二、自闭症的病因和遗传度

自闭症在患者刚出生后的一两年就能观察到,因此让我们自然会去想到这是一种先天性疾患,而不是后天因素为主。

(一) 自闭症的遗传度之争

上文提到,1977 年英国伦敦精神疾病研究所一篇基于双胞胎的自闭症遗传度研究,首次量化了遗传和基因对自闭症病因的影响[3]。该研究发现 11 对同卵双胞胎中有 4 对双胞患自闭症,而 10 对异卵双胞胎中不存在双胞都患自闭症的情况。这篇只有 2 个作者、只研究了 21 对双胞胎的文章成了打开自闭症基因研究大门的经典之作。这 2 个作者不仅把人们对自闭症的注意力从家庭环境因素转移到了遗传因素,还超前提出自闭症是由多个基因的共同作用导致。因为如果是单一基因突变就能引起自闭症的话，就不能解释当时在异卵双胞胎中没有发现双胞都有自闭症的现象。当然，我们现在知道，自闭症患者中就有一部分是由单基因突变引起的。之所以当时的研究没有在非同卵双胞胎中发现双胞都有自闭症，主要是因为自闭症在当时非常罕见，以及当时研究的样本量非常小。2014 年，《美国医学会杂志》（*JAMA*）上的一篇文章报道自闭症遗传度大约为 50%[10]，但是该研究团队在 2017 年对同一个队列数据进行了不同的统计分析，得出 ASD 的遗传度为 83%[11]。由此我们可以看出遗传度研究数据的复杂性。

（二）自闭症患者的新发突变

既然自闭症的遗传度这么高，为什么自闭症的父母一般没有自闭症呢？这里面的原因比较复杂。第一是上面提到的"发现率"问题；第二，严重的自闭症患者一般很少会繁衍后代；第三，其实自闭症儿童患者的家长还是有一部分有自闭症的，至少是更容易有 ASD 的相关表型[12]；第四，导致自闭症的基因突变中有相当一部分是"新发"（de novo）突变。从父母那遗传来的基因突变是可遗传突变（heritable mutation），与之相反的是体细胞突变（somatic mutation），很多癌症的基因突变就属于体细胞突变，主要是环境因素引起身体局部的基因突变，这种突变不是从父母那遗传来的。父母遗传给子代的不是体细胞的基因，而是生殖细胞的基因。当父母的生殖细胞在分裂过程中发生突变，并且这个突变遗传到了子代，这种首次在一个家庭的子代出现（而父母那一代没有）的突变叫"新发"突变。这种新发突变也可以在受精卵阶段产生。举一个非常极端的例子，2018 年发生的"基因编辑胎儿"事件，就是在体外改变了受精卵的某一个基因，而没有改变父母身体内生殖细胞的基因，这是人为干预产生了新发突变。大量研究表明，新发突变在 ASD 患者的病因中是一个非常重要的因素。这种新发突变发生概率，随着父母年龄特别是父亲年龄增大而增大，因此高龄父亲也是自闭症的危险因素之一[13]。研究表明，子代跟父母相比，平均每个基因组大约含有 75 个新发基因突变，如果仅限于约占基因组 2% 的蛋白质编码区域，平均每个新生儿携带 1～2 个新发突变[14]。因此从基因测序数据的汪洋大海里去寻找这种罕见的新发突变，是非常艰巨的任务。关于自闭症和新发突变的权威学术文章很多，最早应该是 2007 年发表在《科学》杂志上的一篇文章，该研究发现大约 10% 的散发自闭症患者有新发突变，而对照组中只有 1% 有新发突变[15]。

（三）自闭症患者的拷贝数变异

2007 年发表于《科学》杂志的文章"*strong association of de novo copy number mutations with autism*"描述的新发突变还不是一个简单的单个核苷酸的变异，而是拷贝数（copy number）的变异。当基因变异很罕见的时候，我们用"mutation"这个词，而当频率比较高或者不确定的时候，用"variation"表示。所以，拷贝数变异，一般统称为"copy number variation"，简称为 CNV。人类的染色体是双倍体，一份来自父亲，另一份来自母亲。如果某一条染色体多了或少了一份，就会导致严重的疾病，比如 21 号染色体三体会导致唐氏综合征。整条染色体出现多一份或少一份的情况非常罕见，但染色体上 DNA 片段局部出现多一份或少一份的情况却非常多见。"多"了叫"重复"（duplication），"少"了叫"缺失"（deletion）。一般很少在同一个区域出现两条染色体都缺失的情况，也很少在同一个区域有重复次数超过 1 次的情况。一个例外是 *DUF1220* 基因所在的 1q21.1 区域，该区域的重复度可高达几十次，重复度越高，大脑的体积越大，自闭症患者的病情也越严重[16]。另外，癌症耐药患者中也会出现重复高达 10 次的 CNV。CNV 是属于染色体大片段结构性变异(structural variation,SV)的一种。与 SV(包括 CNV)相对应的是单核苷酸变异(single nucleotide variation,SNV)或非常细小片段(通常小于 50 个碱基对)的短插入或短缺失(insertion/deletion,INDEL)。这个 INDEL 中的插入(insertion)与 CNV 中的重复(duplication)是不一样的,前者是插入新的序列,后者是重复已经存在的序列。但 INDEL 中的缺失跟 CNV 中的缺失没有本质差别,只是人为设定的长度上的变化。2008 年,《新英格兰医学杂志》重磅报道,第 16 号染色体上(16p11.2)一个跨度约 600 个碱基对的 CNV,在大约 1% 的自闭症患者中存在[17]。该区域的缺失容易导致孤独症和大头畸形,而该区域的重复容易导致精神分裂症和小头畸形[18,19]。

(四) 影响自闭症的基因变异频率

截至 2019 年底,还没有其他 CNV 或 SNV 像 16p11.2 区域那样在高达 1% 自闭症患者中成为明确的致病基因。从这个角度来说,严格意义上的"自闭症基因"其实是不存在的,因为目前还没有发现只要发生突变就肯定导致自闭症的基因。现在我们说的"自闭症基因",是指一个群体,其中有些可能是假阳性,或许只是在某一个患者或某几个患者中发挥了作用。能明确导致自闭症的基因突变在人群中的频率很低,这也符合自然选择的规律。那么,自闭症是不是和其他常见慢性疾病(如糖尿病和心血管疾病)一样,是由很多常见的基因变异的细微作用累积起来导致的呢? 这种"常见疾病-常见变异"(common disease-common variant,CDCV)的假说[20],对常见的慢性疾病比较适用,但用在自闭症上是否合适还没有定论。有的文献显示,常见变异的贡献只有 15%[21],而另有文献显示高达 50%[22]。结论不一致的一个重要原因是研究样本的数量太小。比如,针对身高、肥胖、血脂等常见表型的全基因组关联分析(genome-wide association study,GWAS)的最大样本量已经超过了 100 万人,研究精神分裂症的最大 GWAS 也有几十万例样本,但目前最大的自闭症 GWAS 研究的样本不超过 5 万例[23]。我们有理由相信,随着样本数量的加大,自闭症的常见基因变异之谜,将会被揭开神秘的面纱。另外,随着诊断标准的宽松化,越来越多新患者的临床症状会比较轻微,他们携带的强致病性罕见变异也会相对较少,因此基于常见变异的研究对探索病因和评估风险会变得越来越重要。

(五) 诠释自闭症遗传的"杯子模型"

虽然有上述新发突变的致病基因存在,但迄今为止在自闭症患者中能发现致病新发突变的还是很少数。很多夫妇自己并没有自闭症,因此也不会认为把某种"自闭症基因"遗传给了孩子。这个时候科研工作者或临床医生让自闭症患者的父母带着孩子去做基因检测,或许会让他们费解。2018 年,加拿大多伦多大学的斯蒂芬·舍雷尔(Steve Scherer)教授提出了"杯子模型"来直观地描绘自闭症的复杂病因[24],这个模型可以用来向患者家属阐明关于自闭症的一些常见问题。如图 14-1 所示,父亲和母亲,尽管他们的"杯中"都有一些自闭症的风险因素,但是这些风险因素叠加起来没有超过杯子的容量,属于"可防可控",所以他俩没有自闭症。如图 14-1 所示,不同深浅代表不同的风险因素类型,而形状的大小代表风险因素作用力的大小。图中的四个孩子中有两个患自闭症(#1 号和#4 号),这是因为这两个孩子杯中的风险因素叠加起来超过了杯子的容量。患有自闭症的孩子#1 继承了来自母亲的强基因因素(A)、来自父母亲的弱基因因素(B 和 C)以及新发突变(标记为 D)。这些遗传的风险因素加上环境因素,将自闭症发病风险推高到超过杯中的容量,从而导致了自闭症。杯子模型还可以用来解释自闭症的遗传异质性,比如图中的孩子#1 和孩子#4 都有自闭

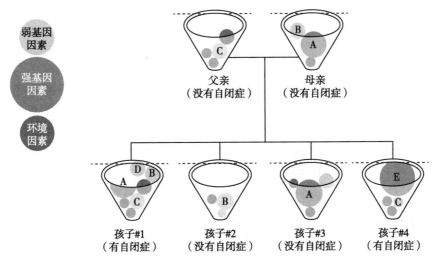

弱基因
因素

强基因
因素

环境
因素

父亲
（没有自闭症）

母亲
（没有自闭症）

孩子#1
（有自闭症）

孩子#2
（没有自闭症）

孩子#3
（没有自闭症）

孩子#4
（有自闭症）

图 14-1　解释自闭症发病原因的"杯子"模型

症,但是导致二人致病的遗传因素不同。孩子#1 杯中的 D 和孩子#4 杯中的 E 都是新发突变,但 D 是弱基因因素,而 E 是强基因因素。

三、自闭症基因检测与基因数据分析

大约 5%的自闭症患者由简单的单基因突变所导致。这样的单基因突变,有非常完善的数据库,基因检测和分析相对简单。可以表现出自闭症特征的单基因疾病超过 100 种[25],因此就算是对这 5%的自闭症患者做基因检测和分析,也不像其他罕见遗传病那样简单地查找一对一的关系。对于其他 95%的患者,寻找致病基因,是一个更加复杂的过程。

（一）自闭症亚型与致病基因检出率

自闭症患者中约 5%是由单基因突变导致的,其中发病率最高的单基因疾病是脆性 X 综合征(fragile X syndrome,FXS),由位于 X 染色体上的 *FMR1* 基因突变引起。脆性 X 综合征在男性中的发病率大约为 1/4 000,仅次于 21 号染色体三体导致的唐氏综合征(Down syndrome)1/700 的发病率。虽然只有 1.5%~3%的自闭症患者是脆性 X 综合征患者,但脆性 X 综合征患者中自闭症占的比例男性高达 18%~67%,女性为 10%~23%[26]。另一个也是由于 X 染色体上的基因突变(*MECP2* 基因)引起的单基因疾病是 Rett 综合征(Rett syndrome,RTT),几乎仅发生于女性。还有一些是常染色体上基因突变引起的单基因疾病,比如结节性脑硬化(tuberous sclerosis,TSC),主要由第 9 号染色体的 *TSC1* 基因或第 16 号染色体的 *TSC2* 基因突变引起。虽然上述患者也表现出了自闭症的症状,但其单基因疾病的特征更加明显,也是自闭症患者中最容易找到致病基因的[27]。除了上述的单基因突变致病的患者,最容易找到致病基因的是那些还存在其他并发症的患者,也称为"综合征型自闭症"(syndromic ASD)[28]。与之相反的是"非综合征型自闭症"(non-syndromic ASD),即没有明显其他体征的自闭症,也称为"特发性自闭症"(idiopathic ASD)[29]。

（二）早期的自闭症基因检测方法

CNV 在已经报道的自闭症致病基因变异中占了很大比重,包括前面提到的 16p11.2 区间变异,这或多或少与基因检测的方法有关。早期基因检测常用到的技术是"比较基因组杂交"(comparative genomic hybridization,CGH),名字里面的"比较"是指同时测定两个样本(病例和对照样本),然后通过比较发现病例样本上含有的独特CNV。关于自闭症基因检测的技术变迁,图14-2进行了非常好的概括。和图14-1一样,这张图也是基于舍雷尔教授2018年发表的一篇文章[30]。

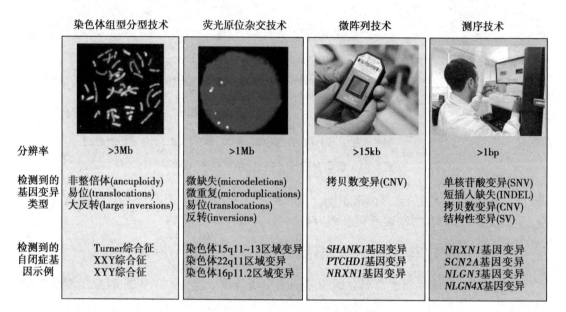

染色体组型分型技术	荧光原位杂交技术	微阵列技术	测序技术
分辨率　>3Mb	>1Mb	>15kb	>1bp
检测到的基因变异类型：非整倍体(ancuploidy)　易位(translocations)　大反转(large inversions)	微缺失(microdeletions)　微重复(microduplications)　易位(translocations)　反转(inversions)	拷贝数变异(CNV)	单核苷酸变异(SNV)　短插入缺失(INDEL)　拷贝数变异(CNV)　结构性变异(SV)
检测到的自闭症基因示例：Turner综合征　XXY综合征　XYY综合征	染色体15q11~13区域变异　染色体22q11区域变异　染色体16p11.2区域变异	SHANK1基因变异　PTCHD1基因变异　NRXN1基因变异	NRXN1基因变异　SCN2A基因变异　NLGN3基因变异　NLGN4X基因变异

图 14-2　自闭症基因检测技术的历史变迁

舍雷尔教授早在2004年就在全基因组水平上对CNV进行了系统描述,引起了学界对CNV的高度重视[31],他对自闭症的基因研究,无论从理论还是从技术上,都作出了非常大的贡献,比如前面已经介绍的"杯子"模型。图14-2中显示的第一个技术是染色体组型分型(karyotyping),该技术从20世纪70年代开始使用,主要检测大片段(>3Mb)的基因变异。图14-2显示的第二个技术是荧光原位杂交(fluorescence in situ hybridization,FISH),该技术主要检测已知的基因片段,清晰度提升也比较有限(从3Mb到1Mb)。在这两个技术之后的一个革命性技术是微阵列(microarray)技术,该技术用予测定染色体上的基因序列,也称为染色体微阵列(chromosomal microarray,CMA)技术[32]。从2010年开始,美国医学遗传学会(American College of Medical Genetics and Genomics,ACMG)推荐将CMA技术作为临床上诊断发育障碍(包括自闭症)第一梯队(first-tier)的检测手段[32,33]。

(三) 自闭症基因检测新技术

21世纪初兴起了一种单核苷酸多态性(SNP)微阵列技术,它可以检测到单个基因位点(1bp)的信息。SNP微阵列技术只能检测已知的基因位点(这样才能设计出相对应的引物),并且也主要是用来检测在人群中频率比较高的基因位点[MAF(minor allele frequency)>1%],即"常见变异"(common variation)。上文提到的"常见疾病-常见变异假说"(common disease-common variant),意思是说,常见疾病主要是由常见的基因变异的累加作用引起。虽然人的全基因组上有30亿个碱基对,但是在人群中有常见变化的大约只有千分之一,也就是大约 300 万个常见变异。并且,由于大部分的碱基对之间存在连锁不平衡(linkage dise-quilibrium,LD)的现象,一般认为,只需要检测人基因组上大约 100 万个相互独立的基因位点,基本就能覆盖整个基因组,这也是分子流行病学中常用到的全基因组关联分析方法(ge-nome-wide association study,GWAS)的理论依据。无论是常见变异还是罕见变异,无论是 SNV 还是 CNV,最新的基因测序(sequencing)技术将能够提供"一站式"的检测方案。常用的基因测序技术包括全基因组测序(whole genome sequencing,WGS)和全外显子测序(whole exome sequencing,WES)。随着新的测序数据和分析软件带来的更精准的诊断产出(diagnos-tic yield),不久的将来测序技术特别是全基因组测序技术将全面取代微阵列技术。2017 年,Scherer 教授团队发表了一篇大规模的全基因组测序(WGS)研究,共测了 5 000 多个样本[34],为超过10%的自闭症患者找到了致病的基因突变。这篇文章还报道了一个关于 WES 与 WGS 对比的有趣发现。从理论上说,WES 应该覆盖了全部的外显子区域。正是由于人的全外显子区域只占全基因组不到2%的区域,因此 WES 能够以非常低的成本进行深度测序。但是,Scherer 教授团队发现,WGS 不仅覆盖了非外显子区域,即使在外显子区域也比 WES 技术多覆盖了至少 10.8%。因此,即使仅用于研究蛋白质编码区域,WGS 也提供比 WES 更好的覆盖率。随着 WGS 和 WES 技术的价格差距缩小,未来 WGS 将有望全面取代 WES 和上面提到的微阵列技术。2020 年 2 月,《细胞》杂志发表了当时为止国际上最大的自闭症全外显子测序研究。基于 35 584 个样本,研究发现了 102 个和自闭症相关的基因位点[35]。

（四）自闭症基因数据的生物信息学分析

基因检测只是第一步,测序仪器只会给出原始测序片段的 DNA 序列,而不会告诉我们被测的样本哪个地方有基因变异,毕竟变与不变是相对于某个参照物来说的。要从原始的基因数据里面分析出某个人的 SNV 和 INDEL,国际上通用的软件是由位于美国麻省理工学院校内的博德研究所(Broad Institute)开发的 GATK(Genome Analysis Toolkit)系统[36]。但是,对于大片段的 SV(包括 CNV),截至 2015 年发表的软件和方法就超过了 50 个[37]。所以,对 SV(包括 CNV)的准确解读,不仅仅是测序本身,重任更落在了后续的统计分析和生物信息分析上。2019 年 2 月推出的 GATK4.1 版本添加了 CNV 分析的功能,希望在不久的将来,我们可以只需要使用一个大家都认可的软件平台来实现各种不同的基因变异的分析和解读,统一的标准是发现问题和解决问题的关键。除了这些通用的基因数据分析软件和临床疾病基因数据库,专门聚焦自闭症的基因数据库更为重要,临床医师和生物学家的最终确认和深度解读更是必不可少。由于涉及非常多的技术细节和篇幅的限制,这里不赘述基因数据的功能性解读。读者可以参考 2014 年发表在《美国医学会杂志》的关于全基因组数据的生物信息分析流程[38]和 2015 年美国医学遗传学会发表的关于测序数据的临床解读的指南[39]。值得指出的是,尽管西方发表的自闭症基因探索方面的文章远多于中国,但中国在自闭症数据的积累方面也做了很多的工作,比如北京大学开发的 AutismKB 数据库[40]对标美国的 AutDB 数据库[41,42],对中国自闭症患者的基因解读,具有独到的参考价值。

四、自闭症和精准医疗

自闭症患者,几乎是一人一个临床表现,一人一个发病原因[43]。因此,强调以个体为主的精准医学理念和框架,非常适合用来研究和诊疗自闭症[44]。在 2007 年《科学》杂志发表的关于 CNV 的颠覆性文章之前[15],只有不到 3% 的自闭症患者能找到基因上的病因,并且还主要是那些有单基因疾病的患者。但是今天,我们已经能为 10%~30% 的患者找到致病基因。通过对这些致病基因突变的研究,可以为这些患者中的相当一部分患者提供科学的诊断和治疗依据。传统的分类方法依据患者是否有其他临床体征将 ASD 分为综合征型和非综合征型。随着基因研究的深入,一种更有效的方法是根据鉴定出的遗传特征来分类,从而实现自闭症临床诊断从"表型优先"(phenotype-first)到"基因型优先"(genotype-first)的转变[45]。

除了上述"基因型优先"的颠覆性意义,致病基因的发现对自闭症患者的临床管理也将产生积极的影响。例如,当检测到某自闭症患者有 22q11.2 染色体片段缺失时,医生就需要考虑邀请其他疾病领域的专家来会诊,以评估该患者是否有心血管或腭咽部异常,以及免疫缺陷和钙代谢问题[46]。当明确了自闭症患者分子水平的致病原因,就可以有效地推动早诊断、早治疗、精准干预,并且还能为疾病预后和家族性复发风险评估提供重要信息。

许多家长怀疑是不是自己的原因,比如怀孕期间的环境或生活方式,导致孩子患上了自闭症。要照顾和抚养自闭症的孩子本来就是非常沉重的家庭负担,如果再有自责,就更加不堪重负了。基因测试的信息可以帮助父母寻找科学的答案,而不是无效追究或盲目祈祷。当家长明确了自闭症孩子的致病基因后,也能帮助他们去找到具有相同遗传特征的其他自闭症患者家庭,大家相互分享和理解,甚至可以联合去支持靶向药物的研发。自闭症领域的药物研发面临巨大的挑战,目前临床上使用的药物,没有一种是在有非常明确的分子"靶向"的基础上研发出来的[47],加强针对自闭症发病机理的生物通路(pathway)研究,将有望促进自闭症药物的临床研发[48]。目前虽然一些药物可以成功治疗一些常见的自闭症并发症(例如,多动、焦虑和睡眠困难),但是没有一种药物直接针对 ASD 的核心临床表征,只是治标不治本。

随着我国二孩政策的放开,第一胎为自闭症患儿的父母面临的一个艰难抉择是要不要再生第二胎。当一对夫妇连续生了三四个男孩后,除非有某种明确的特定原因导致这对夫妻更容易生男孩,从统计学上讲这对夫妇下一胎生男孩或女孩的概率还是各占 50%。但是,自闭症就不一样了。自闭症在人群中的发病率约大于 1%。但是对于那些第一胎的孩子已经被确诊为自闭症的父母,如果继续生第二胎,第二胎也是自闭症患者的概率就达到 10%~15%[49];如果一对夫妇连着生两胎都是自闭症患者,那么第三胎也是自闭症的概率高达 50%(男孩)或 12%(女孩)[50]。统计数字描述的是人群的平均概率。具体到某一个家庭,当我们对他们的第一胎自闭症患儿作出了明确的基因诊断后,这个风险评估能够做得更细化、更精准。如果自闭症患儿没有找到任何致病基因,那么第二胎也是自闭症的概率就是上述的 10%~15%。但是,如果确认第一胎是由于新发突变导致的,那么第二胎是自闭症的风险并不高,也就是人群平均水平约 1%。当然,生命科学是复杂的,很多时候不能通过简单的数学公式或统计概率来精确评判,比如,可遗传的基因突变还存在不完全外显(incomplete penetrance)和表达差异化(variable expressivity)等复杂情况。将来,随着科学家对常见变异的分析更加清晰,自闭症风险预测模型有望更加准确,我们有理由期待能为计划生二/三胎的父母提供更加精准的遗传咨询。对于第一胎生下自闭症患儿的父母,一个非常简单而有效的建议是,第二胎生女孩,毕竟自闭症患者的男女比例达到甚至超过了 4:1。

　　我们生活在大数据时代,对大数据的管理分析和解读比获取大数据更重要。上面介绍的各种基因检测技术以及类似于GATK那样的分析平台,对自闭症的基因分析来说还只是万里长征走完了第一步,因为后续对检测到的每个SNV和SV进行生物功能学和临床病理上的解读,才是至关重要的。笔者也借此机会呼吁中国公共卫生学界和大数据中心加强对自闭症研究的重视,通过对自闭症的分布和决定因素进行深入细致研究,早日实现我国在自闭症这一重要健康研究领域的精准医学和弯道超车。

(北京大学公共卫生学院　黄捷)

参考文献

[1] BUESCHER A V,CIDAV Z,KNAPP M,et al. Costs of autism spectrum disorders in the United Kingdom and the United States [J]. JAMA Pediatr,2014,168(8):721-728. doi:10. 1001/jamapediatrics. 2014. 210.

[2] SSUCHAREWA G E,WOLFF S. The first account of the syndrome Asperger described? Translation of a paper entitled "Die schizoiden Psychopathien im Kindesalter" by Dr. G. E. Ssucharewa; scientific assistant,which appeared in 1926 in the Monatsschrift fur Psychiatrie und Neurologie 60 [J]. Eur Child Adolesc Psychiatry,1996,5(3):119-132. doi:10. 1007/BF00571671.

[3] FOLSTEIN S,RUTTER M. Infantile autism:a genetic study of 21 twin pairs [J]. J Child Psychol Psychiatry,1977,18(4):297-321. doi:10. 1111/j. 1469-7610. 1977. tb00443. x.

[4] ELSABBAGH M,DIVAN G,KOH Y J,et al. Global prevalence of autism and other pervasive developmental disorders [J]. Autism Res,2012,5(3):160-179. doi:10. 1002/aur. 239.

[5] WANG F,LU L,WANG S B,et al. The prevalence of autism spectrum disorders in China:a comprehensive meta-analysis [J]. Int J Biol Sci,2018,14(7):717-725. doi:10. 7150/ijbs. 24063.

[6] BAIO J,WIGGINS L,CHRISTENSEN D L,et al. Prevalence of Autism Spectrum Disorder Among Children Aged 8 Years - Autism and Developmental Disabilities Monitoring Network,11 Sites,United States,2014 [J]. MMWR Surveill Summ,2018,67(6):1-23. doi:10. 15585/mmwr. ss6706a1.

[7] ZWAIGENBAUM L,BRYSON S E,SZATMARI P,et al. Sex differences in children with autism spectrum disorder identified within a high-risk infant cohort [J]. J Autism Dev Disord,2012,42(12):2585-2596. doi:10. 1007/s10803-012-1515-y.

[8] JACQUEMONT S,COE B P,HERSCH M,et al. A higher mutational burden in females supports a "female protective model" in neurodevelopmental disorders [J]. Am J Hum Genet,2014,94(3):415-425. doi:10. 1016/j. ajhg. 2014. 02. 001.

[9] DE LA TORRE-UBIETA L,WON H,STEIN J L,et al. Advancing the understanding of autism disease mechanisms through genetics [J]. Nat Med,2016,22(4):345-361. doi:10. 1038/nm. 4071.

[10] SANDIN S,LICHTENSTEIN P,KUJA-HALKOLA R,et al. The familial risk of autism [J]. JAMA,2014,311(17):1770-1777. doi:10. 1001/jama. 2014. 4144.

[11] SANDIN S,LICHTENSTEIN P,KUJA-HALKOLA R,et al. The Heritability of Autism Spectrum Disorder [J]. JAMA,2017,318(12):1182-1184. doi:10. 1001/jama. 2017. 12141.

[12] LYALL K,CONSTANTINO J N,WEISSKOPF M G,et al. Parental social responsiveness and risk of autism spectrum disorder in offspring [J]. JAMA Psychiatry,2014,71(8):936-942. doi:10. 1001/jamapsychiatry. 2014. 476.

[13] KONG A,FRIGGE M L,MASSON G,et al. Rate of de novo mutations and the importance of father's age to

disease risk［J］. Nature,2012,488(7412):471-475. doi:10. 1038/nature11396.

［14］ VELTMAN J A,BRUNNER H G. De novo mutations in human genetic disease［J］. Nat Rev Genet,2012,13 (8):565-575. doi:10. 1038/nrg3241.

［15］ SEBAT J,LAKSHMI B,MALHOTRA D,et al. Strong association of de novo copy number mutations with autism［J］. Science,2007,316(5823):445-449. doi:10. 1126/science. 1138659.

［16］ DAVIS J M,SEARLES V B,ANDERSON N,et al. DUF1220 dosage is linearly associated with increasing severity of the three primary symptoms of autism［J］. PLoS Genet,2014,10(3):e1004241. doi:10. 1371/journal. pgen. 1004241.

［17］ WEISS L A,SHEN Y,KORN J M,et al. Association between microdeletion and microduplication at 16p11. 2 and autism［J］. N Engl J Med,2008,358(7):667-675. doi:10. 1056/NEJMoa075974.

［18］ BRUNETTI-PIERRI N,BERG J S,SCAGLIA F,et al. Recurrent reciprocal 1q21. 1 deletions and duplications associated with microcephaly or macrocephaly and developmental and behavioral abnormalities［J］. Nat Genet,2008,40(12):1466-1471. doi:10. 1038/ng. 279.

［19］ SHINAWI M,LIU P,KANG S H,et al. Recurrent reciprocal 16p11. 2 rearrangements associated with global developmental delay,behavioural problems,dysmorphism,epilepsy,and abnormal head size［J］. J Med Genet,2010,47(5):332-341. doi:10. 1136/jmg. 2009. 073015.

［20］ REICH D E,LANDER E S. On the allelic spectrum of human disease［J］. Trends Genet,2001,17(9):502-510. doi:10. 1016/s0168-9525(01)02410-6.

［21］ CROSS-DISORDER GROUP OF THE PSYCHIATRIC GENOMICS C,LEE S H,RIPKE S,et al. Genetic relationship between five psychiatric disorders estimated from genome-wide SNPs［J］. Nat Genet,2013,45 (9):984-994. doi:10. 1038/ng. 2711.

［22］ GAUGLER T,KLEI L,SANDERS S J,et al. Most genetic risk for autism resides with common variation［J］. Nat Genet,2014,46(8):881-885. doi:10. 1038/ng. 3039.

［23］ GROVE J,RIPKE S,ALS T D,et al. Identification of common genetic risk variants for autism spectrum disorder［J］. Nat Genet,2019,51(3):431-444. doi:10. 1038/s41588-019-0344-8.

［24］ HOANG N,CYTRYNBAUM C,SCHERER S W. Communicating complex genomic information:A counselling approach derived from research experience with Autism Spectrum Disorder［J］. Patient Educ Couns,2018, 101(2):352-361. doi:10. 1016/j. pec. 2017. 07. 029.

［25］ BETANCUR C. Etiological heterogeneity in autism spectrum disorders:more than 100 genetic and genomic disorders and still counting［J］. Brain Res,2011(1380):42-77. doi:10. 1016/j. brainres. 2010. 11. 078.

［26］ CLIFFORD S,DISSANAYAKE C,BUI Q M,et al. Autism spectrum phenotype in males and females with fragile X full mutation and premutation［J］. J Autism Dev Disord,2007,37(4):738-747. doi:10. 1007/s10803-006-0205-z.

［27］ HATTON D D,SIDERIS J,SKINNER M,et al. Autistic behavior in children with fragile X syndrome:prevalence,stability,and the impact of FMRP［J］. Am J Med Genet A,2006,140A(17):1804-1813. doi:10. 1002/ajmg. a. 31286.

［28］ GURRIERI F. Working up autism:the practical role of medical genetics［J］. Am J Med Genet C Semin Med Genet,2012,160C(2):104-110. doi:10. 1002/ajmg. c. 31326.

［29］ TAMMIMIES K,MARSHALL C R,WALKER S,et al. Molecular Diagnostic Yield of Chromosomal Microarray Analysis and Whole-Exome Sequencing in Children With Autism Spectrum Disorder［J］. JAMA,2015,

314(9):895-903. doi:10. 1001/jama. 2015. 10078.

[30] WOODBURY-SMITH M,SCHERER S W. Progress in the genetics of autism spectrum disorder [J]. Dev Med Child Neurol,2018,60(5):445-451. doi:10. 1111/dmcn. 13717.

[31] IAFRATE A J,FEUK L,RIVERA M N,et al. Detection of large-scale variation in the human genome [J]. Nat Genet,2004,36(9):949-951. doi:10. 1038/ng1416.

[32] MILLER D T,ADAM M P,ARADHYA S,et al. Consensus statement:chromosomal microarray is a first-tier clinical diagnostic test for individuals with developmental disabilities or congenital anomalies [J]. Am J Hum Genet,2010,86(5):749-764. doi:10. 1016/j. ajhg. 2010. 04. 006.

[33] COMMITTEE ON BIOETHICS,COMMITTEE ON GENETICS,AMERICAN COLLEGE OF MEDICAL GE-NETICS AND,et al. Ethical and policy issues in genetic testing and screening of children [J]. Pediatrics, 2013,131(3):620-622. doi:10. 1542/peds. 2012-3680.

[34] RK C Y,MERICO D,BOOKMAN M,et al. Whole genome sequencing resource identifies 18 new candidate genes for autism spectrum disorder [J]. Nat Neurosci,2017,20(4):602-611. doi:10. 1038/nn. 4524.

[35] SATTERSTROM F K,KOSMICKI J A,WANG J,et al. Large-Scale Exome Sequencing Study Implicates Both Developmental and Functional Changes in the Neurobiology of Autism [J]. Cell,2020,180(3):568-584. doi:10. 1016/j. cell. 2019. 12. 036.

[36] MCKENNA A,HANNA M,BANKS E,et al. The Genome Analysis Toolkit:a MapReduce framework for ana-lyzing next-generation DNA sequencing data [J]. Genome Res,2010,20(9):1297-1303. doi:10. 1101/gr. 107524. 110.

[37] TROST B,WALKER S,WANG Z,et al. A Comprehensive Workflow for Read Depth-Based Identification of Copy-Number Variation from Whole-Genome Sequence Data [J]. Am J Hum Genet,2018,102(1):142-155. doi:10. 1016/j. ajhg. 2017. 12. 007.

[38] DEWEY F E,GROVE M E,PAN C,et al. Clinical interpretation and implications of whole-genome sequen-cing [J]. JAMA,2014,311(10):1035-1045. doi:10. 1001/jama. 2014. 1717.

[39] RICHARDS S,AZIZ N,BALE S,et al. Standards and guidelines for the interpretation of sequence variants:a joint consensus recommendation of the American College of Medical Genetics and Genomics and the Associa-tion for Molecular Pathology [J]. Genet Med,2015,17(5):405-424. doi:10. 1038/gim. 2015. 30.

[40] YANG C,LI J,WU Q,et al. AutismKB 2. 0:a knowledgebase for the genetic evidence of autism spectrum disorder [J]. Database (Oxford),2018(bay 106):1-8. doi:10. 1093/database/bay106.

[41] BASU S N,KOLLU R,BANERJEE-BASU S. AutDB:a gene reference resource for autism research [J]. Nu-cleic Acids Res,2009,37(Database issue):832-836. doi:10. 1093/nar/gkn835.

[42] PEREANU W,LARSEN E C,DAS I,et al. AutDB:a platform to decode the genetic architecture of autism [J]. Nucleic Acids Res,2018,46(D1):1049-1054. doi:10. 1093/nar/gkx1093.

[43] YUEN R K,THIRUVAHINDRAPURAM B,MERICO D,et al. Whole-genome sequencing of quartet families with autism spectrum disorder [J]. Nat Med,2015,21(2):185-191. doi:10. 1038/nm. 3792.

[44] SAHIN M,SUR M. Genes,circuits,and precision therapies for autism and related neurodevelopmental disor-ders [J]. Science,2015,350(6263):1-17. doi:10. 1126/science. aab3897.

[45] STESSMAN H A,BERNIER R,EICHLER E E. A genotype-first approach to defining the subtypes of a com-plex disease [J]. Cell,2014,156(5):872-877. doi:10. 1016/j. cell. 2014. 02. 002.

[46] MCDONALD-MCGINN D M,SULLIVAN K E,MARINO B,et al. 22q11. 2 deletion syndrome [J]. Nat Rev

Dis Primers,2015(1):15071. doi:10. 1038/nrdp. 2015. 71.

[47] WALDMAN S A,TERZIC A. Systems-based discovery advances drug development [J]. Clin Pharmacol Ther,2013,93(4):285-287. doi:10. 1038/clpt. 2013. 21.

[48] JIANG Y H,YUEN R K,JIN X,et al. Detection of clinically relevant genetic variants in autism spectrum disorder by whole-genome sequencing [J]. Am J Hum Genet,2013,93(2):249-263. doi:10. 1016/j. ajhg. 2013. 06. 012.

[49] WOOD C L,WARNELL F,JOHNSON M,et al. Evidence for ASD recurrence rates and reproductive stoppage from large UK ASD research family databases [J]. Autism Res,2015,8(1):73-81. doi:10. 1002/aur. 1414.

[50] RONEMUS M,IOSSIFOV I,LEVY D,et al. The role of de novo mutations in the genetics of autism spectrum disorders [J]. Nat Rev Genet,2014,15(2):133-141. doi:10. 1038/nrg3585.

第十五章

基于风险预测的食管癌精准筛查策略

提 要

食管癌是我国高发恶性肿瘤,其流行水平呈现明确地域差异而自然形成若干高发地区。食管癌起病隐匿,患者被诊断时多数已是晚期,预后较差。虽经多年探索,其主要病因目前仍然不清。以"碘染色上消化道内镜检查"为主要手段的早期筛查成为我国食管癌人群防控的主要策略。然而,目前我国大规模开展的食管癌人群筛查工作仍多采用"适龄人群"全员参检与仅依靠病理诊断进行病变进展监测的传统模式,镜检量大、活检率高、监测人群的绝对进展风险低,大量受检者无法从初始筛查及后续内镜监测中获益。

本系列研究基于首项"评价内镜筛查食管癌效果的人群随机对照研究"中1.5万余例初始内镜筛查及后续随访监测数据,建立了"食管癌发生"及"食管病变进展"两个风险预测模型,分别实现:①内镜筛查前的高危人群识别,大幅减少无效镜检,②联合"病理诊断"与"镜下碘染特征"等多维度指标综合预测进展风险从而实现个体化内镜监测。两组风险预测工具及风险分级标准的提出,为构建具有我国自主知识产权的"食管癌精准筛查策略"打下了关键基础,同时也为我国食管癌防控工作向"精准化"与"个体化"方向发展提供了前提依据,具有重要的公共卫生意义与临床应用价值。

一、研究背景

食管癌是发生于下咽到食管-胃结合部之间上皮来源恶性肿瘤,按其组织类型可主要分为鳞状细胞癌(简称"鳞癌")及腺癌。2018年,全球新发食管癌病例57.2万例,50.9万人死于食管癌,分别位居恶性肿瘤发病与死亡排行榜的第七与第六顺位[1]。食管癌的分布呈明确地域与人群聚集特征:鳞状细胞癌(esophageal squamous cell carcinoma, ESCC)多发生于亚、非国家和地区,而欧美等经济发达地区人群虽然几十年前也以鳞癌为主,但随着社会经济发展,腺癌(esophageal adenoma carcinoma, EAC)发病率已明显超过鳞癌成为主要的食管癌亚型[2]。

中国是食管癌高发国,年新发病例数占全球的55%[1,3],在我国恶性肿瘤发病与死亡顺位中分别高居第六位与第四位[4,5]。与欧美国家食管癌以腺癌为主不同,中国90%以上的食管癌为鳞状细胞癌[2]。食管鳞癌的发生发展经历了食管正常黏膜、非异型增生性病变(慢性炎症、棘层增厚、基底细胞增生)、异型增生病变(轻、中、重度)、原位癌、鳞癌多个疾病阶段。中国北方河南、河北、山西交界的太行山区,尤其是河南安阳农村一带是著名的食管癌高发区之一,年发病率高达 50/10 万~100/10 万[3],为全国平均水平的 2~5 倍。由于食管癌起病隐匿、早期筛查工作滞后且进展期食管癌缺乏有效治疗手段,临床自行诊断食管癌患者五年生存率仅约 30%[6,7]。

食管癌给我国高发地区人民带来了沉重的负担。自 20 世纪 60 年代至今,在党中央和政府有关部门的密切关注与大力推动下,多个研究团队在以林州市(旧称林县)为核心的高发区建立了高发人群研究现场。几十年间开展了一系列流行病学及病因学研究,对包括健康危险行为、饮食习惯、生活环境、营养等潜在影响因素与食管鳞癌病因学关联进行了科学评价。研究设计涵盖描述性研究、病例对照研究、前瞻性队列研究及人群随机对照干预试验等[8-11]。然而,至今仍未能找到我国太行山区食管癌高发的稳定高风险负荷因素,所评价潜在环境致病因素结论的可重复性与关联确切性不佳,提示食管鳞癌发病机制复杂,很可能是遗传与环境因素共同作用的结果。

总体上,食管癌的病因学研究尚无突破性进展,一级预防缺少干预靶标,二级预防即人群水平的早期筛查联合早期治疗,逐渐受到重视而成为当前我国食管癌防控的主要手段。食管癌具备了开展人群筛查的若干必要条件:①发病率及死亡率高,疾病负担重;②临床诊断病例晚期病例比例高,筛检病例中、早期比例高;③疾病发生与进展过程中具有可被检出的早期阶段,即癌前病变及早期癌,如轻、中、重度黏膜异型增生(mild, moderate and severe dysplasia)和原位癌(carcinoma in situ,CIS);④具有灵敏度、特异度较好,相对可行且安全的筛查手段,如碘染指示下的上消化道内镜检查;⑤检出的早期病例有完备的后续治疗方案,如内镜下黏膜剥离术(endoscopic mucosal dissection,ESD)。

基于上述事实,我国在 21 世纪初依据观察性研究结论以及专家组意见,在食管癌高发区启动系统性的食管癌人群内镜早筛工作,如"太行工程"(2000 年启动)、原卫生部转移支付地方肿瘤防治项目(2005 年启动)等。迄今,共有超过百万人接受了以碘染色化学内镜为主要方法的食管癌筛查。

然而,同很多其他的肿瘤筛查一样,在人群中开展食管癌的内镜筛查成本很高。这其中既包括可见成本,也就是大量的人力、物力、财力资源的投入,也包括容易被忽视的隐性成本,甚至是伤害,比如绝对发生概率虽然很低但后果严重的碘染内镜并发症,包括出血、穿孔、过敏性休克等,以及筛检给早期病变患者及其家属带来的巨大心理压力,即使他们的进展风险可能很低。因此,在医疗资源永远有限的前提下,基于证据的医学(evidence-based medicine)与基于价值的医学(value-based medicine)都要求开展人群水平的肿瘤防控工作必须慎而又慎,同时必须建立在科学的卫生经济学评价与充分的利弊权衡基础之上。

多年来,受限于缺乏高质量的人群研究数据,我国的食管癌人群筛查整体上仍处于相对粗放阶段,筛查成本高,效果不确切。主要体现在:①内镜筛查前无法精准圈定高获益人群,仅对筛查对象年龄(40~69 岁)、户籍等信息有所要求,几乎是能动员的社区百姓全员参检,其中包括大量无法从筛检中获益的低危人群;②内镜筛检后无法实现高进展风险人群的准确识别,对于有一定病变的患者,仅按照专家共识,单纯依据病理诊断对其进行内镜复查与管理(中度异型增生 1 年复查 1 次,轻度异型增生 3 年复查 1 次,非异型增生性病变无复查建议)。前者导致大量低危、低效的人群接受了过度的内镜筛查,耗费资源的同时提高了并发症发生风险,后者导致一部分潜在高进展风险的人群被"内镜检查-组织活检-病理诊断"这一筛检流程所遗漏,从而不能被筛检所保护。

因此,如果能基于大规模真实人群筛检及随访工作,构建出"食管恶性病变现患风险预测模型"与"食管癌前病变进展风险预测模型",通过内镜筛查前与筛查后的精准风险评估与分级,实现仅针对高危人群进行筛查,同时针对不同进展风险的患者制订个体化的梯度监测与管理计划,将有效实现大量节约资源的同时提高筛检保护效果,减少并发症以及筛检附带损害的目标。

二、研究设计

(一) 研究平台

2012 年 1 月,北京大学肿瘤医院遗传学研究室团队在国家卫生行业公益性科研专项基金、国家自然科学基金、北京市自然科学基金、北京市科委基金等多项基金的资助下,与河南省安阳市人民政府、河南省滑县人民政府、安阳肿瘤医院、滑县人民医院及当地各级行政管理部门合作,以河南省滑县为研究现场,启动了国际范围内首个"评价内镜筛检食管癌效果与卫生经济学价值的人群随机对照试验(Endoscopic Screening for Esophageal Cancer in China,ESECC)"(中国队列共享平台:Chinacohort. bjmu. edu. cn,identifier CCC2020010302)[12]。

该研究在滑县全县域内随机选取 668 个总人口介于 500~3 000 人的行政村,按目标村总人口数排序进行区组随机,以村为单位将其分为筛检组和对照组(334 个村/组)。筛检组接受标准化的碘染色上消化道内镜筛检,内镜检查部位包括十二指肠、幽门、胃、贲门、食管,其中食管全段喷碘以提高病变检出灵敏度。若目视下有病变,则在病变部位进行活检,若无可见异常则在固定部位(距门齿 28、33cm 处 6 点位)进行标准位置活检。所有内镜活检组织均由安阳肿瘤医院病理科进行脱水、包埋、切片、染色并做出病理诊断。对照组不进行内镜筛检,仅给予与食管病变检出无关的腹部 B 超检查以提高招募效果。此外,筛检组和对照组均按照标准化程序进行常规健康检查、多种生物样本采集以及上消化道肿瘤危险因素及个人相关信息的流行病学问卷调查。两组均接受统一的肿瘤发病和死亡事件主、被动随访。研究对象纳入排除标准为:①目标村在籍居民;②45~69 岁(预期寿命>5 年);③入组前 5 年内无上消化道内镜检查史;④无肿瘤史;⑤无精神障碍或其他内镜检查禁忌证;⑥HBV、HCV、HIV 阴性;⑦知情并同意参与本研究全部阶段。

截至 2016 年 9 月,该项随机对照试验已完成全部研究对象的基线入组、随机化及内镜筛查工作。最终,筛检组和对照组分别入组 17 151 人和 16 797 人,总样本量达到设计要求,主要变量在组间分布均衡,随机效果较为理想。基线入组阶段筛检组共有 1.5 万余人成功接受了内镜筛查并获得可靠的病理诊断。此外,共收集包括血清、血细胞、食管活检组织、蜡块组织及病理切片等生物学标本超过 20 万份,流行病学问卷 3 万余份。

作为"食管癌精准防治体系"系列研究的支撑平台,该项研究的成功开展为后续食管恶性病变现患与癌前病变进展风险预测模型的构建研究提供宝贵的人群资源。

(二) 食管恶性病变现患风险预测模型的构建与验证

1. 研究对象　2012 年 1 月至 2015 年 9 月,ESECC 研究筛检组中接受有效内镜检查的 15 073 名参检者作为本部分研究对象[13]。

2. 病理诊断(结局)与流行病学暴露数据(预测因素)　依据 ESECC 研究标准操作流程,受检者接受碘染指示下上消化道内镜检查。内镜医师对食管进行目视检查,对所有病灶处进行活检。如果未发现异常,则对食管标准部位(距门齿 28、33cm 处 6 点位)进行取检。

由安阳市肿瘤医院病理科医师进行读片并做出病理诊断。食管活检的组织病理诊断为本部分研究结局数据来源。重度异型增生及以上病变（SDA，包括重度异型增生、原位癌及鳞癌）定义为本研究结局事件。

在内镜检查前，所有受检者均在计算机辅助下接受一对一的问卷调查与常规体检，以收集食管癌现患风险的候选预测因素数据，包括年龄、性别、社会经济状况（教育水平、人均收入、工作类型）、吸烟、饮酒、食管癌家族史、常用燃料、厨房油烟暴露、体质指数（BMI）、饮用水源、杀虫剂及农药暴露、不健康的饮食习惯和常见早期胃肠道症状等。

为避免暴露和诊断怀疑偏倚，调查对象与问卷调查者均不知晓受检者的内镜下诊断、病理诊断，内镜医师不知晓受检者各预测因素暴露情况，病理医师不知晓受检者内镜下诊断及各预测因素暴露情况。

3. 统计分析

（1）现患风险预测模型的构建与验证：研究人员将 SDA 病变（包括重度异型增生、原位癌及鳞癌）定义为结局事件，也即模型中的应变量 $Y=1$，其余为非结局事件（$Y=0$）。

采用两步法进行模型结构的确定。首先采用非条件单因素 logistic 回归分析对所有候选预测变量进行评价，$P<0.05$ 或 $P<0.5$ 且 $OR>1.3$ 的变量进入第二阶段多因素 logistic 回归模型。采用赤池信息准则（AIC）确定变量的最终编码形式与模型变量结构。回归模型构建与参数估计过程中考虑村庄整群抽样效应。在多因素模型中对交互作用进行穷举式评估。由于本研究对计算机辅助的问卷调查系统进行了严格的逻辑质控，调查问卷中的变量无缺失数据，仅 114 名参检者（0.76%）的 BMI 缺失，在回归分析中予以排除。

除全年龄模型外，研究者还建立了 45~60 岁和 61~69 岁的年龄分层模型，此外还对"多变量模型"和"单纯年龄模型"的预测能力进行比较。

该研究使用受试者工作特性曲线的曲线下面积（AUC）和 DeLong's 检验评估模型预测能力。采用"弃一法"进行内部交叉验证。

（2）预测模型应用的效果评价：研究者通过假设只对人群中的高风险个体进行筛查，评价模型应用的效果与价值。具体而言，将 15 073 名受检者按预测风险分布的百分位数划分为 10 个均等的风险亚组，预测风险高于某一阈值的个体被定义为高风险并接受筛查。以此计算每种情况下对应的"高风险"判定阈值及对应的灵敏度、特异度、需筛检人数占全人群比例、高危人群富集后的检出率与全人群筛查检出率的比值等指标，以此对预测模型在人群中的实际应用效果进行评估。

（三）食管癌前病变进展风险预测模型的构建与验证

1. 研究对象　2012 年 1 月至 2016 年 9 月，ESECC 研究完成全部基线入组及筛检组筛查工作。本研究纳入了所有在基线内镜筛查中具备下列两个条件至少一项的研究对象：①内镜下碘染色出现异常而取活检者；②最终食管病理诊断为轻度或中度异型增生者。共纳入 1 468 名 ESECC 研究对象作为本研究对象。

2. 内镜下碘染色异常特征的解构　由经过训练的研究人员在不知晓受检者病理诊断的情况下对本研究对象基线内镜检查图像的碘染色异常特征进行判读与解构。本研究将不染色区域从 6 个维度进行标定从而构建结构化数据库（图 15-1，见文末彩插），包括：①不染区域直径是否≥0.5cm；②不染区域是否大于等于食管周长的 1/4；③不染区域颜色是否均一；④不规则边缘是否大于等于不染区域周长的 1/2；⑤锐利边缘是否大于等于不染区域周长的 1/2;⑥深染边缘是否大于等于不染区域周长的 1/2。上述特征变量均做 1/0 编码(是 = 1,否 = 0)。

通过计数上述 6 项指标中阳性记录数量,生成汇总的"染色异常指数"变量(取值范围 0~6)。

3. 随访与结局事件识别　本研究的结局事件是初始基线筛检后食管 SDA 病变的发生,包括重度异型增生、原位癌与鳞癌。为此,本研究所有对象在 2017 年 5 月至 2017 年 11 月间均被邀请接受上消化道内镜复查。复查过程中,内镜医师被告知基线检查时发现病变的位置和病理诊断,且无论该位置当前染色状态如何,都进行同一位置的重复活检。

最终,共 788 名研究对象成功接受复查(复查队列),内镜复查中出现的 SDA 诊断被定义为终点事件。其余 680 名研究对象没有接受内镜复查(未复查队列),对于这一队列而言,年度随访中发现的临床自行诊断的食管恶性病变被定义为终点事件。复查队列作为训练集(training set)进行模型的构建,未复查队列作为验证集(validation set)进行模型的外部验证。

风险人时(person-time at risk)定义为从初始基线筛查到下列 3 个事件中最早出现的事件之间的间隔:①被诊断为食管 SDA 病变;②死亡;③研究结束(2017 年 12 月 31 日)。基线筛查后 3 个月内临床自行诊断的 SDA 病变被定义为筛查相关病例而予以排除。

4. 统计分析

(1) 病理诊断和染色异常特征在进展风险预测中的作用:基线筛查病理诊断为轻度或中度异型增生的病变被归为病理诊断阳性(Path+)组,基线筛查内镜下存在碘不染区域的病变被归为不染色阳性(Unstain+)组。因此,该研究中所有病变可分为三组:①染色良好,但被诊断为异型增生(Path+ & Unstain−,也即 ESECC 研究中的标准位置常规活检)[12,14];②存在不染区域,但病理诊断为非增生性低级别病变(Path− & Unstain+);③存在不染区域且被诊断为轻度或中度异型增生(Path+ & Unstain+)。

采用 Kaplan-Meier 曲线和 log-rank 检验比较各组进展率,采用 Cox 比例风险模型计算风险比(hazard ratio,*HR*)及其 95% 置信区间。

(2) 进展风险预测模型的构建与验证:针对"Path+ & Unstain+"及"Path− & Unstain+"两个亚组人群,分别在复查队列进行建模,在未复查队列中进行模型的外部验证。与现患风险预测模型技术路线类似,本部分同样采用两阶段建模方法。首先,在复查队列中,将碘染异常特征、病理诊断及问卷调查和体检获得的暴露数据作为自变量构建单因素 Cox 比例风险模型。然后纳入 *P*<0.1 的变量构建多因素 Cox 模型,利用 AIC 准则确定最终的变量编码形式与模型结构。利用 Harrell's C index 对该模型的预测能力进行评价。进一步绘制列线图(nomogram)以实现基线内镜筛查后的进展风险的可视化评估。

(四) 伦理学认证

该研究的研究设计、实施方案均经过北京大学肿瘤医院伦理委员会审批,参检者均签署书面知情同意书。

三、结果与解读

(一) 食管恶性病变现患风险预测模型的构建与评价

2012—2015 年,ESECC 研究对研究现场目标村符合入组标准的户籍人口进行标准的碘染指示下的内镜筛查,其中 15 073 人至少进行一次活检且获得可靠的病理诊断(年龄中位数 57 岁;男女性别比 0.97)。全部参检者中,112 人(0.74%)被诊断为食管重度异型增生及以上病变(SDA)。

研究者首先根据 AIC 准则构建了全年龄范围(45~69 岁)的多因素模型,并与简单年龄模型进行比较。分析显示"年龄"在预测食管高级别病变中起重要作用。纳入所有其他预测变量后预测能力虽有所提高($AUC_{\text{Full model for SDA}} = 0.779$ vs. $AUC_{\text{Simple age model for SDA}} = 0.745$, $P = 0.004$; $AUC_{\text{Full model for MDA}} = 0.765$ vs. $AUC_{\text{Simple age model for MDA}} = 0.735$, $P = 0.001$),但在高灵敏度(0.8~1.0)区间,多变量模型并不明显优于简单年龄模型。

进一步在≤60 岁及>60 岁组分别构建年龄分层的预测模型。结果显示,分层模型预测能力理想,两组 AUC 分别达到 0.795(95% CI:0.736~0.854)与 0.681(95% CI:0.618~0.743),且在高灵敏度区间均明显优于年龄单变量模型(图 15-2)。

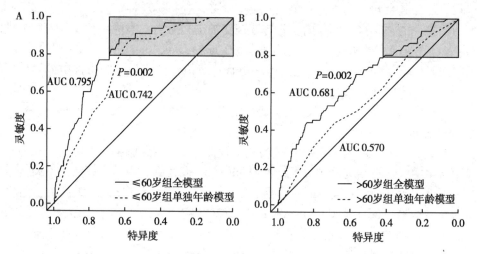

A. 以 SDA 为结局:≤60 岁组全模型及单独年龄模型的 ROC 曲线。B. 以 SDA 为结局:>60 岁组全模型及单独年龄模型的 ROC 曲线。

图 15-2　基于河南省滑县 2012—2015 年 15 073 名参检对象建立的食管重度异型增生及以上病变(SDA)预测模型的判别能力评估

如表 15-1 所示,≤60 岁组 SDA 模型预测因素包括高年龄、使用煤或木柴作为主要燃料、BMI≤22kg/m² ,不明原因上腹部疼痛和进食速度快。>60 岁组 SDA 模型预测因素包括高年龄、家族中患食管癌人数、吸烟、BMI≤22kg/m² 、农药暴露、饮食不规律、喜食烫食、进食速度快、夏季吃过夜剩饭菜。内部交叉验证的 AUC 仅略有下降($AUC_{\leq 60 \text{ year group}} = 0.755$, 95% CI:0.682~0.827; $AUC_{>60 \text{ year group}} = 0.634$, 95% CI:0.569~0.700),且仍显著高于年龄单因素模型。

由于该项研究基于真实人群筛检工作开展,研究者可通过评估"如果在 ESECC 研究基线筛检之初即应用该模型进行高危人群富集,将可节约多少筛检工作量"来检验模型的实际应用效果。如表 15-2 所示,在 ESECC 研究的全人群筛检模式下,≤60 岁和>60 岁组分别需要进行 287 例和 65 例内镜筛检才能检出 1 例 SDA 患者。而如果筛检组受检者在筛检前经过风险预测而仅对高危人群进行筛查,内镜筛查工作的成本效果将显著提高。分析显示,高、低两个年龄组中,在确保灵敏度 100%即完全不漏诊的情况下,可分别避免高达 27%和 9%的内镜检查(检出 1 例 SDA 患者需进行 209 例及 60 例筛检)。而如果资源有限,可接受灵敏度界值适当下调,减少的筛检量及检出率可进一步大幅提高。例如,在灵敏度降低 20%的情况下,两个年龄组中只有 30%和 60%的人群需要接受筛查。在 ESECC 研究中,这意味着可避免超过 9 000 例内镜检查,而 SDA 病变的总检出率则相比全人群筛查策略提高 2 倍以上。

表15-1　基于河南省滑县2012—2015年15 073名检对象建立的食管重度异型增生及以上病变（SDA）的年龄分层预测模型结构及参数

预测变量[a]	≤60岁(35例SDA)				>60岁(77例SDA)			
	总人数	SDA例数 n_1(%)	单因素模型系数 (95% CI)	多因素模型系数 (95% CI)[b]	总人数	SDA例数 n_2(%)	单因素模型系数 (95% CI)	多因素模型系数 (95% CI)[b]
年龄（连续变量）	—	—	0.21(0.13,0.29)	0.20(0.11,0.28)	—	—	0.10(0.00,0.21)	0.11(0.00,0.22)
食管癌家族史（连续变量）[c]	—	—	NA	NA[d]	—	—	0.67(0.29,1.04)	0.64(0.25,1.02)
吸烟								
否	7 516	30(0.40)	NA	NA	3 747	50(1.33)	Ref	Ref
是	2 539	5(0.20)	NA	NA	1 271	27(2.12)	0.47(−0.02,0.97)	0.38(−0.11,0.87)
使用煤或木材作为主要燃料								
否	5 672	11(0.19)	Ref	Ref	1 843	24(1.30)	NA	NA
是	4 383	24(0.55)	1.04(0.35,1.73)	0.75(0.03,1.47)	3 175	53(1.67)	NA	NA
身高体重指数（BMI）[e]								
>22kg/m²	8 354	25(0.30)	Ref	Ref	3 918	55(1.40)	Ref	Ref
≤22kg/m²	1 625	10(0.62)	0.72(−0.02,1.46)	0.57(−0.18,1.32)	1 062	22(2.07)	0.40(−0.09,0.88)	0.35(−0.14,0.84)
农药暴露								
否	3 241	14(0.43)	NA	NA	2 476	28(1.13)	Ref	Ref
是	6 814	21(0.31)	NA	NA	2 542	49(1.93)	0.54(0.05,1.04)	0.47(−0.02,0.95)
上腹部疼痛								
否	8 990	28(0.31)	Ref	Ref	4 562	69(1.51)	NA	NA
是	1 065	7(0.66)	0.75(−0.07,1.57)	0.87(0.07,1.68)	456	8(1.75)	NA	NA

续表

预测变量[a]	≤60 岁（35 例 SDA）				>60 岁（77 例 SDA）			
	总人数	SDA 例数 n_1(%)	单因素模型系数 (95% CI)	多因素模型系数 (95% CI)[b]	总人数	SDA 例数 n_2(%)	单因素模型系数 (95% CI)	多因素模型系数 (95% CI)[b]
饮食规律								
是	9 001	31(0.34)	NA	NA	4 603	67(1.46)	Ref	Ref
否	1 054	4(0.38)	NA	NA	415	10(2.41)	0.51(-0.19,1.22)	0.62(-0.10,1.34)
膳食食物温度								
不高	1 290	5(0.39)	NA	NA	442	3(0.68)	Ref	Ref
高	8 765	30(0.34)	NA	NA	4 576	74(1.62)	0.88(-0.27,2.03)	0.84(-0.31,2.00)
吃饭速度								
不快	1 466	2(0.14)	Ref	Ref	880	8(0.91)	Ref	Ref
快	8 589	33(0.38)	1.04(-0.39,2.46)	1.17(-0.28,2.61)	4 138	69(1.67)	0.61(-0.10,1.33)	0.66(-0.07,1.39)
夏天剩饭菜摄入								
否	6 605	20(0.30)	Ref	Ref	3 096	38(1.23)	Ref	Ref
是	3 450	15(0.43)	0.36(-0.28,1.01)	NA	1 922	39(2.03)	0.51(0.02,1.00)	0.56(0.06,1.06)
常数项			-	-18.27(-23.53, -13.01)			-	-13.55(-20.64, -6.46)

a 本研究使用"两步法"进行预测变量筛选。首先，使用单因素 logistic 回归对所有潜在的预测变量进行评估，$P<0.05$ 或者 $P<0.5$&$OR>1.3$ 的变量被保留；然后使用初步筛选后的变量进行多因素回归回归建模，并采用 AIC 作为最终模型结构的判断标准。
b 将村庄作为"集群"变量调整的模型系数和95%置信区间。
c 家族史定义为三代以内直系亲属患食管癌。
d 单因素或多因素分析中不显著的变量用 NA 表示。
e 114 人 BMI 数据缺失未纳入分析。

表 15-2　基于河南省滑县 2012—2015 年 15 073 名参检对象建立的食管重度异型增生及以上病变（SDA）预测模型在各种筛查策略下的灵敏度、特异度及绩效指标

定义为高危个体的比例/%	≤60 岁（10 055 人，35 例 SDA）					>60 岁（5 018 人，77 例 SDA）				
	预测概率界值	灵敏度/%	特异度/%	发现 1 例 SDA 需筛检人数[a]	检出率比（95% CI）[c]	预测概率界值	灵敏度/%	特异度/%	发现 1 例 SDA 需筛检人数[b]	检出率比（95% CI）[c]
100	0	100.00	0.00	287	1.00	0	100.00	0.00	65	1.00
91[d]	–	–	–	–	–	0.004 961 5	100.00	6.83	60	1.09（0.79,1.52）
90	0.000 349 0	100.00	7.78	259	1.11（0.68,1.83）	0.005 538 1	98.70	9.95	59	1.10（0.79,1.53）
80	0.000 605 6	100.00	18.72	230	1.25（0.76,2.06）	0.007 191 7	93.51	20.19	56	1.17（0.84,1.64）
73[d]	0.000 753 1	100.00	27.15	209	1.38（0.84,2.27）	–	–	–	–	–
70	0.000 772 6	97.14	27.71	207	1.39（0.84,2.29）	0.008 679 3	85.71	30.04	53	1.22（0.87,1.73）
60	0.001 149 4	97.14	40.01	177	1.62（0.98,2.68）	0.010 233 8	80.52	40.20	49	1.34（0.95,1.92）
50	0.001 677 2	91.43	49.67	157	1.82（1.09,3.02）	0.012 208 4	74.03	50.05	44	1.48（1.03,2.13）
40	0.002 541 9	88.57	60.08	130	2.21（1.32,3.71）	0.014 212 5	64.94	59.68	40	1.62（1.11,2.37）
30	0.003 706 9	80.00	69.54	108	2.67（1.58,4.49）	0.017 200 3	53.25	70.18	37	1.78（1.18,2.66）
20	0.005 470 8	57.14	79.10	101	2.86（1.58,5.06）	0.021 371 9	45.45	80.38	29	2.27（1.45,3.47）
10	0.009 457 8	34.29	89.19	84	3.43（1.70,6.65）	0.027 912 3	29.87	90.27	22	2.99（1.74,4.93）

a 计算公式如下：10 055×筛检人群百分比/（结局数 N×灵敏度）。
b 计算公式如下：5 018×筛检人群百分比/（结局数 N×灵敏度）。
c 由灵敏度/筛检人群百分比计算得出。95% CI 由 Fisher 确切概率法计算得出。
d 在保证100%灵敏度前提下的最低筛检比例。

（二）食管癌前病变进展风险预测模型的构建与评价

共 1 468 名 ESECC 研究参检者参加了这项研究,其中 53.7% 的受试者接受了内镜复查,其余未接受复查而仅接受标准化的年度肿瘤发病随访。对于复查队列而言,基线与复查两次内镜检查的中位时间间隔为 4.2 年。人口学变量、随访时长以及"Path+ & Unstain-""Path- & Unstain+"及"Path+ & Unstain+"亚组构成比例在复查队列及未复查队列中均衡一致。

截至 2017 年 11 月,在复查队列的内镜复查中共检出 28 例 SDA 病例,包括 16 例重度异型增生、7 例原位癌和 5 例食管鳞癌。对于未复查队列,通过随访共确定 12 例临床自行诊断的食管恶性病变新发病例。与"Path+ & Unstain-"亚组患者相比,"Path- & Unstain+"和"Path+ & Unstain+"亚组受检者进展风险明显更高。值得关注的是,在复查队列以及未复查队列中,高达 39.3%(11/28) 和 50.0%(6/12) 进展为 SDA 病变的患者来自"Path- & Unstain+"亚组,而这一亚组在现行内镜监测策略中将全部被判定为"无监测方案推荐"而遗漏。

预测因素筛选分析中,研究者发现所有 6 种碘染色异常模式都显现出与进展风险存在正相关。单因素与多因素分析均显示,基线筛查时的病理诊断与染色异常指数均为食管黏膜病变进展的稳定预测因素。最终的多因素预测模型中,食管病变进展风险的预测变量包括年龄、BMI、基线内镜筛查的病理诊断和染色异常指数。如表 15-3 所示,模型的 C-index 为 0.868(95% CI:0.817~0.920),显著高于仅考虑病理诊断的简单模型(C-index = 0.700,95% CI:0.599~0.801,$P<0.001$)。将该模型应用于外部验证集,也即未复查队列时,C-index 也显著高于简单病理模型(C-index$_{full\ model}$ = 0.850,95% CI:0.748~0.952;C-index$_{pathological\ model}$ = 0.681,95% CI:0.511~0.851;$P=0.013$)。

根据训练集(复查队列)中列线图(图 15-3)得分的四分位数,研究者将高风险、中高风

表 15-3　全变量模型与病理模型在训练集及验证集中对食管病变进展的判别能力(C-index)比较

模型[a]	训练集中的 C-index 及 95% CI	P 值	验证集中的 C-index 及 95% CI	P 值
病理	0.700(0.599,0.801)	Ref	0.681(0.511,0.851)	Ref
年龄+病理+染色异常 指数+BMI	0.868(0.817,0.920)	<0.001	0.850(0.748,0.952)	0.013

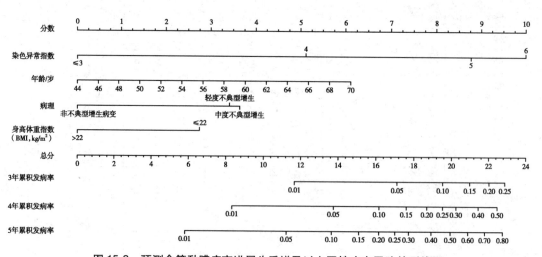

图 15-3　预测食管黏膜病变进展为重增及以上恶性病变风险的列线图

险、中等风险和低风险的区分界值依次设定为 12.1、6.8 和 4.0。按这一标准,训练集(复查队列)与验证集(未复查队列)中 100.0%(28/28)和 90.9%(10/11)进展为 SDA 病例的受检者发生于高或中高风险组。此外,该模型对基线筛查病理诊断未达到异型增生的患者也显示出理想的预测能力。例如,训练集中没有异型增生的受检者分别有 71、116、138 和 148 人被分为高、中高、中、低风险组,其相应的 SDA 病变的发生率依次为 21.5/1 000 人年、9.9/1 000 人年、0.0/1 000 人年和 0.0/1 000 人年,呈明显下降趋势,且这一趋势在验证集中同样确切。

四、思考与展望

食管癌是我国高发肿瘤,全球超过一半新发病例发生在我国。由于临床发现的食管癌病例多为中、晚期,预后差,给大众健康尤其是高发区患者家庭及社区造成了沉重负担。与西方腺癌为主不同,我国食管癌的主要组织亚型为鳞癌,其高发地区和人群社会经济落后,因此食管鳞癌一直被看作是一种"贫穷病"。在食管癌主要病因不明,一级预防工作举步维艰的今天,学界普遍认为在高发人群开展以碘染内镜为主要手段的人群二级预防,即早诊早治,是食管癌防控的重要抓手。

过去几十年,我国采用中央支持、地方配合、学术与临床机构具体管理与实施的形式,开展了大量的食管癌人群筛查项目,整体上实现了食管癌早期发现、早期治疗的既定目标。然而,肿瘤的人群筛检是一项体量极大的系统工程,经济成本与技术门槛高,且过度筛检带来的附带损害与风险不容忽视。因此,建立精准化的筛查策略,也即有效识别并富集无症状人群中的高危个体,开展有针对性的内镜筛检,同时,筛检后对不同进展风险人群实施个体化、规范化的梯度管理,是食管癌乃至肿瘤防控领域发展的重要方向。要实现这一愿景,基于大规模真实人群纵向研究建立准确实用、经济便捷且符合我国人群特点的"恶性病变现患"与"癌前病变进展"风险预测工具与风险分级标准是关键。

风险预测研究在流行病学研究方法体系中可归为理论性研究,核心思想是依据历史性或现况数据对未来事件发生概率进行个体水平的数学估计,从而实现风险的预测与分级。进一步,在个体水平风险预测与分级的基础上,有针对性地制定梯度干预策略,从而在减少不必要的成本投入与风险的同时提高干预效果,最终实现疾病防控的精准化。这对于成本高、难度大、绝对发病与流行水平低、结局恶劣的恶性肿瘤防控尤为重要。

在这项研究中,研究者基于"评价内镜筛检食管癌效果与卫生经济学价值的人群随机对照研究",通过真实的大规模人群筛检与跟踪随访工作,首次基于同一人群研究平台,系统构建了食管癌"现患"与"癌前病变进展"两个风险预测模型,为我国食管癌人群精准防控体系的构建提供了切实可用的科学工具。

该研究所建立的现患风险预测模型简便、实用,通过简单的问卷调查即可对当前食管病变状态进行评估,具有较强的应用推广价值。不同场景下,该模型可有不同的应用方法。

当人群主动筛查的资源和工作能力有限时,尽可能检出更多患有早期恶性病变者是最优先考虑的事项,例如我国正在进行的国家级食管癌人群筛查计划,对于每一个筛查点,经费与筛查工作总量有限且相对固定,即属于这种情况。在这种情况下,可适当降低灵敏度要求,通过设定更高的风险得分界值以尽可能富集最高危人群,大幅减少筛检量的同时明显提高恶性病变检出率。分析显示,在 ≤60 岁和 >60 岁组中,如分别选择 0.003 706 9 和

0.010 233 8 为高危判定界值,灵敏度降为 80%,但与全人群筛查相比,SDA 病变检出率将分别提高 167% 和 34%。需要指出的是,采用更高风险界值、降低灵敏度以换取更高检出率的模式要特别关注伦理问题,不可在风险评估过程中直接将未达界值者判定为“非高危”甚至“低危”,因为这一人群中仍有一定概率存在高级别病变患者。

如果内镜筛查的资源充足,比如临床或预算和工作能力充裕的科研项目,则可以选择相对低的风险界值以保证高灵敏度。本研究回代分析显示,在≤60 岁组和>60 岁组中,确保完全不漏诊也即 100% 灵敏度的前提下,分别可避免 27% 和 9% 的内镜检查。虽然高危人群富集的能力相对于前述场景有所下降,但很大程度上确保了筛检的灵敏度,同时考虑到筛检的庞大工作量以及较高的单位成本,这一工作量的缩减对应资源的节约总量也相当可观。

同时,该研究还提供界面友好的“食管癌现患风险计算器”下载。大众人群及临床医师可实现食管癌现患风险的自测自评和风险分级与管理。若将该预测模型与我国目前正在开展的大规模食管癌早诊早治项目相结合,预期在几乎不增加成本投入的情况下明确提高筛检工作绩效,具有重要的公共卫生及临床意义。

有了上述食管癌现患风险预测模型,筛检的实施主体就可以实现在广大无症状人群中遴选高危个体进行初始筛查。而在这之后,另一个问题出现了,也就是接受初始内镜筛查后该如何对具有一定基础病变但尚未达到临床处置标准的患者进行后续个体化的监测与管理。这需要进一步构建食管低级别病变进展为 SDA 病变的风险预测模型,对受检人群进行进展风险的评估与分级,针对不同风险度的亚组人群进行梯度随访监测,减少内镜复查量的同时提高监测保护效果。

在没有大规模人群研究证据的情况下,现行的镜检后随访监测策略仅依据“基于病理诊断形成的专家共识”而定,也就是“中度异型增生每年一次内镜复查,轻度异型增生每三年一次复查”。这一策略可能存在两个问题:一是仅依靠病理诊断,忽视了疾病发展不同阶段、不同维度的表型征象;二是两个复查时点一刀切,忽视了个体间疾病进展的异质性。上述两个问题在 ESECC 队列人群随访过程中均有所提示,如基线筛查中碘染色已具有明确改变,但病理仅报告低级别病变(食管炎、基底细胞增生等)的患者,随访期内进展为食管癌甚至死亡;同时,大量轻度、中度异型增生者,3~5 年内无明显进展,甚至出现病理级别的后退。前者属于对部分患者“预警不足”降低了筛查的保护效果,后者则是“预警过度”,低进展风险的人群将接受过于密集的内镜随访。因此,是否可依据基线筛查中内镜下碘染特征联合病理诊断等流行病学暴露因素,构建食管黏膜病变进展风险的预测模型,实现筛检后内镜复查方案的精准制定,减少“预警过度”(节约资源),避免“预警不足”(挽救生命),成为亟待解决的问题。

该课题组研究人员基于 ESECC 大型随机对照研究,利用基线筛查与阶段内镜复查以及人群随访数据,首次联合基线筛查中“内镜下碘染色异常特征”与“病理诊断”两个维度因素以及全面的流行病学调查数据,前瞻性建立了“食管病变进展风险预测模型”,定量评价了碘染色特征在食管病变进展风险预测中重要而独立的作用,同时实现进展风险评估的精准化与个体化,使得有针对性地制定筛检后复查策略得以实现。

“碘染指示下的上消化道内镜检查”是目前高发区开展食管恶性病变筛查的主要手段。其原理是,具有恶性病变潜能的上皮细胞早期出现糖代谢改变,而碘与糖发生反应,在食管黏膜形成黄色或棕色的染色。若糖代谢水平改变,细胞内糖原减少,则会形成不染区,从而起到病变早期显影与指示性作用。大量研究证实碘染色灵敏度高、成本与技术门槛低,因此广泛应用于高发区的人群筛查工作。鉴于病理诊断结果依赖于镜下病变区域识别、代表性活检、制片染色与病理判读等多个环节,理论上存在低估甚至漏报的可能。而内镜下碘染色特征有可能是进展风险预测的良好指标。多年来,这一假设在内镜专业领域一直存在,但限于研究设计难度大,一直未被证实,而病理诊断作为肿瘤相关风险评估的唯一金标准也是业内多年以来的常规理念。该项研究第一次利用大规模人群筛检以及精准内镜复查证实,联合碘染色特征的指示变量可使食管病变进展风险预测准确率由现有的70%大幅提升至86.8%,而且在外部验证队列中,上述提升依然明确存在而且幅度不减。更重要的是,可以多保护住40%的进展病例,而他们在现行随访策略指南中会被遗漏。

该研究的一个主要优势是使用内镜复查检测检出的SDA病例(超过80%的病变为包括重度异型增生及原位癌的早期病变)作为进展结局事件进行模型的构建,而这正是筛检后内镜监测工作实际场景与目标的完美还原。相对于以临床诊断的中、晚期病例为建模对象而言,以此设计框架下所构建的进展风险预测模型对实际的内镜监测工作具有更强的指导意义与推广能力。此外,该项研究通过在验证队列中进行常规随访,以自然发生的临床诊断食管癌病例作为终点事件对模型进行验证,同样获得良好的预测效果。这就规避了"并非所有重度异型增生等癌前病变都会进展为鳞癌"这一情况的存在而导致模型应用层面的不确定性。换言之,这一进展风险预测模型同样适用于以临床诊断食管鳞癌为目标事件的进展风险分层。

该研究改写了目前在临床实践中使用的仅依靠病理诊断制定内镜随访监测策略的"专家共识",首次系统评价了内镜碘染色特征对食管病变进展风险的预警作用,提高了食管癌筛检保护率。同时,该研究再次为临床医生及患者提供了简单、易用、经济的风险分层工具与分级标准,确保高危人群被正确识别并接受适宜的内镜复查监测,是我国食管癌人群防控走向精准化的重要进展。

人群水平的肿瘤筛查非同小可,与临床的诊断试验存在明确差异,因此必须基于随机对照证据,开展科学的卫生经济学评价。同时,极低的绝对流行率、筛查的侵入性、医疗资源的稀缺性共同决定,肿瘤筛查及癌前病变监测策略的精准化与个体化是肿瘤防控领域的重要发展方向。该系列研究所构建的两个风险预测模型,初步实现了筛检前的人群精准浓缩和筛检后的个体化监测,同时,该研究所建立的进展预测模型首次提出了"碘染色异常特征"对进展风险的独立且重要的预警作用,改变了现行临床实践标准。未来在不同高发区甚至非高发区人群中进行上述模型的外部验证(validation)与校准(calibration),以及基于高通量生物检测技术与更长期随访获取更丰富的预测因素和结局事件并以此对现有模型进行不断更新与升级,将是其不断获取新的生命力的重要路径。

此外,在恶性肿瘤的筛查领域,按照决策、实施和费用支付主体不同,筛查工作可分为"政策或项目推动的有组织的人群筛查"和"医患共同决定的临床机会性筛查",而本章所述研究主要为有组织的人群筛查模式。随着社会经济的发展,大众健康体检意识、医疗服务可及性和服务质量不断提高,基于临床的机会性筛查已逐渐引起关注。机会性筛查的受检者对筛查有更强的主动性,且由于受检者皆为该疾病的高危对象,疾病检出比例明显高于大众人群筛查,因此更具成本效益。同时,机会性筛查的成本主要由受检者承担,使筛查工作化整为零,从而有利于在更大范围内持续推广。然而,开展大规模恶性肿瘤的临床机会性筛查必须具备两个前提条件:①与人群筛查相同,机会性筛查也必须建立在证明"筛查有效"的高规格循证医学证据基础之上,确保筛查能够使早期患者获益;②应具有准确可靠、简便易行的风险评估工具及分级标准,避免门诊医师盲目转诊,导致成本-效果低下的同时使医疗机构的内镜科室不堪重负。研究团队进一步于 2017 年启动"食管癌临床机会性筛查"多中心真实世界临床研究,共同构建食管癌机会性筛查临床门诊队列(outpatient cohort of opportunistic screening for esophageal cancer in China,OSECC,中国队列共享平台:Chinacohort. bjmu. edu. cn,identifier CCC2020010301),构建了首个适用于临床机会性筛查的食管恶性病变风险预测模型并提出了适宜的风险分级标准[15]。评估显示,在北方高发人群中,该模型预测准确率达 87.1%,在南方非高发区所收集的混居人群样本中(覆盖全国 30 个省、自治区、直辖市),模型预测准确率仍高达 84.3%,提示该模型具有理想的人群适应性及可推广潜力。实现了"临床机会性筛查"工作中所必需的精准转诊,为在我国开展食管癌的机会性筛查工作提供了必要前提。

综上所述,肿瘤及慢性病领域类似的风险预测研究需要不断在预测能力、外推能力、易用性、经济性等多个维度间寻找平衡点,在不同的情境与目标限定下权衡"人群建模(筛查队列)还是临床建模(患者队列)""内部验证(统计验证)还是外部验证(独立人群)""高维建模(神经网络、支持向量机)还是经典方法建模(logistic 与 Cox 模型)""基于宏观因素(问卷、病历数据)还是加入生物标记物(多组学标记物)"。"十三五"以来,在国家重点研发计划"精准医学"与"慢性病防控"等大型专项基金支持下,我国已构建包括专病人群与患者队列、地域与职业人群队列等几十个前瞻性队列项目,总规模已远超百万。这为风险预测研究提供了良好的研究素材与发展平台,但需要特别注意的是,高规格的顶层流行病学设计、严谨求实的现场调研、系统深入的数据挖掘、专业审慎的医学解读是此类研究经得住历史考验的根本,也是各项研究成果具有实际转化价值的前提。

(北京大学肿瘤医院　柯杨　何忠虎)

参考文献

[1] BRAY F,FERLAY J,SOERJOMATARAM I,et al. Global cancer statistics 2018:GLOBOCAN estimates of incidence and mortality worldwide for 36 cancers in 185 countries[J]. CA Cancer J Clin,2018,68(6):394-424.

[2] TORRE L A,BRAY F,SIEGEL R L,et al. Global cancer statistics,2012[J]. CA Cancer J Clin,2015,65(2):87-108.

[3] WHO. GLOBOCAN 2012:Estimated Cancer Incidence,Mortality and Prevalence Worldwide in 2012[EB/OL]. WHO,2012.

[4] CHEN W,ZHENG R,BAADE P D,et al. Cancer statistics in China,2015[J]. CA Cancer J Clin,2016,66(2):115-132.

[5] 郑荣寿,孙可欣,张思维,等. 2015 年中国恶性肿瘤流行情况分析[J]. 中华肿瘤杂志,2019,41(1):19-28.

[6] PENNATHUR A,GIBSON M K,JOBE B A,et al. Oesophageal carcinoma[J]. Lancet,2013,381(9864):400-412.

[7] ENZINGER P C,MAYER R J. Esophageal cancer[J]. N Engl J Med,2003,349(23):2241-2252.

[8] TRAN G D,SUN X D,ABNET C C,et al. Prospective study of risk factors for esophageal and gastric cancers in the Linxian general population trial cohort in China[J]. Int J Cancer,2005,113(3):456-463.

[9] WANG G Q,ABNET C C,SHEN Q,et al. Histological precursors of oesophageal squamous cell carcinoma:results from a 13 year prospective follow up study in a high risk population[J]. Gut,2005,54(2):187-192.

［10］ BLOT W J,LI J Y,TAYLOR P R,et al. Nutrition intervention trials in Linxian,China:supplementation with specific vitamin/mineral combinations,cancer incidence,and disease-specific mortality in the general population［J］. J Natl Cancer Inst,1993,85(18):1483-1492.

［11］ WEI W Q,ABNET C C,LU N,et al. Risk factors for oesophageal squamous dysplasia in adult inhabitants of a high risk region of China［J］. Gut,2005,54(6):759-763.

［12］ HE Z,LIU Z,LIU M,et al. Efficacy of endoscopic screening for esophageal cancer in China（ESECC）:design and preliminary results of a population-based randomised controlled trial［J］. Gut,2019,68(2):198-206.

［13］ LIU M,LIU Z,CAI H,et al. A Model To Identify Individuals at High Risk for Esophageal Squamous Cell Carcinoma and Precancerous Lesions in Regions of High Prevalence in China［J］. Clin Gastroenterol Hepatol,2017,15(10):1538-1546.

［14］ LIU M,LIU Z,LIU F,et al. Absence of Iodine Staining Associates With Progression of Esophageal Lesions in a Prospective Endoscopic Surveillance Study in China［J］. Clin Gastroenterol Hepatol,2020,18(7):1626-1635.

［15］ LI J,XU R,LIU M,et al. Lugol Chromoendoscopy Detects Esophageal Dysplasia With Low Levels of Sensitivity in a High-Risk Region of China［J］. Clin Gastroenterol Hepatol,2018,16(10):1585-1592.

第十六章

尼帕病毒感染的流行与危险因素

提　要

　　尼帕病毒(Nipah virus,NIV)感染是一种新发人畜共患病,其临床表现主要为发热、头痛、意识水平下降等。尼帕病毒属于 RNA 病毒,是副黏病毒科的一个新种。1998 年在马来西亚首次暴发流行以来,尼帕病毒感染在多个亚洲国家蔓延[1]。目前,已经证实果蝠是尼帕病毒的自然储存宿主。马来西亚和新加坡尼帕病毒感染人暴发疫情中,猪是中间宿主,果蝠将病毒传染给猪,病毒再从猪传染给人[2]。然而,2001 年印度西孟加拉邦西里古里(Siliguri)地区暴发的尼帕病毒感染人疫情,则是果蝠直接将尼帕病毒传染给了人,且孟加拉国在 2001—2015 年期间出现了尼帕病毒在人间感染的持续流行与暴发。2018 年 5 月,印度尼帕病毒感染疫情再度暴发,病死率高达 91%(21/23)[3]。由于缺乏有效的药物治疗和疫苗预防,尼帕病毒感染病死率极高,成为严重威胁人类健康的公共卫生问题。

一、疫情的发现与病原体确认

　　1998 年 9 月底,马来西亚西部的霹雳州(Perak)怡保市(Ipoh)附近一个以养殖生猪为主要产业的村庄出现病死率较高的发热性脑炎病例,疫情一直持续至 1999 年 2 月初。1998 年 12 月—1999 年 1 月,马来西亚森美兰州(Negri Sembilan)小甘密(Sikamat)附近的小镇发生第二起聚集性疫情。1998 年 12 月,马来西亚武吉不兰律(Bukit Pelandok)接着发生第三起更大规模的聚集性疫情。由于当地在之前发生过乙型脑炎疫情,加之此次疫情 28 例患者中有 4 例乙型脑炎 IgM 抗体阳性,部分患者血清样本同时检测出乙型脑炎病毒核酸,该起疫情最初被判断为散发的乙型脑炎[4]。马来西亚政府起初对养猪场进行大面积灭蚊,对高危人群进行乙型脑炎疫苗接种,但没能阻止疫情向其他地区扩散。1999 年 1 月,随着患病猪流向其他地区,马来西亚其他州的人群和猪也发生类似症状,致使 265 人发病,105 人死亡。奇怪的是,部分居住在距离疫区很近的马来人村庄却没有病例发生,可能原因是村庄里大多数居民是穆斯林,禁止接触猪肉或猪肉制品。

　　很快,人们发现该病的流性特征与乙型脑炎存在明显的不同:一是发病人群的年龄和职业分布不同。该病大多数发生在成年男性养猪户,年幼的儿童鲜有发生,而乙型脑炎主要发生于儿童青少年人群,并不局限与某一特定职业人群。二是两者的传播途径不同。

尼帕病毒感染者大多有生猪接触史,不经蚊虫传播。三是两者疾病谱不同。该病罹患率可达33%,明显高于以隐性感染为主的乙型脑炎。四是两者控制措施不同,蚊媒防控和乙型脑炎疫苗接种对疫情控制毫无效果。尼帕病毒感染者中接种过乙型脑炎疫苗的人依然感染发病,同时猪大量发病和死亡更加促使人们排除乙型脑炎的可能,因为猪是乙型脑炎病毒的动物宿主,感染后不发病。该疫情的误判,不仅耽误了控制疫情的宝贵时间,也浪费大量人力物力。

1999年3月初,马来西亚大学病毒学家分离出一种副黏病毒,随后试验显示该病毒与亨德拉(Hendra)病毒抗体产生反应,进一步基因测序显示为一种新型病毒,与亨德拉病毒有80%的同源性。最终,该疫情确定是尼帕病毒感染引起。政府迅速通过广播和电视等媒体向养猪户等重点人群开展健康教育,让养猪户工作期间戴口罩、护目镜、手套,穿长袍和靴子,加强个人防护,处理受感染的动物后要洗手,运输动物和猪的车辆以及其他工具要严格清洗消毒;医护人员诊疗患者时严格执行标准预防措施。大量调查后发现,此次疫情中果蝠是尼帕病毒的自然储存宿主,病毒存在于受感染的果蝠尿液和唾液中。果蝠吃剩下的水果落入猪圈,猪食用受污染的果子就会被感染。

马来西亚政府针对尼帕病毒特点实施了两个阶段的生猪扑杀行动:第一阶段,在疫情暴发地区扑杀约100多万头猪;第二阶段,对全国养猪场开展持续3个月的监测。如果养猪场有3份样本被检测为尼帕病毒阳性,即被确定为阳性养猪场。阳性养猪场周围500米的所有生猪均被捕杀。同时,建议养猪场不要建在靠近果园的地方,吸引果蝠的果树不要种植在果园及养猪场附近[5]。

二、全球流行概况

自1998年9月马来西亚发生尼帕病毒感染暴发疫情以来,已扩散至新加坡、孟加拉国、印度和菲律宾等国,致使约599人发病,347人死亡,病死率达58%。

(一) 新加坡进口生猪引发疫情

1999年3月16日,新加坡一家医院收治一名47岁男性屠宰场工人,因头痛1周,发热、气喘、嗜睡和意识模糊2天入院,随后12小时内意识迅速恶化,最终诊断为病毒性脑炎死亡。第2天,该医院又收治一名相似症状的屠宰场工人,该患者的兄弟也是屠宰场工人,因严重的头痛和肺炎在另一家医院住院治疗。新加坡卫生部门通过监测发现,第4例患者也因类似症状收入第三家医院。

1999年3月3日,新加坡禁止从马来西亚疫情地区进口生猪,3月19日新加坡暂停从马来西亚全境进口生猪,关闭新加坡两个病例发生的屠宰场,并展开调查和严格的消毒。国家传染病中心对具有呼吸系统症状或脑膜脑炎发热患者进行筛查,对500多名屠宰场工人进行采样检测,具有发热、呼吸系统或神经系统症状的疑似病例一律收治入院进行调查,共筛查35名可疑病例,最终确诊7例,加上之前的4例患者,共计发生11例尼帕病毒感染性脑炎。11名患者中,有4人屠宰生猪,2人收集猪血,1人清理猪内脏,另外4人负责饲养屠宰前的活猪。患者均为男性,年龄在22~47岁;发病时间集中于3月9日至3月19日,其中9人因马来西亚发生疫情提前接种了乙型脑炎疫苗。调查发现,11例病例集中在2家屠宰场,且屠宰场曾经屠宰过来自马来西亚疫区的猪。当禁止从马来西亚进口猪以后,新加坡尼帕病毒感染人疫情得到控制[6,7]。

（二）孟加拉国家出现庭聚集性病例

2001 年 4 月 20 日,梅黑尔布尔(Meherpur)地区一位 33 岁的农民出现尼帕病毒感染症状,6 天后死亡。该起疫情持续一个月,共发现 4 例确诊病例和 9 例临床诊断病例,死亡 9 例,病死率 69%。首发病例家庭发生聚集性疫情,其妻子、儿子、弟弟和姐姐共 5 人发病。最后 1 例患者,是首发病例的邻居,一位 60 岁的妇女。13 例病例中,6 例(46%)为男性,年龄中位数 38 岁(4~60 岁),其中 9 例临床诊断病例,从发病至死亡平均周期为 6 天(3~10 天)。2003 年 1 月 11 日至 1 月 28 日,距离梅黑尔布尔 150km 之外的瑙冈(Naogaon)地区出现类似疫情。瑙冈(Naogaon)地区共发现 12 例患者,包括 4 例实验室确诊病例和 8 例临床诊断病例,死亡 8 例,病死率 67%;年龄中位数 12 岁(4~42 岁),8 例(67%)为男性。首发病例是一位 12 岁男孩,1 月 11 日发病,最后一例病例为一位 12 岁女孩,1 月 28 日发病。一户家庭发生聚集性疫情,该家庭户主 1 月 14 日发病,其妻子和 3 个女儿在随后的 2 周内发病,仅 2 个小女儿存活,其余 3 人均死亡[8]。此后,孟加拉国几乎每年都发生尼帕病毒感染疫情。2003 年 3 月,开始对疫情进行回顾性调查,分析其流行特征、临床表现、致病因素、危险因素、储存宿主和无症状感染情况等。孟加拉国是一个以穆斯林为主的国家,没有养猪业,与马来西亚疫情的传播途径也不相同。孟加拉文化中,采集椰枣树的树液用于新鲜食用或发酵成酒精饮料。人们通常剥去椰枣树树皮,让树液整夜渗入绑在树上的收集罐中。有研究称,果蝠的唾液、尿液和排泄物经常污染树液。孟加拉国相关研究显示,食用新鲜树汁是果蝠传染人的主要传播途径。其他研究显示,爬树和接触生病动物也是感染病毒的途径。果蝠吃剩下的水果含有果蝠唾液,食用后易感染发病[9-11]。

（三）印度出现医院内人与人之间传播

2001 年 1~2 月,印度西孟加拉邦西里古里(Siliguri)暴发了发热伴神经系统症状疾病,实验室检测未明确病原体。由于西里古里地区紧邻孟加拉国发生尼帕病毒脑炎疫情地区,人们再次对临床标本检测,发现 50% 的标本检出尼帕病毒。疫情在传播途径和感染人群等方面,与孟加拉国的疫情有着很多相似之处[12]。2018 年印度再次暴发尼帕病毒感染疫情,2018 年 5 月 2 日喀拉拉邦(Kerala)Kozhikode 区一名 27 岁男性出现发热和肌肉疼痛等症状,5 月 3 日因发热、肌肉酸痛和呕吐症状到塔鲁克总部(Taluk Headquarters)医院就诊,随后留院观察,5 月 4 日晚出现高热、腹痛、呕吐、感觉器官改变和持续咳嗽。5 月 5 日早晨患者通过私家车转到 Kozhikkode 地区政府医学院,经 CT 扫描后被送进了病房,当晚死亡。这例患者在 Taluk Headquarters 医院治疗时,传染了 9 人,包括直系亲属、同一病房内的患者、患者亲属和护理人员。在 Kozhikkode 地区政府医学院治疗时,又传染了 10 人,包括急诊室、CT 室工作人员,一起候诊的其他患者和护理人员;另外还有 3 例二代感染病例。疫情发生后,当地政府于 5 月 18 日采取隔离治疗患者、追踪密切接触者、加强医院感染控制等措施,共对 2 642 名密切接触者进行医学观察,并紧急进口抗病毒药物利巴韦林用于病例治疗。5 月 30 日后,没有新发病例,疫情得到控制[3,13]。

（四）菲律宾出现病毒从病马传染给人

2014 年,菲律宾国家流行病学中心接到报告,棉兰老岛(Mindanao)上 2 个村庄发生 2 例疑似尼帕病毒感染患者死亡。随后,调查发现其他死亡病例以及具有神经系统症状的感染病例,同时还有几匹马突然死亡。岛上共发现 17 例疑似病例,包括 1 例脑膜炎、11 例脑炎和 5 例流感样症状患者。该起疫情病死率为 53%(9/17),具有急性脑炎症状的患者病死率为

82%(9/11)。调查员检测一系列导致神经系统症状的病原体均为阴性,3 例病例尼帕病毒阳性。调查认为,人们通过接触病马、在屠宰病马期间接触病马的体液或食用未煮熟的病马肉导致感染[14]。

三、危险因素

尼帕病毒先后在马来西亚、孟加拉国和印度等国家暴发时,均呈现不一致的传播或感染方式,在马来西亚首发时误认为是乙型脑炎。因此,不同国家结合疫情特点开展了危险因素调查研究。

(一) 尼帕病毒危险因素研究一:马来西亚

1998 年 9 月—1999 年 5 月,马来西亚霹雳州、森美兰州和雪兰莪州共报告 265 例脑炎病例,其中死亡病例 105 例,多数病例是养猪户。同时,在有病例出现的养猪场,部分生猪出现呼吸道和神经系统症状。1999 年 3 月,实验室研究证实了感染人和生猪的病毒是尼帕病毒[15]。

1. **研究人群**　1999 年 3 月开始研究时,231 例病例中 97% 的病例居住在森美兰州的 Port Dickson 地区。在该地区开展病例对照研究。

2. **病例选取**　病例定义为有尼帕病毒感染血清学证据的患者。研究招募了 1999 年 1 ~ 4 月期间住院的脑炎病例。脑炎住院病例最方便获得且配合度高,已经出院的脑炎病例通过家访招募。脑炎病例中,尼帕病毒血清抗体阳性者作为病例。

3. **对照选取**　本研究选取社区农场对照和病例农场对照。社区农场对照是为了解人感染尼帕病毒特征,该对照选取在没有被诊断为脑炎病例的猪场居住或工作的人。病例农场对照是为了确定具体农场活动与尼帕病毒感染的关系,该对照选取在已知尼帕病毒感染病例的猪场居住或工作的人。对人群血清标本进行尼帕病毒抗体检测,阴性者作为对照。

4. **实验室研究**　收集病例和对照的血样标本,分别采用 IgM 捕获抗体 EIA 和间接 EIA 检测血清标本中的 IgM 和 IgG 抗体。

5. **数据整理与分析**　收集人口统计学、疾病、猪场特征和具体农场活动等信息。儿童患者,以及死亡、昏迷或呼吸机治疗患者,对其成年家庭成员进行调查。病例和病例农场对照间的暴露比较采用分层分析,以每个农场的病例和病例农场对照分层,计算 OR 值和 95% 可信区间。

6. **病例一般情况**　224 例脑炎病例中,109 例(49%)接受面访,其中 101 例患者获得尼帕病毒血清学结果。80 例(80/101)患者检测出尼帕病毒抗体,作为病例组。剩下 21 例尼帕病毒抗体阴性患者在后续的进一步分析中被排除,其中 10 例(接近 50%)患者血清标本采集时距离发病至少 1 周。除了 80 例尼帕病毒抗体阳性脑炎患者之外,166 例社区农场对照中 10 例(6%)和 178 例病例农场对照中 20 例(11%)也被检测出尼帕病毒抗体阳性。对照中检测出来的 30 例阳性患者归为病例组。

110 例尼帕病毒抗体阳性患者的平均年龄 38 岁(9 ~ 76 岁),男性 82 例(75%);华裔占 77%、印度裔占 20%、印度尼西亚族占 1%、比达友族占 1%,还有 1 例病例无法获得种族信息。105 例(95%)患者居住或工作在猪场,101 例(92%)病例报告曾处理过猪或在距猪不到 1m 的地方接触过猪尿液或粪便。9 例(8%)病例报告曾与猪有过有限的接触或者没有接触,无典型流行病学特征,其中 3 例病例报告既不在猪场居住,也不在猪场工作,与猪也没有接触;5 例病例报告曾居住在猪场,但与猪没有接触;1 例病例报告曾在猪场混合猪饲料,但与猪没有直接接触。

7. 病例与社区农场对照比较　110 例病例中 97 例居住或工作在猪场,且在猪场外与猪没有其他潜在暴露(如卡车上搬运猪或在屠宰场工作)。该研究对为 97 例病例匹配了 147 例社区农场对照纳入分析(表 16-1)。病例与对照在年龄、性别上分布相似(平均年龄均为 37.8 岁,$P = 0.99$),在种族和职业上分布有明显差异,很可能是对照选取过程造成的。在本研究开始前,大多数非华裔外籍工人已经离开该地区,而猪场工作人员又作为对照选取目标。

表 16-1　1998—1999 年马来西亚实验室确诊尼帕病毒感染病例与社区农场对照特征分布情况

变量	病例组(n=97)	社区农场对照组(n=147)	OR	95% CI
男性	71/97(73%)	106/147(72%)	1.06	(0.59,1.88)
种族				
中国人	78/97(80%)	137/147(93%)	0.30	(0.14,0.66)
印度人	19/97(20%)	10/147(7%)	1.00	–
职业[a]				
猪场老板或工人	86/97(89%)	142/147(97%)	0.28	(0.10,0.77)
家庭主妇	3/97(3%)	1/147(1%)	4.66	(0.58,37.3)
学生	9/97(9%)	10/147(7%)	1.40	(0.55,3.58)
在猪场居住	72/97(74%)	113/147(77%)	0.87	(0.48,1.57)
在猪场工作	91/97(94%)	147/147(100%)	–	–
农场其他动物发病				
狗	77/89(87%)	106/139(76%)	2.00	(0.98,4.09)
猫	57/89(64%)	86/139(62%)	1.10	(0.63,1.91)
鼠	71/89(80%)	107/139(77%)	1.18	(0.62,2.26)
鸡	69/89(78%)	102/139(73%)	1.25	(0.67,2.34)
蝙蝠	17/89(19%)	26/139(19%)	1.03	(0.52,2.03)
农场生病/死亡动物增加				
狗	54/92(59%)	34/140(24%)	4.43	(2.55,7.70)
猫	21/85(25%)	11/132(8%)	3.61	(1.69,7.71)
鼠	10/85(12%)	12/132(9%)	1.33	(0.55,3.24)
鸡	8/85(9%)	7/132(5%)	1.86	(0.65,5.26)
蝙蝠	9/85(11%)	3/132(2%)	5.09	(1.50,17.30)

注:病例仅包括居住或工作在猪场且没有其他潜在暴露于猪的患者;[a] 职业之间并不互相排斥。

病例所在农场与对照所在农场在动物物种上检出率无明显差异。与对照相比,病例所在农场报告的生病或死亡的猪、狗和鸡等动物数量明显增加。狗和鸡的疾病描述很少,症状与猪相似,如步态不稳、食欲缺乏和口吐白沫。按照性别、种族、职业和居住地(农场内 vs 农场外)进行分析,尼帕病毒感染与生病或死亡的猪、狗和鸡的数量增加不存在关联。调整种族、职业和其他农场动物疾病后发现,尼帕病毒感染与生病或死亡的猪增加存在关联($OR=$ 5.52,95% CI:2.84~10.7),与生病或死亡的狗($OR=1.89$,95% CI:0.83~4.31)或鸡($OR=$ 1.07,95% CI:0.24~4.81)的增加无关。

8. **病例与病例农场对照比较** 110 例病例中,选取 48 例病例,每例至少与 1 名来自同一农场的对照匹配,共计 107 例病例农场对照纳入本次分析(表 16-2)。与对照相比,男性和养猪场老板有更高的感染风险;病例更有可能是在农场里工作或接触猪的人。农场工作人员中,尼帕病毒感染与直接接触病猪有关联。尼帕病毒感染与喂猪、与猪密切接触之间相关联,如处理猪幼崽(修剪尾巴、给耳朵加标签)、给猪注射或用药治疗、协助种猪繁殖(收集公猪精液、母猪人工授精)、协助小猪仔出生和处理死猪。将涉及与猪密切接触的活动合并成一个变量,该变量与尼帕病毒感染之间呈强关联($OR=5.62$,95% CI:2.07~15.30)。

表 16-2 1998—1999 年马来西亚实验室确诊尼帕病毒感染病例与病例农场对照特征分布情况

特征	病例组 ($n=48$)	病例农场对照组 ($n=107$)	OR	95% CI
男性	36/48(75%)	55/107(51%)	3.29	(1.44,7.53)
职业				
猪场老板或工人	40/48(83%)	71/107(66%)	3.49	(1.24,9.81)
家庭主妇	2/48(4%)	10/107(9%)	0.32	(0.07,1.42)
学生	8/48(17%)	38/107(36%)	0.24	(0.10,0.60)
在农场居住	39/48(81%)	86/107(80%)	1.31	(0.32,5.33)
在农场工作	44/48(92%)	76/107(71%)	8.79	(2.53,30.6)
农场里接触猪[a]	42/44(95%)	70/76(92%)	1.57	(0.30,8.18)
农场里接触病猪[a]	30/42(71%)	30/73(41%)	3.69	(1.49,9.14)
农场里具体活动[a]				
打扫猪舍	42/44(95%)	70/76(92%)	1.48	(0.24,9.15)
清洗猪	43/44(98%)	71/76(93%)	1.11	(0.17,7.26)
喂猪	39/43(91%)	58/74(78%)	3.86	(1.16,12.9)
处理猪宝宝[b]	23/44(52%)	20/76(26%)	2.95	(1.21,7.21)
协助种猪繁殖[c]	21/43(49%)	12/75(16%)	3.37	(1.34,8.45)
协助小猪仔出生	22/44(50%)	13/73(18%)	4.42	(1.66,11.8)
给猪注射或用药治疗	29/44(66%)	21/75(28%)	3.10	(1.47,6.56)
处理死猪	29/43(67%)	27/76(36%)	3.89	(1.60,9.44)

注:[a] 分析仅限于在农场工作的人;[b] 包括修剪尾巴、给耳朵贴标签和给猪治疗等活动;[c] 包括母猪人工授精和收集公猪精液等活动。

研究证实,1998—1999 年马来西亚尼帕病毒疫情主要传播途径是人与猪密切接触,尤其是与病猪密切接触。但其他动物也有可能是尼帕病毒的感染来源。

(二) 尼帕病毒危险因素研究二:孟加拉国

自 2001 年以来,孟加拉国的尼帕病毒疫情几乎每年均有发生,患者病死率高达 70%,幸存者中 1/3 出现永久性神经功能损害。孟加拉国尼帕病毒感染疫情的主要危险因素是食用生椰枣汁和接触尼帕病毒感染者。接触患者人群一般为患者护理人员。调查后发现,部分患者既没有食用椰枣汁也没有接触过尼帕病毒感染者,提示尼帕病毒可能存在其他未知感染途径。

鉴于 2004 年之前关于孟加拉国尼帕病毒疫情调查问卷内容各不相同,Sonia TH 等选择收集 2004—2012 年间孟加拉国尼帕病毒感染疫情资料,综合分析尼帕病毒感染危险因素。研究包括两类尼帕病毒感染者:实验室确诊病例和临床诊断病例。实验室确诊病例为血清尼帕病毒 IgM 抗体阳性的患者;临床诊断病例为在采集血液样本前或抗体产生前已经死亡,临床表现为发热和神经系统症状的患者[16]。

1. 问卷调查　统一培训调查员后,采用标准化调查问卷对现存活且无神经损伤的患者,死亡患者以及不能应答患者的 2~3 名亲属或知情人进行调查。调查内容包括人口统计学、家庭信息、外出史、动物和水果接触史以及与尼帕病毒感染者接触史等资料。2004 年,孟加拉国尼帕病毒疫情调查问卷中增加食用生椰枣汁内容,2012 年增加饮用发酵椰枣汁(又叫"TARI 饮料")的内容。

2. 病例对照研究　收集 2004—2012 年 157 例病例,包括 80 例实验室确诊病例和 77 例临床诊断病例,年龄中位数 25 岁(6 月龄~75 岁),61% 为男性,主要职业为学生和家庭主妇,病死率为 77%。对照按 3:1 或 4:1 与病例组在年龄、性别和地理位置进行匹配,共收集对照 632 例。采用单因素条件 logistic 回归分析,校正年龄和性别后,分析每一种暴露与尼帕病毒感染之间的关联。本研究不仅调查病例接触史、是否饮用生椰枣汁,还尽可能调查其他暴露与疾病是否存在关联。单因素分析发现,病例组住在锡棚里(相对于住在茅草屋)、有外出史、发病前去过医院、居住地周围树上遇见过蝙蝠的比例高于对照组(表 16-3)。接触患病家畜、爬树以及其他暴露在两组间差异无统计学意义。饮用生椰枣汁、接触尼帕病毒感染者与疾病存在关联,水果清洗后食用是发病的保护因素。调整年龄、性别、接触尼帕病毒感染者和饮用椰枣汁等因素后,多元回归分析发现,夜间看到住所周围有蝙蝠活动($OR=3.3$,95% CI:1.2~8.8)、外出史($OR=3.5$,95% CI:1.5~8.2)是发病的危险因素(表 16-4)。饮用生椰枣汁的人群归因分值为 50%,接触尼帕病毒感染患者的人群归因分值为 30%,表明如果能禁止饮用生椰枣汁,将会减少一半感染尼帕病毒的风险,防止接触尼帕病毒感染患者能减少 30% 的风险。居住地周围树上有果蝠栖息和有外出史的人群归因值分别为 40% 和 22%(表 16-4)。

表 16-3　2004—2012 年孟加拉国尼帕病毒感染危险因素单因素分析(校正年龄和性别)

暴露#	病例 ($n=157$) 比例/%*	对照 ($n=632$) 比例/%*	aOR**	95% CI	P	aP##
职业	100	100	1.03	(0.96,1.10)	0.42	1
房屋类型						
半-pucca 房	8	13	1.53	(0.49,4.76)	0.46	1
锡棚	83	65	4.40	(1.83,10.61)	0.001	0.033
混凝土或砖房	0.8	2	1.08	(0.12,9.86)	0.95	1
其他	0.8	0.5	2.21	(0.12,40.31)	0.59	1

续表

暴露#	病例 (n=157) 比例/%*	对照 (n=632) 比例/%*	aOR**	95% CI	P	aP##
爬树	29	22	1.38	(0.52,1.43)	0.257	1
接触动物	58	56	0.86	(0.52,1.43)	0.562	1
接触患病动物	14	16	0.91	(0.49,1.68)	0.767	1
接触死亡动物	9	8	1.26	(0.60,2.64)	0.542	1
宰杀患病动物	4	4	0.66	(0.17,2.60)	0.551	1
食用患病动物肉	10	8	1.23	(0.55,2.73)	0.610	1
树上有蝙蝠						
白天房屋周围	14	11	1.29	(0.72,2.30)	0.399	1
夜晚房屋周围	57	41	2.30	(1.51,3.50)	0.001	0.033
白天工作场所周围	6	5	1.11	(0.50,2.45)	0.793	1
夜晚工作场所周围	15	12	1.46	(0.83,2.58)	0.186	1
看到下列动物增多						
啮齿动物	10	10	0.96	(0.52,1.78)	0.908	1
鼩鼱	4	6	0.59	(0.24,1.46)	0.250	1
大蝙蝠	3	2	1.52	(0.50,4.59)	0.457	1
小蝙蝠	0.8	4	3.81	(1.11,13.01)	0.033	1
吃蝙蝠肉	0.7	0.2	3.77	(0.22,66.03)	0.363	1
吃下列食物						
任何水果	92	94	0.58	(0.41,1.79)	0.671	1
Plum 李子	46	58	0.57	(0.38,0.87)	0.009	1
杨桃	10	17	0.52	(0.28,0.99)	0.047	1
番石榴	21	32	0.45	(0.27,0.73)	0.001	0.033
从地上捡水果	40	35	1.33	(0.81,2.19)	0.259	1
吃下列水果先清洗						
任何水果	48	63	0.47	(0.30,0.73)	0.001	0.033
Plum 李子	16	27	0.41	(0.21,0.81)	0.01	0.33
杨桃	5	15	0.13	(0.01,1.12)	0.063	1
番石榴	9	19	0.09	(0.01,1.75)	0.026	0.858
外出史	34	18	2.38	(1.51,3.74)	0.00	0
去过医院或诊所	37	23	4.45	(2.53,7.84)	0.00	0
饮用生椰枣汁	54	25	4.91	(3.16,7.65)	0.00	0
接触尼帕病毒患者	37	19	7.28	(3.96,13.37)	0.00	0

注:#病例发病前一个月内的暴露;* %是基于无缺失值数据的比例;**校正年龄和性别;##校正后的 P 值。

表 16-4　2004—2012 年孟加拉国尼帕病毒感染危险因素多因素分析

危险因素	n	aOR#	95% CI	P	AR*
居住在锡棚里	367	1.92	(0.59,6.27)	0.279	
夜间房屋周围有蝙蝠活动	367	3.25	(1.20,8.83)	0.021	0.40
外出史	367	3.50	(1.49,8.22)	0.004	0.22
吃水果前先清洗	367	0.54	(0.25,1.19)	0.128	
饮用椰枣汁	367	16.7	(6.50,42.7)	0.00	0.50
接触尼帕病毒患者	367	8.38	(2.59,27.2)	0.00	0.30

注:#校正年龄和性别;*存在关联的危险因素归因危险度。

3. **深入访谈**　为探索人群尼帕病毒感染的未知罕见暴露,2013 年该研究对 2004 年以来病例对照研究中报告既没有尼帕病毒感染患者接触史也没有饮用椰枣汁史的 34 名尼帕病毒感染患者进行深入访谈。调查发现,29 例(85%)患者或其亲属报告实际上饮用过椰枣汁或接触过尼帕病毒感染者,其中 16 例患者实际上饮用过生椰枣汁,13 例患者在发病前 5~11 天内接触过尼帕病毒感染者。其余 5 例患者也有流行病学接触史:第 1 例患者为 13 岁小女孩,曾食用过蝙蝠吃剩下的水果、攀爬过果树摘水果;第 2 例患者玩耍过蝙蝠吃剩下的水果;第 3 例患者为一位 65 岁妇女,可能在当地市场里食用过椰枣汁,还吃过树上落下的水果;第 4 例患者为一位电工,经常攀爬电线杆和树,可能接触过在电缆线上栖息的蝙蝠,其家人也报告其发病前 6~7 天吃过树上跌落的水果;第 5 例患者为一位 5 岁的男孩,曾经按当地的偏方吃蝙蝠肉来治疗呼吸系统疾病。

由于 2001—2003 年期间,饮用椰枣汁并没有作为暴露进行调查,随后对该时间段内既往调查中报告没有尼帕病毒感染者接触史的 11 名患者,再次进行饮用椰枣汁和其他暴露史调查。经深入访谈发现,2001 年 Meherpur 邦尼帕病毒感染暴发疫情中,1 例因饮用生椰枣汁而感染发病的患者可能通过人传人途径感染了其他 12 人。调查其中 3 人发现,1 例饮用了生椰枣汁,2 例接触了首发病例。2003 年 Naogaon 邦尼帕病毒感染暴发疫情中,6 例患者在重新调查中被确认曾饮用椰枣汁;1 例曾经接触过尼帕病毒感染者;1 例报告既没有接触类似患者也没有饮用椰枣汁,重新调查发现其曾到蝙蝠窝下面大便,直接接触过蝙蝠分泌物。

鉴于 2004 年以前对尼帕病毒流行病学认识有限,饮用椰枣汁并没有作为一种暴露列在调查问卷中。因此,2001—2003 年调查尼帕病毒感染者未发现接触史,可能是调查工具错误导致的分类错误。实际上,饮用椰枣汁是很重要的疾病关联暴露。共深入访谈尼帕病毒感染患者 45 例,其中 11 例现存活患者直接面对面调查,34 例已死亡患者按照每个患者至少 3 名亲属或知情者被访谈为原则进行调查。与对照组相比,病例组饮用生椰枣汁比例是对照组的 4.9 倍,接触尼帕病毒感染者的比例是对照组的 7.3 倍,其他因素还包括居住地周围夜间看见蝙蝠活动、一个月内去过野外活动。

2001—2012 年尼帕病毒感染者中,仅有 3% 既没有类似病例接触史也没未饮用椰枣汁(表 16-5)。

表 16-5　经流行病学深入调查后尼帕病毒感染患者的暴露情况($n=182$)

危险因素	病例数
饮用椰枣汁	53(96%)
饮用生椰枣汁	51(92%)
饮用 Tari 饮料(发酵后椰枣汁)	2(4%)
接触尼帕病毒感染患者	44(80%)
既没有饮椰枣汁也未接触尼帕病毒感染患者	3(6%)

该研究汇总多个尼帕病毒疫情暴发数据资料,分析尼帕病毒感染是否存在其他罕见的、未知的感染途径。研究发现,饮用椰枣汁和接触尼帕病毒感染患者是孟加拉国尼帕病毒疫情传播最重要的两个途径。这些结论对孟加拉国尼帕病毒感染防控非常重要。依据这些结论,把防控重点放在切断这两个传播途径上,将有效、快速地控制疫情。尽管这些措施已经在实施,但院内感染和家庭护理人员感染控制不力,仍是尼帕病毒传播的主要原因。同时,该研究凸显了疫情暴发过程中,尤其是在对疾病知之甚少的情况下,定量和定性调查相结合的优势。如本次研究中在既往调查中既没有饮用椰枣汁也没接触尼帕病毒患者的 34 例病例,通过深入访谈和流行病学调查证实了这些病例的实际暴露情况,有助于采取防控措施,遏制疫情的发展。

(三) 尼帕病毒危险因素研究三:印度

尼帕病毒有两个遗传谱系:尼帕病毒-马来西亚株(尼帕病毒-M)和尼帕病毒-孟加拉株(尼帕病毒-B)。考虑到尼帕病毒有导致突发公共卫生事件的潜能,2018 年 WHO研究和发展蓝图中,将尼帕病毒感染列为十大重点疾病之一。印度对尼帕病毒疫情的特征,包括病例详情、临床特征、实验室和流行病学调查以及人际间传播动力学等进行了详细调查[3]。

1. **病例定义**　疑似病例为 2018 年 5 月在尼帕病毒感染确诊病例相同地理区域内出现发热且至少伴有以下症状之一者:身体疼痛、呕吐、咳嗽、呼吸短促或新发改变的感觉器官症状等。可能病例为与尼帕病毒感染确诊病例有接触的可疑病例或疑似病例在临床标本收集前已经死亡。确诊病例为疑似或可能病例中,用 RT-PCR 检测体液尼帕病毒核酸阳性或ELISA 方法检测血清中抗尼帕病毒 IgM 抗体阳性。2018 年 5 月 2 日~5 月 29 日共诊断 23例尼帕病毒感染者(图 16-1),其中包括 1 例指示病例(非实验室确诊)、18 例确诊病例和 4例可能病例。尼帕病毒传播发生在三家医院:Kozhikkode 地区 Perambra 城市中的 Taluk Headquarters 医院(H-1)、Kozhikkode 地区政府医学院(H-2)和 Balussery 地区社区健康中心(H-3)。指示病例,男性,27 岁,居住在 Kerala 邦 Kozhikode 地区 Changaroth 村庄。23 例病例中,21 例死亡,病死率 91%。病例年龄中位数为 45 岁,15 例病例(65%)为男性。潜伏期中位数为 9.5 天(6~14 天)。病例的临床表现包括发热(100%)、急性呼吸窘迫综合征/呼吸短促(83%)、感觉器官改变(74%)、肌肉痛(57%)、头痛(48%)、呕吐(48%)、咳嗽(44%)、痉挛(17%)。20 例病例(87%)有呼吸道症状,见表 16-6。

2. **标本收集**　采集患者咽拭子,放置在病毒运送培养液中运送。同时,收集气管插管患者气管内抽吸物。所有标本按照冷链程序(2~8℃),静脉血(4ml)、脑脊液(CSF1ml)和无菌尿液(5ml)被运送到 Manipal 病毒研究中心。标本在 BSL-3 条件下被分成两份:一份用病毒裂解缓冲液灭活;另一份放在-80℃储存。

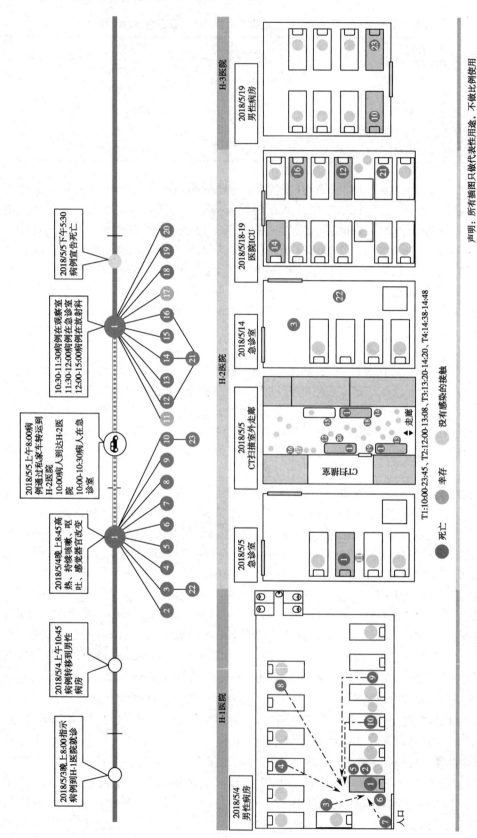

图 16-1　2018 年 Kerala 邦 Kozhikkode 地区尼帕病毒暴发疫情病例传播动力学

声明：所有插图只做代表性用途，不做比例使用

表 16-6　2018 年印度 Kerala 邦 Kozhikode 地区 NVD 暴发期间病例人口统计学、临床和实验室研究结果

编号	年龄/岁	性别	医院	暴露日期	发病日期	标本采集日期	死亡/治愈日期	潜伏期/天	总病程	症状	接触类型	暴露性质	患者结局	实验结果（尼帕病毒）		
														RT~PCR	ELISA IgM	ELISA IgG
1	27	男			5.2		5.5		3	F、AS、H、M、C、B、V	指示案例		死亡	NA	NA	NA
2	28	男	H-1	5.4	5.13	5.17	5.18	9	5	F、AS、B	家庭接触（哥哥）、陪护人员	距离<1m，触摸，喂食，持续时间>10h	死亡	+	+	-
3	45	男	H-1	5.4	5.13		5.15	9	2	F、B	在 H-1 医院患者的陪护人员	距离<1m，下床患者的同伴，持续时间>5h	死亡	NA	NA	NA
4	100	男	H-1	5.4	5.15		5.17	11	2	F、AS、M、V	住院患者	与对面床铺患者距离<1m，持续时间>10h	死亡	NA	NA	NA
5	59	男	H-1	5.4	5.15	5.17	5.24	11	9	F、AS、H、B、V	家庭接触（父亲）	距离<1m，触摸，喂食，持续时间>10h	死亡	+	NA	NA
6	53	女	H-1	5.4	5.13	5.17	5.19	9	6	F、AS、B、V	家庭接触（姑妈）	距离<1m，触摸，持续时间>10h	死亡	+	NA	NA
7	31	女	H-1	5.4	5.15	5.19	5.20	11	5	F、H、M、C、B、V	护士	距离<1m，护理，无 PPE，持续时间>5h	死亡	+	-	-
8	48	女	H-1	5.4	5.18	5.19	5.20	14	2	F、AS、H、M、C、B、S、V	在 H-1 医院患者的陪护人员	距离<1m，清洗呕吐物，无 PPE，持续时间>5h	死亡	+	+	-

续表

编号	年龄/岁	性别	医院	暴露日期	发病日期	标本采集日期	死亡/治愈日期	潜伏期/天	总病程	症状	接触类型	暴露性质	患者结局	RT~PCR	ELISA IgM	ELISA IgG
9	45	男	H-1	5.4	5.15	5.19	5.20	11	5	F、AS、H、M、V	在H-1医院患者的陪护人员	距离<1m,同一病房,持续时间>5h	死亡	+	+	-
10	47	男	H-1	5.4	5.17	5.19	5.20	13	3	F、AS、H、M、B	在H-1医院患者的陪护人员	距离<1m,触摸、喂食,持续时间>5h	死亡	+	-	-
11	19	女	H-2	5.5	5.13	5.21	5.30	8	17	F、AS、C、B	见习护士	距离<1m,注射、测血压,无PPE,持续时间<1h	存活	+	+	+
12	48	男	H-2	5.5	5.16	5.20	5.20	11	4	F、AS、M、B	X光室患者的陪护人员	走廊内,距离未知,持续时间<1h	死亡	+	+	-
13	27	男	H-2	5.5	5.14	5.19	5.27	9	13	F、AS、H、M、C、B、S	X光室患者的陪护人员	走廊内,距离未知,持续时间<1h	死亡	+	+	+
14	32	女	H-2	5.5	5.16	5.20	5.20	12	4	F、M、C、B、V	CT扫描室患者的陪护人员	走廊内,距离未知,持续时间<1h	死亡	+	+	-
15	52	男	H-2	5.5	5.15	5.20	5.22	10	7	F、AS、H、B、	CT扫描室患者的陪护人员	走廊内,距离未知,持续时间<2h	死亡	+	+	-
16	23	女	H-2	5.5	5.13	5.19	5.20	8	7	F、AS、H、M、B、V	病例17在CT扫描室的陪护人员	在走廊等待距离<1m,持续时间3h	死亡	+	+	-

续表

编号	年龄/岁	性别	医院	暴露日期	发病日期	标本采集日期	死亡/治愈日期	潜伏期/天	总病程	症状	接触类型	暴露性质	患者结局	实验结果（尼帕病毒）		
														RT~PCR	ELISA IgM	ELISA IgG
17	27	男	H-2	5.5	5.19	5.21	6.1	14	13	F、H、M、C	到CT扫描室随访的患者	在走廊等待距离<1m,持续时间<3h	存活	+	+	+
18	55	男	H-2	5.5	5.17	5.22	5.30	12	13	F、AS、B、V	X光室患者的陪护人员	走廊内,距离未知,持续时间<2h	死亡	+	+	+
19	48	女	H-2	5.5	5.12		5.19	7	7	F、M、C、B	H-2医院放射室助理	CT扫描室和走廊,距离未知,持续2h	死亡	NA	NA	NA
20	17	男	H-2	5.5	5.12		5.17	7	5	F、AS、S	在H-2医院陪护患者的陪护人员	放射科,距离未知,持续时间未知	死亡	NA	NA	NA
21	75	女	H-2	5.17	5.23	5.24	5.26	6	3	F、AS、C、B、S	H-2医院与病例12、14、16一起在ICU住院的患者	距离<1m,同一房间,持续时间>10h	死亡	+	-	-
22	28	男	H-2	5.14	5.23	5.29	5.30	9	7	F、AS、H、M、B、V	急诊室患者陪护人员	同一房间,距离未知,持续时间未知	死亡	+	+	-
23	25	男	H-3	5.19	5.26	5.30	5.31	7	5	F、C、B	H-3医院与病例10一起住院的患者	距离<1m,同一房间,持续时间>5h	死亡	+	+	-

症状：F=发热，AS=感觉器官改变，H=头痛，M=肌痛，C=咳嗽，B=呼吸短促/ARDS，S=痉挛，V=呕吐；阳性=+；阴性=-；NA=未表得,未知；总病程为从发病到死亡/恢复；PPE=个人防护用品；CT=计算机断层扫描。

3. **诊断方法** 使用 QIAmp 病毒 RNA 微型试剂盒(编号 52906,试剂盒,德国)提取标本中的病毒 RNA,使用实时定量 RT-PCR 技术检测。23 例病例中 18 例有临床标本,结果尼帕病毒均为阳性,而其他脑炎或呼吸道疾病的病原学检测均为阴性。运用 ELISA 方法检测血清中的抗尼帕病毒 IgM 和 IgG 抗体。18 例病例中 13 例抗尼帕病毒 IgM 抗体阳性,其中 4 例同时出现抗尼帕病毒 IgG 抗体阳性。5 例病例没有检测到抗尼帕病毒 IgM 或 IgG 抗体(表 16-6)。

4. **流行病学调查** 查阅医院提供的病例详情,实地查看病例住处、社区和卫生保健设施,访谈患者家属、朋友、社区负责人和卫生保健工作者。访谈重点集中在患者疾病发作和发生过程以及发病前和发病期间的活动和接触情况。为了描述接触细节,重点调查触摸身体、护理、喂养、共用床铺、共用房间、清理身体分泌物/呕吐物、直接接触、咳嗽和葬礼习俗等接触环节。对疫情中患者密切接触者进行症状筛查。为评估陪护人员接触情况,调查小组检查了入院记录和患者日志,同时还通过查阅监控录像追踪医院内指示病例和其他病例的活动情况,明确密切接触的持续时间。采集指示病例住处和工作地附近的环境标本进行检测,采集指示病例的宠物如兔子和鸭子的口腔拭子和粪便进行检测。

指示病例:社交活动有限,热爱自然和动物,生前养了宠物兔和鸭子。蝙蝠是尼帕病毒已知的人兽共患病宿主,这次疫情暴发大致时间恰好与蝙蝠繁殖季节相吻合,推测指示病例可能接触受尼帕病毒感染的蝙蝠幼崽。

传播动力学:将此次暴发疫情病例分三组:H-1 医院、H-2 医院和 H-3 医院。不同医院传播动力学见图 16-1。

5 月 4 日 H-1 医院:5 月 4 日指示病例(病例 1)入住男性病房,当晚至少有 21 人在病房,包括住院患者、陪护人员、保洁人员和 1 名护士。21 人中有 9 人感染尼帕病毒。其中病例 2(病例 1 的哥哥)和病例 5(病例 1 的父亲)曾密切照顾病例 1。病例 7 给病例 1 提供直接护理,且当病例 1 症状恶化时,至少长达 10 小时照顾他。病例 3、4、8、9、10 是同病房内的患者或陪护人员。由于病例 1 的床位紧靠病房入口,据报告这些人曾帮助过病例 1 或者靠近过他的床位(图 16-2)。病例 6,病例 1 的姑妈,在病例 1 被转到 H-2 医院的当天早上在 H-1 医院探望了病例 1。在 H-1 医院剩下的 11 人没有感染尼帕病毒。病例 1 的母亲,尽管在病例 1 整个生病期间都出现了,但是没有感染。据观察,她头戴一条长围巾。她曾报告说当她感觉到医院室内气味闻起来不舒服时,她会用围巾盖住她的鼻子。与母亲相比,病例 1 的哥哥和父亲与他接触的时间更长,更亲密。此外,卧床患者由于活动限制没有感染尼帕病毒。

5 月 5 日 H-2 医院:病例 1 在 5 月 5 日被转到 H-2 医院,大约上午 10 点到达 H-2 医院急诊室,随后由一名低年资医生接诊。见习护士(病例 11)在病例 1 被转到 CT 扫描室之前,采集了病例标本。中午 12:04,病例 1 的哥哥(病例 2)和父亲(病例 5)用担架将病例 1 抬到 CT 扫描室外的走廊。病例 1 焦躁不安,且持续咳嗽。病例 1 在走廊待了大约 3 小时,在此期间,经过 3 次尝试才完成 CT 扫描。首次尝试失败是由于持续咳嗽,之后被送回急诊室;15 分钟后,尝试第二次扫描又失败了,随后被带回急诊室;大约 20 分钟后,第三次 CT 扫描成功。然后病例 1 被带到急诊室旁边的观察室,大约下午 5:30 病例 1 在观察室死亡。根据监控录像,至少有 70~100 人在走廊内与病例 1 有潜在接触,其中 10 人感染。病例 12、13、14、15、16、17、18 和 20 与病例 1 同时出现在走廊内,他们是患者或者患者的陪护人员。病例 19 是放射室助理。病例 21 与病例 12、14 和 16 于 5 月 18—5 月 19 日同住一个病房(图 16-2)。

5 月 14 日 H-2 医院:病例 3 于 5 月 4 日在 H-1 医院暴露,5 月 13 日出现症状,5 月 14 日在 H-2 医院急诊室就诊。病例 22 是同一天 H-2 医院急诊室就诊患者的陪护人员。

5 月 19 日 H-3 医院:病例 10 于 5 月 4 日在 H-1 医院暴露,5 月 17 日出现症状,入住 H-3 医院治疗。在同一时间内,病例 23 住在病例 10 对面的床位上(图 16-2)。

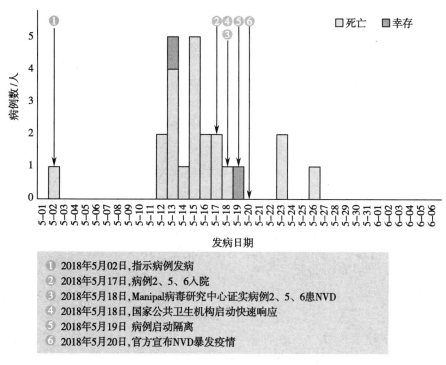

图 16-2　2018 年 5—6 月印度 NVD 暴发疫情流行曲线

大多数传播发生在病例 1 死亡前 2 天。尽管病例 1、3、4、8、12 和 16 在病因确定之前死亡,但他们的尸体在没有采取任何保护措施的情况下经过处理后埋葬。研究人员观察到,感染尼帕病毒的护理者更近距离、更长时间接触患者体液或面对患者的咳嗽。

5. **环境标本**　从指示病例住处周围和工作场所采集 60 份环境标本,包括有蝙蝠咬痕的芒果、番石榴和槟榔。通过实时定量 RT-PCR 未发现尼帕病毒核酸证据,指示病例的宠物兔和鸭子尼帕病毒核酸检测也为阴性。

该起疫情发生大范围的人传人,与孟加拉国尼帕病毒暴发疫情一致,而与马来西亚疫情传播途径明显不同。指示病例将尼帕病毒传播给 19 个密切接触者,另外 3 个病例是从早期确诊病例中获得感染的继发病例。所有病例的院内传播均发生在指示病例持续咳嗽且接近疾病晚期。同时,这起疫情中涉及呼吸系统症状的患者比例较高,与孟加拉国尼帕病毒疫情暴发相似。呼吸道症状的出现有可能增加人与人之间传播。其他一些因素也可能会导致尼帕病毒人与人之间传播,包括:感染控制措施的屏障不足、不洗手、患者陪护人员防护不足、医院探望制度不规范、指示病例在走廊内长时间等待以及随意移动等。尽管当地卫生保健工作者接受过感染控制方面的培训,但只有少数人使用防护措施,如戴面罩和手套。与指示病例有密切接触,但严格遵循感染控制措施的医务工作者或陪护人员,没有感染尼帕病毒。

四、传播途径

尼帕病毒传播途径主要有 3 种：果蝠-猪-人传播、食物传播和人与人之间传播，可能存在部分与发病家畜接触或爬树导致传播的现象。

（一）果蝠-猪-人

1998—1999 年，马来西亚尼帕病毒暴发是由于猪食用被蝙蝠污染的水果，尼帕病毒从蝙蝠传染给猪，猪再传染给人。最初，疫情被误认为是乙型脑炎，经查明传染源是受感染的猪，人接触猪后感染发病，猪是中间宿主。由于新加坡从马来西亚进口猪，尼帕病毒感染也蔓延至新加坡。新加坡 11 名养猪场工人被感染，接触病猪被感染的潜伏期约为 4 天~2 月。

（二）食物传播

尼帕病毒在孟加拉国和印度长期流行期间，传播途径主要是饮用椰枣汁和人与人之间的传播。饮用生椰枣汁被感染发病的潜伏期约为 10 天（2~12 天）。当地采取在树干上收集椰枣汁的部位用竹裙遮挡以阻止蝙蝠污染椰枣汁的措施，这些措施逐步推广之后，大大降低了人感染尼帕病毒的风险。

（三）人与人之间传播

人传人主要包括密切接触患者物品、呼吸道分泌物，同患者共同生活、共睡一张床等。孟加拉国和印度疫情暴发过程中，人传人的现象很常见。2018 年印度疫情，23 例病例中除指示病例外其余 22 个病例中，9 例是在第一家医院被指示病例传染，10 例在第二家医院被指示病例传染。这些病例多数是通过人传人感染。从接触首发病例至出现症状的时间平均为 9.5 天（6~14 天）[3]。Kerala 邦卫生部门于 2018 年 5 月 18 日启动公共卫生应急响应，实施病例隔离、密切接触者追踪、强化医院感染控制措施和风险沟通等措施。印度卫生和家庭福利部派出国家级专家小组，与 Kerala 邦卫生服务机构一起密切合作，判定 2 642 名密切接触者，并对其进行监测。Kerala 邦卫生与家庭福利部进口利巴韦林抗病毒药物给予患者治疗。自 2018 年 5 月 30 日以后，再无新发病例报告。

（四）其他

部分调查发现，与发病家畜接触和爬树也会导致传播，虽然所占比例很小，但仍存在风险。如菲律宾疫情是人通过接触病马、在屠宰病马期间接触病马的体液或食用未煮熟的病马肉导致感染。

五、预防与控制

尼帕病毒感染是新发致死性人兽共患传染病，当前缺乏有效的治疗方法和疫苗，仅限于针对急性症状的支持性治疗，感染后病死率高。同时，病毒经动物传播给人，也能直接人传人感染，传播途径多样且存在天然宿主——果蝠。果蝠分布范围广且飞行范围能将传播范围扩大。猪是尼帕病毒的潜在"放大器"宿主，能传染给正常猪群或人。因此，做好尼帕病毒疫情的监测、预防与控制尤为重要，应增强对这种新发传染病的警觉。

（一）加强监测，及时发现疫情

有研究追踪蝙蝠时发现，我国云南境内蝙蝠体内存在尼帕病毒或尼帕样病毒抗体，提示我国可能存在尼帕病毒或者类似病毒的自然疫源地。卫生相关部门应针对尼帕病毒的感染过程对人、动物或植物进行主动监测。对当前疫情暴发地区加强检疫制度，严格执行隔离措施,防止输入性疫情发生[17]。

(二) 切断传播途径,保护易感人群

尼帕病毒传播途径多种,目前仍存在未知的暴露因素。果蝠-猪-人传播途径中,马来西亚确定疫情为尼帕病毒感染后,迅速实施了两个阶段的生猪扑杀措施。建议养猪场不应靠近果园,吸引果蝠的果树也不应种植在果园附近。人传人传播时,通过规范洗手、禁止同患者分享食物和共用病床,可以最大限度减少人与人之间的传播。处理患者尸体时,必须戴上手套和口罩以避免尸体将病毒传染给其他人。至少要求居民,特别是医务工作者在接触患者后立即用肥皂和水洗手以防止尼帕病毒传播。部分国家疫情防控实践证明,配备洗手设施、严格个人防护和疫情暴发期间隔离治疗脑膜炎患者,可以最大限度地减少尼帕病毒对卫生保健工作人员的感染。印度还实施严格的隔离制度,预防飞沫传播。孟加拉国疫情主要是通过食用生椰枣汁传播,疫情也主要发生在椰枣汁收获季节。政府强调避免食用生枣椰汁或在食用前至少煮沸 10 分钟。在通过食用椰枣汁传播疫情的地区,可采用竹裙法等措施防止椰枣汁被污染,这种方法是用一块竹裙覆盖椰枣树被削皮的部分和盛椰枣汁的罐口。也可用枝条法,将树干削皮部分用枝叶、布料或防蚊网掩盖住,防止被果蝠污染。

(三) 开展宣传教育,做好自我防护

针对病毒传播危险因素开展健康教育,有助于提高人们对疾病的预防意识。媒体向重点人群开展健康教育,养猪场工人工作期间加强个人防护;强调处理受感染的动物和猪后要洗手,运输动物和猪的车辆以及其他工具要严格清洗消毒;吃水果和做饭时,应清洗水果并认真洗手;院内感染和家庭聚集性感染仍是尼帕病毒主要的感染来源,医护人员诊疗患者时严格执行标准预防措施;陪护人员做好自我保护,有症状者及时报告医生。

(安徽医科大学公共卫生学院　叶冬青　吴俊

绍兴市疾病预防控制中心　方益荣)

参考文献

[1] VIKRANT S,SULOCHANA K,RAMESH K,et al. Emerging trends of Nipah virus:A review[J]. Rev Med Virol,2019,29(1):e2010.

[2] LAM S K,KAW B C. Nipah Virus Encephalitis Outbreak in Malaysia[J]. CID,2002,34 (Suppl 2):48-51.

[3] ARUNKUMAR G,CHANDNI R,MOURYA DT,et al. Outbreak Investigation of Nipah Virus Disease in Kerala,India,2018[J]. J Infect Dis,2019,219(12):1867-1878.

[4] LOOI L M,PATH F R,CHAU K B. Lessons from the Nipah virus outbreak in Malaysia[J]. Malaysian J Pathol,2007,29(2):63-67.

[5] CHUA K B. Epidemiology,surveillance and control of Nipah virus infections in Malaysia[J]. Malaysian J Pathol,2010,32(2):69-73.

[6] NICHOLAS I P,YEE S L,SHERIF R Z,et al. Outbreak of Nipah-virus infection among abattoir workers in Singapore[J]. Lancet,1999,354(9186):1253-1256.

[7] CHEW M H,ARGUIN P M,SHAY D K,et al. Risk Factors for Nipah Virus Infection among Abattoir Workers in Singapore[J]. The Journal of Infectious Diseases,2000,181(5):1760-1763.

[8] VINCENT P H,MOHAMMED J H,UMESH D P,et al. Nipah Virus Encephalitis Reemergence,Bangladesh [J]. EID,2004,10(12):2282-2287.

[9] MICHAEL K L,LUIS L,KIMBERLY B H,et al. Characterization of Nipah Virus from Outbreaks in Bangla-

desh,2008—2010[J]. EID,2012,18(2):248-255.

[10] HOSSAIN M S,SAZZAD M,JAHANGIR H,et al. Nipah Virus Infection Outbreak with Nosocomial and Corpse-to-Human Transmission,Bangladesh[J]. EID,2013,19(2):210-217.

[11] NAZMUN N,REPON C P,REBECA S A. Controlled Trial to Reduce the Risk of Human Nipah Virus Exposure in Bangladesh[J]. Ecohealth,2017,14(3):501-517.

[12] MANDEEP S C,JAMES A C,LUIS L,et al. Nipah Virus-associated Encephalitis Outbreak,Siliguri,India [J]. EID,2006,12(2):235-240.

[13] THOMAS B,CHANDRAN P,LILABI M P,et al. Nipah virus infection in kozhikode,kerala,south india,in 2018:epidemiology of an outbreak of an emerging disease[J]. Indian Journal of Community Medicine,2019, 44(4):383-387.

[14] BRENDA S P,TCHOYOSON L,WANG L. Nipah Virus Infection[J]. Journal of Clinical Microbiology,2018, 56(6):1-7.

[15] UMESH D,PARASHAR,L M,SUNN F O,et al. Case-Control Study of Risk Factors for Human Infection with a New Zoonotic Paramyxovirus,Nipah Virus,during a 1998-1999 Outbreak of Severe Encephalitis in Malaysia[J]. The Journal of Infectious Diseases,2000,181(5):1755-1759.

[16] SONIA T H,HOSSAIN M S,JAHANGIR H,et al. Investigating Rare Risk Factors for Nipah Virus in Bangladesh:2001—2012[J]. Ecohealth,2016,13(4):720-728.

[17] 方益荣,马岩,叶冬青. 尼帕病毒感染的危险因素与预防[J].《中华疾病控制杂志》,2020,24(11): 1327-1331.

第十七章

孟德尔随机化在心血管疾病
病因探索中的应用

提 要

　　心血管疾病是世界范围内严重威胁人类健康的主要疾病,其发病机制复杂,病因至今尚未被完全阐述。目前,大多数心血管疾病的病因研究停留在探究危险因素与心血管疾病风险相关性的层面。然而,确定危险因素和心血管疾病间是否有因果关联至关重要,这既可为后期临床药物的研发提供依据,又可为干预措施的提出提供直接指导。在流行病学病因研究中,观察性研究难以避免混杂因素和反向因果关联等的影响,随机对照试验虽作为研究病因的"金标准",也存在实施困难、花费昂贵以及伦理学问题等局限。随着分子生物学的发展和遗传流行病学的兴起,一种新兴的可以研究疾病因果关联的方法——孟德尔随机化方法为我们实施更为广泛的因果关联研究提供了可能。相比于观察性研究和随机对照试验而言,孟德尔随机化在避免混杂因素、回忆偏倚、反向因果关联及暴露难以测量等方面存在一定优势,这使得其逐渐成为流行病学病因推断的重要方法之一。鉴于此,本文着重介绍孟德尔随机化的理论与方法及其在心血管疾病病因研究中的具体应用,以期为孟德尔随机化在病因研究中更广泛的应用提供借鉴。

一、研究背景

　　心血管疾病是一种严重威胁人类,特别是 50 岁以上中老年人健康的常见病,具有高患病率、高致残率和高死亡率的特点。95%以上的心血管疾病死亡可归因于 6 种情况:缺血性心脏病、脑卒中、高血压性心脏病、心肌病、风湿性心脏病和心房纤颤[1]。不同人群心血管疾病表现的差异可以归因于行为、环境和遗传等因素,以及这些因素之间的相互作用。现有研究表明,心血管疾病的危险因素既包括个体因素,如吸烟、血压、胆固醇、糖尿病、肥胖、缺乏体育活动、饮酒、膳食等,也包括环境因素和社会因素,如空气污染、卫生保健水平等[2]。心血管疾病的发病机制复杂,其病因至今尚未被完全阐述,目前大多数心血管疾病的病因研究多停留在探究危险因素与心血管疾病风险的相关性层面。确定每一种心血管疾病的病因以及它们之间的因果关联是一项艰巨的科学挑战。

　　观察性研究是流行病学研究中发现疾病病因以及进行因果推断的常用手段。在观察性研究中,将暴露与疾病结局之间的关联解释为因果关联常常依赖于不可检验且通常不可信的假设,难以避免如未经测量的混杂因素及反向因果关联。例如,观察性研究报告了维生素 C 与冠心病风险之间存在很强的负相关关系,在对各种危险因素进行校正后这一关联也并未减弱[3]。然而,随机对照试验(randomized control trial,RCT)结果表明,维生素 C 对冠心病并没有保护作用[4]。观察性研究中关联的置信区间也不包括在 RCT 估计的置信区间内[5]。更令人担忧的是,观察性研究可能会得出完全相反的相关关系,如激素替代疗法曾被提倡有助于降低乳腺癌和心血管疾病的死亡率,但后来在 RCT 中则证明其会增加乳腺癌和心血管疾病的死亡率[6,7]。

RCT 是临床研究中对科学假设进行检验的"金标准",可以有效获得暴露因素与疾病结局之间直接关联的证据。原则上,RCT 是确定特定暴露因素与疾病结局间因果关联的最佳方法,但其也有一定局限性。首先,RCT 昂贵且费时,尤其是在研究结局相对罕见或需要长期随访观察时更是如此。而且,在某些情况下可能无法针对感兴趣的危险因素进行有效的靶向治疗。此外,由于实际或伦理原因,许多危险因素也不可能被随机分配,比如抽烟、出生体重、肥胖等。

随着近年来基因型与疾病之间的特定关联被发现[8],一种利用基因数据来评估和估计因果效应的方法——孟德尔随机化为解决上述问题提供了有效的途径[9]。由于基因与疾病结局的关联不会受到出生后的环境、社会经济地位、行为因素等常见混杂因素的干扰,且因果时序合理,因此,以基因作为工具变量进行疾病因果关联研究可以有效避免混杂和反向因果关联的影响。1990 年,人类基因组计划(Human Genome Project)成立,并于 2000 年左右出版了人类全部遗传密码(The whole of the human genetic code),使得医学研究可以获得结构化和完整化的遗传信息[10,11]。同时,近年来的科学技术进步大大降低了 DNA 测序的成本,测量大量个体基因信息变得经济可行[12]。遗传变异与暴露因素相关性的研究日益增长,使得孟德尔随机化研究可以有效收集到大量数据进行分析,促进了孟德尔随机化研究的发展。

二、孟德尔随机化的理论与方法概述

(一) 孟德尔随机化理论概述

Gregor Mendel 在 1866 年提出了两大孟德尔遗传定律:基因分离定律和基因自由组合定律。分离定律(The law of segregation)是指在生物的体细胞中,控制同一性状的遗传因子成对存在,在形成配子时,成对的遗传因子发生分离,分离后的遗传因子随机进入不同的配子中,随配子遗传给后代的现象;自由组合规律(The law of independent assortment)是指当具有两对(或更多对)相对性状的亲本进行杂交,在子一代产生配子时,等位基因分离的同时,非同源染色体上的基因表现为自由组合。其实质是非等位基因的自由组合,一对染色体上的等位基因与另一对染色体上的等位基因的分离或组合是彼此间互不干扰的,各自独立地分配到配子中去,即遗传变异是"随机"分布在人群中,独立于环境和其他变量。此外,由于每个个体的遗传变异在出生前已确定,一个成熟个体的遗传变异不可能因为其他变量改变而发生改变,因此可以通过遗传变异将群体中的个体划分成不同类型的子群体,并通过分析各子群体结局差异来判断遗传变异与结局的因果关联,继而得出暴露与结局间的因果关联。

孟德尔随机化分析是指仅利用与暴露相关而不与任何其他影响结局的危险因素和结局直接相关的基因变异(或多个变异)作为工具变量,以对暴露与结局间的正向因果关联进行推断和效应评价的方法,这意味着基因变异与结局的任何关联都必须通过变异与暴露的关联来实现[13]。其中,暴露是指假定的危险因素,既可以是中间表型,也可以是生物标志物、人体测量指标或其他任何可能影响结局变量的危险因素。孟德尔随机化研究的数据来源于大量的非实验数据,即包括所有的观察性研究,如横断面研究、纵向队列研究和病例对照研究等任何没有研究者进行干预的研究(图17-1)。

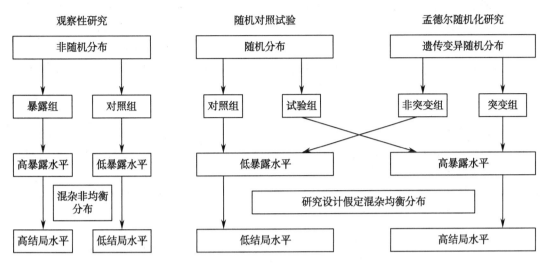

图 17-1　观察性研究、随机对照试验和孟德尔随机化研究的设计流程分析

孟德尔随机化研究相比于观察性研究和 RCT 而言,在避免混杂因素、回忆偏倚、反向因果关联与暴露难以测量等方面存在着部分优势,具体表现为:

1. **混杂因素**　混杂因素亦称混杂因子或外来因素,是指与研究因素和研究疾病均有关,若在比较的人群组中分布不匀,则可以歪曲(掩盖或夸大)因素与疾病之间真正联系的因素,是不同暴露水平的群体间存在的固有差异[14]。流行病学研究中,混杂因子通常难以被识别、测量和校正。未知或未测量混杂因子的存在或混杂因子的不精确测量会产生"残余混杂",导致暴露与结局之间的关联往往是对因果效应的有偏估计[15]。

观察性研究往往难以控制混杂因素,使其在暴露组与对照组之间均衡分布,而 RCT 和孟德尔随机化研究则可以有效避免混杂因素的影响,其中孟德尔随机化可以通过找到一个满足工具变量假设的遗传变异,在不受混杂因素影响的情况下估计因果关联[16]。

2. **反向因果关联和回忆偏倚**　反向因果关联是指暴露和结局之间的关联不是由暴露导致结局的改变,而是由于结局导致了暴露的改变。回顾性研究往往难以区分反向因果关联与因果关联,而 RCT 与孟德尔随机化研究则可有效避免这一判断。其中,孟德尔随机化的工具变量是个体的遗传变异,由于个体的基因型是在胚胎形成时就已经确定且不能够改变,因而基因型与疾病发生之间的因果推断可以避免反向因果关联。

回忆偏倚是指已经出现的疾病结局会使病例在回忆暴露时可能夸大或者扭曲危险因素的暴露水平。在这种情况下,基因变异可以作为暴露的替代测量工具,而且其与结局之间的关联可以进行回顾性的评估。

3. **暴露难以测量**　当暴露测量太过昂贵或者难以进行时,孟德尔随机化是进行因果关联推断的一个有效方法。因为,如果遗传变异与暴露有关,并且是有效的工具变量,那么即使没有测量暴露,也可以从遗传变异与结局之间的关联推断出暴露与结局之间的因果关联。此外,工具变量估计效果也不会因为一些测量误差(包括个体变异)而减弱[17]。这与观察性研究形成对比,观察性研究中暴露的测量误差通常会导致回归稀释偏倚(regression dilution

bias）。在一些特定情况下,危险因素暴露往往难以测量也难以定义。如 *IL-6R* 基因区域的一个变异与血清 IL-6 浓度以及下游炎症标志物的水平(包括 C 反应蛋白和纤维蛋白原)相关,且被证明与冠心病风险有关[18]。然而,基于对该变异的生物学功能的认识,我们可以推断因果效应并不是由 IL-6 浓度变化而引起的,而是通过 IL-6 受体通路信号的变化来产生。另外,这是随时间变化的细胞表型,对于个体来说,有代表性的度量标准并不容易定义。但是,由于基因变异可以测量,IL-6 受体相关通路对冠心病风险的因果作用可以通过孟德尔随机化进行评估。

（二）孟德尔随机化方法概述

1. 工具变量选取

（1）工具变量的定义:工具变量是一个与暴露相关而与其他可能的混杂因素无关的变量,且只可以通过影响暴露而影响结局(图 17-2)。寻找合适的遗传变异作为工具变量是孟德尔随机化研究设计最关键步骤。任何一种或多种遗传变异类型都可以作为工具变量,其中,研究最多的遗传变异类型是单核苷酸多态性(single nucleotide polymorphism,SNP)。

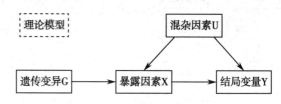

图 17-2　孟德尔随机化的理论模型

一个有效的工具变量应至少满足 3 个假定:①遗传变异 G 与暴露 X 有关联;②遗传变异 G 与混杂 U 无关联;③遗传变异 G 与结局 Y 无关联,只能通过暴露 X 与结局 Y 发生关联(图 17-3)。

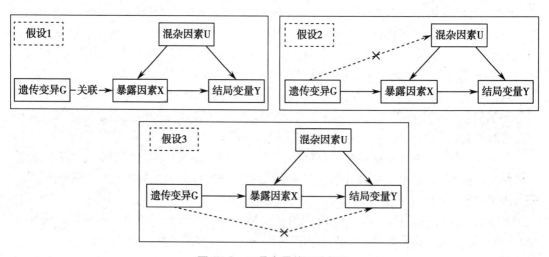

图 17-3　工具变量的理论假设

（2）建立工具变量的方法:建立遗传工具变量的方法一般包括 2 种,①选择与目标暴露因素有直接强关联的遗传变异,如与血清 CRP 水平直接相关的 *CRP* 基因变异[19],与酒精代谢直接相关的乙醇脱氢酶 1b(*ADH1B*)基因变异[20],与 IL-6 受体水平相关的 *IL6R* 基因变异等[18];②从全基因组关联研究(genomic wide association study,GWAS)数据库中筛选合适的遗传工具变量。目前全球 GWAS 研究目录(http:www.ebi.ac.uk/gwas/)显示超过 1 万条有潜在功能学意义的 SNP,其中 4 000 个以上的 SNPs 与相应表型有唯一关联[21]。

（3）不符合工具变量条件的可能原因

1）生物学机制。①基因多效性（pleiotropy）：孟德尔随机化研究中基因多效性又可分为垂直基因多效性（vertical pleiotropy）和水平基因多效性（horizontal pleiotropy）两种类型[22,23]。其中，垂直基因多效性是指遗传变异 G 能够通过影响暴露 X 对结局 Y 产生影响，这一假设是孟德尔随机化研究的重要前提。水平基因多效性则是指遗传变异 G 对结局 Y 的影响超出其对暴露 X 的影响，即一个基因决定或影响多个性状的形成。其违反了工具变量假定的第②和第③条件，即遗传变异 G 与混杂 U 无关联以及遗传变异 G 与结局 Y 无关联，只能通过暴露 X 与结局 Y 发生关联。可以通过选择生物功能明确的遗传变异来解决（图 17-4）。②基因网络中的代偿机制（canalization）：即基因变异的同时，环境因素或发育过程中机体自身存在复杂的相互调节作用，在一定程度上会影响由于基因变异所导致的改变。其违反了工具变量假定的第③条件，即遗传变异 G 与结局 Y 无关联，只能通过暴露 X 与结局 Y 发生关联。可以通过额外的实验验证代偿机制等方法来解决（图 17-5）。

2）基因连锁不平衡：连锁的基因（G_U）可能与结局 Y 的其他危险因素存在关联，类似于基因多效性，其违反了工具变量假定的第②和第③条件，即遗传变异 G 与混杂 U 无关联和遗传变异 G 与结局 Y 无关联，只能通过暴露 X 与结局 Y 发生关联。可以通过选择独立的遗传变异作为工具变量或校正其他遗传变异来解决（图 17-6）。

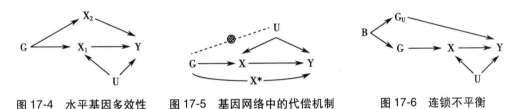

图 17-4　水平基因多效性　　图 17-5　基因网络中的代偿机制　　图 17-6　连锁不平衡

3）研究人群效应。①人群分层（population stratification）：不同人群当中（如不同种族），基因频率、暴露情况和疾病分布存在差异。若研究人群包含不同来源的研究对象，可能会观察到虚假的关联。其违反了工具变量假定的第③条件，即遗传变异 G 与结局 Y 无关联，只能通过暴露 X 与结局 Y 发生关联，可以通过限制研究人群，选择相同种族或相同遗传背景的研究对象来解决。②碰撞因子偏倚（collider bias）：当暴露 X 和结局 Y 分别独立地影响第三个因素（C），且研究人群偏向于 C=1 或 C=0 时，可

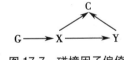

图 17-7　碰撞因子偏倚

能发生碰撞因子偏倚，即选择偏倚。可以通过选择一般人群，即包含 C=1&0 的人群来解决（图 17-7）。

4）弱工具变量（weak instrument）：即工具变量与暴露 X 关联弱，研究更倾向于得到阴性结果。可以通过增加样本量、选择多个遗传变异或采用等位基因评分等方式来解决。

2. 基本设计类型　随着统计学方法研究的不断深入，孟德尔随机化研究的设计类型不断推陈出新，从最早的一阶段 MR 发展为包含两样本 MR、两阶段 MR、双向 MR 以及基因-环境交互作用 MR 和网络 MR 等多种设计方法。

（1）一阶段 MR：一阶段 MR 是指由 G-X 和 G-Y 的关联来推断 X-Y 的关联，是最为简单的关联推断，因为没有 X-Y 因果效应大小的估计，而只是通过推断来估计 X 与 Y 的可能关

联(图 17-8)。

(2) 两样本/多样本 MR:两样本/多样本 MR 的设计是建立在 G-X 和 G-Y 的关联研究人群来自相同人群的两个或多个独立样本(如 GWAS 与暴露,GWAS 与结局的关联数据),各样本间应具有相似的年龄、性别和种族分布特征。目

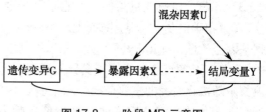

图 17-8　一阶段 MR 示意图

前,两样本 MR 因为全球大量 GWAS 合作组的公共数据而被广泛使用,如国际血压研究合作组(The International Consortium for Blood Pressure)、冠心病全基因组重复验证和 meta 分析合作组(coronary artery disease genome wide replication and meta-analysis)、全球血脂遗传合作组(global lipids genetics consortium)、全球吸烟与遗传合作组(tobacco and genetics consortium)等。

(3) 双向 MR:双向 MR 是指如果待研究因素 X1 与研究因素 X2 有关联,遗传变异 G1 与 X1 和 X2 将都有关联,但是遗传变异 G2 与 X2 有关却与 X1 不存在关联。这种方法有助于进一步理清危险因素与疾病结局之间的关联。如 Timpson 等在双向 MR 设计中使用肥胖基因 *FTO* rs9939609(G1)和 *CRP* rs3091244(G2)作为工具变量,分别替代 BMI(X1)和循环 CRP 水平(X2),观察性研究结果提示 BMI 与循环 CRP 之间有关联($P<0.001$),但无法推断因果方向。通过 *FTO* rs9939609 替代 BMI 与 CRP 之间有显著性关联($P=0.006$),而 *CRP* rs3091244 替代的 CRP 与 BMI 之间无显著性关联($P=0.2$),可以推断 BMI 升高可引起肥胖进而引起 CRP 水平改变,但 CRP 水平不会引起肥胖症。此方法在解决因果网络方向的问题上将有很大用途,但在分析未知生物学效应的两个变量时,要防止被双向 MR 的结果误导(图 17-9)。

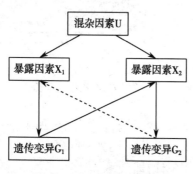

图 17-9　双向 MR 示意图

(4) 两阶段 MR:与两样本 MR 不同的是,两阶段 MR 需要使用遗传工具变量来评价因果关联的可能中间变量 M(mediation),来探讨暴露因素(X)是否通过中间因素(M)而导致疾病结局(Y)。第一阶段,工具变量 G1 独立于混杂因素,指代暴露因素 X 与结局变量 Y 之间的关联,并且必须经过中间变量 M 才能实现;第二阶段,另一独立工具变量 G2 作为中间变量 M 的替代工具,分析中间变量 M 与结局变量 Y 之间的关联(图 17-10)。此方法必须满足 X-M 和 X-Y 之间的关联呈线性以及同质性的假设前提,也是分析复杂因果网络关系的基础,如网络 MR 设计(network MR)。

(5) 基因-暴露交互作用 MR:MR 研究设计还可用于探讨基因-暴露因素在疾病发生中的交互作用现象,同时要求基因与结局的关联必须取决于暴露因素的状态。这种方法可以区分基因直接作用于结局,还是基因通过暴露因素而作用于结局。如 Holmes[24] 等发现携带酒精代谢酶基因 *ADH1B* rsl229984 突变等位基因 A 的个体不饮酒或者少量饮酒的比例更高,进而表现为冠心病和脑卒中的风险显著降低。假设同时满足 *ADH1B* rsl229984 A 在饮酒者中与冠心病和脑卒中的发生无关,这说明 *ADH1B* rsl229984 与冠心病和脑卒中的关联不通过饮酒而发生(直接效应),可能会有另外的通路存在。因此需要有非暴露组或亚人群的基因-

疾病无关联的证据支持。

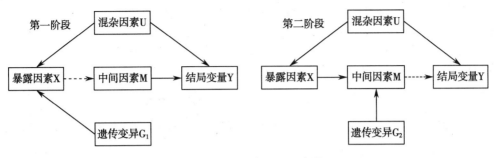

图 17-10　两阶段 MR 示意图

三、典型案例

（一） C 反应蛋白与冠心病

冠心病（coronary atherosclerotic heart disease，CHD）指冠状动脉血管发生动脉粥样硬化（atherosclerosis，AS）病变而引起血管腔狭窄或阻塞，造成心肌缺血、缺氧或坏死而导致的心脏病，其基本病理改变是冠状动脉的粥样硬化。而 AS 斑块的起始、进展、破裂及血栓形成中，炎症因子起着关键作用。C 反应蛋白（C reactive protein，CRP）是肝脏合成的一种急性期反应蛋白，在正常人血液中以微量形式存在。在组织损伤或者机体感染时，血清中的 CRP 水平会明显提高，故可用其来反映机体内炎性水平[25,26]。CRP 主要位于动脉粥样硬化的斑块内部，能对单核细胞的聚集作用进行调节，并且与膜攻击复合物一起存在于早期动脉粥样硬化病变中，对巨噬细胞进行刺激，促使其大量生成血栓前组织因子。所以炎症假说认为，炎症与 CHD 密切相关，并在其发病过程（从动脉粥样硬化斑块的形成到破裂）中发挥重要作用。

既往观察性研究对 C 反应蛋白与冠心病之间的相关性已进行了大量的研究，结果大都一致认为 CRP 浓度与发生动脉粥样硬化的风险有关，且与冠心病的风险呈对数线性关系。然而，美国疾病预防控制中心在统计这些观察性研究结果中发现了不一致性，并对这一结论的可靠性提出了质疑[27]。在此基础上，2004 年《新英格兰医学杂志》发表了一篇综合了前期观察性研究结果的相关 meta 分析[28]，发现 C 反应蛋白只是一个相对适度的冠心病预测指标。考虑到观察性研究无法避免反向因果关联和潜在混杂因素等的影响，孟德尔随机化方法为揭示这一因果关联提供了新的路径。

1. 研究方法

（1）研究步骤：①依据既往文献结果，从与 *CRP* 变异相关的 SNPs 位点选择可以解释 98% 的 *CRP* 基因变异 4 个 SNPs 位点作为工具变量（rs3093077、rs1205、rs1130864 和 rs1800947）；②明确工具变量与其他与冠心病有关的危险因素没有关联；③使用工具变量分析，计算由遗传变异引起的 CRP 浓度升高与冠心病之间的风险比；④校正与冠心病相关的传统危险因素和个体危险因素后，计算循环 CRP 浓度与冠心病发生风险比；⑤比较通过遗传变异引起 CRP 浓度升高与冠心病发生风险比和循环 CRP 浓度与冠心病发生风险比之间的差异性。

（2）工具变量的确定：在对以往研究分析总结的基础上，本研究预先指定 5 个 SNPs 位点（rs3093077、rs1205、rs1130864、rs1800947 和 rs2794521）来代表欧洲后裔人群 CRP 基因的变异。利用多达 37 个 SNPs 的遗传数据证实了这些标记 SNPs 的有效性，并使用 fast PHASE 软件生成了特定于研究的单倍型。通过互斥推断最终发现，产生单倍型只需 4 个 SNPs，且研究发现 99% 拥有欧洲血统个体的基因型用 5 类单倍型可以进行确定（表 17-1）。当部分研究存在 SNPs 数据缺失的情况时，可用单倍型来替代。

表 17-1　代表欧洲后裔群体中 CRP 基因总体变异的主要单倍型[25]

	rs3093077	rs3093088	rs1205	rs1130864	rs1800947	rs1417938	rs3091244	rs2794521	频率
单倍型 1	T	C	C	T	G	A	T	T	0.30
单倍型 2	T	C	C	C	G	T	C	C	0.24
单倍型 3	G	G	C	C	G	T	A	T	0.05
单倍型 4	T	C	T	C	G	T	C	T	0.13
单倍型 5	T	C	T	C	C	T	C	T	0.03
单倍型 6	?	?	C	C	G	T	?	?	0.07
单倍型 7	T	C	T	C	?	T	C	T	0.18

由于某些个体在 rs3093077 SNP（或相关标记 SNPs）上缺失数据，无法区分单倍型 2 和 3，因此这些个体被分配到单倍型 6。同理，无 rs1800947 数据的个体被置于单倍型 7 中（表 17-1）。1%参与者数据由于没有足够的 SNP 数据来确定其单倍型，被排除在单倍型分析之外。另外，考虑到 SNP 连锁不平衡，非欧洲血统的个体（15 285 名，占比 9%）也被排除在单倍型分析之外。

（3）数据收集与筛选：本研究通过计算机辅助检索出版物数据库文献、扫描参考书目和手工检索相关期刊的方式，以及与相关研究的作者和主要研究人员进行直接联系来搜索收集数据。任何在 CRP 位点或其附近有任何多态性或单倍型信息的研究都可能被纳入本研究中。最终确定 47 项研究共计 194 418 例参与者数据，其中 46 557 例为冠心病患者或者初次出现了冠心病（图 17-11）。

（4）统计分析方法：在每个研究中，参与者将依据基因型（rs3903077、rs1205、rs1130864 和 rs1800947）或单倍型进行分组，同时各基因型组也依据种族［欧洲血统（ED）、非洲血统（AD）或亚洲血统（OD）］进行亚组分析。

首先，假定对于组别 j 中的每一个个体 i 而言，其表型 x_{ij} 服从 $N(\varepsilon_j, \sigma^2)$，因此可以通过测量 j 组表型的平均水平 ε_j 来代表该组别的普遍水平，同时基因型、单倍型之间存在叠加效应，则可建立如下模型：

$$\varepsilon_j = \alpha_0 + \sum_{k=1}^{K} \alpha_k g_{jk}$$

其中，ε_j 表示组别 j 的平均表型水平，g_{ik} 表示变异等位基因拷贝，α_k 表示 SNP$_k$ 基因每等位基因变化所导致的表型变化。

其次，使用 logistic 回归模型计算分析表型水平 ε 与冠心病发病率 π 关系，则可建立如下模型：

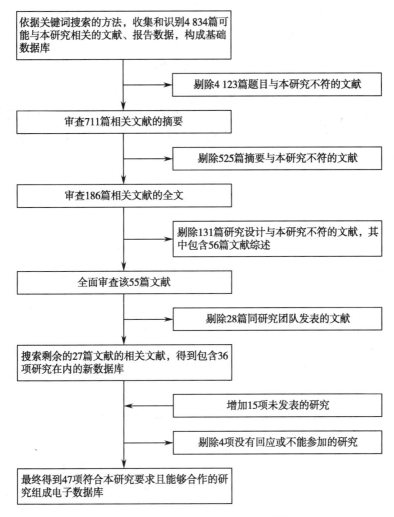

图 17-11　数据搜集与筛选流程[25]

$$x_{ij} \sim N(\varepsilon_j, \sigma^2)$$
$$n_j \sim B(N_j, \pi_j)$$
$$\text{logit}(\pi_j) = \beta_0 + \beta_1 \varepsilon_j$$

其中，ε_j 表示组别 j 的平均表型水平，n_j 表示 j 组冠心病发病人数，N_j 表示 j 组总人数，x_{ij} 表示 j 组中 i 个体的表型水平，π_j 表示 j 组冠心病发病率，系数 β_1 表示表型水平每变化 1 个单位，冠心病发病对数几率的变化程度。

再次，假定每个 SNP 等位基因变化所导致的表型变化程度是一致的，即 α 一致，且在固定效应 meta 分析中，表型水平每变化 1 个单位，冠心病发病对数概率的变化程度也是相同的，即 β 一致。为综合分析多个研究表型水平 ε 与冠心病发病率 π 关系，则可建立如下模型：

$$\varepsilon_{jm} = \alpha_{0m} + \sum_{k=1}^{K} \alpha_{km} g_{jkm}$$

$$\alpha_{km} \sim N(\mu_{\alpha k}, \psi_k^2)$$
$$x_{ijm} \sim N(\varepsilon_{jm}, \sigma_m^2)$$
$$n_{jm} \sim B(N_{jm}, \pi_{jm})$$
$$\mathrm{logit}(\pi_{jm}) = \beta_{0m} + \beta_1 \varepsilon_{jm}$$

SNP 与循环 CRP 的长期关系：为了评估 CRP 基因变异是否与循环 CRP 水平保持长期一致，我们使用参与研究的重复 CRP 测量来评估 SNP 与时间的相互作用。因此，对 $log_e CRP$ 的重复测量值（SNP、时间、SNP*时间和种族）进行了回归，并使用随机效应综合分析（图 17-12 和表 17-2）。

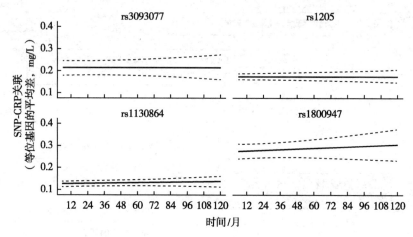

图 17-12　C 反应蛋白 SNP 与循环 C 反应蛋白浓度的关联[25]

表 17-2　C 反应蛋白 SNP 与循环 C 反应蛋白浓度的关联[25]

	常数	SNP	时间	SNP 与时间交互
	Beta（标准差）	Beta（标准差）	Beta（标准差）	Beta（标准差）
rs3093077	−1.469（0.083）	0.214（0.017）	0.017（0.008）	<0.001（0.003）
rs1205	−1.666（0.091）	0.176（0.008）	0.022（0.008）	<0.001（0.001）
rs1130864	−0.496（0.277）	0.125（0.006）	0.020（0.009）	0.001（0.001）
rs1800947	−1.368（0.479）	0.271（0.016）	0.020（0.007）	0.007（0.003）

最后，为验证结果的可靠性，进行了一系列敏感性分析。作者重复了主要的分析，排除了 F 统计量小于 10 的研究和 SNPs。为验证 SNP 叠加效应的适用性，对 SNP-C 反应蛋白和 SNP-冠心病效果进行无模型分析（图 17-13），发现加法模型适用于全部 4 个 SNP。

2. 研究结果

（1）*CRP* 变异和 C 反应蛋白的关系：这 4 个位点的 SNP 变异均与 C 反应蛋白浓度相关。每一个 rs3093077 G 等位基因增加 23%（95% *CI*：19%～27%）mg/L Ln C 反应蛋白浓度；类似的，每一个 rs1205 C 等位基因、rs1130864 T 等位基因、rs1800947 G 等位基因分别增加 19%（95% *CI*：17%～21%）、14%（95% *CI*：12%～16%）、30%（95% *CI*：26%～34%）mg/L Ln C 反应蛋白浓度（图 17-14）。这些关联在多次重复测量的循环 C 反应蛋白中也

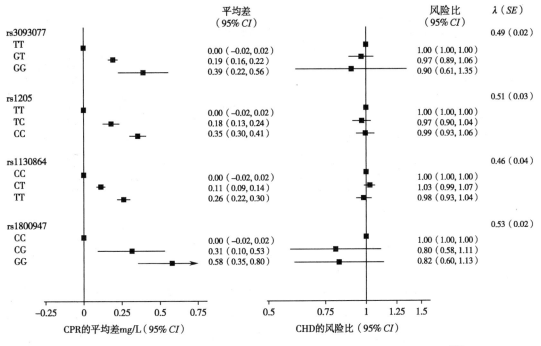

图 17-13　SNP 与 CRP 及冠状动脉疾病之间的关联研究-基于无模型分析[25]

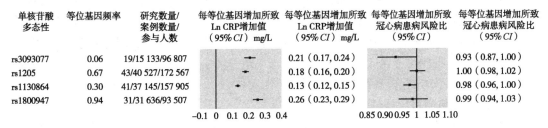

图 17-14　SNPs 与 C 反应蛋白和冠心病风险的关联研究[25]

同样被证实。

在基于单倍型的分析中,以拷贝两个单倍型 1 为参照组,*CRP* 单倍型与 Ln C 反应蛋白浓度的差异相关,差异范围为 0.10~0.34mg/L。

（2）CRP 变异和其他混杂因素的关系:除种族之外,*CRP* 相关的单基因变异与传统的危险因素（年龄、BMI、收缩压、舒张压等）或其他炎症标志物（HDL-C、LDL-C、纤维蛋白原等）均无关联（$P>0.05$）。单倍型分析结果同上。

（3）CRP 变异与 C 反应蛋白和冠心病的关系:每增加一个风险（C 反应蛋白升高）等位基因,rs3093077 的 *RR*（95% *CI*）为 0.93(0.87,1.00),rs1205 的 *RR*（95% *CI*）为 1.00(0.98, 1.02),rs1130864 的 *RR*（95% *CI*）为 0.98(0.96,1.00),rs1800947 的 *RR*（95% *CI*）为 0.99 (0.94,1.03)。

在单倍型分析中,以拷贝两个单倍型 1 为参照组,单倍型 2、单倍型 3、单倍型 4、单倍型 5 发生冠心病 *RR*（95% *CI*）分别为 1.01(0.97,1.04)、0.98(0.92,1.03)、0.99(0.96,1.03)、0.98(0.91,1.05)（图 17-15）。由此得出,C 反应蛋白的增高与冠心病的发病风险无因果关联。

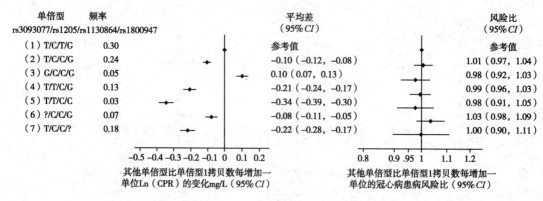

图 17-15　单倍型与 CRP 浓度和冠心病风险的关联研究[25]

2005 年的一项他汀类药物治疗试验比较了中度他汀类药物治疗(每天 40mg 普伐他汀)和强化他汀类药物治疗(每天 80mg 阿托伐他汀)对冠心病患者的疗效,其结果显示[29],在他汀类药物治疗期间,CRP 水平的下降与动脉粥样硬化的进展有显著相关。2008 年的一项包含 17 802 例无心血管疾病者临床试验——JUPITER 试验[30]的结果也表明,即使低密度脂蛋白胆固醇(low density lipoprotein cholesterol,LDLC)水平处于正常范围内,CRP 水平升高者仍具有较高的血管风险。既往研究表明,CRP 水平降低减缓心血管事件的这一结论实际上是由于 CRP 的上下游通路中一系列标志物如 IL-6 等影响了 CRP 的水平从而对心血管事件的发生产生了影响[31]。CANTOS 和 CRIT 试验中,CANTOS 应用了一个人类单克隆抗体(Canakinumab)专门抑制 IL-1β,在 CRIT 试验中使用甲氨蝶呤抑制了肿瘤坏死因子 α 和 IL-6,结果均发现心肌梗死进程变缓。这些研究结果进一步证实了 CRP 水平的增高与冠心病的发病风险无因果关联这一孟德尔随机化结果。

(二) BMI 与高血压

高血压作为最常见的慢性非传染性疾病之一,是心脑血管疾病最主要的危险因素[32,33],也是全球范围内造成死亡的首要危险因素[34]。预计到 2025 年,全球高血压患病人数将达到总人口数的 29.2%[35]。随机对照试验结果表明,血压与心血管事件风险之间存在近似对数线性关系,血压降低可明显降低心血管疾病的发生风险,这一结果也为心血管疾病的预防提供了干预方向。

观察性研究结果表明超重、肥胖以及中心性肥胖均为高血压的独立危险因素[36]。2015 年的调查结果显示,我国 10 个地区成年人群的超重/肥胖、中心型肥胖水平在女性中分别为 45.3% 和 44.6%,在男性中分别为 41.7% 和 38.3%,超重/肥胖已成为重要的公共卫生问题[37]。然而,伴随着肥胖患病率和平均 BMI 值的增加,人群高血压患病率却有长期下降趋势[38]。故而,有很多学者对肥胖和高血压之间的关联提出质疑[39,40]。

RCT 中 BMI 值会受到运动、饮食、个体异质性等众多因素的影响,不能很好地评估 BMI 和血压之间的关联[41],而孟德尔随机化方法正好可以解决这一难题。

1. 研究方法

(1) 工具变量的选取:基于对 2 型糖尿病的全基因组关联研究[42]和对大量个体的全基因组数据的 meta 分析[43],最终确定了两个与 BMI 有可靠关联的 SNP 位点——*FTO* rs9939609 和 *MC4R* rs17782313。目前,能够观察到欧洲人群中由遗传变异所导致的 BMI 差异约为

1%,而上述两者效应相加占到其中的 60%~70%。

（2）数据的收集及筛选：研究数据来源于一项始于 2003 年的针对丹麦普通人群的横断面研究（Copenhagen general population study）。研究最终纳入 37 027 例个体（应答率 45%）。所有的研究个体均为白人（丹麦人），年龄区间为 20~80 岁，平均年龄 57.60 岁。基因分型采用 ABI PRISM 7900HT 序列检测系统对 rs9939609（*FTO*）和 rs17782313（*MC4R*）进行 Taq-Man 分析,并利用对 30 个不同基因型个体进行的 DNA 测序来验证基因分型的正确性。另外,进行了两次重复实验以证实 99.96% 的参与者基因型的可用性。使用自动数字血压监测仪（Kivex）测量受试者左臂上的血压,受试者均在休息 5 分钟后并保持坐姿的状态下进行测量。高血压被定义为收缩压为 ≥140mmHg、舒张压为 ≥90mmHg,或服用降压药。重度高血压的收缩压为 ≥160mmHg,舒张压为 ≥100mmHg,或服用降压药。

（3）统计分析方法：首先,为了控制性别、年龄和身高等混杂因素对个体 BMI 值的影响,构建以 log(BMI) 为因变量,性别、年龄、年龄平方、log(身高) 和年龄-性别交互项为自变量的线性回归模型,回归模型的残差可以表示个体实际 BMI 值与基于其性别、年龄和身高所得出的期望 BMI 值的差异。继而,将回归模型残差的指数化以作为个体的"相对 BMI 值",即实际 BMI 值与期望 BMI 值的比值。其中,BMI 在计算前进行了自然对数转换以减少数据的偏度。

其次,利用 rs9939609（*FTO*）和 rs17782313（*MC4R*）基因型累积频率分布差异图,研究这些位点与相对 BMI 之间的关系,为进一步使用基因型数据提供了最合适的遗传模型。纳入研究的协变量包括吸烟（二分类）、饮酒（二分类）、教育程度以及年收入水平。为了校正降压药物的降压效果,在使用降压药物组的收缩压（舒张压）中加入一个 105mmHg 的恒定值。在观察和遗传分析中,使用线性回归估计连续效应,校正年龄、性别、身高和年龄-性别交互作用的影响。基因型被作为分类变量进行使用。

最后,使用 *FTO* rs9939609 和 *MC4R* rs17782313 作为 BMI 的工具变量,同样对年龄、性别和身高进行了校正。校正年龄和性别后,对二分类变量高血压与 BMI、*FTO*/*MC4R* 基因型的关系进行 logistic 回归检验。其中,使用了稳健标准差的广义矩方法来拟合工具变量模型,使用有限信息极大似然法和两阶段最小二乘法对结果进行了检验,使用 Durbin 统计量来比较工具变量估计值与普通线性回归的估计值,使用 F 统计量用来评估工具变量的强度。

2. **研究结果**

（1）BMI 和血压之间的关系：腰臀比与 BMI 呈显著正相关（相关系数=0.5,$P<0.001$）。收缩压和舒张压与相对 BMI 的相关系数分别为 0.20（$P<0.001$）和 0.24（$P<0.001$）。当 BMI 按十分位数排列时,高血压的发生比例也会随着 BMI 的增加而增加（图 17-16）。

将 BMI 以三分位数划分为三个等级,其每增加一个三分位数,研究对象患高血压的概率增加至 1.73 倍（95% CI:1.68~1.78）。在校正年龄、性别、受教育程度、吸烟和饮酒等因素后,这种关联只略微减弱,OR 为 1.71（95% CI:1.65~1.77）。

（2）*FTO* rs9939609、*MC4R* rs17782313 与 BMI 的关联：研究结果显示,*FTO* rs9939609 次等位基因（A）频率为 0.40,不符合哈迪-温伯格平衡（$P=0.02$）;*MC4R* rs1778231 次等位基因（C）频率为 0.25,符合哈迪-温伯格平衡（$P=0.3$）。各潜在混杂因素和两个基因型间均没有明显相关性。*FTO* 和 *MC4R* 基因型分层的相对 BMI 累积分布函数差异图显示,两个位点对 BMI 分布均有影响（图 17-17）。

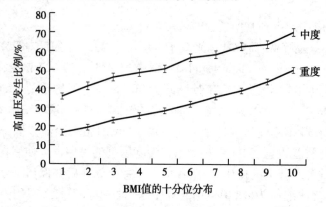

图 17-16 高血压发生比例与 BMI 之间的关系[32]

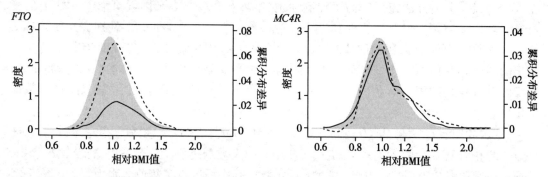

注:实线表示杂合子的累积分布函数与主等位基因纯合子的累积分布函数之间的差异。虚线表示小等位基因纯合子的累积分布函数与大等位基因纯合子的累积分布函数之间的差异。密度函数(灰色)由核密度估计法得出。

图 17-17 基于相对 BMI 分布的 *FTO* 基因型与 *MC4R* 基因型累积分布函数的差异[32]

（3） *FTO* rs9939609、*MC4R* rs17782313 通过 BMI 对 BP 起作用:每增加一个 *FTO* rs9939609 风险等位基因,收缩压增加 0.63mmHg(95% *CI*:0.33~0.93),舒张压增加 0.26mmHg(95% *CI*:0.09~0.43),一般高血压和重症高血压的发生风险分别增加至 1.07(95% *CI*:1.03~1.10)和 1.07(95% *CI*:1.04~1.11)。

每增加一个 *MC4R* rs17782313 风险等位基因,收缩压增加 0.20mmHg(95% *CI*:0.14~0.54),舒张压增加 0.08mmHg(95% *CI*:0.12~0.27),一般高血压和重症高血压的发生风险分别增加至 1.02(95% *CI*:0.99~1.06)和 1.00(95% *CI*:0.96~1.04)。

校正教育、收入、吸烟、饮酒等因素后,*FTO* rs9939609 与血压、高血压之间的关系保持不变。但校正 BMI 后,*FTO* rs9939609 与血压之间的关系明显减弱,未发现该基因型与血压间有令人信服的相关性。*MC4R* rs17782313 结果同上。

（4） 孟德尔随机化分析结果:使用 *FTO* rs9939609 和 *MC4R* rs17782313 作为工具变量进行两阶段分析,结果表明:BMI 每增加 10%,收缩压预计增加 3.85mmHg(95% *CI*:1.88~5.83),舒张压预计增加 1.79mmHg(95% *CI*:0.68~2.90)。

将 *FTO* rs9939609 和 *MC4R* rs17782313 分别作为 BMI 工具变量进行分析,结果与上述结果相似。单独估计得出的标准误比同时估计时要大。

观察性数据表明,BMI 和血压之间关系的观察估计值随着年龄的增长而显著下降,但没有证据表明工具变量衍生的血压/BMI 效应与年龄有关。

故而可以得出 BMI 与血压有正向因果关联。这一结论进一步证实了观察性研究的结果。

(三) HDL 与心肌梗死

心肌梗死(myocardial infarction,MI)是全世界范围内死亡率最高的疾病。急性心肌梗死是由于心外膜冠状动脉闭塞所致,冠状动脉中斑块的急性破裂造成心肌缺血超过了心肌细胞修复能力从而导致心肌细胞的损伤。

低密度脂蛋白(LDL)和高密度脂蛋白(HDL)是心血管疾病中最常见的生物标志物。观察性研究表明,LDL 和 HDL 与心肌梗死的发生风险有相反的关联性,LDL 与心肌梗死的发生风险呈正相关,HDL 与心肌梗死的发生风险呈负相关[44-46]。已有随机对照试验和孟德尔随机化研究证实,LDL 与心肌梗死的风险存在正相关联[47],可以降低 LDL-C 的他汀类药物已经成为广泛接受的可以有效降低心血管疾病发病风险的药物之一。基于此,HDL-C 水平的升高是否可以降低心血管疾病发病风险成为研究热点话题。然而,一个庞大的临床随机对照试验耗时过长且价格昂贵,因而可以使用耗时少、花费小的孟德尔随机化方法进行因果关联分析,可为后续的 RCT 研究提供一些参考。

1. 研究方法

(1) 研究设计:作者分析了来自 6 项前瞻性研究和 14 项横断面研究的个体参与者数据,其中包括 20 913 例心肌梗死(MI)病例和 95 407 例对照。研究设计包括两个部分。首先,使用病例对照研究,分析与血脂相关的 SNPs 与心肌梗死风险的关联;其次,使用两种类型的工具变量进行孟德尔随机化研究:①一个单独的只与 HDL 胆固醇相关的 SNP(内皮脂肪酶基因的功能缺失编码多态性,*LIPG Asn396Ser*,rs61755018);②由 14 个与 HDL 胆固醇完全相关的常见 SNPs 组成的等位基因评分。

(2) 工具变量的选取:文中提出了两种评估 HDL-C 与心肌梗死风险间因果关联分析方法。一种是使用单个 SNP(*LIPG Asn396Ser*,rs61755018)作为工具变量。该 SNP 是内皮脂肪酶基因(*LIPG Asn396Ser*)的功能缺失编码变体,已知其功能与 HDL-C 浓度有关,但与 LDL-C 或甘油三酯没有任何关联($P>0.05$)。另一种是使用 14 个与 HDL-C 相关的变异($P<5×10^{-8}$)但与 LDL-C 或甘油三酯无关($P>0.01$)进行等位基因评分。为了进行比较,还构建了一个包含 13 个与 LDL-C 有关的变异的等位基因评分,但不包括 HDL-C 或甘油三酯。其中,第一种方法因为变异位点的功能已知,所以更加严谨,而第二种方法则更具有统计学效力,比起单个 SNP 作为工具变量,等位基因评分可以解释更多的变异。两种工具变量选择的方法均存在一定的风险,即如果只将功能已知的遗传变异作为工具变量,虽具有较高解释力,但存在估计不足的风险;而对于那些功能还不完全清楚的遗传变异,将其作为工具变量,则存在估计有偏差的风险。

(3) 统计分析方法:首先,用全基因组关联方法对多达 30 项研究进行分析,筛选出与心肌梗死相关的 25 个 SNPs,这 25 个 SNPs 代表了血浆高密度脂蛋白(HDL)或低密度脂蛋白(LDL)胆固醇浓度的初始多态性,每个选定的 SNP 与 HDL-C 和 LDL-C 相关($P<5×10^{-8}$)。以心肌梗死状态为结局变量,单个 SNP 基因型的预测变量为自变量,以年龄、性别和群体结构为协变量构建 logistic 回归。同时,对每个 SNP 的总体关联进行固定效应逆方差加权 meta 分析。

其次,在 6 项前瞻性队列研究中,每一项都确定了致死性或非致死性心肌梗死的结局。构建 logistic 回归模型来检验 *LIPG Asn396Ser* 基因型与心肌梗死状态之间的关联,排除了曾患心肌梗死或缺血性卒中的参与者。其中,以年龄和性别为控制变量,采用加性模型计算 *LIPG Asn396Ser* 基因型的预测变量。同时,在 6 项研究中,也使用固定效应反方差加权 meta 分析评估每个 SNP 的总体关联。

最后,我们观察到 13 个 SNPs 在全基因组水平上对血浆 LDL-C 有统计学意义($P<5×10^{-8}$),而与甘油三酯($P>0.01$)或 HDL-C 无相关性($P>0.01$)。我们将这 13 个 SNPs 上的 LDL-C 升高等位基因结合起来,构建了一个"LDL-C 基因评分"。我们还观察到 14 个 SNPs 在全基因组水平上对血浆 HDL-C 有统计学意义($P<5×10^{-8}$)而与甘油三酯($P>0.01$)或 LDL-C 无相关性($P>0.01$)。将这 14 个 SNPs 上的 HDL-C 升高等位基因结合起来,构建一个"HDL-C 基因评分"。同时,根据 LDL-C 或 HDL-C 在每十万人中的变化程度给每个 SNP 赋权重。使用固定效应反方差加权 meta 分析评估"基因评分"的总体关联。

2. 研究结果

(1) SNP 位点和 LDL-C 及 HDL-C:首先使用已有病例对照研究检测 SNP 位点与 LDL-C 及 HDL-C 的关联性。在与 LDL-C 相关的 10 个 SNPs 中,9 个与 LDL-C 升高相关且也与心肌梗死风险增加有关。在与 HDL-C 相关的 15 个位点中,与 HDL-C 升高相关的 6 个位点也与心肌梗死风险降低有关,分别为 *LPL* rs17482753、*TRIB1* rs17321515、*APOA1-APOC3APOA4-APOA5 cluster* rs6589566、*CETP* rs3764261、*ANGPTL4* rs2967605 和 *GALNT2* rs4846914。这 6 个 SNPs 位点对 LDL-C 或(和)甘油三酯有附加效应($P<5×10^{-8}$)。这些 SNP 的基因多效性影响了判断 HDL-C 因果作用的能力,因其对 LDL-C 或甘油三酯同时有影响。基于此考虑,作为一种只影响 HDL-C 而不影响其他脂质或非脂质心血管危险因素的遗传变异,*LIPG Asn396Ser* 被作为工具变量用于孟德尔随机化分析。最小等位基因(G)频率为 0.015。大约 2.6% 的个体在氨基酸 396 携带丝氨酸(取代野生型天门冬酰胺)。在四项前瞻性队列研究中,396Ser 的载体状态均与 HDL-C 的显著升高相关,每增加一个 Ser 等位基因,HDL-C 的浓度增加 0.08~0.28mmol/L。将这 4 项研究结合做 meta 分析,结果表明每增加一个 Ser 等位基因,HDL-C 的浓度增加 0.29 个标准差。没有证据表明这 4 项研究具有异质性($I^2=0.58$,Cochran's heterogeneity $P=0.07$)。

(2) 工具变量和其他混杂因素的关系:*LIPG Asn396Ser* 与包括血浆 LDL-C、甘油三酯、收缩压、BMI、2 型糖尿病、空腹血糖、血浆 C 反应蛋白、腰臀比、纤维蛋白原、低密度脂蛋白颗粒浓度在内的其他心肌梗死危险因素均无显著相关性($P>0.05$)。

(3) *LIPG Asn396Ser* 与 HDL-C 及心肌梗死:对来自 6 项前瞻性队列研究的 50 763 名参与者进行了 *LIPG Asn396Ser* 与心肌梗死的关联研究。在这些参与者中,4 228 人出现了第一次心肌梗死。在这六项研究中,*LIPG Asn396Ser* 均与心肌梗死无关。将这 6 项研究结合做 meta 分析,结果 *LIPG Asn396Ser* 风险等位基因增加与心肌梗死无相关性($OR=1.10,95\%$ $CI:0.89~1.37,P=0.37$)。同样,对 16 685 例心肌梗死患者和 48 872 例对照组的研究也发现 *Asn396Ser* 与心肌梗死无关($OR=0.94,95\%$ $CI:0.82~1.09$)。最后将前瞻性研究和病例对照研究(116 320 名参与者,病例 20 913 例,对照 95 407 例)纳入 meta 分析,结果也证实 *LIPG Asn396Ser* 与心肌梗死的风险无相关性($OR=0.99,95\%CI:0.88~1.11$)。工具变量分析结果同样表明遗传变异相关的血浆 HDL-C 增高与心肌梗死的发生风险无关。由此得出血浆 HDL-C 增高与心肌梗死的发生风险无因果关联。

AIM-HIGH 试验对已确诊的 CVD 患者进行 HDL-C 测定,并分配这些患者在接受强化 LDL-C 降低治疗的同时随机服用烟酸或安慰剂。经过 2 年随访,随机分配到烟酸组的患者 HDL-C 明显升高,但与安慰剂组相比,这一变化并未导致 CVD 事件的减少($HR = 0.96,95\%$ $CI:0.87 \sim 1.05,P = 0.369$),这表明 HDL-C 与 CVD 无因果关系[48]。Parag 等对于 HDL3c 与冠心病风险关联研究结果也显示,HDL3c 水平越低,密度越高,HDL-C 与冠心病发病之间的负相关关系就越明显[49]。这些结果进一步证实了血浆 HDL-C 增高与心肌梗死的发生风险无因果关联这一孟德尔随机化结果的相对可靠性。

四、结语

孟德尔随机化是一种利用遗传变异来代表暴露因素,通过分析各子群体结局差异来判断遗传变异与结局的因果关联,从而得出暴露与结局间因果关联的方法。由于遗传变异在群体中分布相对均衡且个体遗传变异的相对稳定,使得孟德尔随机化研究可以如随机对照试验一般,有效避免混杂因素、回忆偏倚以及反向因果关联的影响。与此同时,随着人类基因组计划的不断推进以及基因研究的不断深入,可获得的结构化和完整化的遗传信息也使得孟德尔随机化研究较随机对照试验而言更为简单、快捷。孟德尔随机化正逐渐成为流行病学因果推断中重要的研究手段。

根据疾病种类、暴露类型、遗传工具变量的不同,孟德尔随机化研究的研究设计、工具变量的选取、统计分析方法也各不相同。此外,孟德尔随机化研究中的工具变量不仅仅可以选取单个或多个遗传变异,也可以使用等位基因评分等方法将多个遗传变异进行结合形成新的工具变量。

通过 C 反应蛋白与冠心病、BMI 值与高血压以及 HDL-C 与心肌梗死三个孟德尔随机化研究的案例分析可以发现,通过严谨的研究设计、选取合理的工具变量,孟德尔随机化研究可以得出暴露因素与结局变量间相对可靠的因果关联。

(中山大学公共卫生学院　陈维清
安徽医科大学公共卫生学院　方心宇　叶冬青)

参考文献

[1] JOSEPH P G,LEONG D,MCKEE M,et al. Reducing the Global Burden of Cardiovascular Disease,Part 1: The Epidemiology and Risk Factors[J]. Circ Res,2017,121(6):677-694.

[2] LEONG D P,JOSEPH P G,MCKEE M,et al. Reducing the Global Burden of Cardiovascular Disease,Part 2: Prevention and Treatment of Cardiovascular Disease[J]. Circ Res,2017,121(6):695-710.

[3] KHAW K T,BINGHAM S,WELCH A,et al. Relation between plasma ascorbic acid and mortality in men and women in EPIC-Norfolk prospective study:a prospective population study. European Prospective Investigation into Cancer and Nutrition[J]. Lancet,2001,357(9257):657-663.

[4] MEADE T H. MRC/BHF Heart Protection Study of antioxidant vitamin supplementation in 20,536 high-risk individuals:a randomised placebo-controlled trial[J]. Lancet,2002,360(9326):23-33.

[5] SMITH G D,EBRAHIM S. Mendelian randomization:can genetic epidemiology contribute to understanding environmental determinants of disease? [J]. Int J Epidemiol,2003,32(1):1-22.

[6] ROSSOUW J E,ANDERSON G L,PRENTICE R L,et al. Risks and benefits of estrogen plus progestin in

healthy postmenopausal women: principal results From the Women's Health Initiative randomized controlled trial[J]. JAMA,2002,288(3):321-333.

[7] BERAL V. Breast cancer and hormone-replacement therapy in the Million Women Study[J]. Lancet,2003, 362(9382):419-427.

[8] PAULING L,ITANO H A,ET A. Sickle cell anemia a molecular disease[J]. Science,1949,110(2865):543- 548.

[9] LAWLOR D A,HARBORD R M,STERNE J A,et al. Mendelian randomization: using genes as instruments for making causal inferences in epidemiology[J]. Stat Med,2008,27(8):1133-1163.

[10] ROBERTS L,DAVENPORT R J,PENNISI E,et al. A history of the Human Genome Project[J]. Science, 2001,291(5507):1195.

[11] BENTLEY D R,DELOUKAS P,DUNHAM A,et al. The physical maps for sequencing human chromosomes 1,6,9,10,13,20 and X[J]. Nature,2001,409(6822):942-943.

[12] SHENDURE J,JI H. Next-generation DNA sequencing[J]. Nat Biotechnol,2008,26(10):1135-1145.

[13] GREENLAND S. An introduction to instrumental variables for epidemiologists[J]. Int J Epidemiol,2018,47 (1):358.

[14] GREENLAND S,ROBINS J M. Identifiability,exchangeability,and epidemiological confounding[J]. Int J Epidemiol,1986,15(3):413-419.

[15] CHRISTENFELD N J,SLOAN R P,CARROLL D,et al. Risk factors,confounding,and the illusion of statistical control[J]. Psychosom Med,2004,66(6):868-875.

[16] TOBIN M D,MINELLI C,BURTON P R,et al. Commentary: development of Mendelian randomization: from hypothesis test to Mendelian deconfounding[J]. Int J Epidemiol,2004,33(1):26-29.

[17] PIERCE B L,VANDERWEELE T J. The effect of non-differential measurement error on bias,precision and power in Mendelian randomization studies[J]. Int J Epidemiol,2012,41(5):1383-1393.

[18] SWERDLOW D I,HOLMES M V,KUCHENBAECKER K B,et al. The interleukin-6 receptor as a target for prevention of coronary heart disease: a mendelian randomisation analysis[J]. Lancet,2012,379(9822): 1214-1224.

[19] ELLIOTT P,CHAMBERS J C,ZHANG W,et al. Genetic Loci associated with C-reactive protein levels and risk of coronary heart disease[J]. JAMA,2009,302(1):37-48.

[20] BRUNNER C,DAVIES N M,MARTIN R M,et al. Alcohol consumption and prostate cancer incidence and progression: A Mendelian randomisation study[J]. Int J Cancer,2017,140(1):75-85.

[21] HAYCOCK P C,BURGESS S,WADE K H,et al. Best (but oft-forgotten) practices: the design,analysis,and interpretation of Mendelian randomization studies[J]. Am J Clin Nutr,2016,103(4):965-978.

[22] VERBANCK M,CHEN C Y,NEALE B,et al. Detection of widespread horizontal pleiotropy in causal relationships inferred from Mendelian randomization between complex traits and diseases[J]. Nat Genet,2018,50 (5):693-698.

[23] HEMANI G,BOWDEN J,DAVEY S G. Evaluating the potential role of pleiotropy in Mendelian randomization studies[J]. Hum Mol Genet,2018,27(R2):R195-R208.

[24] HOLMES M V,DALE C E,ZUCCOLO L,et al. Association between alcohol and cardiovascular disease: Mendelian randomisation analysis based on individual participant data[J]. BMJ,2014(349):g4164.

[25] WENSLEY F,GAO P,BURGESS S,et al. Association between C reactive protein and coronary heart disease: mendelian randomisation analysis based on individual participant data[J]. BMJ,2011(342):d548.

[26] PARK K H,HAN S J,KIM H S,et al. Impact of Framingham risk score,flow-mediated dilation,pulse wave velocity,and biomarkers for cardiovascular events in stable angina[J]. J Korean Med Sci,2014,29(10):

1391-1397.

[27] SMITH S J,ANDERSON J L,CANNON R R,et al. CDC/AHA Workshop on Markers of Inflammation and Cardiovascular Disease:Application to Clinical and Public Health Practice:report from the clinical practice discussion group[J]. Circulation,2004,110(25):e550-e553.

[28] DANESH J,WHEELER J G,HIRSCHFIELD G M,et al. C-reactive protein and other circulating markers of inflammation in the prediction of coronary heart disease[J]. N Engl J Med,2004,350(14):1387-1397.

[29] NISSEN S E,TUZCU E M,SCHOENHAGEN P,et al. Statin therapy,LDL cholesterol,C-reactive protein,and coronary artery disease[J]. N Engl J Med,2005,352(1):29-38.

[30] RIDKER P M,DANIELSON E,FONSECA F A,et al. Rosuvastatin to prevent vascular events in men and women with elevated C-reactive protein[J]. N Engl J Med,2008,359(21):2195-2207.

[31] STRANG F,SCHUNKERT H. C-reactive protein and coronary heart disease:all said--is not it? [J]. Mediators Inflamm,2014(2014):757123.

[32] TIMPSON N J,HARBORD R,DAVEY S G,et al. Does greater adiposity increase blood pressure and hypertension risk:Mendelian randomization using the FTO/MC4R genotype[J]. Hypertension,2009,54(1):84-90.

[33] 刘力生. 中国高血压防治指南 2010[J]. 中国医学前沿杂志(电子版),2011,3(05):42-93.

[34] NARAYAN K M,ALI M K,KOPLAN J P. Global noncommunicable diseases—where worlds meet[J]. N Engl J Med,2010,363(13):1196-1198.

[35] KEARNEY P M,WHELTON M,REYNOLDS K,et al. Global burden of hypertension:analysis of worldwide data[J]. Lancet,2005,365(9455):217-223.

[36] SHIHAB H M,MEONI L A,CHU A Y,et al. Body mass index and risk of incident hypertension over the life course:the Johns Hopkins Precursors Study[J]. Circulation,2012,126(25):2983-2989.

[37] 王醴湘,吕筠,郭彧,等. 中国慢性病前瞻性研究:10 个项目地区成年人超重/肥胖现况分析[J]. 中华流行病学杂志,2015,36(11):1190-1194.

[38] GREGG E W,CHENG Y J,CADWELL B L,et al. Secular trends in cardiovascular disease risk factors according to body mass index in US adults[J]. JAMA,2005,293(15):1868-1874.

[39] TROIANO R P,FRONGILLO E J,SOBAL J,et al. The relationship between body weight and mortality:a quantitative analysis of combined information from existing studies[J]. Int J Obes RelatMetab Disord,1996,20(1):63-75.

[40] MCGINNIS J M,FOEGE W H. The obesity problem[J]. N Engl J Med,1998,338(16):1157-1158.

[41] CAMPOS P,SAGUY A,ERNSBERGER P,et al. The epidemiology of overweight and obesity:public health crisis or moral panic? [J]. Int J Epidemiol,2006,35(1):55-60.

[42] FRAYLING T M,TIMPSON N J,WEEDON M N,et al. A common variant in the FTO gene is associated with body mass index and predisposes to childhood and adult obesity[J]. Science,2007,316(5826):889-894.

[43] LOOS R J,LINDGREN C M,LI S,et al. Common variants near MC4R are associated with fat mass,weight and risk of obesity[J]. Nat Genet,2008,40(6):768-775.

[44] VOIGHT B F,PELOSO G M,ORHO-MELANDER M,et al. Plasma HDL cholesterol and risk of myocardial infarction:a mendelian randomisation study[J]. Lancet,2012,380(9841):572-580.

[45] LEWINGTON S,WHITLOCK G,CLARKE R,et al. Blood cholesterol and vascular mortality by age,sex,and blood pressure:a meta-analysis of individual data from 61 prospective studies with 55,000 vascular deaths [J]. Lancet,2007,370(9602):1829-1839.

[46] ANGELANTONIO E,SARWAR N,PERRY P,et al. Major lipids,apolipoproteins,and risk of vascular disease[J]. JAMA,2009,302(18):1993-2000.

［47］BAIGENT C,KEECH A,KEARNEY P M,et al. Efficacy and safety of cholesterol-lowering treatment:prospective meta-analysis of data from 90,056 participants in 14 randomised trials of statins[J]. Lancet,2005, 366(9493):1267-1278.

［48］ALBERS J J,SLEE A,FLEG J L,et al. Relationship of baseline HDL subclasses,small dense LDL and LDL triglyceride to cardiovascular events in the AIM-HIGH clinical trial[J]. Atherosclerosis,2016(251):454-459.

［49］JOSHI P H,TOTH P P,LIRETTE S T,et al. Association of high-density lipoprotein subclasses and incident coronary heart disease:The Jackson Heart and Framingham Offspring Cohort Studies[J]. Eur J Prev Cardiol, 2016,23(1):41-49.

第十八章

肥胖和胰岛素抵抗的时序关联——
美国 Bogalusa 心脏研究

提 要

超重和肥胖(overweight and obesity)是指体内脂肪过多积聚导致体重过度增长,引起人体病理、生理改变,从而影响人的健康。胰岛素抵抗(insulin resistance,IR)是指机体重要组织和器官(如肌肉、脂肪和肝脏)中的细胞对胰岛素敏感性下降的一种代谢状态,从而导致这些细胞需要更高的胰岛素浓度才能对胰岛素产生反应,从血液中吸收葡萄糖。大量研究证据表明,肥胖和胰岛素抵抗之间高度相关,且两者在 2 型糖尿病的病因机制中均起到关键作用。但是,从 20 世纪至今,关于两者相互之间因果关联的讨论就没有间断过。对此,本章将基于美国 Bogalusa 心脏研究近 50 年的相关纵向队列研究成果,探讨肥胖和胰岛素抵抗的时序关联,为两者的因果推断提供人群证据。

一、前言

超重和肥胖,即有损健康的异常或过量脂肪的堆积。体质指数(body mass index,BMI)是衡量肥胖程度的粗略指数,具体算法为体重(kg)除以身高(m)的平方。一般情况下,WHO 将成人 BMI$\geq$25kg/m^2 定义为超重,$\geq$30kg/m^2 为肥胖;而对于亚洲人种来说,BMI$\geq$24kg/m^2 为超重,$\geq$28kg/m^2 为肥胖。对于未成年人来说,不同的国家或地区,一般会分别在男生和女生当中,根据生长发育、年龄的不同阶段(例如,2 岁以前婴幼儿期、2~4 岁学龄前儿童时期、5~18 岁儿童青少年时期,分段按月份进行分组),制定不同年龄和性别的 BMI 范围,根据百分位数($\geq$85%或 95%)或 Z-score 阈值($\geq$均数加上 1 或 2 个标准差)定义儿童超重或肥胖[1]。

超重和肥胖是包括糖尿病、心血管疾病和癌症等在内主要慢性病的危险因素。2015 年,全球肥胖儿童和成年人分别达到 1.08 亿和 6.04 亿,患病率分为 5.0%和 12.0%[2]。另外,据《中国儿童肥胖报告》统计,1985—2014 年这 30 年间我国 7 岁及以上学龄儿童超重率由 2.1%增至 12.2%,肥胖率由 0.5%增至 7.3%;如不采取有效措施,2030 年我国学龄儿童超重及肥胖检出率将达到 28.0%[3]。

胰岛素抵抗(insulin resistance,IR)是指机体重要组织和器官(如肌肉、脂肪和肝脏)中的细胞对胰岛素敏感性下降,从而导致机体不能正常地从血液中吸收葡萄糖的一种代谢状态[4,5]。目前诊断胰岛素抵抗(或"糖尿病前期")的技术方法较多,各国及不同指南中的诊断标准和临界值不尽相同,包括葡萄糖钳夹技术、稳态评估模型(HOMA)、空腹血浆胰岛素浓度、口服葡萄糖耐量试验(OGTT)及胰岛素耐量试验(ITT)等。在流行病学研究中,空腹血浆胰岛素水平(fasting plasma insulin levels)被广泛地作为反映胰岛素抵抗程度的生物标志物。

　　大量研究表明,肥胖和胰岛素水平可以根据病理生理改变和代谢机制相互影响。例如,在肥胖的个体中,脂肪组织释放的非酯化脂肪酸、甘油、激素、促炎性细胞因子和其他与胰岛素抵抗形成有关的因素会增加[5]。与此同时,大量的动物实验证据表明,胰岛素是一种对脂肪、大脑、肝脏和肌肉的有效储存信号,即高胰岛素在动物模型中是肥胖的致病因素[6,7]。人群研究中,同样存在两个方向的证据:肥胖会导致高胰岛素血症[8],相反,胰岛素治疗会导致糖尿病患者体重增加[9,10]。究竟肥胖和胰岛素抵抗谁先谁后,Gerald S. Berenson、Sathanur R. Srinivasan 以及 Wei Chen 三位研究者通过美国 Bogalusa 心脏队列研究的持续开展,在过去的 30 年,不断为该科学问题提供了宝贵的纵向人群观察数据。

二、研究人群:美国 Bogalusa 心脏研究

　　Bogalusa 地处美国路易斯安那州新奥尔良市的东北部,总面积 24.6km^2,总人口在 20 世纪 70 年代约 24 000 人,其中白人和黑人的比例分别为 67% 和 33%,在 2005 年飓风灾害之前人口流动性较小。美国 Bogalusa 心脏研究(Bogalusa heart study,以下简称"BHS")以儿童及青少年为主要研究对象,以心脑血管疾病及其危险因素自然史为研究核心内容,于 1973 年在 Bogalusa 开展了第一次学龄儿童横断面调查,并于随后的 20 年中约每 2 年开展一次横断面调查,与此同时,BHS 也进行了多次成人随访调查(表 18-1)[11]。

表 18-1　BHS 人群调查概述

调查时间/年	研究编号	研究对象年龄/岁														
1973—1974	B100	4	5	6	7	8	9	10	11	12	13	14	15	16	17	
1974—1975	B200			6	7	8	9	10	11	12	13	14	15	16		
1975—1976	B300			7	8	9	10	11	12	13	14	15	16	17		
1976—1977	B400	4	5	6	7	8	9	10	11	12	13	14	15	16	17	
1977—1978	B410															18~19
1978—1979	B600	4	5	6	7	8	9	10	11	12	13	14	15	16	17	
1979—1980	B710															18~21
1981—1982	B900	4	5	6	7	8	9	10	11	12	13	14	15	16	17	
1982—1983	C110															18~25
1984—1985	C300			6	7	8	9	10	11	12	13	14	15	16	17	
1985—1986	C410															18~27
1987—1988	C600	4	5	6	7	8	9	10	11	12	13	14	15	16	17	

调查时间/年	研究编号	研究对象年龄/岁													
1988—1991	C710														19~32
1992—1994	Z200	4	5	6	7	8	9	10	11	12	13	14	15	16	17
1995—1996	Z510														18~37
1998—2001	Z810	成年人													12~62
2001—2002	Y110	成年人													23~43
2003—2007	Y310	成年人													26~47
2007—2008	Y315	成年人													28~48
2008—2010	Y610	成年人													30~52
2013—	Y710	成年人													35~58

注:方框内数字列举了某一研究对象在 40 年间检查 11 次所对应的年龄。

由于 Bogalusa 的人口构成、地理特征以及多次横断面调查研究设计的特点,许多研究对象在过去的 40 多年中接受了多次调查(如表 18-1 中方框所示),从而 BHS 在多次横断面研究的基础上形成了独特的双种族(白人和黑人)纵向随访队列。BHS 启动至今共完成了 21 次大规模横断面调查(表 18-1),调查对象累计 12 164 人,调查人次累计 38 058 人次(表 18-2),其中随访 4~16 次的调查对象共计 3 923 人。

表 18-2　BHS 调查人数及人次

调查次数	白人		黑人		合计	
	人数/人	人次数	人数/人	人次数	人数/人	人次数
1	2 910	2 910	1 463	1 463	4 373	4 373
2	1 498	2 996	787	1 574	2 285	4 570
3	1 029	3 087	554	1 662	1 583	4 749
4	655	2 620	483	1 932	1 138	4 552
5	449	2 245	366	1 830	815	4 075
6	294	1 764	202	1 212	496	2 976
7	299	2 093	157	1 099	456	3 192
8	212	1 696	138	1 104	350	2 800
9	193	1 737	78	702	271	2 439
10	111	1 110	62	620	173	1 730
11	83	913	39	429	122	1 342
12	48	576	24	288	72	864
13	19	247	6	78	25	325
14	3	42	1	14	4	56
15	0	0	1	15	1	15
合计	7 803	24 036	4361	14 022	12 164	38 058

在 BHS 队列中探索肥胖和胰岛素抵抗时间关联的研究始于 1999 年[8]，回顾性队列的研究对象来源于 BHS 在 1981—1993 年，且有过至少两次重复测量，并满足纳入排除标准的研究个体。基于此，之后的几个相关研究[12-14]，其研究样本的选择均采用类似的方式，不同之处在于随访年限逐渐变长。此外，统计学方法也从最简单的多元线性回归，过渡到更加适合两时间点重复测量连续型相关变量的交叉滞后模型（cross lagged panel model，CLPM）[15]。

三、研究方法：交叉滞后模型

关于纵向相关数据的时序先后关系（temporal relationship）的统计学模型和检验，CLPM 被认为是最为恰当的方法。CLPM 早期应用于心理学研究领域[16]，目前被越来越多地应用于处理纵向研究的多时点重复数据。CLPM 是交叉滞后相关的改进，其中交叉（cross）可以理解为两个变量在不同时间点的相互影响，滞后（lagged）则可以理解为同一变量在不同时点的关系，适用的数据类型即为面板数据或纵向数据。CLPM 同时考虑了同时性、相关性、稳定性，除了估计交叉滞后效应（ρ）外，还控制了对应时间点变量的相关性（即同步相关），以及同一变量的自回归效应或稳定性（即自回归）[17,18]。

如图 18-1 所示，假设变量 X 在时间点 1 测量为 X1，时间点 2 测量为 X2，Y 分别为 Y1 和 Y2，交叉滞后相关则分析 X1 和 Y2 以及 Y1 和 X2 之间的关系。如果两者的相关系数相同，则认为 X 和 Y 之间存在着相互作用，如果 X1 和 Y2 的相关系数更大，则表明是 X 的变化影响了 Y 的变化。但是交叉滞后相关存在一些缺陷，一是没有考虑到变量间的同时性，即同一时间点，不同变量之间的相关系数是否一致；二是没有考虑到稳定性，即同一变量值随时间变化的程度。1980 年，Rogosa[19]认为，如果两个或两个以上结构的模式和机制不同，可能会得出这些结构之间纵向虚假关联，同时提出在交叉滞后相关中引入自回归参数，以控制内部的时间关系。因此交叉滞后面板模型除了估计交叉滞后效应外，还控制了各时间点变量的相关性，以及同一变量的自回归效应或稳定性[15,17-20]。

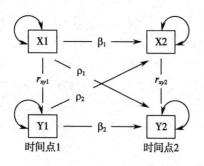

研究假设
1. ρ₁=0，ρ₂=0：表明X与Y无关；
2. ρ₁≠0，ρ₂=0，并且ρ₁和ρ₂之间的差异存在统计学差异（|ρ₁-ρ₂|≠0）：说明第一时间点的变量X（X1）决定第二时间点变量Y（Y2）；
3. ρ₁=0，ρ₂≠0，并且ρ₁和ρ₂之间的差异存在统计学差异（|ρ₁-ρ₂|≠0）：表明第一时间点的变量Y（Y1）决定第二时间点变量X（X2）；
4. ρ₁≠0，ρ₂≠0：表明X与Y相互影响。

图 18-1　交叉滞后模型示意图
注：ρ_1 和 ρ_2 为通径系数；β_1、β_2 为自回归系数；r_{xy1}、r_{xy2} 为同步相关系数。

四、研究结果：肥胖和胰岛素抵抗的时序关联

BHS 队列研究中，空腹血浆胰岛素水平的测定开始于 1981 年，而关于肥胖和胰岛素抵抗时序分析的研究最早开始于 1999 年[8]，回顾性队列的研究样本的基线和随访资料取自 BHS 在 1981—1993 年之间、有过两次及以上重复测量数据且满足研究其他纳入排除标准的

研究对象,包括学龄前儿童(基线年龄 5~7 岁,样本量为 427 人)、青少年(基线年龄 12~14 岁,样本量为 674 人)和青年人(基线年龄 20~24 岁,样本量为 396 人),平均随访了 3 年,观察基线 BMI 水平和随访空腹血浆胰岛素水平的关系。如图 18-2 所示,作者根据基线胰岛素和 BMI 的五分位数将三组不同年龄的研究对象进行分组,按年龄、民族和性别分组后记录了平均随访 3 年后的肥胖和高胰岛素血症的发生率,观察结果显示随着基线 BMI 的增加,随访期间高胰岛素血症的发生率也逐渐增高。

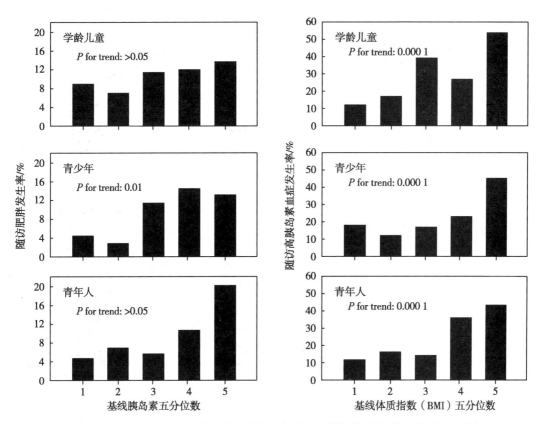

图 18-2 按 BHS 基线胰岛素分组的随访肥胖发生率(左)和按基线 BMI 分组的随访高胰岛素血症发生率(右)

随着重复测量数据的不断累积,近 5 年来,BHS 研究团队通过利用交叉滞后模型(CLPM),反复验证了肥胖和胰岛素抵抗的时序关联,并将这一发现拓展到高血压、代谢综合征、吸烟等领域。

如图 18-3(A)所示,选取 BHS 在 1981—2010 年间、青少年时期至少有过两次及以上重复测量数据的 990 人作为研究对象。Zhang 等[12]采用 CLPM 进行分析,调整了年龄、民族、性别和随访年限后发现:第一,基线和随访 BMI 的自相关系数($\beta_1 = 0.84$,$P < 0.01$)大于基线和随访胰岛素 β 的自相关系数($\beta_2 = 0.05$,$P > 0.05$);第二,基线 BMI→随访胰岛素的通径系数($\rho_2 = 0.33$)显著大于基线胰岛素→随访 BMI 的通径系数($\rho_1 = -0.02$),且两个通径系数之间差异具有统计学意义($P < 0.001$);第三,模型拟合较好,均方根残差(root mean square residual,RMR)和比较拟合指数(comparative fit index,CFI)分别为 0.063 和 0.930,满足 RMR<0.05 以及 CFI>0.90 的标准,提示与观测数据吻合较好。图 18-3(B)和图 18-3(C)分别为高血压组儿童(N=120)和正常血压组(N=870)的 BMI 和胰岛素之间 CLPM 结果,基线胰岛素→随访 BMI 的通径系数(ρ_1)在正常血压和高血压组之间没有显著差异(P=0.919)。然而,对比两组基线 BMI→随访胰岛素的通径系数(ρ_2)发现,高血压组中的 ρ_2 明显大于正常血压组的 ρ_2(即 0.59 vs 0.24,P<0.001)。

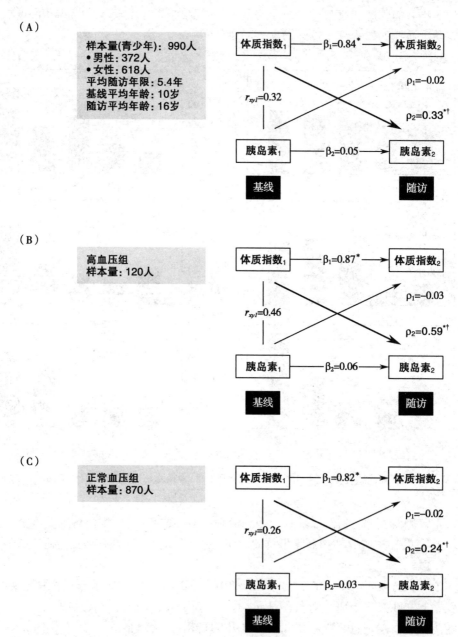

图 18-3　BHS 中 990 名青少年胰岛素与体质指数的交叉滞后模型结果(A),以及在高血压组(B)和正常血压组中(C)的交叉滞后模型结果

注:ρ_1 和 ρ_2 为通径系数;β_1、β_2 为自回归系数;r_{xy1} 为同步相关系数;* 表示 P<0.01;† 表示通径系数 ρ_1 和 ρ_2 具有统计学差异。

　　基于上述 BHS 的纵向研究结果,在控制了年龄、民族、性别和随访年限等协变量后发现,在儿童和青少年中,基线肥胖会导致随访胰岛素的升高,即在时间先后顺序上可以推测,肥胖发生在前而胰岛素升高发生在后。紧接着,虽然在儿童和青少年中研究发现可能存在这样的关系,但时间先后顺序在成人时期是否依然存在? 基于该研究假设,Li 等研究者[14]随即收集了 BHS 队列中 1 121 名青少年 1983—2010 年间的纵向数据,同样进行了成年人时期 BMI 和胰岛素之间 CLPM 分析。如图 18-4(A)所示,同样发现基线 BMI→随访胰岛素的

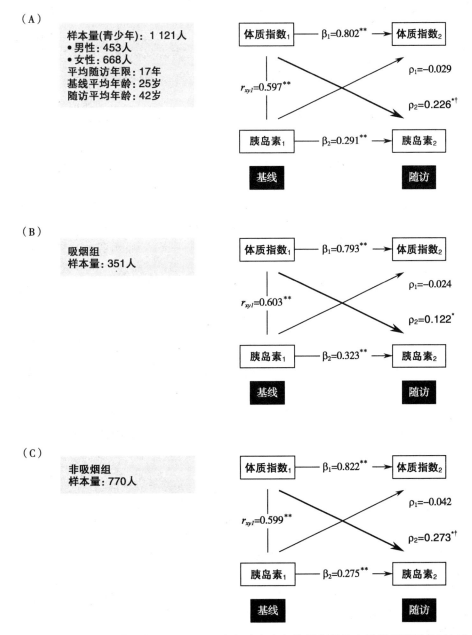

图 18-4　BHS 中 1 121 名青少年 1983—2010 年间胰岛素与体质指数的交叉滞后模型结果(A),以及在吸烟组(B)和非吸烟组(C)的交叉滞后模型结果

注:ρ_1 和 ρ_2 为通径系数;β_1、β_2 为自回归系数;r_{xy1} 为同步相关系数;* 表示 $P<0.01$;** 表示 $P<0.001$;† 表示通径系数 ρ_1 和 ρ_2 具有统计学差异。

通径系数($\rho_2 = 0.226$)显著大于基线胰岛素→随访 BMI 的通径系数($\rho_1 = -0.029$),且两个通径系数之间差异具有统计学意义($P<0.001$)。如图 18-4(B)和图 18-4(C)所示,根据吸烟与非吸烟分层后发现,同样是基线 BMI→随访胰岛素的通径系数 ρ_2 显著大于基线胰岛素→随访 BMI 的通径系数 ρ_1,且在非吸烟组的通径系数 ρ_2 明显大于吸烟组的 ρ_2(0.273 vs 0.122,$P<0.001$)。

五、研究讨论:肥胖和胰岛素抵抗的因果关联还有待进一步研究

通过 40 多年 BHS 儿童队列纵向数据的积累,研究者发现无论是在儿童期或青少年时期,还是在成年期,基线 BMI 的增加先于胰岛素水平的增加,美国黑人和白人表现出类似的这种单向关系。在生物机制方面,肥胖和胰岛素水平可以根据病理生理和代谢机制相互影响。脂肪组织主要通过增加脂肪细胞大小、减少胰岛素受体数量、增加血液循环中游离脂肪酸水平,以及在靶组织中脂质的积累(脂毒性)等方式来调节胰岛素敏感性[21-23]。相反,高胰岛素血症通过影响饮食摄入(如对于碳水化合物的渴望)及其他机制导致肥胖。此外,有大量证据表明,胰岛素治疗对糖尿病患者体重增加有影响[22,24,25]。对于胰岛素治疗引起体重增加的机制有几种解释,包括低血糖刺激后食欲过盛,体力活动水平降低,胰岛素促进脂肪生成作用,以及尿液中糖分减少等[22,24-27]。近年来最新的一些研究结果提示了相反的证据,例如 Christina M. Astley 等学者[28]通过双向孟德尔随机化分析得出,葡萄糖刺激的胰岛素分泌水平较高的遗传易感性与成年期较高的 BMI 水平有关,而肥胖的遗传易感性与成年期较高的胰岛素分泌水平并不相关。综合已有证据和 BHS 纵向观察的结果提示,胰岛素治疗引起糖尿病患者肥胖的机制可能不同于一般人群中肥胖与高胰岛素血症之间相互关系的生物学机制。

在我国社会经济飞速发展过程中,青少年和成年人中不健康饮食(如能量摄入过多、营养不均衡等)和少体力活动人群的比例逐渐升高,肥胖和糖尿病的患病率在过去 30 年间也快速增长。因此,借鉴 BHS 人群队列在"肥胖和胰岛素抵抗的时序关联"的研究思路,在我国一般人群中深入探索肥胖和胰岛素抵抗的因果关联,对于我国今后推动肥胖和糖尿病的三级预防至关重要。

(北京大学公共卫生学院 孙点剑一)

参考文献

[1] WHO MULTICENTRE GROWTH REFERENCE STUDY GROUP. WHO Child Growth Standards: Length/Height-for-Age, Weight-for-Age, Weight-for-Length, Weight-for-Height and Body Mass Index-for-Age: Methods and Development[S]. 2006.

[2] AFSHIN A, FOROUZANFAR M H, REITSMA M B, et al. Health effects of overweight and obesity in 195 countries over 25 years[J]. N Engl J Med, 2017, 377(1): 13-27.

[3] 张娜, 马冠生.《中国儿童肥胖报告》解读[J]. 营养学报, 2017, 39(6): 530-534.

[4] 张岩, 陈晓亭, 宋惠珠, 等. 肥胖所导致的胰岛素抵抗分子机制的研究进展[J]. 检验医学, 2014, 29(7): 774-778.

[5] KAHN S E, HULL R L, UTZSCHNEIDER K M. Mechanisms linking obesity to insulin resistance and type 2 diabetes[J]. Nature, 2006, 444(7121): 840-846.

[6] ERION K A, CORKEY B E. Hyperinsulinemia: a Cause of Obesity? [J] Curr Obes Rep, 2017, 6(2):

178-186.

［7］ CZECH M P. Insulin action and resistance in obesity and type 2 diabetes［J］. Nat Med,2017,23（7）:
804-814.

［8］ SRINIVASAN S R,MYERS L,BERENSON G S. Temporal association between obesity and hyperinsulinemia
in children,adolescents,and young adults:the Bogalusa Heart Study［J］. Metabolism,1999,48（7）:928-934.

［9］ DIABETES CONTROL AND COMPLICATIONS TRIAL RESEARCH GROUP N,NATHAN D M,GENUTH S,
et al. The effect of intensive treatment of diabetes on the development and progression of long-term complica-
tions in insulin-dependent diabetes mellitus［J］. N Engl J Med,1993,329（14）:977-986.

［10］ MCNAY E C,TESKE J A,KOTZ C M,et al. Long-term,intermittent,insulin-induced hypoglycemia produces
marked obesity without hyperphagia or insulin resistance:a model for weight gain with intensive insulin thera-
py［J］. Am J Physiol Endocrinol Metab,2013,304（2）:131-138.

［11］ BERENSON G S,PICKOFF A S. Preventive cardiology and its potential influence on the early natural history
of adult heart diseases:the Bogalusa Heart Study and the Heart Smart Program［J］. Am J Med Sci,1995（310
Suppl）:133-138.

［12］ ZHANG T,ZHANG H,LI Y,et al. Temporal Relationship Between Childhood Body Mass Index and Insulin
and Its Impact on Adult Hypertension:The Bogalusa Heart Study［J］. Hypertens（Dallas,Tex 1979）,2016,
68（3）:818-823.

［13］ ZHANG T,ZHANG H,LI Y,et al. Long-term Impact of Temporal Sequence from Childhood Obesity to Hy-
perinsulinemia on Adult Metabolic Syndrome and Diabetes:The Bogalusa Heart Study［J］. Sci Rep,2017
（7）:43422.

［14］ LI Y,ZHANG T,HAN T,et al. Impact of cigarette smoking on the relationship between body mass index and
insulin:Longitudinal observation from the Bogalusa Heart Study［J］. Diabetes Obes Metab,2018,20（7）:
1578-1584.

［15］ KENNY D A. Cross-Lagged Panel Analysis［J］. Psychol Bull,1975,82（6）:887-903.

［16］ KIVIMAKI M,FELDT T,VAHTERA J,et al. Sense of coherence and health:evidence from two cross-lagged
longitudinal samples［J］. Soc Sci Med,2000,50（4）:583-597.

［17］ LI C C. Path Analysis-a Primer［EB］. The Boxwood Press. 1975. https:∥www. cabdirect. org/cabdirect/ab-
stract/19760125736.

［18］ JÖRESKOG KG,SÖRBOM D. LISREL 8:structural equation modeling with the SIMPLIS command language
［CP］. Chicago,Scientific Software International,1993. https:∥searchworks. stanford. edu/view/4522873.
Accessed August 20,2017.

［19］ ROGOSA D E. A critique ofcross-lagged correlation［J］. Psychol Bull,1980,88（2）:245-258.

［20］ EL H,RM K,RP G A critique of the cross-lagged panel model［J］. Psychol Methods,2015,20（1）:102-116.

［21］ GUSTAFSON B,HEDJAZIFAR S,GOGG S,et al. Insulin resistance and impaired adipogenesis［J］. Trends
Endocrinol Metab,2015,26（4）:193-200.

［22］ LANDSBERG L. Diet,obesity and hypertension:an hypothesis involving insulin,the sympathetic nervous sys-
tem,and adaptive thermogenesis［J］. Q J Med,1986,61（236）:1081-1090. http:∥www. ncbi. nlm. nih. gov/
pubmed/3310065.

［23］ VIRTUE S,VIDAL-PUIG A. Adipose tissue expandability,lipotoxicity and the Metabolic Syndrome-an allo-
static perspective［J］. Biochim Biophys Acta,2010,1801（3）:338-349.

［24］ NOACH E L. Appetite regulation by serotoninergic mechanisms and effects of d-fenfluramine［J］. Neth J
Med,1994,45（3）:123-133.

［25］ PIJL H,KOPPESCHAAR H P,COHEN A F,et al. Evidence for brain serotonin-mediated control of carbohy-

drate consumption in normal weight and obese humans[J]. Int J Obes Relat Metab Disord,1993,17(9):
513-520.

[26] TORBAY N,BRACCO E F,GELIEBTER A,et al. Insulin increases body fat despite control of food intake
and physical activity[J]. Am J Physiol,1985,248(1Pt2):120-124.

[27] JACOB A N,SALINAS K,ADAMS-HUET B,et al. Potential causes of weight gain in type 1 diabetes mellitus
[J]. Diabetes Obes Metab,2006,8(4):404-411.

[28] ASTLEY C M,TODD J N,SALEM R M,et al. Genetic Evidence That Carbohydrate-Stimulated Insulin Secre-
tion Leads to Obesity[J]. Clin Chem,2018,64(1):192-200.

第十九章

健康与疾病的发育起源：来自饥荒
人群的研究证据

提　要

20 世纪 80 年代，David Barker 在 *Lancet* 上发表了英格兰和威尔士婴儿死亡率和成年人心血管疾病死亡率之间空间相关性的生态学研究论文，成为"成人疾病的胎儿起源(fetal origins of adult disease，FOAD)"假说兴起的标志性事件。随着各个学科研究者对该问题研究的逐渐深入，FOAD 逐渐发展成健康与疾病的发育起源(developmental origins of health and disease，DOHaD)学说。饥荒作为自然实验，被流行病学家应用于 DOHaD 理论的实证研究中，对丰富 DOHaD 的证据体系、促进人们全面认识生命早期不良环境暴露对远期健康的影响具有重要意义。本章将简要介绍 DOHaD 学说的发展历史，然后以基于我国 1959—1961 年出生人群开展的生命早期饥荒暴露与成年期疾病风险的实证研究为例，介绍利用饥荒人群研究 DOHaD 相关问题的设计思路、主要内容以及现有研究面临的主要挑战。

慢性非传染性疾病在全球范围内造成了巨大的疾病负担，是 21 世纪人类面临的最重要的健康挑战之一。2015 年，全球所有死亡人口中，70% 是由慢性病所致[1]。过去认为，许多成人慢性非传染性疾病是多基因遗传易感性和出生后不良生活方式等环境因素共同导致[2]。成人期疾病的胎儿起源假说以及后来发展起来的健康与疾病的发育起源(developmental origins of health and disease，DOHaD)学说使得人们越来越深入地认识到，胎儿期等生命早期阶段的环境因素对成年期健康和疾病也具有重要影响，因此这一领域的研究有助于从新的视角确定公共卫生和临床干预的目标人群、干预时机和干预措施，以实现减轻成人慢性病疾病负担的目标。DOHaD 研究成为制定公共卫生政策的重要证据来源。

一、健康与疾病的发育起源研究的发展历史

生命早期的经历会影响后期的健康这一思想可能贯穿了西方医学的发展历史[3]，从希波克拉底时代起，人们就认识到生命早期环境对个体后期影响的重要性[4]。直到 19 世纪，人们普遍认为一位母亲看到的、接触到的、吃的，甚至想象到的任何事物——统称为"母性印记(maternal impressions)"，都能永久性地影响后代的机体发育[3]。20 世纪初，遗传学和优生学的发展使人们普遍认为个体出生后的健康和对疾病的易感性已经由遗传因素决定，而环境的作用微乎其微[3]。但是，20 世纪 30 年代的严重经济危机使人们认识到，环境条件对疾病的出现和流行具有很大的影响[5]，环境因素对个体发育和后期健康的作用逐渐被认识。

第十九章 健康与疾病的发育起源：来自饥荒人群的研究证据

1934 年苏格兰流行病学家 William Ogilvy Kermack 在一篇具有里程碑意义的论文中指出，研究数据揭示成人期的健康取决于儿童期形成的体质，而人的期望寿命似乎由 0~15 岁时的经历所决定[6]。

第二次世界大战之前，通过动物实验已经发现，改变妊娠动物的生活条件会永久性地影响其后代的生长模式和表型[7]。但是由于伦理问题的限制，无法从人体获得类似的直接证据。第二次世界大战的爆发意外地创造了一些研究条件，即由战争导致的饥荒所形成的自然实验。由于战争导致的围困和粮食短缺等原因，成千上万的妇女暴露于严重营养不良的环境中。例如，二战期间时间最长和最严重的饥荒发生在德国围攻列宁格勒（1941 年 9 月—1944 年 1 月）时期[8]，以及荷兰鹿特丹、海牙等城市在 1944 年 9 月—1945 年 5 月德军围困期间形成的饥荒[9]，此即学术界著名的荷兰冬季饥荒（Dutch winter famine）。对饥荒人群的初步研究结果显示，在妊娠的最后一段时间经历饥荒会导致后代出生体重下降，同时孕期饥荒暴露也增加了流产和胎儿畸形的发生率。这一时期的研究，支持了个体发育过程中存在"关键期"或"敏感期"的理论，而行为学、语言学、儿童心理学、生理学等不同学科都认为每个器官或组织都有分化发育和生长的关键时期，在关键期内，器官和组织对损伤高度敏感[7]。但是，到 20 世纪 60~70 年代，随着世界从战争创伤中逐渐恢复，人们对胎儿期和围产期暴露与出生后的健康和疾病之间关系的研究兴趣减弱了。在这一时期，生理学家主要关注胎儿自身因素在发育过程中的作用，而不是环境和机体之间的相互作用。此后，两位南非裔美国流行病学家开展了两项研究，一项是从低出生体重发生率较高的地区选取妊娠妇女进行膳食干预；另一项则是基于荷兰饥荒队列的观察性研究。这两项研究重新激发了人们对荷兰饥荒研究的兴趣。从 20 世纪 70 年代中期开始，多项回顾性和前瞻性流行病学研究分析了孕产妇疾病、婴儿死亡率、出生体重等因素与心血管疾病发病率和死亡率之间的关系[3]。

直到 20 世纪 80 年代，南安普顿大学环境流行病学研究中心 David Barker 的研究工作，才促使有关胎儿期暴露与出生后健康和疾病的分散而多样化的研究结果汇集成一个专门的研究领域[3]。1986 年 Barker 和 Osmond 在 Lancet 上发表了具有里程碑意义的研究论文，Barker 等在该研究中将英格兰和威尔士划分为 212 个地区，分别统计了这些地区 1921—1925 年的婴儿死亡率和 1968—1978 年间 35~74 岁成人 25 种疾病的死因别死亡率［以标准化死亡比（standardized mortality ratio）衡量］，结果发现 1921—1925 年间的婴儿死亡率与 1968—1978 年间成人缺血性心脏病的死亡率呈高度正相关关系（相关系数达 0.73）。同时这些地区成人缺血性心脏病的死亡率在贫困地区最高，而在富裕地区最低[10]，这与弗雷明汉心脏研究（Framingham heart study）的发现相违背，后者认为伴随经济繁荣，营养过剩的生活方式是心血管疾病的主要原因[3,11]。因此，这种婴儿死亡率与成人心血管疾病死亡率之间的空间相关性不能被当时的社会经济、生活方式等因素解释。Barker 据此认为，生命早期营养不良会增加人们对丰富饮食习惯的易感性，进而增加心血管疾病风险[10]。1989 年 Barker 等再次在 Lancet 发表研究，他们利用英国赫特福德郡（Hertfordshire）1911—1930 年间出生的 5 654 名男性的回顾性数据，其中包含研究对象出生体重和早期生长发育的信息，并利用历史数据追踪了这些人 3 种疾病（缺血性心脏病、慢性阻塞性肺疾病、肺癌）的死亡情况。结果表明出生体重在 2.5kg 以下的成人缺血性心脏病的死亡率是出生体重 4.5kg 以上成人的 1.3 倍；而 1 岁时体重 8.2kg 以下的成人缺血性心脏病的死亡率是 1 岁时体重

12.3kg 以上成人的 2.6 倍[12]。这些研究结果进一步佐证了 Barker 之前的研究结论，即影响生命早期生长发育的环境因素可能是成人期缺血性心脏病的危险因素[12]。

David Barker 的研究工作引起研究者广泛的兴趣，很快，相关领域的国际合作逐渐展开。1994 年，在澳大利亚悉尼举办了第一次成人期疾病的胎儿起源假说(fetal origins of adult disease，FOAD)研讨会[3]，会议旨在整合已有来自人类和动物的相关研究证据，探索宫内发育环境受限对胎儿发育影响的长期后果[13]。会议结束时，与会者一致认为，孕前、孕期和婴儿期的暴露会影响心血管、内分泌和代谢调节系统，然而，这些变化的根本机制仍然未能确定[13]。这次会议促进了该领域的进一步广泛交流，随后，在 Barker 等人的带领下成立了 FOAD 研究委员会，并于 2001 年在印度孟买举行了首次关于 FOAD 的全球大会。2003 年，在英国布莱顿召开的第二届大会上，FOAD 委员会决定将其改革为一个独立的学会，即 DOHaD 学会[3]。这体现了人们对生命早期暴露与健康和疾病关系的进一步深入认识，即发育是一个连续的过程，包括出生前和出生后，不仅产前环境，产后环境对成人期疾病的发生也有重要影响[14]。此后，DOHaD 学会于 2009 年创办了健康与疾病的发育起源杂志(*Journal of Developmental Origins of Health and Disease*)。

随着学科的发展，人们对 DOHaD 学说内在机制认识逐渐深入，目前认为 DOHaD 学说的生理和病理机制是发育的可塑性(development plasticity)[15]。胚胎期是机体各组织器官发生、分化、发育最关键和最敏感的阶段，在面对宫内不利环境时，机体会在结构和功能上做出适应性改变，包括组织器官的结构变化、神经内分泌的功能和表观遗传学的改变，以提高生存概率并应对出生后可能继续存在的不利环境[2]。但若出生后的真实环境优于预期，则会发生错配(mismatch)，即宫内环境修饰后的机体无法承受宫外良好的营养条件，进而发生赶上生长(catch-up growth)，对后期健康造成严重且不可逆转的影响，这种错配程度越大，疾病风险增加也越高[16]。

二、饥荒研究的特殊作用

早期关于 DOHaD 的研究多以出生体重为中心，以此作为孕期的营养不良暴露代理变量。然而，出生体重在该假说中的中心地位受到了质疑[3]。首先，在部分生态学研究中，低出生体重和成人慢性非传染性疾病之间的关联与 Barker 等此前所观察到的生态趋势相矛盾，例如，二战后慢性非传染性疾病的发病率恰恰在那些平均出生体重较高的国家增加，如挪威、芬兰和苏格兰[17]。其次，许多流行病学研究得出的结果与 FOAD 假说不一致，甚至相反[18]。有些人甚至认为之前观察到的关联是研究中测量误差、混杂和不恰当的研究设计所致[19]。这些质疑促进了 DOHaD 学说生理机制研究的进展。事实上，出生体重只是许多宫内影响的代理变量之一，而母亲在妊娠期间的营养不良可能会在不影响出生体重的情况下诱发后期疾病[20]。更重要的是，观察到的出生体重与后期健康结局之间的关联可能受许多未测量的共同决定因素影响，如遗传、社会经济和环境等因素，未能控制这些因素可能引起结果的严重偏倚因而不能准确推断孕期不良环境暴露与后期疾病的因果关联[18,21]。

为了更有效地调整潜在的混杂因素，研究人员越来越多地利用饥荒形成的自然实验来研究产前营养不良对长期健康的影响[22]。其基本思想就是以饥荒暴露代替低出生体重用以代理生命早期的不良营养环境，例如在上文提到二战期间列宁格勒围城、荷兰冬季饥荒等。在 20 世纪 40 年代后关于 DOHaD 的研究就涉及 10 个国家或地区不同年代的饥荒，其中一半发生在第二次世界大战时期[22]。由于在战争等原因导致的大饥荒时期和地区，暴露于饥荒几乎不受个体因素的控制，无论个人的遗传特征、个性或社会经济地位如何，都不同程度地暴露于饥荒，故而个体在产前暴露于饥荒引起的营养不良的过程类似于随机分配，因而可以看作外源性影响因素[23]。因此，产前营养不良对成人健康的影响可以通过比较两个在饥荒暴露中的不同亚群来推断[23]。

我国在 1959—1961 年由于持续的自然灾害、农业生产力向工业大量转移等因素，全国粮食产量大幅下降，最终发生了一场持续三年、波及全国的大饥荒[24,25]。利用我国 1959—1961 年三年困难时期出生人群开展 DOHaD 研究始于 21 世纪初，到 2015 年年底已经有超过 70 个相关研究发表在国内外期刊上[26]。鉴于饥荒人群在 DOHaD 研究中的独特作用，本章拟通过一个已经发表的基于中国饥荒人群的实证研究[23]来介绍利用饥荒人群开展 DOHaD 相关研究的思路、主要内容、研究设计以及现有研究面临的主要挑战，以期让读者对相关内容有一个初步的认识，供未来该领域的类似研究参考借鉴。

三、饥荒研究的实例介绍

（一）数据和研究对象

该研究采用了 2011 年中国健康与养老追踪调查（China health and retirement longitudinal study，CHARLS）全国基线数据。CHARLS 项目由北京大学国家发展研究院发起，采用多阶段抽样技术从全国 28 个省（自治区、直辖市）150 个区县抽取了 17 708 名 45 岁及以上成年人及其配偶（1959—1961 年出生的人群到 2011 年时年龄为 50~52 岁），2011 年完成基线调查[27]。项目收集了受访者人口学特征、人体测量指标、空腹血样、社会经济状况等十分完备的信息，同时也包括了出生时居住地、现居地等户籍相关信息[27]，为饥荒人群研究提供了具有全国代表性的研究数据。CHARLS 项目数据经过脱敏化处理后，向全世界各个领域的研究者开放，任何感兴趣的研究者均可以在其官方网站 http://charls.pku.edu.cn/ 申请和获取数据。

由于三年困难时期的波及范围广，全国各个地区均不同程度地受到影响，因此不能找到同一时期没有受饥荒影响的其他地区居民作为平行对照。该研究采用了中国三年困难时期研究的常用分组方法，即整个分析数据最终由三个出生队列组成：1959—1961 年出生，在胎儿期经历饥荒的受访居民组成饥荒期出生组；1956—1958 年出生，在 0~5 岁时经历饥荒的受访居民组成饥荒前出生组；1962—1964 年出生，未经历三年困难时期的受访居民组成饥荒后出生组。为了考察妊娠期跨越饥荒期与非饥荒期界限的影响，研究进一步采用敏感性分析将饥荒期出生组的出生年份缩小到 1960—1961 年，将饥荒后出生组的出生年份缩小到 1963—1964 年[23]，这些敏感性分析并没有改变研究的主要结果。

该研究进一步选择了 1956—1964 年出生在农村地区的 4 812 名受访者进行分析，研究者认为农村地区经历的饥荒比城市更为严重，以年代划分的饥荒暴露更接近真实情况。剔除出生地区不详、协变量信息缺失的研究对象，饥荒前、饥荒期和饥荒后出生组中分别有 1 003~1 308 名、664~884 名和 1 110~1 550 名研究对象。之所以没有固定的样本量，是由于该研究同时考虑了 4 种不同的研究设计和分析策略，而在每种分析策略中纳入的研究对象不完全相同。

（二）结局和协变量

为了克服既往研究在评估饥荒暴露对心血管和代谢性疾病风险方面的局限性,研究使用 CHARLS 数据中的体格检查和血生化指标构建了三个类别的 9 个高疾病风险的二分类指标:心血管疾病指标(包括舒张压、收缩压和静息心率);血脂异常指标[包括高密度脂蛋白(HDL)胆固醇、低密度脂蛋白(LDL)胆固醇、总胆固醇和甘油三酯];糖尿病相关指标[空腹血糖和糖化血红蛋白(HbA1c)]。各个指标分类的临床切分点见表 19-1。此外,该研究进一步考虑了研究对象自我报告的上述三种疾病的病史,结合体格检查和血生化指标信息,形成了另外 4 种两分法疾病指标:高血压(舒张压或收缩压高于临界值,或曾被诊断为高血压或曾接受降压治疗);心脏问题(静息心率高于临界值,或曾被诊断为心血管疾病或曾接受心血管疾病相关治疗);血脂异常(HDL 胆固醇低于临界值,或 LDL/总胆固醇或甘油三酯水平高于临界值,或曾被诊断为血脂异常或曾接受相关治疗);糖尿病(空腹血糖或糖化血红蛋白高于临界值,或曾被诊断为糖尿病或曾接受降糖治疗)。各指标临界值见表 19-1。同时,研究还考虑了身高、体质指数(BMI)、超重(BMI ≥ 25kg/m²)和腹型肥胖(腰围男性>90cm,女性>80cm)等人体测量指标。分析中控制性别和出生季节(以季度进行划分)两个协变量。

（三）研究设计和分析策略

借鉴既往研究的经验,该研究考虑了 4 种研究设计和分析策略,简要介绍如下。

1. **简单组间比较**　将饥荒暴露组与非饥荒暴露组的结局指标进行简单组间比较(simple cohort difference,SCD),同时调整其他协变量,是利用我国饥荒人群研究生命早期饥荒暴露与成年期疾病的最常用方法[23,26]。但是该方法忽略了饥荒严重程度的地理差异,因此其结果在不同的研究间并不一致[23,26]。令 $i=1,2,\cdots,N$ 表示第 i 个研究对象,y 为结局指标,C 为暴露分组,即饥荒期出生组和饥荒后出生组分别取值 1 和 0。X 为协变量(X 为一个包含多个变量的向量,例如该研究中 X 包括了性别和出生季节),β 为模型待估参数,SCD 通过如下模型估计饥荒暴露的效应:

$$y_i = \beta_0 + \beta_1 C_i + \beta_2 X_i + \varepsilon_i$$

在上述模型中,β_1 即代表胎儿期暴露于饥荒对成年期疾病风险的影响。对于饥荒前出生组,对暴露变量 C 作类似处理可得到相应的效应估计。在下面的介绍中不再单独进行说明。

2. **控制队列趋势**　在 SCD 模型的基础上,考虑研究人群健康结局的变化趋势,并对其进行控制,即控制队列趋势分析(deviation from cohort trend,DCT)。其模型形式为:

$$y_i = \beta_0 + \beta_1 C_i + \beta_2 Yob_i + \beta_3 Yob_i^2 + \beta_4 Yob_i^3 + \beta_5 X_i + \varepsilon_i$$

其中 Yob(year of birth)表示出生年份,其二次项和三次项则是为了控制非线性效应,其他符号的意义与 SCD 模型相同。在假定队列效应对健康的影响趋于平稳的情况下,β_1 即反映了饥荒暴露对健康结局的作用。

3. **双重差分**　SCD 模型实际上采用了历史对照,只考虑了不同时期出生的研究人群健康结局的差异,而没有考虑饥荒严重程度的地区差异。如果生命早期饥荒暴露对成年期疾病确实有影响,那么这种影响应该随着饥荒严重程度的不同而有所差异,在没有经历饥荒或饥荒程度很低的地区没有影响,而在饥荒严重程度最高的地区影响最大。基于这种假设,在 SCD 的基础上增加一个地区对照即成为双重差分模型(difference in difference,DID)。

该研究采用两种方式来测量不同地区的饥荒严重程度，第一种指标为饥荒造成的省一级的超额死亡，每个省份的超额死亡率（excess death rate，EDR）为该省 1959—1961 年间的死亡率与 1956—1958 年间死亡率之差。第二种为地级市一级的队列规模缩减指数（cohort size shrinkage indices，CSSI），计算该指数的数据来自 https：//international. ipums. org/international/ 上获得的 1990 年全国人口普查的 1% 公开数据。设 N_j^{nF} 为第 j 个地级市在饥荒前三年（1956—1958 年）和饥荒结束后三年（1962—1964 年）出生的人的平均队列规模（年平均出生人口数），N_j^F 为三年饥荒期（1959—1961 年）出生的人的平均队列规模。CSSI 按如下公式计算：

$$CSSI_j = \frac{N_j^{nF} - N_j^F}{N_j^{nF}}$$

假设饥荒会导致婴儿出生率降低而死亡率增高，则 CSSI 数值越大，饥荒越严重。

当获得不同地区的饥荒严重程度后，通过如下模型获得饥荒效应的 DID 估计：

$$y_{ij} = \beta_0 + \beta_1 C_{ij} + \beta_2 S_j + \beta_3 C_{ij} \times S_j + \beta_4 X_{ij} + \varepsilon_i$$

式中 S_j 为第 j 个地区（省或市级）的饥荒严重程度，即 EDR 或 CSSI，此时暴露分组与区域饥荒严重程度的交互作用项 $C_{ij} \times S_j$ 的回归系数 β_3 为饥荒效应的 DID 估计值。其他变量的含义与 SCD 和 DCT 模型相同。

4. **工具变量**　因为饥荒开始和结束的确切时间不明，同时个体在饥荒期的暴露程度难以测量，因此以饥荒发生年代进行暴露分组，或者以一个省或市的饥荒严重程度指代个体的饥荒暴露程度，势必存在测量误差。为了进一步控制测量误差和未观测混杂，研究者采用了工具变量（instrument variable，IV）方法。IV 与内生自变量（饥荒严重程度）相关，但不与其他混杂因素相关（即 IV 仅通过对内生性自变量的影响间接影响结局）。即使在暴露因素存在测量误差的情况下，一个良好的 IV 方法也可以通过有效地模拟随机分配受访者到不同组，而获得一致性的参数估计。

研究者注意到人为因素在大饥荒中的作用。三年困难时期之前出现了严重的浮夸风，地方政府在报告粮食产量的时候故意夸大上报，而中央政府在以为粮食产量大幅增加的情况下，增加了粮食的强制采购量，同时减少粮食种植、抽调农村劳动力和其他资源加强工业化建设，导致了粮食实际产量减少，促进了饥荒的发生[23]。因此有理由认为，某一地区夸大报道粮食产量的频率与该地区饥荒严重程度存在正相关关系，满足 IV 相关性的要求；另一方面，粮食产量的夸大除了影响饥荒严重程度之外，不太可能直接影响饥荒群体的成年期健康，从而满足 IV 的排除限制假设[23]。

据此，研究者根据《人民日报》1958 年刊登的各地方政府夸大粮食产量的报道数构建了 IV，将 1958 年 6 月—9 月在《人民日报》上报道粮食亩产超过 1 000 斤视为夸大报道，进而构建了两个 IV。第一个 IV 是每个地区所有区县的夸大报道总次数，反映了饥荒的严重程度；第二个 IV 是每个地区夸大报道粮食产量的区县数量，反映了虚报情况的地理覆盖范围。

选择工具变量后，通过两阶段最小二乘法（two-stage least squares，2SLS）获得饥荒暴露效应的 IV 估计，其模型为：

$$y_{ij} = \beta_0 + \beta_1 S_j + \beta_2 X_{ij} + \varepsilon_i$$
$$S_j = \alpha_0 + \alpha_1 IV_{1j} + \alpha_2 IV_{2j} + u_j$$

其中，IV_1 和 IV_2 分别为上述两个工具变量，其他变量的含义同 DID 模型。

（四）主要研究结果

作为研究实例，本部分主要介绍该研究单纯以体格检查和血生化指标测量结局变量的相关结果，对其他内容感兴趣的读者可以阅读原始研究[23]，查看完整的研究结果。

1. 描述性分析结果　表 19-1 报告了不同组的疾病患病率和营养状况，以及两个饥荒暴露组与饥荒后出生组比较的 χ^2 或 t 检验结果。与饥荒后出生组相比，饥荒期出生组的高舒张压、高 LDL 胆固醇、高空腹血糖等慢性病高风险人群比例更高。饥荒前出生组也有类似的模式。这些结果与 FOAD 假说一致。然而，人体测量指标在饥荒暴露组和饥荒后出生组之间没有显著的差异，在高 BMI、超重和腹型肥胖的患病率方面，饥荒前出生组甚至比饥荒后出生组风险更低。同时，饥荒前出生组的男性比例（52.3%）高于饥荒期（46.4%）和饥荒后出生组（46.2%）。就出生季节而言，两个饥荒暴露组的研究对象比饥荒后出生组更有可能在第一季度出生，而在第三季度和最后一个季度出生的可能性更小。

表 19-1　CHARLS-2011 年基线数据不同饥荒暴露组的中国农村居民慢性病风险与控制变量的分布[#]

测量指标	高风险水平切点	出生时间		
		1956—1958 年 %(n)	1959—1961 年 %(n)	1962—1964 年 %(n)
生化指标				
心血管疾病相关指标				
舒张压	≥90mmHg	16.0(1 179)	17.5(793)[a]	14.3(1 394)
收缩压	≥140mmHg	25.0(1 179)[c]	21.8(793)[a]	17.4(1 394)
静息心率	>100 次/min	11.7(1 308)	11.3(884)	11.4(1 550)
血脂异常相关指标				
HDL 胆固醇	男性<40mg/dl 女性<50mg/dl	39.8(1 012)	42.3(673)	41.8(1 116)
LDL 胆固醇	>160mg/dl	11.1(1 010)[b]	10.4(671)[b]	6.9(1 116)
总胆固醇	≥240mg/dl	11.9(1 010)[a]	9.5(673)	9.1(1 116)
甘油三酯	≥150mg/dl	15.5(1 012)	17.2(673)	15.7(1 116)
糖尿病相关指标				
空腹血糖	≥126mg/dl	12.7(1 009)[a]	12.9(672)[a]	9.9(1 114)
HbA1c	≥6.5%	4.3(1 021)	4.1(676)	3.6(1 126)
人体测量指标				
身高（均值，cm）		159.6(1 167)	159.6(780)	160.0(1 387)
BMI（均值，kg/m²）		23.5(1 163)[c]	24.0(779)	24.2(1 383)

续表

测量指标	高风险水平切点	出生时间		
		1956—1958 年 %(n)	1959—1961 年 %(n)	1962—1964 年 %(n)
超重	≥25kg/m²	31. 6(1 163)[b]	35. 2(779)	37. 1(1 383)
腹型肥胖(腰围)	男>90cm,女>80cm	44. 8(1 173)[b]	48. 7(785)	50. 4(1 391)
控制变量				
男性		52. 3(1 326)[b]	46. 4(887)	46. 2(1 565)
出生时间				
第一季度		28. 9(1 326)[c]	27. 9(887)[b]	21. 9(1 565)
第二季度		23. 8(1 326)[d]	24. 5(887)[d]	21. 2(1 565)
第三季度		23. 5(1 326)[a]	22. 3(887)[b]	27. 1(1 565)
第四季度		23. 8(1 326)[c]	25. 4(887)[a]	29. 8(1 565)

注:对于暴露组间的比较,以饥荒后出生组为参照,[a] 为 $P<0.05$,[b] 为 $P<0.01$,[c] 为 $P<0.001$,[d] 为 $P<0.1$。
[#]本表未展示结合生化指标与自我报告的疾病史信息定义的结局指标情况,完整结果请阅读原始文献[23]。

表 19-2 展示了饥荒严重程度和 IV 的描述性统计结果。在省级层面,EDR 和 CSSI 均表现出足够的空间变化,且存在较大的标准差和取值范围。饥荒严重程度的地理分布请见原始文献[23]。

表 19-2　1959—1961 年中国饥荒的严重程度和工具变量

指标	均值	标准差	最小值	最大值	地区数
省级					
EDR/0. 1%	6. 4	6. 9	0. 1	28. 6	27
CSSI /%	37. 1	12. 6	19. 0	63. 0	27
地市级					
CSSI /%	40. 8	13. 8	9. 9	79. 1	119
粮食产量夸大报道次数	3. 7	6. 1	0. 0	41. 0	119
夸大粮食产量的区县数	1. 8	2. 1	0. 0	14. 0	119

注:EDR,超额死亡率;CSSI,队列规模缩减指数。

2. **回归分析结果**　表 19-3 给出了以体格检查和生化指标测量疾病结局时饥荒暴露对成年期疾病风险影响的参数估计结果。SCD 模型结果显示了支持胎源性假说的证据。与饥荒后出生组相比,饥荒前和饥荒期出生组在收缩压、LDL 胆固醇和空腹血糖等指标发生异常的疾病风险明显更高。饥荒前出生组也有更高的总胆固醇水平。DCT 估计结果显示,饥荒期和饥荒前出生组的各疾病风险指标与饥荒后出生组相比均没有显著的统计学差异($P>$ 0.05)。相比之下,无论饥荒的严重程度如何测量(EDR 或 CSSI),或是在什么地理尺度上(省或市)测量,DID 估计下饥荒与疾病风险指标(特别是低密度脂蛋白和总胆固醇)的关联不显著或是负向的。换句话说,出生在饥荒较严重地区的饥荒人群在成年期的疾病风险水平与出生在饥荒程度较低地区的饥荒后出生人群相似,甚至更低。

表 19-3　生命早期饥荒暴露对健康和疾病结局指标影响的参数估计结果

分析策略	高收缩压	高舒张压	高静息心率	胆固醇			高甘油三酯	高空腹血糖	高HbA1c
				低 HDL	高 LDL	高总胆固醇			
SCD(参照:饥荒后出生组)									
饥荒前出生组	0.074	0.279[c]	0.043	−0.036	0.266[b]	0.144[a]	−0.020	0.157[a]	0.077
饥荒期出生组	0.126	0.163[a]	0.003	−0.031	0.252[b]	0.024	0.055	0.175[a]	0.049
DCT(参照:饥荒后出生组)									
饥荒前出生组	−0.039	−0.047	0.580[d]	−0.059	0.094	0.035	0.089	−0.107	0.388
饥荒期出生组	−0.082	−0.038	0.323[d]	−0.108	0.079	−0.111	0.159	0.040	0.278
DID(参照:饥荒后出生组)									
省水平 EDR									
饥荒前出生	−0.026[a]	−0.012	−0.001	−0.013[d]	−0.016	−0.019[d]	−0.015	0.001	0.009
饥荒期出生	−0.011	−0.021[a]	−0.018[d]	−0.006	−0.020[d]	−0.023[d]	−0.008	−0.014	0.001
省水平 CSSI									
饥荒前出生	−0.009	−0.004	−0.003	−0.001	−0.009	−0.012[d]	0.001	0.007	0.009
饥荒期出生	−0.005	−0.008	−0.007	0.003	−0.024[b]	−0.018[a]	0.000	−0.003	−0.002
地市水平 CSSI									
饥荒前出生	−0.005	−0.003	−0.006	−0.004	−0.007	−0.010[a]	−0.002	0.005	0.004
饥荒期出生	−0.004	−0.004	−0.001	0.001	−0.022[c]	−0.019[b]	−0.001	0.000	0.000
仅饥荒期出生组									
省水平 EDR	−0.017[d]	−0.022[b]	−0.027[a]	−0.017[a]	−0.008	−0.012	−0.008	−0.006	−0.004
省水平 CSSI	−0.014[b]	−0.013[b]	−0.016[a]	−0.008	−0.010	−0.010	−0.006	−0.004	−0.005
地市水平 CSSI	−0.012[a]	−0.009[d]	−0.008	−0.006	−0.010[d]	−0.010[d]	−0.005	−0.002	−0.001
饥荒期出生组 2SLS IV 估计									
地市水平 CSSI	0.001	−0.004	0.003	0.006	−0.005[d]	−0.004	0.000	0.000	0.000
IV 诊断统计量									
第一阶段 F 值	16.74	16.74	19.61	15.56	14.98	15.56	15.56	15.49	12.67
Stock-Yogo 检验	通过	通过	通过	通过	通过	通过	通过	通过	通过

注:1. SCD,简单组间比较;DCT,控制队列趋势;DID,双重差分;2SLS,两阶段最小二乘法;EDR,超额死亡率;CSSI,队列规模缩减指数。

2. 所有模型均控制了性别和出生季节。

3. [a]为 $P < 0.05$,[b] 为 $P < 0.01$,[c] 为 $P < 0.001$,[d] 为 $P < 0.1$。

简单的组间比较基于没有队列效应的假设,当放宽该假设,仅在饥荒组中考察饥荒严重程度与成人期疾病风险的关系时,仍然发现了与 FOAD 假说相矛盾的结果。饥荒的严重程度,无论如何测量,与舒张压和收缩压异常的风险呈负相关。在省级水平测量的 EDR 或 CS-SI 也与高静息心率呈负相关。此外,饥荒严重程度也与某些胆固醇指标呈负相关,例如省级水平 EDR 与低 HDL 胆固醇呈负相关,而市级水平的 CSSI 与高 LDL 胆固醇和高总胆固醇也呈现负相关。

至于 IV 估计,第一阶段的 F 统计量均超过了经验参考水平 10,Stock-Yogo 检验也表明,IV 在所有生化指标的分析中均不是弱 IV。IV 估计值显示,饥荒暴露与各疾病风险指标均无显著的相关性,在市级水平测量的严重饥荒甚至与高 LDL 胆固醇和高总胆固醇具有一定的负相关关系,这与 FOAD 假说相违背。

作为敏感性分析,研究进一步将生化指标等信息与病史结合测量心血管疾病和代谢性疾病风险,并重复了上述分析,结果与上述结果基本一致。同时,研究还考察了饥荒暴露与人体测量指标的关联。总体上,饥荒暴露或是没有显著的效应,或是通过降低 BMI、超重及腹型肥胖的风险提示了对成年期疾病的保护性作用。更详细的结果可阅读原始研究[23]。

(五) 结论与评价

成人期疾病的 FOAD 假说以及在此基础上发展起来的 DOHaD 学说有助于我们了解早期生活事件对长期健康后果的影响[28]。支持 DOHaD 学说的证据在确定公共卫生和临床干预目标(孕妇)、干预时机(产前)和干预策略(如改善营养)以减少后代的不良健康后果方面具有重要的指导意义。因此,在过去的几十年里,多学科的研究人员持续开展了大量研究以检验 DOHaD 的正确性。随着人群研究和基础理论研究的深入,支持该学说的证据不断积累,也为相关公共卫生政策的制定提供了重要证据[3]。饥荒作为自然实验为 DOHaD 研究提供了独特的实证研究资料,为控制既往观察性研究中因为遗漏重要变量等因素产生的残余混杂等问题提供了一种解决思路。但是,以饥荒人群作为研究对象也存在一些难以解决的问题。例如,由于只能开展回顾性研究,饥荒发生的确切时间和范围常常难以清晰地界定,饥荒的严重程度难以精细测量,因此无法准确地定义个体暴露情况,由此产生的暴露错分或测量误差可能引起结果的严重偏倚;基于饥荒发生和结束时期定义暴露还容易引起队列效应,造成不同暴露组间的固有差异(例如年龄);饥荒的选择作用使得经历饥荒而幸存下来的个体具有更强的适应能力和更好的健康状况,由此导致的幸存者偏倚往往难以控制。

在借鉴既往研究经验的基础上,该案例在利用饥荒人群数据验证 DOHaD 的研究中具有一定的优势。首先该研究使用了公开的、具有全国代表性的人群数据,其结果比既往只使用单个或少数几个省份或地区人群数据的研究更具有一般性。其次,除了传统的组间比较和 DID 设计,通过构建 IV 来调整饥荒暴露的测量误差,并进一步分析了饥荒暴露组中成人期疾病风险与饥荒严重程度的空间相关性。与既往研究中常见的省内同质性假设[29,30]相反,该研究结果表明饥荒严重程度在省内不同地区间仍存巨大差异,利用这些更细微的饥荒地理差异获得了比既往只关注省级差异的研究更准确的 DID 估计。

与既往中国饥荒人群的 DOHaD 研究一样,该研究的不同分析策略得到了不一致甚至相矛盾的结果。DID 和 IV 估计在控制队列效应或暴露测量误差之后,提示生命早期饥荒暴露与成人期疾病风险并无显著的关联,甚至在部分疾病风险指标中呈现负相关关系。但是并不能就此认为生命早期饥荒暴露与成年期疾病风险无关,因为研究仍然未能有效控制幸存者效应。由于胎儿、婴儿、儿童和健康状况较差的成年人更有可能在饥荒中死亡，所以幸存的饥荒群体往往具有更好的健康状况，对恶劣环境有很强的适应能力。因此，在合理控制幸存者效应后，才有可能观察到饥荒暴露对远期健康结局的负面影响。研究结果中饥荒暴露的保护性效应可能只是反映了幸存者效应超过了饥荒的真实影响。一个可能有效的解决幸存者效应的策略是，比较饥荒前、饥荒期和饥荒后出生个体子代的健康结局，因为这些子代群体继承了父母的基因型（选择效应），而不具备他们的表现型（饥荒作用）[31]。另一种可能有效的方法是疾病风险评分（disease risk score，DRS），该方法首先估计暴露组和非暴露组在假定都没有发生暴露情况下的疾病风险，然后通过匹配等方法使组间非暴露情况下的疾病风险相似，在此基础上进一步考察饥荒暴露对疾病风险的作用[32]。

　　该研究也存在一定的局限性。首先，和其他许多饥荒研究一样，没有足够的数据精确测量个体的暴露水平；同时，在剔除数据缺失的个体后，样本量相对较小。其次，为了说明 IV 的合理性，研究者过度解释了虚报粮食产量与全国性饥荒之间的因果关系，而忽视了自然灾害等非人为因素对饥荒形成的作用，因此，如果粮食产量虚报的地区差异与饥荒严重程度的地区差异不相关（违反相关性假设），或者粮食产量虚报与政府应对措施、饥荒结束时间相关，进而与人群健康结局相关（违反排除限制假设），工具变量就可能失效。第三，该研究将体格检查、血生化指标和人体测量指标定义为二分类的疾病风险指标（高风险或低风险），在估计效应参数时采用一般线性回归模型拟合数据，而不是选择 logistic 等更适合二分类数据的广义线性模型，可能存在模型设定错误的风险。最后，该研究在分析中只调整了性别和出生季节，而对于教育程度、社会经济地位等这些在 CHARLS 数据中可获得的潜在混杂因素未加以考虑。由于 CHARLS 数据对研究者是完全开放的，对饥荒与 DOHaD 这一课题感兴趣的读者可以申请数据重复研究者的分析，或者采用更加完善的策略尝试新的分析，以提供更加可靠的相关证据。

四、结语

　　DOHaD 理论具有重要的公共卫生意义，从 FAOD 假说提出以来就受到众多领域研究者的重视。从生命早期就做好预防措施，减少甚至避免出生后的疾病风险的观念已经深入人心。DOHaD 研究的相关工作也促进了生命历程流行病学的形成和发展，研究长期的生物学、行为和心理社会过程，将成人健康和疾病风险与孕期、童年、青春期、成年早期或跨代的身体或社会暴露因素联系起来成为生命历程流行病学的主要研究内容[33]。近年来，随着大型人群队列和出生队列的建立和发展，基于前瞻性队列研究的饥荒暴露与成人期疾病的相关研究结果进一步丰富了 DOHaD 的证据体系，例如基于中国慢性病前瞻性研究（China Kadoorie Biobank，CKB）队列的生命早期饥荒暴露与成人期疾病的相关研究[15,34]等。

　　通过研究案例，我们也得到一些启示。首先，利用饥荒人群研究 DOHaD 理论存在固有的优势与局限性，饥荒效应的估计可能对分析策略的选择和健康结局的测量方法高度敏感。因此，在未来的研究中，应该充分考虑可能存在的各种偏倚，选择最合适的分析方法对潜在偏倚风险进行控制，同时需要使用多种健康指标进行更全面的敏感性分析，以避免做出不正确的推断和结论。其次，幸存者效应可能超过饥荒暴露对疾病的风险作用，如何有效地控制这种效应是研究生命早期饥荒暴露对成年期疾病风险作用的关键。

（北京大学公共卫生学院　赵厚宇　詹思延）

参考文献

[1] WORLD HEALTH ORGANIZATION. World health statistics 2017：monitoring health for the SDGs，Sustainable Development Goals [R]. Geneva：2017. https：//apps. who. int/iris/bitstream/handle/10665/255336/9789241565486-eng. pdf? sequence＝1.

[2] 蒋文跃，韩巍，李志新. 成人疾病胎源说的证据及机制[J]. 北京大学学报（医学版），2007(01)：96-100.

[3] GLUCKMAN P D，BUKLIJAS T，HANSON M A. Chapter 1-The Developmental Origins of Health and Disease（DOHaD）Concept：Past，Present，and Future[M]. Boston：Academic Press，2016：1-15.

[4] HANSON M，GLUCKMAN P. Commentary：Developing the future：life course epidemiology，DOHaD and evolutionary medicine[J]. Int J Epidemiol，2016，45(4)：993-996.

[5] KEVLES D J. In the name of eugenics：genetics and the uses of human heredity [M]. New York：Alfred Knopf，1985.

[6] SMITH G D，KUH D. Commentary：William Ogilvy Kermack and the childhood origins of adult health and disease[J]. Int J Epidemiol，2001，30(4)：696-703.

[7] KALTER H. Teratology in the 20th century：environmental causes of congenital malformations in humans and how they were established[J]. Neurotoxicol Teratol，2003，25(2)：131-282.

[8] ANTONOV A. Children born during the siege of Leningrad in 1942[J]. J Pediatr，1947，30(3)：250-259.

[9] SMITH C. Effects of maternal under nutrition upon the newborn infant in Holland（1944-1945）[J]. J Pediatr，1947，30(3)：229-243.

[10] BARKER D J，OSMOND C. Infant mortality，childhood nutrition，and ischaemic heart disease in England and Wales[J]. Lancet，1986，1(8489)：1077-1081.

[11] LEVY D，BRINK S. A change of heart：how the Framingham heart study helped unravel the mysteries of cardiovascular disease[M]. New York：Knopf，2005.

[12] BARKER D J，WINTER P D，OSMOND C，et al. Weight in infancy and death from ischaemic heart disease [J]. Lancet，1989，2(8663)：577-580.

[13] CARPINELLO O，DECHERNEY A，HILL M. Developmental Origins of Health and Disease：the history of the Barker hypothesis and assisted reproductive technology[J]. Semin Reprod Med，2018，36(03/04)：177-182.

[14] 邓冉冉，李洁，李增彦. 发育源性成人疾病[J]. 国际生殖健康/计划生育杂志，2016，35(06)：483-485.

[15] 孟若谷. 生命早期饥荒暴露与成年期主要慢性病风险的队列研究[D]. 北京：北京大学，2018.

[16] HALES C N，BARKER D J. The thrifty phenotype hypothesis[J]. Br Med Bull，2001(60)：5-20.

[17] KRAMER M S，JOSEPH K S. Enigma of fetal/infant-origins hypothesis[J]. Lancet，1996，348(9037)：1254-1255.

[18] PANETH N，SUSSER M. Early origin of coronary heart disease（the "Barker hypothesis"）[J]. BMJ，1995，310(6977)：411-412.

[19] HUXLEY R，NEIL A，COLLINS R. Unravelling the fetal origins hypothesis：is there really an inverse association between birthweight and subsequent blood pressure? [J]. Lancet，2002，360(9334)：659-665.

[20] ROSEBOOM T J，MEULEN J H，RAVELLI A C，et al. Effects of prenatal exposure to the Dutch famine on adult disease in later life：an overview[J]. Mol Cell Endocrinol，2001，185(1-2)：93-98.

[21] ALMOND D，CURRIE J. Killing me softly：the fetal origins hypothesis[J]. J Econ Perspect，2011，25(3)：153-172.

[22] LUMEY L H，STEIN A D，SUSSER E. Prenatal famine and adult health[J]. Annu Rev Public Health，2011（32）：237-262.

[23] XU H，LI L，ZHANG Z，et al. Is natural experiment a cure? Re-examining the long-term health effects of Chi-

na's 1959-1961 famine[J]. Soc Sci Med,2016(148):110-122.

[24] 段知壮.1959—1961 年大饥荒成因中的政治因素分析[J].广东广播电视大学学报,2015(1):39-45.

[25] 曹树基.1959—1961 年中国的人口死亡及其成因[J].中国人口科学,2005(1):14-28.

[26] LI C,LUMEY L H. Exposure to the Chinese famine of 1959-61 in early life and long-term health conditions: a systematic review and meta-analysis[J]. Int J Epidemiol,2017,46(4):1157-1170.

[27] ZHAO Y,HU Y,SMITH J P,et al. Cohort profile:the China Health and Retirement Longitudinal Study (CHARLS)[J]. Int J Epidemiol,2014,43(1):61-68.

[28] BATESON P,BARKER D,CLUTTON-BROCK T,et al. Developmental plasticity and human health[J]. Nature,2004,430(6998):419-421.

[29] CHEN Y,ZHOU L A. The long-term health and economic consequences of the 1959-1961 famine in China [J]. J Health Econ,2007,26(4):659-681.

[30] FAN W,QIAN Y. Long-term health and socioeconomic consequences of early-life exposure to the 1959-1961 Chinese Famine[J]. Soc Sci Res,2015(49):53-69.

[31] GØRGENS T,MENG X,VAITHIANATHAN R. Stunting and selection effects of famine:A case study of the Great Chinese Famine[J]. J Dev Econ,2012,97(1):99-111.

[32] 赵厚宇,李海龙,孙凤,等.生命早期饥荒暴露对成年期代谢综合征患病风险的影响[J].中华疾病控制杂志,2017,21(07):679-683.

[33] BEN-SHLOMO Y,COOPER R,KUH D. The last two decades of life course epidemiology,and its relevance for research on ageing[J]. Int J Epidemiol,2016,45(4):973-988.

[34] MENG R,LV J,YU C,et al. Prenatal famine exposure,adulthood obesity patterns and risk of type 2 diabetes [J]. Int J Epidemiol,2018,47(2):399-408.

第二十章

一起通过公共浴室传播的新型冠状病毒肺炎流行案例

提 要

2019 年 12 月底,在湖北武汉局部暴发一种不明病原体感染引起的新型肺炎,截至 2020 年 2 月尚未找到零号病人。经感染者病原学分离鉴定后发现,引起该新型肺炎的病毒与 SARS 病毒具有高度的相似序列,最终国际病毒分类委员会将该病毒命名为"严重急性呼吸系统综合征冠状病毒 2"(SARS-CoV-2),由此造成的肺炎被命名为"2019 新型冠状病毒肺炎"(COVID-19,简称"新冠肺炎")。该病毒传播能力非常强,截至 2020 年 4 月 30 日,在我国共造成 8 万多人感染,累计死亡达 4 000 余人;而且全球 211 个国家发生 COVID-19 疫情,感染人数已增至近 400 万,累计死亡人数超过 28 万。除了加快研制有效的治疗药物及疫苗外,民众还将 COVID-19 疫情控制寄希望于环境温度、湿度的变化,且已有研究提示 SARS-CoV-2 的传播能力随着温度、湿度的升高而减弱[1,2]。但也有报道证实与 2003 年暴发的 SARS 病毒不同,SARS-CoV-2 具有较强的抗高温、抗紫外线能力,COVID-19 的流行与温度、紫外线辐射无直接的相关性[3,4]。然而,上述研究结论多基于广义相加模型及半泊松分布等方法的推测分析,与疫情的实际流行情况存在诸多不一致之处。本章主要报道一起发生在江苏淮安公共浴室的 COVID-19 感染聚集性疫情,介绍了疫情中患者的活动轨迹、发病、诊断等信息,分析了新冠肺炎潜在的流行病学特点,同时也从流行病学角度对该研究的局限性进行了分析,以指导未来的防控实践[5]。

一、流行过程

淮安地处中国南北交界,横贯淮安市境内的淮河苏北灌溉总渠一线是中国暖温带和亚热带的分界线,因此淮安市兼有南北气候特征。一般说来,苏北灌溉总渠以南地区为北亚热带湿润季风气候,以北地区为北温带半湿润季风气候。受季风气候影响,四季分明,雨量集中,雨热同季,冬冷夏热,春温多变,秋高气爽,光能充足,热量富裕。年平均气温为 14.1～14.8℃,基本呈南高北低状,受洪泽湖水体影响,在洪泽湖区形成一暖中心。在这里有京杭大运河及错综复杂的河流沟渠,因此码头文化一度非常盛行,其中公共浴室泡澡便是码头文化的一种传承,该地居民普遍具有在公共浴室泡澡习惯。

第 1 例 COVID-19 患者有武汉旅行史,该患者于 2020 年 1 月 15 日从武汉自驾车返回淮安后开始咳嗽但未引起重视,于 1 月 18 日进入当地一家公共浴室洗浴后出现发热,并于发热门诊就诊,1 月 25 日淮安市疾病预防控制中心采集咽拭子样本后经 RT-PCR 确诊为 COV-

ID-19 患者,随后进行隔离治疗。第 2、3、4 例患者于 1 月 19 日进入同一浴室后分别在不同时间出现相应的症状并于发热门诊就诊,咽拭子标本经 RT-PCR 检测后确诊为 COVID-19 患者。第 5 例患者于 1 月 20 日、第 6 和 7 例患者于 1 月 23 日、第 8 例患者于 1 月 24 日分别进入该浴室洗浴,这 4 例患者均在洗浴后不同时间段内出现发热、咳嗽、胸痛等症状,采集咽拭子经 RT-PCR 检测后均确诊为 COVID-19 患者。第 9 例患者为该浴室的一位工作人员,于 1 月 30 日出现畏寒、发热症状并前往发热门诊就医,咽拭子标本经 RT-PCR 检测后确诊为 CO-VID-19 患者。本次聚集性疫情感染患者的流行病史见图 20-1。

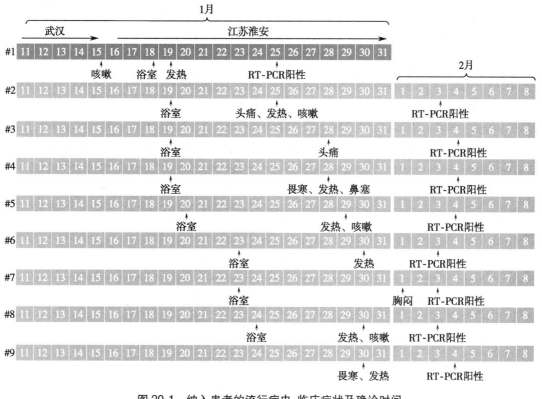

图 20-1　纳入患者的流行病史、临床症状及确诊时间

通过现场流行病学调查发现,该公共浴室建筑面积约 $300m^2$,分为泳池、淋浴及桑拿 3 个区域。浴室内区域不同温度也不同,公共浴室的前台服务区及更衣区温度约为 20~25℃,湿度约为 35%~45%。泳池、淋浴及桑拿 3 个区域温度约为 41℃ 左右,湿度则较高约 60%~70%。第 1 例患者具有武汉旅行史,其间正值 SARS-CoV-2 在武汉流行传播,该患者 2020 年 1 月 15 日由武汉自驾至江苏淮安途中已出现咳嗽症状,自觉感冒,未予重视,于 1 月 18 日进入该公共浴室洗浴,洗浴后其症状并未减轻,于第 2 天出现发热症状后就诊并于 1 月 25 日确诊。后续确诊的 8 例患者均无武汉旅行史,据此推测具有武汉旅行史的首例患者可能是这起聚集性感染疫情的传染源。另外,首例患者洗浴后的第 2 天(3 人)、第 3 天(1 人)、第 6 天(2 人)甚至第 7 天(1 人)到该浴室洗浴的人仍发生了 SARS-CoV-2 感染,且均与首例患者无直接接触。基于此,我们推测,这起聚集性传播案例的传播途径应该是在相对密闭的、温度和湿度均较高的浴室空间中通过间接接触(如接触了被传染源的排出物或分泌物污染的用

品)造成的传播。

二、患者治疗及临床表现

所有患者在入院后行一般实验室血液标本检查,主要指标包括血常规、血生化、心肌酶、C反应蛋白、凝血功能、动脉血气分析、降钙素原、血沉、血 D-二聚体等。影像学主要为胸部CT扫描。病原学检查主要为采集患者鼻咽拭子,采用 RT-PCR 方法进行检测。因 COVID-19尚无特效药物,对纳入的每一位患者均采用国家卫生健康委发布的《新型冠状病毒肺炎诊疗方案》及其他对症治疗手段,主要包括一般治疗即卧床休息,保证充分热量,补液维持电解质平衡,维持机体内环境稳定,密切监测生命体征,并根据氧饱和度及时给予有效氧疗措施,包括鼻导管、面罩给氧治疗。此外,每位患者均给予抗病毒治疗。纳入研究的 9 例患者病程中均无重型及危重型表现,在治疗结束时,无患者需呼吸机辅助。

如表 20-1 所示,患者的年龄中位数为 35 岁(四分位数间距 31～42. 75 岁),其中有 8 例患者出现发热,平均持续时间为(5. 78±2. 99)天,7 例患者(78%)出现咳嗽症状,少数患者出现乏力(3 例,33%)、胸闷(2 例,22%)或厌食(1 例,11%)。未出现腹泻、肌痛、鼻涕和头痛等症状。实验室检查结果显示,纳入研究的 9 例患者中,所有患者(100%)C 反应蛋白均升高,3 例患者(33%)出现淋巴细胞减少,3 例患者(33%)乳酸脱氢酶升高。如图 20-2 所示,所有患者入院后 CT 结果均显示散在或多发小斑片影及间质改变,肺部病变严重者 CT 呈毛玻璃样病变(图 20-2G),符合《新型冠状病毒肺炎诊疗方案(试行第七版)》影像学检查诊断标准。

表 20-1　纳入研究的 9 例 COVID-19 患者临床症状及实验室检查结果

类别	检查结果
年龄及中位数(四分位数间距)/岁	35(31～42. 75)
发热天数/d	5. 78±2. 99
最高温度/℃	38. 11(0. 53)
咳嗽人数	7(77. 78%)
咳嗽天数/d	5. 33±4. 15
乏力人数	3(33. 33%)
胸闷人数	2(22. 22%)
厌食人数	1(11. 11%)
C 反应蛋白/$(mg \cdot L^{-1})$	33. 43±31. 82
白细胞/L	$(5. 47±1. 97)×10^9$
红细胞/L	$(5. 20±0. 41)×10^{12}$
血红蛋白/$(g \cdot L^{-1})$	159. 23±11. 51
红细胞压积/%	45. 38±3. 32
血小板/L	$(155. 67±67. 80)×10^9$

续表

类别	检查结果
中性粒细胞比例/%	66.01±9.86
中性粒细胞值/L	$(3.68±1.49)×10^9$
淋巴细胞比例/%	23.66±8.90
淋巴细胞值/L	$(1.23±0.46)×10^9$
单核细胞比例/%	8.93±1.83
单核细胞值/L	$0.46±0.1×10^9$
嗜酸性粒细胞比例/%	1.3±2.52
嗜酸性粒细胞值/L	$(0.15±0.25)×10^9$
嗜碱性粒细胞比例/%	0.11±0.08
嗜碱性粒细胞/L	$(0.005±0.005)×10^9$
降钙素原/($\mu g \cdot L^{-1}$)	0.16±0.07
肌酸激酶/($U \cdot L^{-1}$)	93.56±36.22
谷氨酸草酰转氨酶/($U \cdot L^{-1}$)	30.22±13.94
乳酸脱氢酶/($U \cdot L^{-1}$)	225.56±85.33

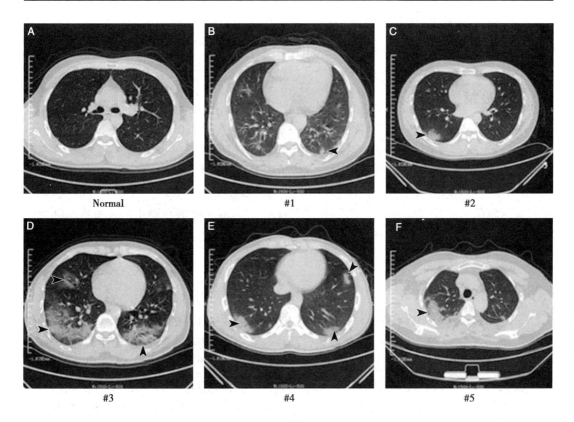

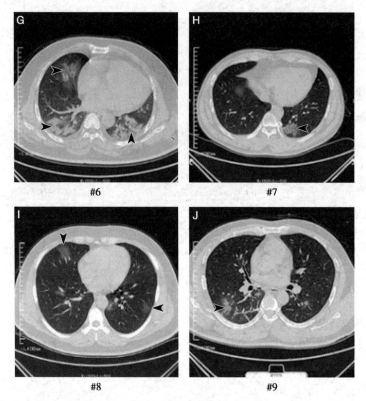

A 为一位 42 岁男性的正常胸部 CT 扫描结果;B~J 为第 1~9 例患者胸部
CT 显示单侧或双侧磨玻璃样混浊(箭头所示)。

图 20-2　SARS-CoV-2 感染者胸部 CT 扫描结果

三、疫情控制措施

上述所有确诊患者均被收治至淮安市第四人民医院(淮安市传染病医院)进行隔离治疗,对与以上所有患者有过密切接触的人员采取了严格的医学隔离措施。2020 年 1 月 23 日,淮安市成立新型冠状病毒感染的肺炎疫情防控工作领导小组,疫情防控工作领导小组成立后,采取一系列措施应对此次疫情,对涉事公共浴室及全市公共娱乐和商业场所关停,全市社区封闭化管理,建立定点发热门诊和定点收治医院,对有疫区接触史的人员进行必要的医学隔离观察,由于防控措施有力,淮安市疫情迅速得到控制,本次疫情中的 9 例患者未造成进一步的继发传播。

四、收获及启示

SARS-CoV-2 与 SARS-CoV 和 MERS-CoV 密切相关,并且具有比上述冠状病毒更强的传播能力。已证实 SARS-CoV-2 的传播方式包括呼吸道飞沫传播及间接接触传播,其潜伏期为 3~7 天,但有的病例潜伏期甚至长达 24 天[6]。以往的研究表明,流感病毒、SARS 病毒等在高温高湿环境中的传播速度明显减弱[7,8]。然而,温度和湿度对 SARS-CoV-2 传播能力的影响尚存在一定争议。但从目前流行状态来看,SARS-CoV-2 在热带地区的传播能力没有减弱的迹象。本研究报道了一起发生在江苏省淮安市的公共洗浴中心的聚集性疫情,在浴室较高温度(25~41℃)和较高湿度(60%)条件下,6天内连续通过间接接触传播感染8人,表明SARS-CoV-2在该浴室环境中仍具有较强的传播和感染能力。根据这起聚集性疫情以及华南、东南亚和非洲国家肺炎流行的分布特点,推测先前的结论"冷湿环境有利于病毒生长"可能并不适用于SARS-CoV-2,并为这一新病毒提供了潜在的流行线索。此外,本研究也存在一定的局限性,在研究过程中,由于各患者之间为陌生人,缺乏关于洗浴中心患者传播途径的详细信息。尽管如此,本研究还是为气温日趋变暖形式下的COVID-19防制工作提供了一定的流行病学依据。

五、结语

本研究结果表明,SARS-CoV-2在浴室等特定的温度、湿度环境中仍具有较强的传播能力。SARS-CoV-2是一种新型的冠状病毒,因系统性研究的缺乏及病毒变异快等特点,其感染性、致病性及传播能力目前尚无明确定论,温度、湿度等环境条件对其影响的研究结论也多建立在特定模拟场景或数学模型基础上,研究存在一定的局限性。另外,SARS-CoV-2病毒的传播及感染能力与不同人群的遗传易感性及自身免疫力等也存在一定的联系,导致研究结果存在一定的不确定性。尽管如此,流行病学调查研究在新冠肺炎的防制过程中仍发挥着至关重要的作用。

（南京医科大学公共卫生学院　沈洪兵

南京医科大学附属淮安第一医院　王其龙　罗超　张莉

淮安市第四人民医院　姚仑）

参考文献

[1] LUO C,YAO L,ZHANG L,et al. Possible tranmission of Severe Acute Respiratory Syndrome Coronavirus (SARS-CoV-2)in a public bath center in Huai'an,Jiangsu Province,China[J]. JAMA Network Open,2020 (3):e204583. https://doi.org/10.1001/jamanetworkopen.2020.4583.

[2] QI H C,XIAO S,SHI R Y,et al. COVID-19 transmission in Mainland China is associated with temperature and humidity:A time-series analysis[J]. Sci Total Environ,2020(728):138778.

[3] WU Y,JING W Z,LIU J,et al. Effects of temperature and humidity on the daily new cases and new deaths of COVID-19 in 166 countries[J]. Sci Total Environ,2020(729):139051.

[4] YAO Y,PAN J H,LIU Z X,et al. No Association of COVID-19 transmission with temperature or UV radiation in Chinese cities[J]. Eur Respir J. 2020,55(5):2000517.

[5] PASTORINO B,TOURET F,GILLES M,et al. Evaluation of Chemical Protocols for Inactivating SARS-CoV-2 Infectious Samples [J]. Viruses,2020,12(6):624.

[6] YANG Y,LU Q B,LIU M J,et al. Epidemiological and clinical features of the 2019 novel coronavirus outbreak in China[J]. medRxiv. https://doi.org/10.1101/2020.02.10.20021675.

[7] LOWEN A C,MUBAREKA S,STEEL J,et al. Influenza virus transmission is dependent on relative humidity and temperature[J]. PLoS Pathog,2007(3):1470-1476.

[8] CHAN K H,MALIK J S,LAM S Y,et al. The Effects of Temperature and Relative Humidity on the Viability of the SARS Coronavirus[J]. Adv Virol,2011(7):734690.

第二十一章

天津某百货大楼新型冠状病毒肺炎
聚集性疫情流行病学特征

提　要

2020年1月31日天津市宝坻区报告1例新型冠状病毒肺炎确诊病例,调查发现其为该区百货大楼商场售货员工,由于职业特点及商场属于特定人群密集场所,立即引起警觉,持续进行追踪调查;2月1日陆续有另2名员工确诊,确定了聚集性疫情存在;2月2日首例顾客病例的确诊,建立了病毒在商场中传播的流行病学关联,终末消毒后商场环境中仍可检出病毒核酸片段也验证了推断。此次聚集性疫情最初感染来源可能由员工外地进货感染新冠病毒后带回引起传播,通过采取系列积极防控措施,疫情得到有效控制。该起聚集性疫情通过实验室检测和流行病学调查共同确定关联病例43例,其中一代病例百货大楼员工6例、顾客20例,二代密接续发病例17例;主要年龄分布为≥60岁;以农民为主;临床主要表现为发热,确诊重型及以上比例相对国内报道高;调查中也提示潜伏期末传播情况。同时也发现百货大楼高度流行病学指向,但未有实验室支持的传播链,有待进一步研究。

新型冠状病毒肺炎(corona virus disease 2019,COVID-19),简称新冠肺炎[1],是继传染性非典型肺炎又称严重急性呼吸综合征(severe acute respiratory syndrome,SARS)、中东呼吸综合征(middle east respiratory syndrome,MERS)后,又一种由冠状病毒引起的以呼吸道症状为主的传染病。新型冠状病毒(severe acute respiratory syndrome coronavirus 2,SARS-CoV-2)感染引起COVID-19临床表现以发热、干咳、乏力为主,少数患者伴有鼻塞、流涕、咽痛、肌痛和腹泻等症状,人群普遍易感;传染源主要是SARS-CoV-2感染的患者,无症状感染者也可能成为传染源,经呼吸道飞沫和密切接触传播是主要的传播途径;在相对封闭的环境中长时间暴露于高浓度气溶胶情况下存在经气溶胶传播的可能[2-3]。

自2019年12月底湖北省武汉市华南海鲜市场聚集性疫情发现该传染病以来,随着疫情蔓延,我国其他地区也相继发现此类病例。因早期对该传染病认识有限,暴露导致了局部暴发,随着人员流动、病毒扩散,形成了更为严峻的社区传播和大范围流行,其中聚集性疫情成为了全国各地疫情发展的主要构成部分。中国积极采取有效措施应对疫情,2019年12月31日国家第一批专家组到达武汉,2020年1月12日向全世界分享了病毒基因序列,核酸检测工具得以迅速开发。在逐步认识到该传染病的严重性后,2020年1月20日,国家卫生健康委员会发布公告将其列为《中华人民共和国传染病防治法》规定的乙类传染病,并采取甲类传染病的预防、控制措施[4];并纳入《中华人民共和国国境卫生检疫法》规定的检疫传染病管理。2020 年 1 月 23 日湖北省武汉市发布通告开始交通管制[5],浙江省启动重大突发公共卫生事件一级响应,全国各省、直辖市、自治区防控工作逐渐升级,全面开展防控工作;同日 WHO 将 COVID-19 列为国际关注的突发公共卫生事件,2020 年 3 月 11 日宣布为全球大流行疾病[6]。在经历了举国防疫措施后,我国的疫情防控取得了瞩目的成就,截至 2020 年 5 月 21 日中国累计确诊 84 507 例,累计死亡 4 645 例,日新增仅为个位数,本土疫情防控形势持续向好,阶段性打赢疫情阻击战;但国外疫情的快速发展带来了不确定性,已累计确诊 5 001 001 例,累计死亡 325 097 例,每日新增超80 000 例。

在此次疫情防控工作中,天津市宝坻区百货大楼聚集性疫情引起全国关注,该聚集性疫情自 2020 年 1 月 31 日确诊首例病例,2 月 1 日病例数快速增加,2 月 6 日达到增长高峰,2 月 22 日最后 1 例确诊,共发现和报告 43 例相关病例[7-8]。由于及时采取了管控措施,未造成向天津市其他区和外省扩散,成功打赢宝坻疫情阻击战,为今后科学有效防控COVID-19 提供参考。总结问题和建议,将此起商业场所聚集性疫情流行病学特征等分析如下。

一、研究对象

对天津市确诊新冠肺炎疑似和确诊病例进行调查,调查及发病数据截至 2020 年 2 月 27日(之后至 2020 年 5 月 21 日无新增确诊),确诊病例诊断标准参照当时公布《新型冠状病毒感染的肺炎诊疗方案(试行第五版)》[9]。

二、研究方法

(一) 研究方法和内容

参照当时国家卫生健康委员会发布《新型冠状病毒肺炎防控方案(第四版)》[10],主要调查内容包括:基本信息、发病与就诊、危险因素与暴露史、实验室检测、密切接触者等信息;首先调查病例本人,再对其诊治医生、家属和知情者调查;发现宝坻区百货大楼相关聚集性疫情后,其员工最早于 2020 年 1 月 21 日发病,商场于 1 月 26 日停止营业,基于当时对疾病认识虽未明确潜伏期传播问题,但仍综合考虑病例自述发病时间准确性及潜伏期可能有传染性等,着重询问 2020 年 1 月 19 日—1 月 25 日宝坻百货大楼购物及工作暴露史等;对终末消毒后的百货大楼环境、物品表面及空气等补充采样检测 SARS-CoV-2核酸。

(二) 百货大楼聚集关联病例判定标准

1. 直接关联病例　2020 年 1 月 19 日—1 月 25 日宝坻百货大楼购物顾客及工作人员确诊病例。

2. 间接关联病例(继发病例)　为直接关联病例密切接触者续发确诊病例,明确潜伏期内(14 天)与直接关联病例密切接触史,并排除其他可疑流行病学史,特别是武汉等地旅行居住史等。

3. 非关联病例　除上述直接和间接关联病例外其他确诊病例。其中暂未纳入流行病学高度关联的发病顾客但未经实验室确诊者,及其密切接触传播的续发确诊病例。

（三）统计学分析

百货大楼聚集性疫情关联确诊病例调查信息录入 Microsoft Excel 2003,对顾客、员工及继发病例等采取描述性流行病学方法描述分析流行病学特征等。

三、研究结果

（一）指示病例

2020 年 1 月 31 日宝坻区报告 1 例新冠肺炎确诊病例,调查发现其为宝坻区百货大楼商场售货工作人员,工作于一楼小家电区(图 21-1),无武汉及确诊病例接触等其他流行病学史。自 1 月 22 日起出现乏力、肌肉酸痛、咳嗽等症状,持续多天自服药无效后于 27 日—30 日在某社区医院就诊,于 30 日转至区医院就诊并确诊,其间自测体温 2 次,分别为 38.5℃和 39.5℃,1 月 25 日前(除 1 月 24 日)均在岗工作。百货大楼因春节假期,于 1 月 26 日正常停止营业。

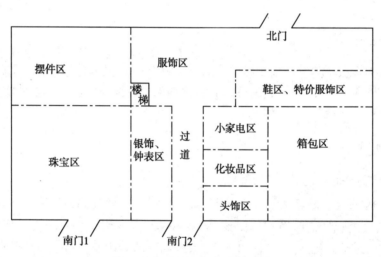

图 21-1　天津市宝坻区百货大楼一层售货区平面模拟图

（二）百货大楼情况

宝坻区百货大楼始建于 1981 年,位于宝坻区城区南城路,是宝坻区乃至周边区老百姓的购物中心,营业面积 4 000m^2。大楼共四层,地下一层为超市,独立出入口;地上三层,其中第四层为办公区不售货,关闭前共有员工 213 人。春节前夕,正值集中购买衣服、年货的重要时点,当地人都有逛百货大楼等商场的习惯,人流量非常密集,节前涉及人流几万人。地上一层为主要经营区域,售卖服装、鞋、珠宝、小家电等商品,实际商场布局各分区紧密相连,较拥挤,各摊位间距离较近(<1m),百货大楼地上一层平面模拟见图 21-1;地上二层也售卖部分服装等。

（三）聚集传播流行病学关联建立

病例1(图 21-5 中员工 2)确诊时无法确定此商场存在 COVID-19 聚集,因当时未发现明确流行病学史,推断存在聚集可能,也存在某个顾客传播的可能。

2020 年 2 月 1 日,宝坻区又确诊 3 例 COVID-19:①病例 2 为病例 1 的丈夫,1 月 24 日发病,应为家庭内传播。②病例 3 也是百货大楼售货员工(图 21-5 中员工 3),1 月 24 日发病,其发病基本确定了这是一起商场内的 COVID-19 聚集性疫情。病例 3 工作于一楼珠宝区,曾于 1 月 16 日在 B 市某珠宝商城进货时接触发热的外省同事,经核实外省同事未确诊 COVID-19,其于 17 日返津后一直在岗工作。③病例 4 为百货大楼售货员(图 21-5 中员工 1),1 月 21 日发病,为最早发病员工,工作于一楼鞋区,曾于 1 月 12—13 日在出现疫情的 L 市某鞋城进货,返津后均在岗工作,存在外地感染 SARS-CoV-2 带回商场的可能。

病例 1、3、4 均为宝坻百货大楼工作人员,均为女性,发病前是否存在共同暴露或相互接触的情况,需要开展深入的现场调查。于是,天津市疾病预防控制中心和宝坻区疾病预防控制中心立即联合开展流行病学调查,经调查该商场节前 1 月内未组织任何形式的聚餐、会议等人群聚集活动,也确认 3 人工作场所、日常生活中均无接触,均无武汉市等旅居史及确诊病例接触史,至此未能建立员工间流行病学关联。

2020 年 2 月 2 日宝坻区报告第 5 例确诊病例,1 月 29 日发病,无武汉等外地旅居史及确诊和疑似病例接触史,但曾于 1 月 23 日下午到百货大楼购物,在一楼鞋、服装区和珠宝区均有停留,购物时长约 3 小时。

至此初步推断并建立假设,病例 4 外地进货感染 SARS-CoV-2,返岗带病工作导致商场内传播,而顾客购物流动将百货大楼各区域串联起来,导致病毒在商场的不同区域播散传播的流行病学关联。聚集性疫情初期流行病学关键病例的时间线索见图 21-2。

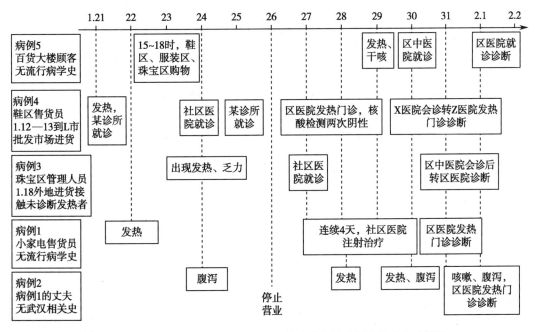

图 21-2　天津市宝坻区百货大楼聚集性疫情关键病例流行病学时间线

(四)三间分布

1. 聚集性疫情概况　百货大楼相关确诊病例共 43 例,均居住在宝坻区,占宝坻区报告病例(60例)的71.67%;其中6例(13.95%)为百货大楼员工,顾客20例(46.51%),密接继发病例17例(39.53%),继发病例涉及11起聚集,包括员工家庭3起,顾客家庭8起,见图21-5。

2. **时间分布**　百货大楼关联病例发病高峰出现在2020年1月31日;其中顾客发病高峰分别出现在1月26日和1月29日;最后1例员工病例发病日期为2月4日,于2月9日确诊;密接续发首例于1月24日发病,发病高峰为1月31日,末例于2月19日发病,见图21-3。全部顾客发病潜伏期范围为3～13天,中位数为6.5天,见图21-4。全部病例发病到就诊时间间隔中位数7天,最短及最长发病就诊间隔为2天和21天,其中员工、顾客和密接者发病就诊间隔中位数及最短最长范围分别为6.5天(5～11天)、9天(2～21天)和7天(2～21天)。

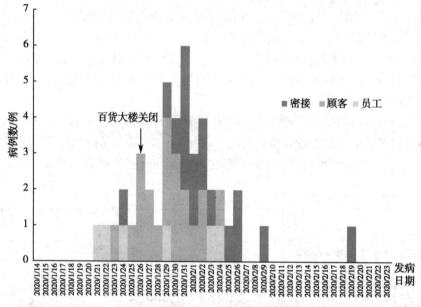

图21-3　天津市宝坻区百货大楼相关确诊病例发病时间分布

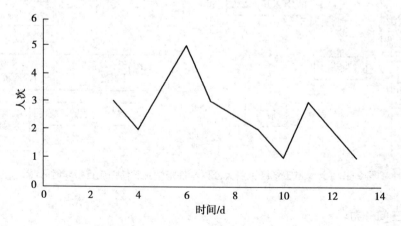

图21-4　天津市宝坻区百货大楼顾客发病潜伏期时间分布

3. **人群分布**　43 例病例的年龄中位数为 52 岁,年龄范围为 10~89 岁,主要分布在 60 岁及以上,占 34.88%,其次为 30 岁~和 50 岁~组,分别占 20.96% 和 18.60%。男性确诊 15 例,女性确诊 28 例,男女性别比为 1:1.87。职业以农民为主 17 例(39.53%),其次为家务及待业和离退人员各 7 例(各占 16.28%),商业服务人员 6 例(13.95%),见表 21-1。

表 21-1　天津市宝坻区百货大楼相关病例人群特征分布

基本特征	病例数/例	构成比/%
年龄组		
10 岁~	1	2.33
20 岁~	3	6.98
30 岁~	9	20.93
40 岁~	7	16.28
50 岁~	8	18.60
≥60 岁	15	34.88
性别		
男	15	34.88
女	28	65.12
职业		
农民	17	39.53
家务及待业人员	7	16.28
离退人员	7	16.28
商业服务人员	6	13.95
工人	3	6.97
干部职员	1	2.33
教师	1	2.33
学生	1	2.33

4. **地区分布**　报告 43 例百货大楼相关病例分布在宝坻区的 10 个街镇,其中宝平街 13 例(30.23%),海滨街 7 例(16.28%),钰华街 6 例(13.95%),口东镇和大钟庄镇各 4 例(各占 9.30%),牛道口镇 3 例(6.98%),朝霞街和史各庄镇各 2 例(各占 4.65%),大口屯镇和林亭口镇各 1 例(各占 2.33%)。

(五) 临床症状及转归

1. **症状分布**　百货大楼关联病例中,出现发热 40 例(93.02%),咳嗽 16 例(37.21%),乏力和肌肉酸痛各 11 例(各占 25.58%),腹泻 6 例(13.95%),流涕 5 例(11.63%),鼻塞 4 例(9.30%),头痛、打喷嚏、咽部不适、咳痰、恶心和腹痛各 3 例(各占 6.98%),口干、胸闷气喘、头晕和呕吐各2例(各占4.65%)。

2. 临床分型　确诊病例中普通型25例、重型14例、危重型4例,分别占58.14%、32.56%和9.30%。

3. 转归　确诊病例中41例治愈出院,2例死亡。死亡病例详情如下:

(1) 死亡病例1(图21-5中顾客3):女,66岁,2020年2月3日确诊后转入定点医院治疗,为我市首例死亡病例,初步判断死亡原因:急性左心功能衰竭,急性冠脉综合征。

该患者既往2型糖尿病史30余年,高血压9年,冠脉搭桥手术史2年。入院后结合病情予抗病毒等对症治疗。2月5日凌晨1时10分患者如厕后出现喘息,间断咳嗽,咳少许粉红色泡沫痰,结合患者既往病史、症状和体征,考虑急性心力衰竭,予吸氧、利尿、强心、扩血管等对症治疗,并予气管插管、胸外按压等系列抢救治疗。2月5日凌晨3:16宣布临床死亡。

(2) 死亡病例2(图21-5中顾客11):女,64岁,2020年2月5日确诊转入定点医院治疗。死亡原因:新冠肺炎导致呼吸衰竭,低氧血症诱发室性心律失常、心脏骤停。

该患者伴有冠心病史9年,入院后间断发热,体温最高38.5℃,氧合指数171mmHg,复查胸部CT提示双肺病变进展明显,持续给予高流量吸氧,并予抗炎、提高免疫力治疗。2月7日—11日,实验室检查和胸片检查显示病情逐渐加重。2月9日患者氧合指数降至68mmHg,给予无创呼吸机与高流量吸氧交替使用等,血氧饱和度较前有所改善。2月12日20时许,患者间断憋气,复查氧合指数降至53.1mmHg,突发严重心脏室颤,立即全力开展抢救,第一时间给予注射强心药物、胸外按压和电除颤,给予气管插管和呼吸机辅助治疗等急救措施,治疗效果不显著,于21:19宣布临床死亡。

(六) 聚集性疫情总体流行病学史

所有百货大楼关联病例均无湖北省(包括武汉市)疫源地旅居史,其中密接续发病例潜伏期均有确诊员工及顾客密切接触史。员工及顾客病例流行病学史详细如下。

1. 员工　共6名员工确诊,见图21-5,除前文中描述的3名员工外,其余3名员工均在百货大楼停业后发病。确诊的6名员工,除员工5在服装区和鞋区巡视工作时曾与员工1(发病前后)及员工4(发病前)有过工作接触,其余5名售货员相互之间没有明确接触,售货员病例分布在一楼的小家电区、珠宝区、鞋区和服装区。

2. 顾客　共20名顾客确诊,均在2020年1月20—24日期间有百货大楼购物暴露史,其中1例(最先确诊病例图21-5中顾客10)去过服装、鞋、珠宝和小家电等4个售货区购物,4例去过鞋区和服装区购物,13例仅去过服装区购物,2例仅去过珠宝区购物。去过服饰、鞋区购物的顾客共18例,合计占比90.00%。

(七) 传播链及代际发病

员工1在百货大楼关联确诊病例中发病时间最早,其有外省L市批发市场进货史,基于对该病毒的不断认识,潜伏期末和发病初期传染性较强可传播病毒,同时本次聚集性疫情主要为飞沫传播、接触传播,及后期证实可能存在气溶胶传播,且确诊员工之间无明显接触,故很难分辨顾客及员工代际关系。故以百货大楼暴露史认定为共同暴露的一代病例,其他密接发病按实际代次推导。本次聚集共发生2代病例,其中第一代病例26例(60.47%),二代病例17例(39.53%)。见图21-5。

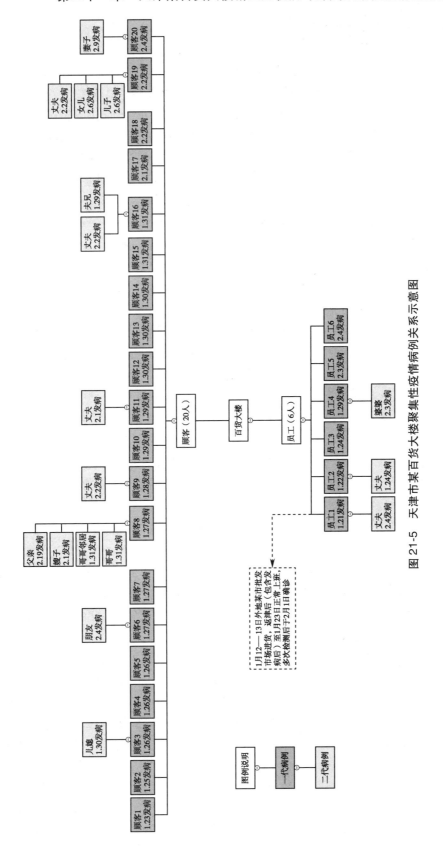

图 21-5　天津市某百货大楼聚集性疫情病例关系示意图

（八）百货大楼内部环境评价

判定为聚集性疫情后，因控制疫情优先，封闭商场且立即完成首次终末消毒，终末消毒前未对该商场环境进行评估检测。聚集性疫情有效控制后，2020 年 3 月 23 日，市、区两级疾病预防控制中心联合进驻商场开展环境监测与评估，采集内部环境或物品涂抹样本，包括病例 4 工作区内的鞋盒，服装开票台、收银台、服装、门把手、水龙头、更衣室门帘、水杯、办公桌、文件柜、地面、厕所设施等涂抹 48 份样本；同时在两处人员密集区域采集空气样本，共计 50 份。经检测，病例 4 所在一楼工作区的鞋盒、男装收银台涂抹 2 份标本仍能检出 SARS-CoV-2 核酸片段。证实疫情发生时百货大楼内部环境存在病毒污染，一定程度上反映了百货大楼内病毒的污染程度较强、范围较广。

（九）拓展：与百货大楼高度可疑关联的一起聚集性疫情分析

1. 背景　前文调查分析构建了存在明确流行病学暴露关联且通过实验室验证的百货大楼聚集性疫情的传播链，同时调查中也存在百货大楼高度流行病学指向，但未有实验室证据支持的聚集性疫情传播链，未纳入上文分析。流行病学调查是客观、真实的，目前虽证据不足，但在溯源过程中构建病例关联的过程是珍贵的，这里也将进行分享，同时随着后期调查和诊断技术的完善，部分将会得到逐步证实。宝坻区疫情中与百货大楼未建立关联的病例有 17 例，其中某镇有 11 例归于一起聚集性疫情比较典型，此次介绍这起聚集性疫情与百货大楼流行病学关联逐步建立的调查探索过程。

2. 流行病学史与传播链　病例 A 于 2020 年 2 月 3 日发病，2 月 10 日确诊，在此次聚集中最早被确诊，直接导致了与其相关的两个家庭聚集性疫情的发生，二代病例达 7 例，包括共同居住 3 例，及 1 月 30 日至 2 月 2 日 3 次与家庭聚餐续发传播 4 例。追踪其感染来源时与百货大楼并无关联，未接触过疑似或确诊病例，当时无法进一步确认感染来源，但发现其提供的活动轨迹信息可能存在不完整情况，申请公安部门协助追查其发病前活动信息。

病例 B 于 2020 年 2 月 11 日发病，2 月 13 日确诊，其提供了重要信息，同时公安部门也提供了病例 A 的轨迹信息，验证了一致性。病例 B 与病例 A 是邻居，1 月 25 日病例 A 曾到病例 B 家打麻将，其间均与疑似病例 X（百货大楼顾客，当时未发病）接触，除此外病例 B 无其他可疑流行病学史，其感染来源可能为 A 传播，作为邻居存在时常接触的可能；如疑似病例 X 传播，潜伏期长达 18 天，超出《新型冠状病毒肺炎诊疗方案（试行第七版）》最长潜伏期 14 天的标准。

疑似病例 X，2020 年 1 月 20 日在百货大楼服装区购物（1 小时），1 月 27 日出现头痛、畏寒症状，2 月 4 日作为疑似病例进行报告管理。CT 显示病毒性肺炎改变，至 2 月 20 日共 4 次核酸检测均阴性，未确诊，但无其他明确流行病学史；其丈夫作为密切接触者进行管理。2 月 22 日，疑似病例 X 丈夫在解除隔离前咽拭子核酸检测阳性并确诊，除与疑似病例 X 共同生活接触外，无其他明确流行病学史，进一步支持疑似病例 X 可能为 COVID-19 患者。

故从流行病学推导，此起聚集性疫情与百货大楼有关联，遗憾的是疑似病例 X 最终未被确诊。病例关系见图 21-6。

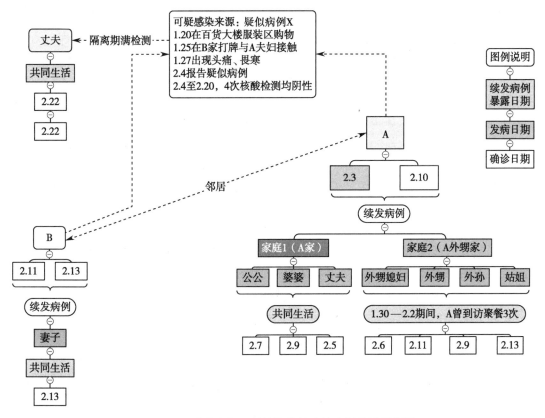

图 21-6　天津市宝坻区某镇聚集性疫情病例关联示意图

四、讨论

百货大楼聚集性疫情最初感染来源可能由员工 1 外地进货感染带回传播。员工 1 到外地进货时感染且发病后一直带病上班造成直接和间接传播；售货员发病，因其职业特点，与顾客近距离对话易导致呼吸道传播；飞沫污染了外环境，顾客或售货员等可能触摸了被污染的物体表面，通过手接触口腔、鼻腔、眼睛等黏膜，会导致感染；同时顾客流动到其他柜台，通过病毒污染的手部接触，再将其他柜台等物品污染，加速环境污染速度和范围。广州、山东等地报道在确诊患者的环境中已检测到 SARS-CoV-2，本次在终末消毒后的百货大楼中检出病毒核酸也证明环境中存在病毒及传播可能，但目前尚不能确定本次疫情中是否存在气溶胶传播。基于目前研究[11]和中国疾病预防控制中心下发《新型冠状病毒肺炎病例密切接触者调查与管理指南(试行版)》[12]文件说明潜伏期末和发病前期存在传染性，本次疫情明确有 6 例顾客是在员工 1 发病前 1 天前往百货大楼购物，且仅 1 次暴露史，证明在此次百货大楼直接关联病例中存在发病前 1 天传播的可能。此次疫情在 14 天内发现超过 2 例确诊病例，且存在密切接触或百货大楼共同暴露造成感染，根据《新型冠状病毒肺炎防控方案(第六版)》[13]符合聚集性疫情判定标准，故百货大楼疫情属于一起 COVID-19 聚集性疫情，其代次认定对于后期发病顾客较难分辨，存在顾客接触发病员工或暴露于百货大楼病毒污染环境感染可能，但从发病员工分析来看可能主要还是环境暴露传播为主，故此次判定均优先按百货大楼暴露即第一代病例认定标准,目前聚集性疫情主体还是一代暴露发病为主,总体说明控制效果较好。

本次疫情发病流行曲线总体符合集中暴露后暴发流行模式,暴露及时间关系明确,且排除其他明显感染因素,支持2020年1月20日~25日宝坻区百货大楼暴露史是此次聚集性疫情重要感染危险因素。本次聚集疫情顾客病例都有明确暴露时间,且仅暴露一次,对估算潜伏期较准确,顾客发病潜伏期3~13天,中位数为6.5天,符合国家诊疗及防控方案公布潜伏期为1~14天,多为3~7天的范围[2,13],验证了潜伏期的准确性。从年龄分布来看,病例主要分布在大年龄组,与中国疾病预防控制中心新型冠状病毒肺炎应急响应机制流行病学组发表的新型冠状病毒肺炎流行病学特征分析研究中全国病例年龄分布基本一致[14]。本次疫情病例以女性为主,与全国及天津其他区域病例男性为主不同,这可能与逛百货大楼商场以女性为主有关,同时职业分布40%为农民,也充分提示此次疫情播散至农村。目前也证实此次疫情已波及宝坻区6个涉农镇,农村作为疫情防控薄弱环节需加强关注。此次疫情顾客发病到就诊间隔平均9天,高于中国疾病预防控制中心Li Qun等[15]调查的4.6天,也充分说明发病后就诊意识可能较差,就诊延迟易造成家庭聚集(此次疫情11起密切接触者聚集发病)。另外宝坻城区三街(宝坪街、钰华街和海滨街)确诊数占比60%,其也是防控向宝坻其他街镇快速播散的重点防控区域。与Guan Wei-jie等[16]1 099例确诊患者研究对比发现,此次聚集性疫情病例发热(93%)和腹泻(14%)比例高于上述研究(88%和3.7%),而咳嗽(37%)发生率低于上述研究(68%),说明发热还是主要临床表现,且症状也存在非呼吸道表现,值得重视。与全国44 672确诊病例研究[14]比较发现,此次聚集性疫情病例临床严重程度重型比例高于全国的13.8%,可能与就诊延迟及60岁以上大年龄组比例更高等有关。

针对此次聚集性疫情特点及对该疾病的认识,不断采取针对性防控措施取得阶段性成效[17]。前期在全国[18]及天津市整体防控措施实施基础上,疫情发生后特采取以下针对性措施进行全面防控:一是消毒封闭,发现聚集性疫情后,立即对大楼进行终末消毒并采取封控措施,同时对大楼附近路面开展全面消毒,避免环境接触传播。二是集中隔离,2020年2月2日陆续共对有百货大楼相关暴露风险且未确诊的工作人员采取集中隔离,此举能及时发现员工发病并有效减少员工密切接触传播。三是发布通告和入户排查:2020年2月1日发布紧急通知,要求1月19日至25日曾到百货大楼购物的市民立即居家隔离,并第一时间向所在单位或街镇、村(居)委会报告。同时在区防控指挥部组织下,全区所有街、乡、村、居党员干部等入户排查并居家隔离观察约2万人,对排查出发热等呼吸道症状顾客进行鉴别诊断,及时发现病例隔离治疗,同时减少传播和密切接触发病。四是2020年2月6日扩大宝坻区密切接触者判定标准,尽量减少潜伏期及病例自述发病时间不准确造成可能的传播,推动宝坻区首先在天津市实施自确诊病例发病前3天内判定密接接触者进行集中留观,比国家相关政策[12]早9天。五是再次发布紧急通告:按照"内防扩散、外防输出"的要求,决定自2020年2月9日10时起,建立区级、城区、村居三道防线,社区和农村不得聚集,每户每2天允许1人外出采购生活用品等,采购人员不得为医学观察者;强化宝坻城区通往农村主要路口交通管控,禁止向农村扩散;为避免宝坻区病例向外区外地扩散,实施高速公路、国省道、乡村道路不同等级管控措施。综上述防控措施及全面加强管控后,能进一步避免和减少疫情向社会快速扩散和家庭内传播。数据显示后期发病主要为管理中的密切接触者继发病例,此次疫情在 2 个最长潜伏期(至 2 月 22 日)内得到有效控制。

本次聚集性疫情调查未通过病例对照等流行病学研究方法验证百货大楼暴露为感染危险因素,未对百货大楼终末消毒前环境采样检测等,调查工作以优先控制疫情和减少风险为主,控制疫情后补充采集环境样本也有积极指示作用。发现关键病例在回答流行病学相关信息不准确时可及时通过公安部门协助调查或增加知情人调查提高准确性。本次聚集性疫情仍存在高度关联疑似病例最终未确诊的情况,当时基于对该疾病的认识,仅采集咽拭子为主,未进行多部位标本的采集(例如肛拭子等)。研究发现检测假阴性可能和多种因素有关,如核酸检测试剂盒质量问题、标本采集部位、核酸变异、病情等因素[19-20],后期随着血清学感染标志物检测方法及试剂的成熟完善,可回顾调查感染情况,部分病例可能会得到验证,可继续纳入本次百货大楼聚集性疫情关联病例。

(天津市疾病预防控制中心　　张颖)

参考文献

[1]　国家卫生健康委.关于修订新型冠状病毒肺炎英文命名事宜的通知[EB/OL]. (2020-02-21)[2020-05-21]. http://www. nhc. gov. cn/yzygj/s7653p/202002/33393aa53d984ccdb1053a52b6bef810. shtml.

[2]　国家卫生健康委员会办公厅,国家中医药管理局办公室.新型冠状病毒肺炎诊疗方案(试行第七版)[EB/OL]. (2020-03-03)[2020-05-21]. http://www. nhc. gov. cn/yzygj/s7653p/202003/46c9294a7dfe4cef80dc7f5912eb1989. shtml.

[3]　中华预防医学会新型冠状病毒肺炎防控专家组.新型冠状病毒肺炎流行病学特征的最新认识[J].中华流行病学杂志,2020,41(2):139-144.

[4]　国家卫生健康委员会.新型冠状病毒感染的肺炎纳入法定传染病管理[EB/OL]. (2020-01-20)[2020-05-21]. http://www. nhc. gov. cn/jkj/s7916/202001/44a3b8245e8049d2837a4f27529cd386. shtml.

[5]　湖北省人民政府.武汉市新型冠状病毒感染的肺炎疫情防控指挥部通告(第 1 号)[EB/OL]. (2020-01-23)[2020-05-21]. http://www. hubei. gov. cn/zhuanti/2020/gzxxgzbd/zxtb/202001/t20200123_2014402. shtml.

[6]　WHO. WHO Director-General's opening remarks at the media briefing on COVID-19. 11-March-2020[EB/OL]. (2020-03-11)[2020-05-21]. https://www. who. int/dg/speeches/detail/who-director-general-s-opening-remarks-at-the-media-briefing-on-covid-19-11-march.2020.

[7]　天津市卫生健康委员会.天津确诊 2 例新型冠状病毒感染的肺炎病例[EB/OL]. (2020-01-21)[2020-05-21]. http://wsjk. tj. gov. cn/art/2020/1/21/art_14_70181. html.

[8]　天津市卫生健康委员会.天津新增 1 例新冠肺炎确诊病例,累计确诊病例 136 例,治愈出院 6 人[EB/OL]. (2020-02-27)[2020-05-21]. http://wsjk. tj. gov. cn/art/2020/2/27/art_14_71598. html.

[9]　国家卫生健康委员会办公厅,国家中医药管理局办公室.新型冠状病毒感染的肺炎诊疗方案(试行第五版)[EB/OL]. (2020-02-04)[2020-05-22]. http://www. gov. cn/zhengce/zhengceku. /2020-02/05/content_5474791. htm.

[10]　国家卫生健康委员会办公厅.新型冠状病毒肺炎防控方案(第四版)[EB/OL]. (2020-02-06)[2020-5-22]. http://www. gov. cn/zhengce/zhengceku/2020-02/07/content_5475813. htm.

[11]　高文静,李立明.新型冠状病毒肺炎潜伏期或隐性感染者传播研究进展 [J].中华流行病学杂志,2020,41(4):485-488.

[12]　中国疾病预防控制中心.新型冠状病毒肺炎病例密切接触者调查与管理指南(试行版)[EB/OL]. (2020-02-24)[2020-05-22]. http://www. chinacdc. cn/jkzt/crb/zl/szkb_11803/jszl_11815/202002/t20200224_213676. html.

［13］国家卫生健康委员会办公厅.新型冠状病毒肺炎防控方案(第六版)［EB/OL］.(2020-03-07)［2020-5-22］.http://www.nhc.gov.cn/jkj/s3577/202003/4856d5b0458141fa9f376853224d41d7.shtml.

［14］中国疾病预防控制中心新型冠状病毒肺炎应急响应机制流行病学组.新型冠状病毒肺炎流行病学特征分析［J］.中华流行病学杂志,2020,41(2):145-151.

［15］LI Q,GUAN X,WU P,et al. Early Transmission Dynamics in Wuhan,China,of Novel Coronavirus-Infected Pneumonia［J］. N Engl J Med 2020,382(13):1199-1207.

［16］GUAN W,NI Z,HU Y,et al. Clinical characteristics of 2019 novel coronavirus infection in China［J］. N Engl J Med 2020,382(18):1708-1720.

［17］吴伟慎,李永刚,魏兆飞,等.天津市某百货大楼新型冠状病毒肺炎聚集性疫情调查分析［J］.中华流行病学杂志,2020,41(4):505-509.

［18］陈伟,王晴,李媛秋,等.我国新型冠状病毒肺炎疫情早期围堵策略概述［J］.中华预防医学杂志,2020,54(3):239-243.

［19］里进,叶光明,陈良君,等.新型冠状病毒核酸检测假阴性结果原因分析及对策［J］.中华检验医学杂志,2020,43(3):221-225.

［20］王成彬.核酸检测用于确诊新型冠状病毒肺炎阳性率低的原因分析［J］.中华医学杂志,2020,100(13):961-964.

第二十二章

根除幽门螺杆菌感染、补充维生素和大蒜素与胃癌预防:山东临朐胃癌高发现场化学干预研究

提 要

　　胃癌高发现场在研究胃癌病因、探索有效预防手段方面具有独特价值和优势。山东省临朐县是我国北方胃癌高发区,自1983年北京大学肿瘤医院流行病学研究团队在山东临朐建立胃癌高发现场,在大样本人群中通过前瞻性研究证明肠型胃癌发生的多阶段演变规律,并证实幽门螺杆菌(*H. pylori*)感染是胃癌发生的重要危险因素,而血清高水平维生素C是胃癌的保护因素。在此基础上,自1995年采用2×2×2析因设计,开展了目前世界范围内干预时间最长(7.3年)、随访时间达22.3年的胃癌随机对照干预研究。研究共纳入3 365名35~64岁临朐县居民,其中2 258名*H. pylori*阳性者接受为期两周的根除*H. pylori*感染(阿莫西林和奥美拉唑)以及为期7.3年的补充维生素(维生素C、维生素E以及硒合剂)和大蒜素(大蒜提取物和大蒜油)或其安慰剂的化学干预;1 107名*H. pylori*阴性者接受补充维生素和大蒜素或相应安慰剂的化学干预。研究发现,随访7年后,根除*H. pylori*感染可使重度胃黏膜病变和胃癌的合并风险降低40%;随访至15年,根除*H. pylori*感染可使胃癌发病风险降低39%,在国际上首次采用随机对照干预试验证实根除*H. pylori*感染对胃癌的预防作用。进一步随访至22.3年时发现,根除*H. pylori*感染可持续降低胃癌的发病风险,并可显著降低胃癌的死亡风险。干预研究还首次发现对临朐县营养素缺乏的农村胃癌高危人群,补充维生素可显著降低胃癌的发病和死亡风险,补充大蒜素也具有降低胃癌死亡风险的作用。干预试验系列成果已发表在*BMJ*、*JNCI*等国际著名期刊,成为WHO-国际癌症研究机构(IARC)制定胃癌预防策略的重要依据,为实施根除*H. pylori*感染和补充营养素预防胃癌的策略、促进高发现场胃癌一级预防能力的显著提升提供了关键证据。

一、研究背景

　　胃癌是严重威胁人类健康的恶性肿瘤之一。中国是全球胃癌疾病负担最为严重的国家,每年胃癌新发和死亡病例数占全球近一半[1]。因此,明确胃癌发生、发展规律,寻求有效的预防策略具有重要公共卫生学意义。

　　我国胃癌发病存在明显地区差异,胃癌高发区多处于经济相对落后的农业地区,人口流动相对较少,不同年龄和性别对暴露于致病因素的差异或累积剂量不同的特点,构成了研究胃癌的独特现场条件和资源优势。因此,在胃癌高发现场人群全面动态观察和认识胃癌发

病的自然史,探讨影响胃癌发生的内外因素,对于阐明胃癌病因、发病机制和有针对性地开展预防具有重要的理论和实际意义。

山东省临朐县地处沂蒙山区北麓、潍坊市的西南部、弥河上游,全国死因调查显示当地胃癌的年龄标化死亡率在男性达 70/10 万,女性为 25/10 万,是全球胃癌死亡风险最高的地区之一[2]。自 1983 年北京大学肿瘤医院流行病学研究团队在山东省临朐县建立胃癌高发现场,开展了一系列病例对照、横断面及前瞻性研究,对胃癌发生的影响因素、胃黏膜病变演变规律及相关机制进行研究,并针对病因开展了随机化多因素干预研究。主要研究成果包括:通过病例对照研究发现高盐饮食、新鲜蔬菜特别是葱蒜类蔬菜摄入量少、血清维生素 C 水平低、吸烟等与胃癌发病风险密切相关[1-5]。通过前瞻性研究证实肠型胃癌发生经历了癌前病变多阶段演变过程,与患有轻度胃黏膜病变(浅表性胃炎或慢性萎缩性胃炎)者相比,重度胃黏膜病变者胃癌发生风险显著增加[6,7]。同时,前瞻性研究证实幽门螺杆菌(*Helicobacter pylori*,*H. pylori*)感染是胃黏膜病变由慢性萎缩性胃炎进展为肠上皮化生、异型增生甚至胃癌的重要危险因素。在对胃癌发生的自然史及影响因素进行深入了解的基础上,自 1995 年针对病因开展了多项干预研究,在国际上首次采用随机对照干预试验证明根除 *H. pylori* 感染可以显著降低胃癌的发病和死亡风险。研究成果成为 WHO-IARC 制定胃癌预防策略的重要依据,在此基础上开展了目前世界范围内最大规模的 18.5 万人群根除 *H. pylori* 感染预防胃癌的干预试验,旨在探索根除 *H. pylori* 感染预防胃癌策略是否适合在社区人群中推广应用,为制定胃癌预防策略及有效实施胃癌一级预防奠定基础。此外,利用胃癌高发现场长期随访队列保存的生物样本,开展遗传学、表观遗传学、微生物组学、蛋白组学等研究,通过现场与实验室研究相结合,从群体→个体→分子水平进一步明确影响胃癌发生的环境和遗传因素在胃癌发生过程中的作用,为胃癌的有效预防、筛选高危个体提供重要依据。

本章将重点介绍山东临朐胃癌高发现场系列研究中最具代表性的根除 *H. pylori* 感染、补充维生素和大蒜素的随机、双盲、安慰剂对照干预研究。将从研究设计、组织实施、质量控制、结果分析等方面进行实例分析,并对高发现场研究特色及成果的公共卫生学意义等进行讨论。

二、研究方法

(一)研究对象

1994 年,北京大学肿瘤医院流行病学研究团队与美国国立癌症研究所(NCI)合作,采用整群随机抽样的方法在临朐县 5 个乡镇抽取 13 个自然村,共登记 4 010 名 35～64 岁的常住居民。排除合并出血性疾病、肿瘤、心力衰竭、肺气肿、肾脏和肝脏疾病等慢性病患者,以及拒绝参加胃镜筛查者后,共 3 599 名居民自愿参加胃镜筛查并提供外周血用于 *H. pylori* 感染状态的血清学检测(酶联免疫吸附试验,ELISA)。研究对象签署知情同意书,并通过面对面问卷调查收集环境、饮食和生活方式、疾病史及家族史等信息。有 188 人因拒绝签署知情同意书、青霉素过敏等被排除,共 3 411 名研究对象参与随机分组(图 22-1)。

研究对象的随机化于 1995 年 7 月 23 日由第三方科研服务机构美国 Westat 公司完成。ELISA 检测判定为 *H. pylori* 感染阳性者随机分配到 2×2×2 析因设计的 8 个不同干预组中,*H. pylori* 阴性者随机分配到 2×2 析因设计的 4 个不同干预组中。在后续治疗时,干预药物的分发均是基于随机化代码,确保了双盲设计。随机化分组后,经二次核查,其中 46 名研究对

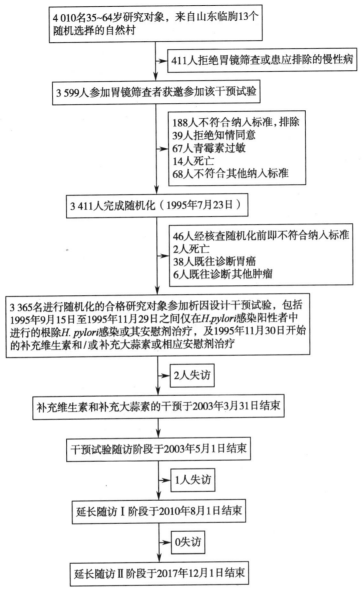

图 22-1 研究对象的选择和随访流程

象不再符合纳入标准,因此最终确定 3 365 名合格研究对象参与干预试验。样本选择具有代表性、均衡性,符合随机化原则,样本量满足统计学分析所需的把握度[8,9]。

此干预试验开始时,尽管全球范围内尚未对试验注册进行严格规范,但经由美国 NCI 以及北京大学肿瘤医院伦理委员会批准,于 NCI 的 PDQ 数据库注册(注册号 NCI-OH-95-C-N029,参见 http://www.cancer.gov/clinicaltrials/)。美国食品药品管理局(FDA)现代化法(Modernization Act)于 1997 年通过后,美国国立卫生院和 FDA 共同建立 ClinicalTrials.gov 注册网站,本干预试验进一步在该网站进行了回顾性注册(注册号 NCT00339768)。

(二) 胃内窥镜检查和组织病理学诊断

胃内窥镜检查严格按规范操作,对胃内七个标准部位取活检并进行病理学检查,依次是胃体小弯、胃体大弯、胃角、胃窦前壁、胃窦后壁、胃窦小弯和胃窦大弯处。病理诊断由 3 名副主任医师以上医生进行,按照全国胃黏膜活检诊断协作组诊断标准给出最终诊断,并邀请美国路易斯安那州州立大学医学院 Correa 教授和芬兰国家病理中心 Sipponen 教授对部分病理片进行会诊。诊断结果由轻到重依次为:正常胃黏膜、浅表性胃炎(superficial gastritis,SG)、慢性萎缩性胃炎(chronic atrophic gastritis,CAG)、肠上皮化生(intestinal metaplasia,IM)、异型增生(dysplasia,DYS)和胃癌(gastric cancer,GC)。以各个胃黏膜活检部位最严重的病变作为研究对象的最终病理诊断。

(三) 干预措施

1. 根除 *H. pylori* 感染　根据析因设计方案,1995 年 9 月 15 日至 11 月 29 日,2 258 名 *H. pylori* 感染阳性的研究对象首先接受为期两周的根除 *H. pylori* 感染治疗(n = 1 130)或安慰剂治疗(n = 1 128),每日两次服用含有 1g 阿莫西林和 20mg 奥美拉唑或仅含安慰剂的胶囊一粒。阿莫西林安慰剂成分为乳糖和淀粉,奥美拉唑安慰剂成分为蔗糖和淀粉。为了确保盲法,所有 *H. pylori* 感染阴性的研究对象也在同期服用仅含安慰剂的胶囊一粒,一日两次。在干预实施期间,共有 39 人出现皮疹等轻微不良反应,无严重不良反应出现。

1996 年 1~3 月,为验证 *H. pylori* 根除状况,本研究对所有研究对象进行 ^{13}C-尿素呼吸试验(^{13}C urea breath test,CUBT)检测。与 ELISA 反映既往感染情况相比,CUBT 通过检测 *H. pylori* 产生的尿素酶活性,提供了明确 *H. pylori* 当前感染状况的便捷方法。基于 CUBT,主动干预组成功根除率为 62%(703/1 130),427 人未能成功根除。排除前期出现不良反应者,对其中 382 例研究对象进行为期 2 周的重复治疗。为了确保双盲设计,从安慰剂组中随机选择居住村、年龄和性别相匹配的 383 例研究对象,再次服用安慰剂。

2. 补充维生素和补充大蒜素　自 1995 年 11 月 30 日至 2003 年 3 月 31 日,本研究进行了为期 7.3 年的补充维生素或其安慰剂的化学干预。研究对象按照随机化分组,每日两次服用含有 100IU α-生育酚、250mg 维生素 C 和 37.5μg 硒的胶囊或仅含安慰剂的胶囊一粒。需要指出的是,从 1995 年 11 月 30 日到 1996 年 5 月 31 日,维生素补充剂胶囊中还包括 β-胡萝卜素(7.5mg),但因国际著名化学预防干预试验报道补充 β-胡萝卜素可能引起吸烟者肺癌风险增加,β-胡萝卜素于 1996 年 5 月 31 日后被移除[9]。安慰剂成分为纤维素、乳糖和硬脂酸镁。干预全程 7.3 年未发现任何与补充维生素相关的不良反应。

同期本研究进行了为期 7.3 年的补充大蒜素或其安慰剂的化学干预。研究对象每日两次服用含有 200mg 大蒜提取物和 1mg 大蒜油的胶囊或仅含安慰剂的胶囊两粒。每粒胶囊中的大蒜提取物含有 1mg S-烯丙基半胱氨酸,大蒜油含有 0.1mg 二烯丙基硫、0.2mg 二烯丙基二硫化物、0.6mg 二烯丙基三硫化物和 0.1mg 二烯丙基四硫化物。安慰剂成分为纤维素、砂糖、焦糖和硬脂酸镁。由于大蒜具有特殊的气味,因此安慰剂胶囊瓶中含有微量的大蒜油,以防破盲。研究未发现任何与补充大蒜素相关的不良反应。

(四) 研究对象的随访及观察结局的判定

对研究对象的随访始自干预试验前的随机化(1995 年 7 月 23 日),于 2003 年 5 月 1 日结束。为探讨干预措施对胃癌发生和死亡风险的影响及其长期效应,本研究团队分两个阶段进行了延长的持续随访,因此该研究的随访大致可分为三个阶段,分别称为干预试验随访阶段(1995 年 7 月 23 日—2003 年 5 月 1 日)、延长随访Ⅰ阶段(2003 年 5 月 2 日—2010 年 8 月 1 日)和延长随访Ⅱ阶段(2010 年 8 月 2 日—2017 年 12 月 1 日)[10]。

干预研究的主要结局包括胃黏膜病变演变、胃癌发生和死亡风险,次要结局包括全因死亡风险以及由全肿瘤、其他个体肿瘤和心血管疾病等导致的死因别死亡风险。为明确干预对胃黏膜病变演变的影响,团队于 1999 年(干预中)和 2003 年(干预结束后)分别对全体研究对象进行了两次胃内窥镜检查。其他主要结局和次要结局的随访贯穿研究全程(1995—2017 年)。在延长随访阶段(2003—2017 年),针对 2003 年胃镜检查任意活检部位患有 IM 或 DYS 的研究对象,于 2007 年再次进行胃镜检查;2008—2017 年间,针对 2003 年胃镜检查任一个活检部位患有中重度 DYS 或者两个部位患有轻度 DYS 的研究对象,每半年至一年进行重复胃内窥镜检查,以早期发现胃黏膜病变进展和胃癌的发生。胃镜检查前对研究对象进行体检和疾病史调查。

除上述定期的胃内窥镜筛查,胃癌的发病和死亡以及其他死因别死亡的确定还通过肿瘤发病登记和死因登记系统报告、调阅临床病历以及研究人员和村医定期入户随访等方式相结合进行,最大限度避免漏报和迟报。通过中国疾病预防控制中心(CDC)慢性病监测信息系统,以身份证号码作为唯一识别码,根据国际疾病分类(ICD)编码,获取胃癌发病和死因别死亡信息。死因监测信息管理系统整合了医院的死亡报告以及公安和司法部门提供的死亡信息,从中进一步收集和补充胃癌的发病和死因别死亡信息。同时,由各村村医监管该村研究对象的随访,记录死亡情况以及肿瘤和主要慢性病的发病信息。另外,在延长随访阶段(2003—2017 年),研究人员每三个月入村随访一次,收集肿瘤发病和死因别死亡信息。胃癌的发病和死亡信息还通过调阅临床病理报告进行确认,保证了信息的完整性和可靠性。

(五) 研究实施中的质量控制

1. **严格实施盲法**　研究采用"双盲",即对研究对象和研究人员设盲,以确保客观真实的研究结果。研究对象对接受主动干预或安慰剂未知;研究人员对研究对象接受主动干预或安慰剂未知。

2. **规范、标准的现场工作**　现场已建立工作程序化、管理制度化和考核数量化的工作模式。干预试验实施和随访由一支稳定、专业的现场工作队完成。现场工作手册指导各项工作基于统一、标准的流程开展。

3. **干预依从性有保障**　保证良好的干预依从性是干预试验成败的关键。因干预试验周期较长,尤其是维生素和大蒜素补充长达 7.3 年,依从性是对研究质量的重大挑战。在干预试验随访阶段,团队在受试村庄建立了由现场负责人、工作人员、送药员、监督员和保健员等组成的工作队伍,在进行根除 *H. pylori* 感染治疗期间每天一次随访,清点剩余药量和发送药品;在补充维生素和大蒜素化学干预期间每月进行一次随访,清点剩余药量、统计服药依从率、收回当月药瓶和发送下月用量。

4. **通过实验室检测进行质控分析**　在补充维生素和大蒜素干预过程中,每季度在不同干预组随机选择 80 名研究对象抽取外周血,采用高效液相色谱方法(HPLC)测定血清维生素 C、维生素 E 及烯丙基半胱氨酸含量。实验室检测通过了美国国家标准局的双盲技术考核。随机抽取 10% 样品送美国 Rutgers 大学药学院实验室进行检测。

(六) 数据管理与统计分析

1. **数据管理和主要分析框架**　本研究建立了完整的 Microsoft Access 数据库系统,对干预研究收集的数据,包括干预措施分组、历次病理诊断结果、胃癌发生和死因别死亡情况、*H. pylori* 感染状况、1995—2003 年历年饮食调查资料、体检和健康调查资料以及综合问卷调查资料等进行管理。从研究对象随机化(1995 年 7 月 23 日)至 2017 年 12 月 1 日的 22.3 年间,在干预试验随访阶段、延长随访 I 阶段和延长随访 II 阶段结束时分别进行了系统的统计分析。运用 SAS 进行数据整理和分析,利用 GraphPad Prism 进行统计图的制作。

2. 干预措施与胃黏膜病变演变及重度胃黏膜病变发生风险的关系(1995—2003 年) 对研究对象主动干预结束后,于 2003 年 5 月 1 日完成了该阶段的随访工作。为探讨胃黏膜病变演变情况,对每位研究对象 1994、1999 和 2003 年历次最终病理诊断情况分别赋予一个主要严重性分值:0 为正常,1 为 SG,2 为轻中度 CAG,3 为重度 CAG,4 为浅表性 IM,5 为深度 IM,6 为轻度 DYS,7 为中度 DYS,8 为重度 DYS,9 为胃癌。此外,经由其他来源确定的胃癌诊断也同样赋分为 9。依据分值确定每位研究对象随访至 1999 年和 2003 年时的胃黏膜病变演变情况,分值增加、不变和减少分别表示病变的进展、不变和逆转。以年龄和性别分层,通过 Cochran-Armitage-Mantel 趋势检验分析干预组相比安慰剂组病变的演变情况。通过条件 logistic 回归,以基线胃黏膜病变作为条件变量,分析干预措施与干预后发生 DYS 及以上病变(即 DYS 或胃癌,得分 6~9),或发生重度 CAG 及以上病变(得分 3~9)风险的关系,应用多因素模型校正,计算关联的比值比(odds ratio,OR)及其 95%可信区间(confidence interval,CI)。

3. 干预措施与胃黏膜病变演变及胃癌发生和死亡风险的关系 如前所述,对新发胃癌病例的诊断依托定期的胃内窥镜检查和病理学诊断,因此部分胃癌病例的确诊时间滞后于肿瘤的实际发生时间。对胃癌发病风险的评估应用条件 logistic 回归分析,分析三种干预手段与胃癌累计发病风险的 OR(95% CI)。模型构建时,以胃癌的发病作为因变量,干预措施作为自变量。因基线胃黏膜病变是胃癌发生的主要决定因素,条件 logistic 回归模型均以基线胃黏膜病变作为条件变量。对于胃癌死亡风险的分析,应用 Cox 比例风险模型分析,以随机化后的随访时间作为时间轴,胃癌死亡作为因变量,干预措施作为自变量,基线胃黏膜病变作为分层因素,校正年龄、性别、吸烟和饮酒,评价干预措施对胃癌死亡风险的影响,并计算风险比(hazard ratio,HR)及其 95% CI。为考察某种干预措施的效应是否独立,进一步进行敏感性分析,把分析的主要干预措施之外的另外两种干预措施也纳入多因素模型进行分析。

通过绘制 Kaplan-Meier 生存曲线,直观反映随访 22.3 年期间干预措施对胃癌死亡风险影响的时间趋势。同时,分别对研究的三个阶段(干预试验随访阶段、延长随访 I 阶段和延长随访 II 阶段)干预措施与胃癌的发病和死亡风险的关联进行了比较,以探讨干预措施的效应随时间变化的规律。

4. 干预措施与全死因和死因别死亡风险的关系 为明确干预措施的整体健康效应,基于 22.3 年随访数据,分析了三种干预措施与全死因和主要死因别死亡风险的关系,包括了全肿瘤、主要个体肿瘤以及心血管疾病死亡风险。考虑到统计分析的效力,仅关注基线 H. pylori 阳性组死亡人数超过 10 例的个体肿瘤。统计分析同样基于 Cox 比例风险模型,以随访时间作为时间轴,各死因别死亡作为因变量,干预措施作为自变量,基线胃黏膜病变作为分层因素,计算干预措施与各死因别死亡风险关联的 HR(95% CI)。

5. 干预措施效应的分层分析 除研究干预措施的主效应之外,为评估干预措施对胃癌发病和死亡风险的影响是否在不同年龄和胃黏膜病变人群中存在差异,基于多因素校正的

logistic 回归(胃癌发病风险)和 Cox 回归模型(胃癌死亡风险),按照年龄(<45 岁,45~54 岁,≥55 岁)和基线胃黏膜病变(正常/SG/CAG,IM/DYS)进行了分层分析,继而比较不同层之间的关联是否具有异质性。异质性检验的 P 值(P-heterogeneity)通过应用 meta 分析的 Q 统计量计算得到。此外,进一步关注了生活方式和膳食因素与干预措施之间的交互作用。按照吸烟(是或否)、饮酒(是或否)和主要的膳食因素进行分层,探讨干预措施的亚组效应。主要的膳食因素包括谷类、肉类和蔬菜类,以及蔬菜类中的新鲜蔬菜、葱蒜类蔬菜和大蒜的摄入。应用乘法交互模型,计算交互作用的 P 值(P-interaction)。

三、研究结果

(一) 研究对象的依从性[8,9]

根据研究设计,补充维生素和大蒜素期间每月服满 28 天及以上且服用量达规定量的 95% 为依从。数据表明,1995 年 12 月,1996 年 1 月、2 月和 3 月,依从率分别达到 94%、86%、90% 和 92%;1996 年 4~12 月,平均依从率为 92.3%。每三个月随机抽取部分受试者,通过实验室检测客观评价服用维生素和大蒜素的依从性。例如,1996 年 5 月,与非干预组相比,干预组的血清维生素 E(中位数 1 643μg/dl vs. 825μg/dl)、维生素 C(7.0mg/L vs. 2.9mg/L)和烯丙基半胱氨酸(66ng/ml vs. 41ng/ml)浓度均显著升高。高依从率一直持续到 2003 年 3 月 31 日主动干预结束。这些数据表明干预措施的依从性高,支持了研究的质量。

(二) 根除 *H. pylori* 感染、补充维生素和补充大蒜素与胃黏膜病变演变及重度胃黏膜病变和胃癌合并风险的关联(1995—2003 年)[8]

经过 1995 年为期两周的根除 *H. pylori* 感染治疗及 1996 年年初对根除失败者的重复治疗,主动干预组的成功根除率达到 73%(827/1 130)。2003 年,同样基于 CUBT 发现,主动干预组仍有 46% 的研究对象维持感染阴性。

与安慰剂组相比,随访至 1999 年时,根除 *H. pylori* 感染对胃黏膜病变演变的影响尚不明朗;但随访至 2003 年时,根除 *H. pylori* 感染显著增加胃黏膜病变逆转(17% vs. 12%)和降低病变进展(45% vs. 49%)的风险(P_{trend} = 0.006)。随访至 1999 年和 2003 年时,根除 *H. pylori* 感染组 SG 或者轻度 CAG 的比例均显著高于安慰剂组。logistic 回归分析发现,根除 *H. pylori* 感染显著降低重度 CAG 及以上病变的合并风险,随访至 1999 年和 2003 年时的 *OR*(95% *CI*)分别为 0.77(0.62~0.95)和 0.60(0.47~0.75)。此时并未发现根除 *H. pylori* 感染降低 DYS 和胃癌的合并风险。对于补充营养素和补充大蒜素,主动干预结束时均未发现对于病变演变以及重度胃黏膜病变和胃癌合并风险的显著影响。

(三) 根除 *H. pylori* 感染、补充维生素和补充大蒜素与胃癌发生和死亡风险的关联[8,10,11]

干预试验随访阶段结束时(1995—2003 年),新发胃癌的总例数较少,尚无足够的统计学效力来分析三种干预手段与胃癌发生风险的关联(胃癌累计发病 59 例,累计死亡 21 例,表 22-1)。尽管如此,新发胃癌病例数在接受 *H. pylori* 根除治疗组中(19/1 130,1.7%)要少于安慰剂组(28/1 128,2.5%)[*OR*(95% *CI*)为 0.64(0.35~1.15),*P*=0.14]。但补充维生素和补充大蒜素尚未发现类似趋势。

表 22-1　干预治疗和延长随访阶段不同处理组胃癌发病和死亡情况

干预分组	研究对象例数	新发胃癌病例数				新发胃癌死亡数			
		干预试验阶段	延长随访Ⅰ阶段	延长随访Ⅱ阶段	总发病	干预试验阶段	延长随访Ⅰ阶段	延长随访Ⅱ阶段	总死亡
根除 *H. pylori*	2 258	47	39	33	119	18	24	34	76
干预组	1 130	19	15	7	41	8	10	11	29
安慰剂组	1 128	28	24	26	78	10	14	23	47
补充维生素	3 365	59	47	45	151	21	26	47	94
干预组	1 677	29	19	12	60	9	8	14	31
安慰剂组	1 688	30	28	33	91	12	18	33	63
补充大蒜素	3 365	59	47	45	151	21	26	47	94
干预组	1 678	30	19	20	69	12	9	18	39
安慰剂组	1 687	29	28	25	82	9	17	29	55

随访至 15 年时(1995—2010 年),胃癌累计发病 106 例,累计死亡 47 例(表 22-1)。*H. pylori* 根除导致胃癌发病风险显著下降[*OR*(95% *CI*)为 0.61(0.38,0.96)],并表现出降低胃癌死亡风险的趋势[*HR*(95% *CI*)为 0.67(0.36,1.28)],但后者仍无统计学意义。补充维生素导致胃癌的发病[*OR*(95% *CI*)为 0.81(0.54,1.22)]和死亡[*HR*(95% *CI*)为 0.55(0.29,1.03)]风险均有下降趋势,但均无统计学意义。同样,补充大蒜素也导致胃癌的发病[*OR*(95% *CI*)为 0.80(0.53,1.20)]和死亡风险[*HR*(95% *CI*)为 0.65(0.35,1.20)]均呈下降趋势,但也无统计学意义。

随访至 22.3 年时(1995—2017 年),胃癌累计发病 151 例,累计死亡 94 例,其中基线 *H. pylori* 阳性组胃癌累计发病数和死亡数分别为 119 例和 76 例(表 22-1)。根除 *H. pylori* 感染 22.3 年后胃癌的发生风险下降了 52%[*OR*(95% *CI*)为 0.48(0.32,0.71)]。补充维生素同样显著降低了胃癌的发生风险[*OR*(95% *CI*)为 0.64(0.46,0.91)]。然而,尽管数据提示补充大蒜素也可能有降低胃癌发生风险的趋势,但仍无统计学意义[*OR*(95% *CI*)为 0.81(0.57,1.13)]。三种干预因素均与胃癌的死亡风险呈现有统计学意义的负相关。根除 *H. pylori* 感染 22.3 年后胃癌的死亡风险下降了 38%[*HR*(95% *CI*)为 0.62(0.39,0.99)]。同样,补充维生素和补充大蒜素在 22.3 年间分别使胃癌死亡风险下降 52%[*HR*(95% *CI*)为 0.48(0.31,0.75)]和 34%[*HR*(95% *CI*)为 0.66(0.43,1.00)]。三种干预措施的效应彼此之间相互独立。

通过绘制 Kaplan-Meier 生存曲线发现,根除 *H. pylori* 感染和补充维生素对胃癌死亡风险的累积保护效应约 8 年后变得明显,而补充大蒜素对胃癌死亡风险的累积保护效应约 12 年后变得明显。结合分阶段 logistic 回归和 Cox 回归分析结果发现,在干预试验随访阶段(1995—2003 年)、延长随访Ⅰ阶段(2003—2010 年)和Ⅱ阶段(2010—2017 年),三种干预措施与胃癌发生和死亡风险之间的关联均无显著的异质性,可能部分要归因于分阶段后有限的统计学效力。根除 *H. pylori* 感染对胃癌发生和死亡风险的保护效应在干预试验随访阶段已经呈现,后续效应累积并增强。补充维生素对胃癌死亡风险的保护效应在干预试验随访阶段已经出现,但对胃癌发生风险的保护效应出现较晚,仅在延长随访阶段出现。补充大蒜素对于胃癌发生和死亡风险的保护效应也出现较晚,仅在延长随访阶段出现(图 22-2)。随着时间的推移,三种干预措施对胃癌发病和死亡风险的效应表现出一些相似又独特的特点,深层的机制仍有待探讨。

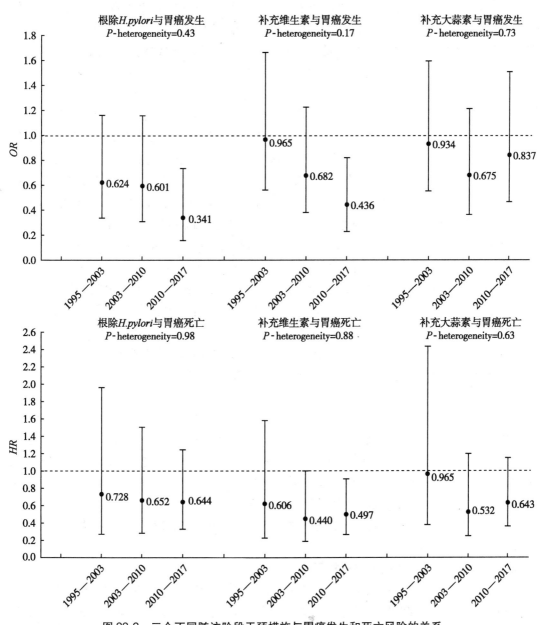

图 22-2　三个不同随访阶段干预措施与胃癌发生和死亡风险的关系

（四）根除 *H. pylori* 感染、补充维生素和大蒜素与总死亡和死因别死亡风险的关系[10]

基于 22.3 年随访研究，未发现根除 *H. pylori* 感染与总死亡风险之间存在有统计学意义的关联［HR（95% CI）为 1.00（0.84，1.19）］。补充维生素有降低总死亡风险的趋势，但该负相关仅具有边缘统计学意义［OR（95% CI）为 0.87（0.76，1.01），$P=0.07$］，而补充大蒜素与总死亡风险之间的关联同样无统计学意义［HR（95% CI）为 0.90（0.78，1.04），$P=0.17$］。基于 Kaplan-Meier 生存曲线，在 22.3 年随访期间，三个干预组的生存曲线均未能与相应安慰剂组分开。进一步分析全肿瘤、主要个体肿瘤、心血管疾病及其他死因别死亡风险，均未发现有统计学意义的关联。研究未发现补充维生素或大蒜素导致死因别死亡风险的显著改变。

（五）干预措施效应的分层分析[10,12]

分层分析发现，根除 *H. pylori* 感染即便在基线重度胃黏膜病变患者（IM/DYS）和高龄组也显著降低胃癌发生和死亡风险，且效应值与基线正常或轻度胃黏膜病变组或其他年龄组并无显著的异质性。补充维生素后尽管不同基线胃黏膜病变组均观察到胃癌发生和死亡风险的降低，但负向关联仅在正常或轻度胃黏膜病变组显著，且关联强于重度胃黏膜病变组，提示可能有一定的异质性（胃癌发生 P-heterogeneity = 0.08，胃癌死亡 P-heterogeneity = 0.09）。按年龄分层发现，补充维生素仅在<45 岁组显著降低了胃癌发生和死亡风险，也提示一定的异质性（胃癌发生 P-heterogeneity = 0.09，胃癌死亡 P-heterogeneity = 0.09）。补充大蒜素的效应在不同基线胃黏膜病变和不同年龄层无统计学异质性。

本研究还特别关注了生活方式和膳食因素对补充维生素和补充大蒜素的效应修饰作用。补充大蒜素的保护效应仅在不饮酒者中存在，饮酒与补充大蒜素对胃癌死亡风险存在交互作用（P-interaction = 0.03）。未发现饮酒与补充维生素之间存在交互作用。尽管吸烟是胃癌高危人群的危险因素，但未发现吸烟与补充维生素或大蒜素存在交互作用。同样，各个膳食因素与补充维生素或大蒜素之间未发现统计学交互作用。

四、结论及评价

基于中国北方胃癌高发区进行的根除 *H. pylori* 感染、补充维生素和大蒜素制剂的随机对照干预试验，经过长达 22.3 年的随访，发现根除 *H. pylori* 感染可持续降低胃癌的发生风险，并可显著降低胃癌的死亡风险。采用随机对照干预试验，首次发现在营养素缺乏的农村胃癌高危人群中，补充维生素可显著降低胃癌的发病和死亡风险，补充大蒜素也具有降低胃癌死亡风险的作用。这些结论为实施根除 *H. pylori* 感染和补充营养素预防胃癌的策略提供了重要依据。

（一）根除 *H. pylori* 感染与胃癌预防

H. pylori 感染是胃癌癌前病变进展和胃癌发生的关键危险因素。基于干预试验随访 15 年（1995—2010 年）的结果，全球范围内首次采用随机对照干预试验明确根除 *H. pylori* 感染可降低胃癌发病风险，成为 2014 年 IARC 颁布的《根除幽门螺杆菌预防胃癌策略》报告的重要依据[11,13,14]。进一步对研究对象进行累计 22.3 年的随访（1995—2017 年），结果表明根除 *H. pylori* 后胃癌的发生风险持续显著降低，并首次发现导致胃癌死亡风险的显著下降，支持根除 *H. pylori* 感染预防胃癌的长期效应[10]。尽管由于随访初期胃癌新发病例和死亡病例

较少,分别在随访至 15 年和 22.3 年才观察到胃癌发生和死亡风险的显著下降,但时间趋势分析显示,根除 H. pylori 感染在干预试验随访阶段(1995—2003 年)即显著阻滞了胃黏膜病变的进展,显示其效应出现较早,对胃癌发病和死亡风险的保护作用也开始积累、增强,并持续至随访 22.3 年时[10]。

阐明根除 H. pylori 感染所致疾病和健康效应,全面认知根除 H. pylori 感染相关获益和潜在危害,是回答根除治疗是否适用于大规模人群胃癌预防的另一重要科学问题。既往系列研究表明,H. pylori 感染与食管腺癌发生风险之间存在负相关[14-16]。H. pylori 感染与食管鳞状细胞癌的关联尚缺乏一致性报道,一项 meta 分析表明,H. pylori 感染与其发生风险降低有关[16]。本研究未发现根除 H. pylori 感染影响食管癌死亡风险的证据,但研究对象中食管癌死亡例数较少(共 33 例,其中 26 例发生在基线 H. pylori 感染阳性组)。另外,虽然已知当地腺癌很罕见,本研究未能区分食管癌病理类型。

胃癌的发生经历胃黏膜病变复杂的动态演变过程,H. pylori 感染可诱发胃黏膜慢性炎症,在 SG、CAG 基础上,胃黏膜组织发生了 IM 和 DYS,并最终进展为胃癌[17]。长期以来,学术界曾认为胃黏膜病变至 IM 时已然不可逆(a point of no return),而 H. pylori 感染也被认为可能主要作用于胃黏膜病变早期。晚期重度胃黏膜病变,随着腺体萎缩和减少,壁细胞逐渐减少和消失,胃内环境客观上已不适宜 H. pylori 的生长。因此,根除 H. pylori 感染是否仅对早期较轻度胃黏膜病变有效,也是广泛实施根除 H. pylori 感染的胃癌预防策略之前要回答的关键问题。既往已有干预试验表明,当胃黏膜已有萎缩或 IM,即使根除 H. pylori 后胃癌的发生风险也不会下降[18,19]。另外,关于根除 H. pylori 感染与胃癌术后异时性胃癌发生风险的报道结论也并不一致[19-22]。重度胃黏膜病变更多发生在年龄较大的人群中[6,7],在老年人群中进行根除 H. pylori 感染的预防胃癌效果值得深入探讨。本研究随访 15 年和 22.3 年的数据均表明,根除 H. pylori 感染在基线重度胃黏膜病变以及 55~71 岁年龄组均可显著降低胃癌的发生和死亡风险[10,12]。这表明,根除 H. pylori 感染可能阻滞重度胃黏膜病变进展为胃癌,也有可能是抗 H. pylori 治疗根除了其他非 H. pylori 的胃内关键微生物,支持对胃内菌群结构与胃癌的关系进行进一步探索[12,23,24]。不论作用机制为何,本研究支持 H. pylori 根除对老年人或年轻人,重度或轻度胃黏膜病变都有潜在的预防胃癌的益处。

(二) 维生素补充与胃癌预防

虽然全球范围内已经开展了一系列营养素干预试验,但对发达国家营养充足人群,既往 meta 分析并未发现膳食补充维生素 C、维生素 E、硒和其他营养素降低罹患胃癌和其他肿瘤风险的充分证据[25],有的甚至报道营养素补充剂导致患癌风险增加,如 β-胡萝卜素。迄今为止,在营养缺乏人群中开展的营养素干预试验仍然较少。中国医学科学院肿瘤医院与美国 NCI 于 20 世纪 80 年代起在经济欠发达地区河南省林县(现林州市)开展营养干预试验(nutrition intervention trial,NIT)。NIT 研究发现,为期 5.25 年的补充"因素 D"干预,即硒、维生素 E 和 β-胡萝卜素的合剂,对总死亡风险和胃癌死亡风险产生持续的保护效应,这一保护效应在主动干预结束再随访十年时仍在延续,但此后效果逐渐减弱;此外,在干预结束再随访 25 年后,还发现"因素 B"(维生素 B_2 和 B_3)对于食管癌的保护效应[26-28]。

山东省临朐县与河南林县社会经济状况类似,20 世纪 90 年代人群营养缺乏较严重。分子流行病学研究表明,临朐县居民血清中维生素 C 和硒的水平显著低于正常参考值,当地胃癌发生的风险与较低的维生素 C 摄入量有关,而血清维生素 C 含量升高与较低的胃黏膜病变进展为 DYS 和胃癌的风险有关[1,2,5]。本干预试验通过维生素 C、维生素 E 和硒(通称为维生素补充剂)的联用,虽然干预试验随访阶段结束时未观察到重度胃黏膜病变或者胃癌发生风险下降[8],但 Kaplan-Meier 曲线显示,与 *H. pylori* 根除的效果相似,补充维生素导致胃癌死亡风险下降在随访约 8 年已经可见,在时间上与补充维生素主动干预结束的时间非常接近。时间趋势分析来看,在干预试验随访阶段(1995—2003 年)未观察到维生素补充剂降低胃癌发生风险的证据,但降低胃癌死亡风险的证据开始积聚,到延长随访 I 阶段(2003—2010 年)时维生素补充剂降低胃癌死亡风险的效应进一步持续,而降低胃癌发生风险的趋势也开始呈现,对胃癌死亡和发生风险的效应均持续到随访 22.3 年时。本研究显示,补充维生素对胃癌死亡风险的效应出现较早,而对胃癌发病风险的效应出现较晚。随时间推移,补充维生素对胃癌发病和死亡风险的保护作用均得以增强或延续,尚未表现出效应的衰减[10]。

本研究发现,补充维生素对于胃癌发病和死亡风险的保护效应仅在基线正常或轻度胃黏膜病变者或 45 岁以下年龄段显著。尽管异质性检验的 P 值比较接近 0.10,研究结果至少提示较早进行维生素补充可能有助于阻滞胃癌癌变进程,降低胃癌发生和死亡风险[10,12]。关于补充维生素在年龄偏低研究对象中效果更好的结论也在 NIT 报道:NIT 研究发现,"因素 D"(硒、维生素 E 和 β-胡萝卜素的合剂)仅令 55 岁以下组受益[27]。既往也有其他营养素干预试验表明,在病变较晚期进行化学干预反而可能是有害因素。例如,在结直肠癌癌前病变时进行叶酸干预甚至会促进癌变过程[29]。可见,针对合适的生命阶段,选择合适时间进行营养素化学干预可能对肿瘤预防起到更好的效果。

(三) 大蒜素补充与胃癌预防

大蒜及其制剂具有抗氧化、抗菌和免疫调节的特性。大蒜中含有大量的有机硫化合物,包括二烯丙基三硫醚,已被证明在实验动物中具有抗癌特性。基于临朐县胃癌高发现场的研究发现,大蒜和葱蒜类蔬菜摄入增加与胃癌发生风险呈负相关,随摄入量的增加,胃癌的发生风险显著下降,剂量-反应关系有统计学意义[7]。

目前关于大蒜素制剂对肿瘤预防作用的随机安慰剂对照干预试验还很少。一项双盲的临床试验表明大蒜提取物可预防异时性结直肠腺瘤[30],另一项临床试验研究发现合成的三硫化二烯丙基结合硒可降低男性胃癌的发病风险,但在女性中并未发现此关联[31]。

本研究为期 7.3 年的化学干预虽未观察到补充大蒜素可降低重度胃黏膜病变或者胃癌发生的风险[8],但在随访至 15 年时补充大蒜素导致胃癌的发病和死亡风险均产生下降趋势[11]。进一步随访至 22.3 年,研究数据显示补充大蒜素显著降低胃癌的死亡风险,但胃癌发病风险的下降仍无统计学意义,且 *OR* 值与随访至 15 年时基本一致。而从 Kaplan-Meier 曲线来看,补充大蒜素导致胃癌发生和死亡风险的下降直至随访约 12 年时才出现。在干预试验随访阶段(1995—2003 年)未观察到大蒜素降低胃癌发生或死亡风险的证据。到延长随访 I 阶段(2003—2010 年)时大蒜素降低胃癌发病和死亡风险的趋势开始呈现,显示其效应出现较晚,但均持续到延长随访 II 阶段(2010—2017 年),尚未表现出效应衰减[10]。

（四）生活方式和膳食因素对干预措施效应的修饰作用

总体而言,本研究对干预措施与膳食和生活方式因素的交互作用分析仅得到一些散在的统计学交互作用结果。由于多重比较的存在,本研究不能排除所得到的统计学交互作用结果是否由机会所致。这些交互作用如若能在其他干预性研究中得以证实,也将具有重要的公共卫生价值。例如,基于山东省临朐县胃癌高发区的研究表明,饮酒虽非高发区人群胃癌的关键危险因素,但饮酒和补充大蒜素对于胃癌死亡风险存在交互作用[32],对研究团队未来进行补充大蒜素的主动干预,并结合戒酒预防胃癌的健康宣教有重要意义。

（五）创新点和局限性

本研究依托在我国肿瘤研究中具有独特价值的胃癌高发现场,以代表性人群为基础,采用析因设计,针对病因开展随机对照干预研究,并系统评价了干预措施对胃癌预防的长期效应,是迄今为止全球范围内根除 *H. pylori* 感染随访时间最长、胃癌预防作用最为持久的干预研究,并首次发现补充维生素降低胃癌发病和死亡风险,补充大蒜素也可降低胃癌死亡风险,具有鲜明的系统性和原创性。研究实施过程中建立了成熟稳定的现场工作团队,受到临朐县当地政府的重视、卫生部门的配合、群众的理解和支持,进行了严格的现场质量控制,确保了干预和随访的高依从率。这些在流行病学教科书中反复强调的现场工作成功要素得到了充分践行,保证了工作质量。本研究成果发表在 *BMJ*、*JNCI* 等国际著名期刊,成为 WHO 下属国际癌症研究机构（IARC）制定胃癌预防策略的重要依据,为实施根除 *H. pylori* 感染和补充营养素预防胃癌的策略、促进高发现场胃癌一级预防能力的显著提升提供了关键证据。

本研究也存在一些不足。首先,研究共纳入 3 365 名研究对象,尽管随访长达 22.3 年,部分观测结局事件发生数较少,限制了全面综合探讨 *H. pylori* 根除治疗的有益效应是否胜于潜在不良后果的能力,对胃癌的部分亚组分析,也受到统计学效力的约束。第二,本研究采用统一成分和剂量的维生素和大蒜素补充剂,无法解释维生素和大蒜素补充剂特定成分对结局事件的影响,也无法确定营养素干预的内暴露水平和剂量-反应关系。第三,干预试验随访阶段自 2003 年结束后,对研究对象后期的 *H. pylori* 感染状况以及接受其他治疗情况并不清楚。研究处于中国发生深刻社会经济变革的时代,膳食和生活方式改变对研究结果的可能影响值得探究。然而,由于干预试验的随机化原则,任何膳食和生活方式的变化在干预组与安慰剂组之间都倾向于是无差异性的。第四,本研究基于山东临朐县胃癌高发现场进行,研究结论外推至其他发达地区或胃癌低危地区人群时仍需慎重。

（六）小结和展望

本研究以我国北方胃癌高发区人群为基础,开展的具有鲜明特色的研究工作得到国际同行的高度关注。与动物实验和体外研究相比,这些基于人群的直接证据对于理解胃癌发生发展机制、确定胃癌高危个体、制定有效预防策略具有无可替代的作用,干预研究的结果为胃癌的一级预防提供了重要的科学依据。未来仍需进行大规模干预试验进一步全面阐明根除 *H. pylori* 治疗的益处和不良后果,验证补充维生素和补充大蒜素的胃癌预防效应,并识别营养素化学干预的可能风险。通过分子流行病学研究深入挖掘干预措施与其他宿主和遗传因素的潜在联合效应和交互作用,有助于明确根除 *H. pylori* 感染、补充维生素和大蒜素的最佳靶标人群,促进胃癌精准预防和控制。

近年来，生物医学各学科的不断发展和各种组学新技术新手段的不断涌现，为更全面精确地测量环境和生活方式、评价宿主和遗传相关因素与肿瘤发生发展的关系提供了无限可能，也为肿瘤流行病学和预防研究提供了新的发展契机。目前，植根山东省临朐县胃癌高发现场，本团队致力于阐明胃癌相关危险因素和病因，寻找有效预测胃黏膜病变进展和胃癌发生以及化学干预效果的生物标志物，对胃癌相关环境、遗传和宿主因素进行全面综合评价，建立全面的胃癌风险预测模型和整合的胃癌精准预防策略，并进行系统的卫生经济学评价以优化配置资源，为实现胃癌精准高效防控、实践健康中国战略作出贡献。

（北京大学肿瘤医院　游伟程　潘凯枫　李文庆）

参考文献

[1] BRAY F,FERLAY J,SOERJOMATARAM I,et al. Global cancer statistics 2018：GLOBOCAN estimates of incidence and mortality worldwide for 36 cancers in 185 countries[J]. CA Cancer J Clin,2018,68(6)：394-424.

[2] YOU W C,BLOT W J,LI J Y,et al. Precancerous gastric lesions in a population at high risk of stomach cancer[J]. Cancer research,1993,53(6)：1317-1321.

[3] YOU W C,BLOT W J,CHANG Y S,et al. Diet and high risk of stomach cancer in Shandong,China[J]. Cancer research,1988,48(12)：3518-3523.

[4] YOU W C,ZHANG L,GAIL M H,et al. Gastric dysplasia and gastric cancer：Helicobacter pylori,serum vitamin C,and other risk factors[J]. Journal of the National Cancer Institute,2000,92(19)：1607-1612.

[5] YOU W C,ZHANG L,GAIL M H,et al. Helicobacter pylori infection,garlic intake and precancerous lesions in a Chinese population at low risk of gastric cancer[J]. International journal of epidemiology,1998,27(6)：941-944.

[6] ZHANG L,BLOT W J,YOU W C,et al. Helicobacter pylori antibodies in relation to precancerous gastric lesions in a high-risk Chinese population[J]. Cancer epidemiology,biomarkers & prevention,1996,5(8)：627-630.

[7] ZHANG L,BLOT W J,YOU W C,et al. Serum micronutrients in relation to pre-cancerous gastric lesions[J]. International journal of cancer,1994,56(5)：650-654.

[8] YOU W C,LI J Y,BLOT W J,et al. Evolution of precancerous lesions in a rural Chinese population at high risk of gastric cancer[J]. Int J Cancer,1999,83(5)：615-619.

[9] YOU W C,BROWN L M,ZHANG L,et al. Randomized double-blind factorial trial of three treatments to reduce the prevalence of precancerous gastric lesions[J]. J Natl Cancer Inst,2006,98(14)：974-983.

[10] GAIL M H,YOU W C,CHANG Y S,et al. Factorial trial of three interventions to reduce the progression of precancerous gastric lesions in Shandong,China：design issues and initial data[J]. Control Clin Trials,1998,19(4)：352-369.

[11] LI W Q,ZHANG J Y,MA J L,et al. Effects of Helicobacter pylori treatment and vitamin and garlic supplementation on gastric cancer incidence and mortality：follow-up of a randomized intervention trial[J]. BMJ(Clinical research ed),2019(366)：l5016.

[12] MA J L,ZHANG L,BROWN L M,et al. Fifteen-year effects of Helicobacter pylori,garlic,and vitamin treatments on gastric cancer incidence and mortality[J]. J Natl Cancer Inst,2012,104(6)：488-492.

［13］ LI W Q,MA J L,ZHANG L,et al. Effects of Helicobacter pylori treatment on gastric cancer incidence and mortality in subgroups［J］. Journal of the National Cancer Institute,2014;106(7):116.

［14］ HERRERO R,PARSONNET J,GREENBERG E R. Prevention of gastric cancer［J］. Jama,2014,312(12): 1197-1198.

［15］ IARC WORKING GROUP. Helicobacter pylori eradication as a strategy for preventing gastric cancer［R］. IARC working group reports. Volume 8. http://www. iarc. fr/en/publications/pdfs-online/wrk/wrk8/index. php.

［16］ GRAHAM D Y. Helicobacter pylori update:gastric cancer,reliable therapy,and possible benefits［J］. Gastroenterology,2015,148(4):719-731.

［17］ XIE F J,ZHANG Y P,ZHENG Q Q,et al. Helicobacter pylori infection and esophageal cancer risk:an updated meta-analysis［J］. World journal of gastroenterology,2013,19(36):6098-6107.

［18］ CORREA P. Human gastric carcinogenesis:a multistep and multifactorial process——First American Cancer Society Award Lecture on Cancer Epidemiology and Prevention［J］. Cancer research,1992;52(24): 6735-6740.

［19］ MALFERTHEINER P,MEGRAUD F,O'MORAIN C A,et al. Management of Helicobacter pylori infection- the Maastricht V/Florence Consensus Report.［J］ Gut,2017,66(1):6-30.

［20］ WONG B C,LAM S K,WONG W M,et al. Helicobacter pylori eradication to prevent gastric cancer in a high-risk region of China:a randomized controlled trial［J］. Jama,2004,291(2):187-194.

［21］ FUKASE K,KATO M,KIKUCHI S,et al. Effect of eradication of Helicobacter pylori on incidence of metachronous gastric carcinoma after endoscopic resection of early gastric cancer:an open-label,randomised controlled trial［J］. Lancet(London,England),2008,372(9636):392-397.

［22］ CHOI I J,KOOK M C,KIM Y I,et al. Helicobacter pylori Therapy for the Prevention of Metachronous Gastric Cancer［J］. The New England journal of medicine,2018,378(12):1085-1095.

［23］ CHOI J,KIM S G,YOON H,et al. Eradication of Helicobacter pylori after endoscopic resection of gastric tumors does not reduce incidence of metachronous gastric carcinoma［J］. Clinical gastroenterology and hepatology,2014,12(5):793-800.

［24］ FREEDBERG D E,ABRAMS J A,WANG T C. Prevention of gastric cancer with antibiotics:can it be done without eradicating Helicobacter pylori［J］. Journal of the National Cancer Institute,2014,106(7):dju148.

［25］ GUO Y,ZHANG Y,GERHARD M,et al. Effect of Helicobacter pylori on gastrointestinal microbiota:a population-based study in Linqu,a high-risk area of gastric cancer［J］. Gut,2020,69(9):1598-1607.

［26］ FORTMANN S P,BURDA B U,SENGER C A,et al. Vitamin and mineral supplements in the primary prevention of cardiovascular disease and cancer:An updated systematic evidence review for the U. S. Preventive Services Task Force［J］. Ann Intern Med,2013,159(12):824-834.

［27］ BLOT W J,LI J Y,TAYLOR P R,et al. Nutrition intervention trials in Linxian,China supplementation with specific vitamin/mineral combinations,cancer incidence,and disease-specific mortality in the general population［J］. Journal of the National Cancer Institute,1993,85(18):1483-1492.

［28］ QIAO Y L,DAWSEY S M,KAMANGAR F,et al. Total and cancer mortality after supplementation with vitamins and minerals:follow-up of the Linxian General Population Nutrition Intervention Trial［J］. J Natl Cancer Inst,2009,101(7):507-518.

［29］ WANG S M,TAYLOR P R,FAN J H,et al. Effects of Nutrition Intervention on Total and Cancer Mortality: 25-Year Post-trial Follow-up of the 5. 25-Year Linxian Nutrition Intervention Trial［J］. Journal of the National Cancer Institute,2018,110(11):1229-1238.

[30] COLE B F,BARON J A,SANDLER R S,et al. Folic acid for the prevention of colorectal adenomas:a randomized clinical trial[J]. JAMA,2007,297(21):2351-2359.

[31] TANAKA S,HARUMA K,KUNIHIRO M,et al. Effects of aged garlic extract(AGE)on colorectal adenomas a double blinded study[J]. Hiroshima J MedSci,2004.53(3/4):39-45.

[32] LI H,LI H Q,WANG Y,et al. An intervention study to prevent gastric cancer by micro-selenium and large dose of allitridum[J]. Chin Med J,2004,117(8):1155-1160.

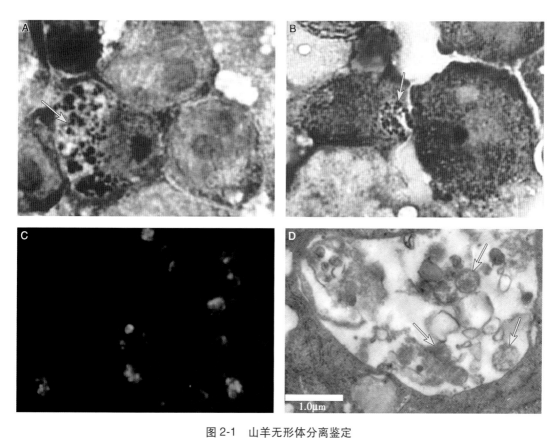

图 2-1 山羊无形体分离鉴定
(A. 山羊无形体 HL-60 细胞吉姆萨染色;B. 山羊无形体 THP-1 细胞吉姆萨染色;C. 山羊无形体特异性免疫荧光反应;D. 山羊无形体电镜观察)

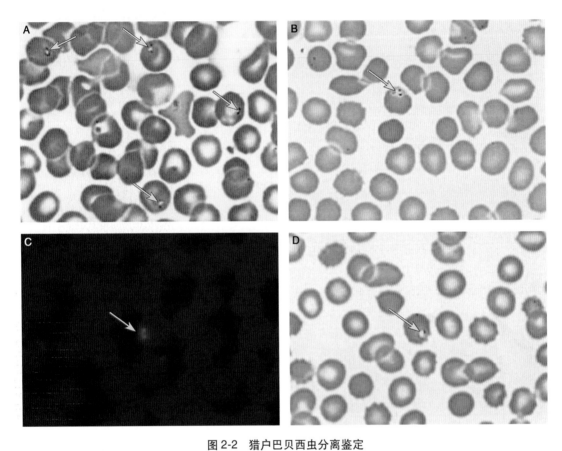

图 2-2　猎户巴贝西虫分离鉴定

(A 和 B,患者血涂片观察巴贝西虫典型形态;C.患者血涂片猎户巴贝西虫 FISH 阳性;D.接种小鼠外周血涂片观察巴贝西虫典型形态)

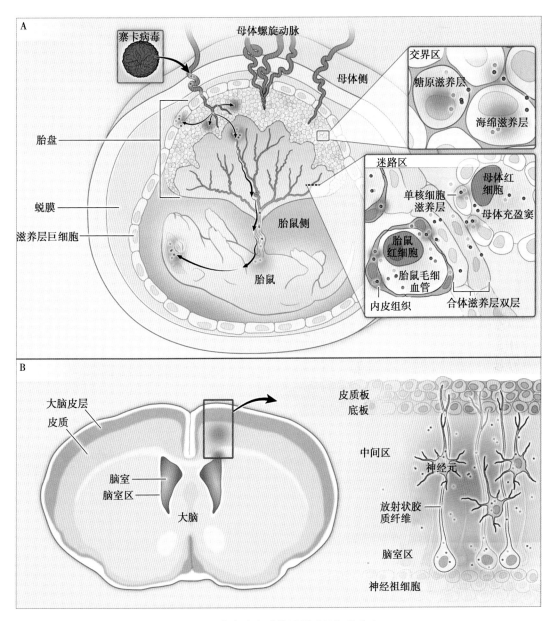

图 8-2　寨卡病毒感染孕鼠后的细胞分布

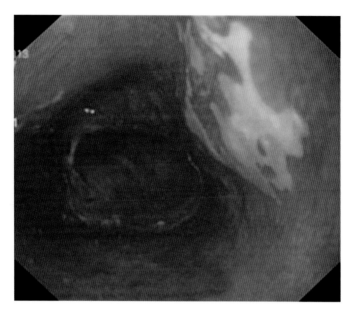

图 15-1　碘染内镜下食管黏膜病变区域呈现不规则的不染或浅染状态